常用药物相互作用

速查手册

主　编　文爱东　王婧雯

副主编　关　月　杨志福　石小鹏

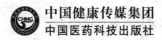

中国健康传媒集团

中国医药科技出版社

内容提要

本手册分为上、下两篇，上篇为总论，分为 6 章，概况介绍药物相互作用的概念和药效学、药动学等相互作用的机制等基本理论，下篇为各论，分为 13 章，按照药物作用系统分类，详细介绍 561 种临床常用药物的主要作用、适应证、用法用量、相互作用与使用注意，其中相互作用和使用注意以表格的形式呈现，并结合相互作用产生的影响给出合用的注意事项。本书紧扣临床需求，科学性与实用性兼具，条目清晰，方便查阅，是一本翔实、易读、便捷的工具书。

图书在版编目（CIP）数据

常用药物相互作用速查手册 / 文爱东，王婧雯主编 . — 北京：中国医药科技出版社，2020.7

ISBN 978-7-5214-1898-9

Ⅰ . ①常… Ⅱ . ①文… ②王… Ⅲ . ①药物相互作用 – 手册 Ⅳ . ① R969.2-62

中国版本图书馆 CIP 数据核字（2020）第 103774 号

美术编辑 陈君杞
版式设计 友全图文

出版　**中国健康传媒集团** | 中国医药科技出版社
地址　北京市海淀区文慧园北路甲 22 号
邮编　100082
电话　发行：010-62227427　邮购：010-62236938
网址　www.cmstp.com
规格　710 × 1000mm $\frac{1}{16}$
印张　21 $\frac{3}{4}$
字数　489 千字
版次　2020 年 7 月第 1 版
印次　2020 年 7 月第 1 次印刷
印刷　三河市国英印务有限公司
经销　全国各地新华书店
书号　ISBN 978-7-5214-1898-9
定价　**65.00 元**

获取新书信息、投稿、为图书纠错，请扫码联系我们。

编 委 会

前言
PREFACE

  恩格斯在《自然辩证法》中评论："科学技术的确是一把双刃剑，每一项科技成果的诞生在推动人类文明进步的同时，也必然产生难以预料的负面影响。"药物亦具有类似的双面属性。随着患者服用药物品种数量的增加，药物相互作用发生的风险也随之增加。据国际权威杂志 JAMA 报道，美国超过 1/3 的老年人经常使用 5 种或更多的药物，15% 的人存在潜在的药物相互作用风险，由此导致的药源性疾病风险很高。如何规避药物相互作用风险，面对一人多病、一人多药如何决策，要解决这些问题，掌握药物相互作用的基本理论知识，深入了解药物在体内如何相互作用和相互影响，重视药物相互作用，发现、解决、预防潜在的或实际存在的用药问题，减轻与用药有关的伤害，对提高医疗质量、维护患者合理用药权益极为重要。

  本书从临床需求出发，以科学性与实用性为第一原则，以常用药物为立足点，全面列举药物间、药物与食物间的相互作用。为便于读者阅读和查找，以简单清晰的表格形式，从药代动力学、药效学等各方面，全面列举临床常用药物间（还包括食物、烟、酒等）的相互作用、相互影响，在编写过程中参考了已上市的相关书籍和国内外最新的文献资料，以期为读者提供易查询、高质量的用药服务。本书分上、下篇共 19 章。上篇共 6 章，主要介绍药物相互作用及其相关的理论知识；下篇共 13 章，共收载药物 561 种，分别介绍其主要作用、适应证、用法用量、相互作用与使用注意。

  我们希望本书能够为广大医务工作者提供帮助，但限于作者水平和编写时间，书中难免存在一些疏漏与不足，恳请读者提出宝贵意见，以便修订完善。

编　者
2020 年 3 月

目录
CONTENTS

上篇　总论

第 1 章　药物相互作用概述

　　药物相互作用是指一种药物因受联合应用的其他药物、食物等的影响，其原来的效应发生的变化。目前主要研究两种药物之间的相互作用。

　　药物相互作用主要分为药效学相互作用及药动学相互作用。药效学相互作用表现为两种（或多种）药物间产生的相加、协同或拮抗，主要发生效应的强度变化，也可以发生一些严重反应。药动学相互作用包括吸收相互作用、置换（蛋白结合）相互作用、代谢相互作用（又分为酶诱导和酶抑制）、排泄相互作用。

　　药物相互作用根据其严重性分为Ⅰ、Ⅱ、Ⅲ、Ⅳ级。Ⅰ级（严重）：①有发生严重不良反应，甚至危及生命的潜在可能；②关键性治疗药物的疗效消失或明显降低，对治疗有严重的不良影响。Ⅱ级（谨慎）：①有发生中度（偶尔可为重度）反应的潜在可能；②疗效降低，影响治疗。Ⅲ级（注意）：①有发生不良反应的潜在可能，但一般为较轻反应；②可影响疗效改变，但程度较轻，或经技术分离（分开时间应用或适当调整用量）后仍可保证疗效。Ⅳ级（一般）：对机体和临床一般情况下无不良反应，或仅有轻微影响。

　　药物相互作用可产生治疗作用增强或副作用减轻的有益影响。根据有益的相互作用而制成的复方制剂已在临床广泛应用。而由于药物相互作用引起的疗效降低、副作用和毒性增强，以及疗效作用过度增强等均可影响药物的安全性和有效性，干扰药物的使用，绝大多数药物相互作用属于此范畴。临床医生应掌握严重和谨慎分级的药物相互作用，并避免可能引起不良相互作用的药物联用。

第 2 章 药效学相互作用

1. 药效学相互作用概念

药效学相互作用是指某药物在药动学过程和作用部位浓度不变的情况下，因受其他药物影响而发生的药物效能变化。药物作用的发挥，可视为它和机体的效应器官、特定的组织、细胞受体或某种生理活性物质（如酶等）相互作用的结果。药物可通过对靶位的影响，以各种方式产生药效学相互作用。一般来说，作用性质相同的药物联合应用，可产生效应增强（相加、协同），作用性质相反的药物联合，其结果是药效减弱（拮抗）。因此，可将药效学相互作用分成"相加""协同"和"拮抗"3 种情况。

（1）相加 相加是指两种性质相同的药物联合应用所产生的效应相等或接近两药分别应用所产生的效应之和。可用下式来表示（设 A 药和 B 药的效应各为 1）：A（1）+B（1）=2。如格列本脲（优降糖）和普萘洛尔（心得安），两药合用可增强降血糖作用。两药联合应用后，总效应等于各药单用时效应的总和。

（2）协同 又称增效，即两药联合应用所显示的效应明显超过两者之和，可表示为：A（1）+B（1）＞2。药理效应相同或相似的药物，如同时合用可能发生协同作用，表现为联合用药的效果大于单用效果之和。药物的主要作用及副作用均可相加。如：治疗帕金森病（主要作用）的抗胆碱药物（阿托品等），与具有抗胆碱作用（副作用）的其他药物（如氯丙嗪、抗组胺药、三环类抗抑郁症药、丁酰苯类）合用时，都可产生性质相加的相互作用，引起胆碱能神经功能过度低下的中毒症状，表现为中毒性精神病，回肠无力症，高温环境易中暑等；非甾体抗炎药能抑制血小板功能，降低血浆凝血酶原浓度，从而加强华法林的抗凝血功能，诱发胃出血。

（3）拮抗 又称降效，即两药联合应用所产生的效应小于单独应用一种药物的效应，可表示为：A（1）+B（1）＜1。两种或两种以上药物作用相反，或发生竞争性或生理性拮抗作用，表现为联合用药时的效果小于单用效果。药物可在靶位上通过直接竞争特殊受体产生拮抗作用，如在 M 胆碱受体上阿托品拮抗乙酰胆碱与受体结合；酚妥拉明拮抗肾上腺素对受体的作用。

2. 影响药效学相互作用的因素

（1）生理性拮抗或协同 服用催眠镇静药后饮酒或喝浓茶、咖啡会加重或减轻中枢抑制作用，影响疗效。抗凝血药华法林和抗血小板药阿司匹林合用可能导致出血反应。

（2）受体水平的协同与拮抗 许多抗组胺药、酚噻嗪类、三环类抗抑郁药都有抗 M 胆碱作用，如与阿托品合用可能引起精神错乱，记忆紊乱等；β 受体阻断药与肾上腺素合用可能导致高血压危象等。

（3）干扰神经递质的转运 三环类抗抑郁药抑制儿茶酚胺再摄取，可增加肾上腺素及其拟似药如酪胺等的升压反应，而抑制可乐定及甲基多巴的中枢降压作用。

3. 基于药效学相互作用引起不良反应示例

（1）双异丙吡胺与 β 受体阻断药 这是一个药效增强的例子。两药均有负性肌力作用，均可减慢心率和传导，合用时效应过强，可致窦性心动过缓和传导阻滞，甚至心脏停搏。只有严密监护下方可联合应用，以保安全。

（2）红霉素与阿司匹林　两者均有一定的耳毒性，各自单独应用毒性不显著（阿司匹林可偶致耳鸣），联合应用则毒性增强，易致耳鸣、听觉减弱等。具有耳毒性的药物还有氨基糖苷类抗生素、呋塞米等。

（3）氯丙嗪与肾上腺素　氯丙嗪具有α受体阻断作用，可改变肾上腺素的升压作用为降压作用。使用氯丙嗪过量而致血压过低的患者，若误用肾上腺素以升压，则反导致血压剧降。

（4）氯丙嗪与苯海索　较大剂量的氯丙嗪用于精神病治疗常可引起锥体外系反应（不良反应）。苯海索具有中枢抗胆碱作用，可减轻锥体外系反应。氯丙嗪也具一定的抗胆碱作用，联合应用时可显示较强的外周抗胆碱作用，不利于治疗。本例既是拮抗某一不良反应，又是另一不良反应加强的例子。

（5）应用降糖药　常因引起低血糖而产生心悸、出汗反应，使用普萘洛尔可掩盖这些反应，但由于β受体阻断药可阻抑肝糖的代偿性分解，而使血糖更加降低，增加了发生虚脱反应的危险性。心脏选择型β受体阻断药（阿替洛尔、美托洛尔等）抑制肝糖分解的作用较轻，但仍有掩盖低血糖反应的作用，均应避免联合应用。

第 3 章 药物在消化道中吸收的相互作用

消化道 pH 值变化会引起吸收的改变，许多药物不是弱酸就是弱碱。药物口服后，在消化道内液体中，相当一部分是以被动转运方式吸收进入血液，其扩散能力是随着 pH 值变化的离子型（解离型）和非离子型（非解离型）存在情况所决定，解离型药物的水溶性较好，非解离型脂溶性较高，由于消化管与血浆间质双分子层结构的生物膜特性所决定，使解离度小的脂溶性物质易通过生物膜，产生良好的吸收作用，反之则吸收差，只因为每种药物的解离常数（PRd）都是固定的，这样消化液 pH 的改变就会使药物的解离型随之改变，决定分子型与离子型比例的不同，从而影响其吸收。胃肠道分泌及蠕动是影响药物吸收的重要条件，延缓胃肠蠕动，可使胃肠道内容物停留时间延长，影响胃肠排空。

消化系统影响药物吸收的主要类型包括以下几种。

1. 消化液分泌及其 pH 改变

消化液是某些药物吸收的重要条件。碱性药物、抗胆碱药、H_2 受体拮抗剂以及质子泵抑制剂都可使胃肠道内 pH 值升高，使一些需要在一定酸度条件下方可顺利吸收的药物消化道吸收减少，受影响的药物很多。硝酸甘油片（舌下含服）需要充分的唾液帮助其崩解和吸收，若使用抗胆碱药，由于唾液分泌减少而使之降效。许多药物在 pH 较低的条件下吸收较好，联用制酸药则妨碍吸收。抗胆碱药、H_2 受体拮抗剂及奥美拉唑等均减少胃酸分泌，也起阻滞吸收作用。大环内酯类抗生素在 pH 较高的肠液中吸收差。麦迪霉素肠溶片，虽然可减少在胃中被胃液破坏，但实际上进入肠道崩解后，在 pH ≥ 6.5 时吸收极差。故现已不再生产肠溶片而改成胃溶片。

2. 影响药物与吸收部位的接触

某些药物在消化道内有固定的吸收部位。如核黄素和地高辛只能在十二指肠和小肠的某一部位吸收，甲氧氯普胺等能增强胃肠蠕动，使肠内容物加速移行，由于药物迅速离开吸收部位而降低疗效。相反，抗胆碱药减弱胃肠蠕动，使这些药物在吸收部位潴留的时间延长，由于增加吸收而增效，而左旋多巴则可因并用抗胆碱药延迟而入肠减缓吸收，因之降效。吸附、螯合和结合活性炭、白陶土、非吸收性抗酸药，都有吸附功能，能使许多药物因吸附而减效。考来烯胺可吸附地高辛、甲状腺素、华法林等。钙盐、铝盐、铋盐、镁盐、铁盐、锌盐（前四者常出现于抗酸药中）可与一些药物（如四环素类、青霉胺等）形成螯合物（络合物），进而使药物不能吸收。

3. 加速或延缓胃排空

加强胃肠蠕动的药物如西沙必利等可使胃中的其他药物迅速入肠，使其在肠道的吸收提前。反之，抗胆碱药则抑制胃肠蠕动，使同服药物在胃内滞留而延迟肠中的吸收。影响胃肠道动力的药物可使食物、药物加速或延迟通过十二指肠、小肠，因而可影响某些药物的吸收。促胃动力药（甲氧氯普胺、多潘立酮、西沙必利）可使地高辛和维生素 B_2 加速通过十二指肠和小肠而减少吸收，而抗胆碱药则相反，可增加这两种药物的吸收。对大多数药物来说，提前进入肠道就可使药峰浓度提前出现。

4. 食物的作用

可认为是上述三者的总和，多数药物在餐前服用可加速吸收。青霉素 V 、多数的头孢菌素、大环内酯类在餐后服用吸收减少，而脂溶性强的药物在油脂餐后服用可增加吸收。

第 4 章　药物置换相互作用

　　药物被吸收入血后，有一部分与血浆蛋白发生可逆性结合，称结合型，另一部分未结合的药物（可透膜进入靶部位而起作用）为游离型。药物与血浆蛋白结合后，暂时失去活性，但结合物可逐渐分解释放出游离药物，结合型药物有以下特性：①不呈现药理活性；②不能通过组织屏障如血 – 脑屏障；③不直接被肝脏代谢灭活；④不易被肾脏排泄。一般只有游离型药物才能起药理作用。一般与血浆蛋白竞争结合产生相互作用危险较大的药物主要为蛋白结合率高（大于 90%）且表观分布容积小的药物，这种相互作用在合并治疗的最初几天就容易发生。

　　药物的血浆蛋白结合率各不相同。同时给予两种能与蛋白结合，特别是能与蛋白分子中相同位点结合的药物时，可以发生药物从蛋白结合位点释出的置换作用（竞争性取代作用），即药物置换（蛋白结合）相互作用。一般与蛋白质亲和力较大的药物，可以将另一种亲和力较小的药物从结合状态中置换出来，这样就可使后一药物的游离浓度相对增高，到达作用部位和靶组织的药物浓度也就相应增多。本类相互作用往往对药效和不良反应有重要影响。如保泰松及水杨酸盐类，可自血浆蛋白中置换磺胺类，从而增强后者的抗菌作用。丙戊酸可将苯妥英钠从蛋白结合位点取代出来，并能抑制苯妥英钠的代谢，从而使苯妥英钠的血药浓度增加。同时也要注意，苯妥英钠可改变丙戊酸的血浆药物浓度，合用这两种药物治疗时应当密切加以临床监测，并根据需要调整给药剂量。

第5章 药动学相互作用

药物作为外源性物质在体内经酶或其他作用使药物的化学结构发生改变的过程称为代谢或生物转化。多数药物经过代谢，其药理作用可被减弱或完全丧失，也有少数药物只有经过体内代谢才能发挥有效作用。（药物代谢是指药物在肝脏或小肠酶的介导下，生物转化为非活性或活性较低形式的过程。许多有临床意义的药物相互作用均基于代谢过程。）代谢过程包括：Ⅰ相反应，氧化、还原、水解反应；Ⅱ相反应，结合反应。肝脏是药物的主要清除器官，肝脏清除分成肝脏代谢和胆汁排泄两种方式。肝脏富含药物Ⅰ相代谢和Ⅱ相代谢所需的各种酶，其中以 P450 酶最为重要。P450 酶系包括超过 30 种含血红素的酶，主要位于肝细胞内质网，参与介导多种药物及内源性物质的氧化代谢，超过 80% 处方药的代谢需在 P450 酶的介导下进行。在人体中重要的 P450 酶有 CYP1A2、CYP2A6、CYP2B6、CYP2C8、CYP2C9、CYP2C19、CYP2D6、CYP2E1、CYP3A4 和 CYP3A5。P450 酶存在明显的种属差异，药物在动物和人体内的代谢途径和代谢产物可能是不同的。多态性是 P450 酶的一个重要特征，是导致药物反应个体差异的一个重要原因。所谓的多态性，是指同一种属的不同个体间某一 P450 酶的量存在较大的差异，量高的个体代谢速度较快，称为快代谢型；量低的个体代谢速度较慢，称为慢代谢型。人体内许多 P450 酶表现出多态性，其中以 CYP2D6 和 CYP2C19 的多态性最为典型。另外，P450 酶具有可诱导和可抑制性，即 P450 酶的量和活性会受到药物（或其他外源物）的影响，可能会影响药物本身的代谢，并可能会引起代谢性药物相互作用。

1. 酶诱导

某些药物具有酶诱导作用，能增加肝微粒体酶合成（即酶诱导），可加速另一种药物的代谢而干扰其作用。大多数药物在体内经过生物转化后，它们的代谢物会失去药理活性。例如：患者在口服抗凝血药双香豆素期间加服苯巴比妥，后者使血中双香豆素的浓度下降，抗凝作用减弱，表现为凝血酶原时间缩短。因此，这两种药物同时合用时，双香豆素必须应用较大剂量才能维持其治疗效应。癫痫患儿长期服用苯巴比妥与苯妥英钠易出现佝偻病，因为二药均有酶诱导作用，可加快维生素 D 代谢，影响钙吸收，因此应注意补充维生素 D。服用泼尼松已经控制哮喘发作的患者，在加服苯巴比妥之后，哮喘发作次数增加，因为苯巴比妥增加泼尼松的代谢，可降低其浓度使疗效降低。器官移植患者应用环孢素和泼尼松时，利福平的酶诱导作用增加上述二药的代谢灭活，使机体出现排斥反应。合用利福平会使口服避孕药的人避孕失败。在个别情况下，药物被代谢转化为毒性代谢物，如异烟肼与卡马西平合用时，卡马西平可诱导异烟肼的微粒体代谢，形成具有肝毒性的中间代谢物。

2. 酶抑制

肝微粒体酶的活性能被某些药物抑制，称酶抑制。该酶被抑制的结果，将使另一药物的代谢减少，因而加强或延长其作用。例如口服甲苯磺丁脲的患者在同服氯霉素后发生低血糖休克。氯霉素与双香豆素合用明显加强双香豆素的抗凝血作用，由于氯霉素抑制肝微粒体酶，使双香豆素的半衰期延长 2~4 倍。另外，雷尼替丁抑制肝微粒体酶，可提高华法林的浓度，增强其抗凝血作用。有些药物在体内通过各自的灭活酶而被代谢，若这些灭活酶被抑制，将加强相应药物的作用。食物中的酪胺在吸收过程中被肠壁和肝的单胺氧化酶所灭活，因而不呈现作用。在服用单胺氧化酶抑制剂期间若食用酪胺含量高的食物如奶酪、红葡萄酒、扁豆等，由于肠壁及肝的单胺氧化酶已被抑制，被吸收的酪胺不经破坏大量到达肾上腺素能神经末梢，引起末梢中的去甲肾上腺素大量释放出来，使动脉血压急剧上升，产生高血压危象，危及患者生命。

第 6 章　药物排泌相互作用

药物排泄（Excretion）是指吸收进入体内的药物及其代谢产物从体内排出的过程，药物主要经肾脏排泄，有些还经过胆汁、汗腺、唾液腺、乳腺及泪腺等途径排泄。药物的排泄与药效强弱、药效维持时间及毒副作用等密切相关。当药物排泄速度增大时，血中药物量减少，药效降低以至不能产生药效。由于药物相互作用或疾病等因素影响，排泄速度降低时，血中药物量增大，此时如不调整给药剂量，往往会产生副作用，甚至出现中毒现象。例如降血脂药吉非贝齐主要经肾排泄，在与免疫抑制剂（如环孢素）合用时，可增加免疫抑制剂的血药浓度和肾毒性，有导致肾功能恶化的危险，应注意减量或停药。

1. 肾排泄过程中的药物相互作用

肾脏是药物排泄的主要器官。一般药物及其代谢产物大部分通过肾由尿排出。药物及其代谢物在肾的排泄是肾小球滤过、肾小管主动分泌和肾小管重吸收的综合作用结果。药物相互作用主要表现在肾小管主动分泌和重吸收方面。

当两种药物联用时，一种药物可能会增加或减少另一药物的肾排泄量或速度。排泄过程中的药物相互作用对于那些体内排泄很少，以原型排出的药物影响较大。如碳酸锂在体内不降解，无代谢产物，绝大部分经肾排出，80% 可由肾小管重吸收，消除速度因人而异，特别与血浆内的钠离子有关。钠盐能促进锂盐经肾排出，用药期间应保持正常食盐摄入量。老年人和肾衰患者锂盐排泄慢，易产生蓄积中毒，应注意调整剂量。非甾体抗炎药（如吲哚美辛、布洛芬、吡罗昔康等）与碳酸锂合用，可降低碳酸锂的清除率，导致血锂浓度过高而中毒。由于锂盐的治疗浓度和中毒浓度非常接近。因此，服用锂盐患者同时服用上述药物时，必须定期监测血锂浓度，以免引起中毒。氨茶碱、咖啡因、碳酸氢钠与碳酸锂合用，可增加碳酸锂的尿排出量，降低血药浓度和药效。

（1）肾小球滤过时的药物相互作用　肾小球毛细血管的基底膜通透性较强，除了血细胞血浆蛋白以及与之结合的药物等较大分子的物质之外，绝大多数游离型药物及其代谢产物都可经肾小球滤过，进入肾小管管腔内。因此，血浆蛋白结合力大的药物可促进结合力小的药物游离，滤过，导致 $t_{1/2}$ 缩短。

（2）肾小管重吸收时的药物相互作用　肾小管的重吸收分为被动重吸收和主动重吸收，其中被动重吸收起主导作用。药物的解离度对其有重要影响。一般来说，脂溶性高极性小非解离型的药物和代谢产物容易经肾小管上皮细胞重吸收入血。药物的被动转运是 pH 依赖性的，改变尿液 pH 可以明显改变弱酸性或弱碱性药物的解离度，从而调节药物重吸收程度。如弱酸性药物苯巴比妥中毒时，给予碳酸氢钠碱化尿液使药物解离度增大，重吸收减少，排泄增加；而酸化尿液则可增加吗啡、氨茶碱、抗组胺药等药物的排泄。临床上，奎尼丁与地高辛同时给药时，地高辛的血药浓度明显升高。这是由于奎尼丁抑制了肾近端小管上皮细胞的转运体 P-gp，使地高辛经 P-gp 介导的外排性分泌受到抑制，重吸收增加。

（3）肾小管分泌时的药物相互作用　肾近曲小管存在药物主动分泌机制。很多药物（包括代谢物）通过肾小管主动转运系统分泌后由尿排出体外。经肾小管主动分泌排泄药物是主动转运的过程，弱酸性药物主要由有机酸主动转运载体，如有机阴离子转运体

（organic anion transporters，OATs）分泌（排泄）后排出体外；而弱碱性药物主要由有机碱主动转运载体，如有机阳离子转运体（organic cation transporters，OCTs）分泌（排泄）后排出体外。二者的主动分泌机制（转运系统）各自独立，各有特定的底物。

当两种酸性或碱性药物联用时，由于它们同时经相同的肾小管主动转运系统分泌，且与转运载体亲和力存在差异，则会发生竞争性抑制现象，使其中一种药物不能被分泌到肾小管腔，从而减少该药的排泄，使血药浓度升高，导致疗效增强或毒性增加。例如，法莫替丁的肾小管主动分泌主要经 OAT3 介导，小部分经 OCT2 介导。法莫替丁与丙磺舒合用时，由于丙磺舒能竞争性抑制 OAT3 活性，导致法莫替丁的肾清除率明显降低。法莫替丁给药量的 80% 以原型从尿中排泄，肾清除率下降会导致药物在血中蓄积，严重时可导致药物中毒。

临床上将丙磺舒与青霉素、头孢菌素类抗生素合用，抑制后者的主动分泌而提高其血药浓度，增强抗菌作用。非甾体抗炎药（如阿司匹林）可增加甲氨蝶呤的毒性，与非甾体抗炎药抑制甲氨蝶呤经肾小管的 OATs 分泌有关。如果临床需要合用非甾体抗炎药和甲氨蝶呤，则甲氨蝶呤的剂量应减半。此外，还应密切观察骨髓毒性反应。水杨酸与呋塞米合用，因竞争肾小管分泌系统而使水杨酸排泄减少，造成蓄积中毒。丙磺舒或磺吡酮与氨基水杨酸类合用可减少后者从肾小管的分泌量，导致血药浓度增高，持续时间延长，引发毒性反应。因此，氨基水杨酸类与丙磺舒或磺吡酮合用时，前者的剂量应予适当调整，并密切随访患者。甲氨蝶呤与弱有机酸和水杨酸盐等同用，可抑制本品的肾排泄而导致血清药浓度增高，继而毒性增加，应酌情减少用量。

2. 经胆汁排泄的药物相互作用

胆汁排泄是肾外排泄的重要途径之一。人体内源性物质（如维生素 A、D、E、B_{12}、性激素、甲状腺素等），外源性物质（黄酮类化合物、地高辛、甲氨蝶呤等）及其代谢产物经由胆汁排泄非常明显。药物胆汁排泄也是一种经由细胞膜的转运过程，其转运机制包括主动转运和被动转运。当合并应用的两种药物属于同一转运系统，由于与转运体亲和力的差异，相互之间将产生竞争性抑制作用。例如，丙磺舒能抑制甲氨蝶呤的胆汁分泌导致后者血药浓度升高。由肝细胞分泌到胆汁中的某些药物（如地高辛、洋地黄毒苷、吗啡、炔雌醇、地西泮等）的葡萄糖醛酸结合物，排泄进入小肠后又被肠道酶水解为原型药物，并被肠上皮细胞重吸收，由肝门静脉进入全身循环，这种现象称为肝肠循环（enterohepatic circulation）。肝肠循环使药物反复循环于肝、胆汁与肠道之间，延缓排泄而使血药浓度维持时间延长。人为终止肝肠循环可促使药物排泄速度增加，常用于地高辛等强心药中毒的抢救。

3. 其他排泄途径的药物相互作用

除肾脏排泄和胆汁排泄外，药物及其代谢产物还可以通过汗腺、唾液腺、乳腺及泪腺等途径排泄。挥发性药物如吸入性麻醉剂可通过呼吸系统排出体外。乳汁的 pH 略低于血浆，所以弱碱性药物（如吗啡、阿托品等）可较多自乳汁排泄，可能给哺乳婴儿带来损害。如果合用药物共同经由这些途径排泄，则可能存在潜在的药物相互作用。

总之，我们要充分利用有益的药动学相互作用，提高治疗效果；对于那些治疗窗窄、安全范围小、需要保持一定血药浓度的药物，特别是在吸收、分布、代谢和排泄环节容易发生严重不良相互作用的药物，我们应注意加强药物监测，及时调整给药方案，避免或减少毒副作用的发生。

下篇　各论

第1章　抗感染药物

第1节　抗生素

一、青霉素类

青霉素 [药典（二）；基（基）；医保（甲）]

【主要作用】本品为β-内酰胺类抗生素。①在细菌繁殖期有杀菌作用；②对革兰阳性球菌及革兰阴性球菌抗菌作用较强；③对革兰阳性杆菌（白喉杆菌）、螺旋体（梅毒螺旋体、回归热螺旋体、钩端螺旋体）、梭状芽孢杆菌（破伤风杆菌、气性坏疽杆菌）、放线菌以及部分拟杆菌有抗菌作用。

【适应证】青霉素适用于敏感菌所致的急性感染，如：菌血症、败血症、猩红热、丹毒、肺炎、脓胸、扁桃体炎、中耳炎、蜂窝组织炎、疖、痈、急性乳腺炎、心内膜炎、骨髓炎、流行性脑膜炎（流脑）、钩端螺旋体病（对本病早期疗效好）、创伤感染、回归热、气性坏疽、炭疽、淋病、放线菌等。治疗破伤风、白喉宜与相应的抗毒素联用。

【用法用量】成人常用量：①肌内注射，每日80万~200万U，分3~4次给药；②静脉滴注，每日200万~1000万U，分3~4次给药。小儿常用量：①肌内注射，每日2.5万~5万U/kg，分3~4次给药；②静脉给药，每日5万~20万U/kg，分3~4次给药。新生儿剂量：1次5万U/kg，肌内注射或静脉给药，出生第1周每12小时1次，＞7天每8小时1次，严重感染每6小时1次。早产儿剂量：第1周3万U/kg，每12小时1次，2~4周每8小时1次，以后每6小时1次。

【相互作用与使用注意】见药物相互作用与使用注意表。

药物相互作用与使用注意表

合用药物	相互作用	合用注意
丙磺舒	阻滞青霉素类药物的排泄，联合应用可使青霉素类血药浓度上升	注意监测肾功能
华法林	加强抗凝血作用	监测凝血指标，必要时减少华法林用量
避孕药	影响避孕效果	避免合用

青霉素 V [药典（二）；医保（甲）]

【主要作用】同青霉素。

【适应证】同青霉素。

【用法用量】口服。成人：125~500mg（20 万 ~80 万 U）/次，每 6~8 小时 1 次。儿童：按体重，一次 2.36~8.78mg/kg，每 4 小时 1 次；或一次 3.54~13.21mg/kg，每 6 小时 1 次；或一次 4.72~17.65mg/kg，每 8 小时 1 次。

【相互作用与使用注意】见青霉素的药物相互作用与使用注意表。

苯唑西林钠 [药典（二）；基（基）；医保（甲、乙）]

【主要作用】本品为半合成制剂，抗菌谱和作用方式与青霉素相同，具有耐葡萄球菌青霉素酶的性质。①不为金黄色葡萄球菌所产生的青霉素酶所破坏，对产酶金黄色葡萄球菌菌株有效；②对不产酶菌株的抗菌作用不如青霉素。

【适应证】本品主要用于治疗青霉素耐药，而对本品呈现敏感的金黄色葡萄球菌和凝固酶阴性葡萄球菌所致的感染，包括内脏、皮肤和软组织等部位的感染，但对耐甲氧西林金黄色葡萄球菌（MRSA）感染无效。对中枢感染不适用。

【用法用量】成人常规剂量：肌内注射，每日 4~6g，分 4~6 次给药；静脉滴注，每日 4~8g，分 3~4 次。治疗严重感染时，每日剂量可增加至 12g；口服，每日 2~4g，分 4 次，空腹服用。儿童剂量：每日 50~100mg/kg，分 2~4 次口服。肌内注射或静脉滴注。轻中度肾功能减退患者不需调整剂量，严重肾功能减退患者应避免应用大剂量，以防中枢神经系统毒性反应发生。

【相互作用与使用注意】见药物相互作用与使用注意表。

药物相互作用与使用注意表

合用药物	相互作用	合用注意
丙磺舒	阻滞本品的排泄，血药浓度升高，作用维持较长	注意监测肾功能
西索米星、奈替米星	增强其抗金黄色葡萄球菌的作用	
氨苄西林	增强对肠球菌的抗菌作用	

氨苄西林 [药典（二）；基（基）；医保（甲）]

【主要作用】本品为半合成的广谱青霉素，抗菌机制是阻止细菌的细胞壁合成，故不仅能抑制其增殖，而且能直接杀灭细菌。对革兰阳性菌的作用与青霉素近似，对草绿色链球菌和肠球菌的作用较优，对其他菌的作用则较差，对耐青霉素的金黄色葡萄球菌无效。革兰阴性菌中淋球菌、脑膜炎球菌、流感杆菌、百日咳杆菌、大肠埃希菌、伤寒与副伤寒杆菌、痢疾杆菌、奇异变形杆菌、布氏杆菌等对本品敏感，但易产生耐药性。肺炎杆菌、吲哚阳性变形杆菌、铜绿假单胞菌对本品不敏感。

【适应证】本品主要用于敏感菌所致的泌尿系统、呼吸系统、胆道、肠道感染以及脑膜炎、心内膜炎等。

【用法用量】口服：每日 2~4g，分 4 次服用；儿童每日 50~100mg/kg，分 4 次服用。肌内注射：1 次 0.5~1g，1 日 4 次；儿童 1 日 50~150mg/kg，分 3~4 次。静脉滴注：1 次 1~2g，必要时可用到 3g，溶于 100ml 输液中，滴注 0.5~1 小时，1 日 2~4 次，必要时每 4 小时 1 次；儿童 1 日 100~150mg/kg，分 4 次给予。

【相互作用与使用注意】见药物相互作用与使用注意表。

药物相互作用与使用注意表

合用药物	相互作用	合用注意
阿司匹林、吲哚美辛和磺胺类药物	可减少本药的排泄，使血药浓度升高	适当减量
华法林	加强抗凝血作用	监测凝血指标，必要时减少华法林用量
避孕药	影响避孕效果	避免合用

替卡西林 [药典（二）；基（基）；医保（甲、乙）]

【主要作用】本品为半合成的抗假单胞菌青霉素。抗菌谱与哌拉西林近似，对革兰阳性菌的抑菌作用低于青霉素。对革兰阴性菌的抑菌作用较羧苄西林强数倍。铜绿假单胞菌、变形杆菌、肠杆菌属、大肠埃希菌对本品较敏感。沙雷菌对本品耐药，铜绿假单胞菌易对本品耐药。

【适应证】主要用于革兰阴性菌感染，包括变形杆菌、大肠埃希菌、肠杆菌属、淋球菌、流感杆菌等所致全身感染，对尿路感染的效果好。对铜绿假单胞菌感染，常与氨基苷类抗生素联合应用。本品不耐 β－内酰胺酶，对 MRSA 也无效。

【用法用量】成人 1 日 200~300mg/kg，分次给予或 1 次 3g，根据病情每 3、4 或 6 小时 1 次。按每 1g 药物用 4ml 溶剂溶解后缓缓静脉注射或加入适量溶剂中静脉滴注 0.5~1 小时。泌尿系统感染可肌内注射给药，1 次 1g，每日 4 次，用 0.25%~0.5% 利多卡因注射液 2~3ml 溶解后深部肌内注射。儿童 1 日为 200~300mg/kg，每 4~6 小时给药 1 次，婴儿 1 日为 225mg/kg，7 日龄以下婴儿则为 1 日 150mg/kg，均分 3 次给予。

【相互作用与使用注意】见药物相互作用与使用注意表。

药物相互作用与使用注意表

合用药物	相互作用	合用注意
丙磺舒	阻滞本品的排泄，血药浓度上升，作用维持较长	必要时减量
氨基糖苷类	对铜绿假单胞菌、沙雷菌、克雷伯菌、其他肠杆菌属和葡萄球菌的敏感菌株有协同抗菌作用	注意监测肾功能
肝素等抗凝血药	增加出血危险	避免合用
溶栓药	严重出血	

阿莫西林[药典（二）；基（基）；医保（甲、乙）]

【主要作用】 抗菌谱与氨苄西林相同，微生物对本品和氨苄西林有完全的交叉耐药性。本品口服吸收良好。服用同量药物，本品的血清药物浓度比氨苄西林高约一倍。

【适应证】 常用于敏感菌所致的呼吸道、尿路和胆道感染以及伤寒等。

【用法用量】 口服：成人每日 1~4g，分 3~4 次服。儿童每日 50~100mg/kg，分 3~4 次服。

【相互作用与使用注意】 见氨苄西林的药物相互作用与使用注意表。

哌拉西林钠[药典（二）；基（基）；医保（甲）]

【主要作用】 本品为酰脲类抗假单胞菌青霉素。对革兰阳性菌的作用与氨苄西林相似，对肠球菌有较好的抗菌作用，对于某些拟杆菌和梭菌也有一定作用。对革兰阴性菌的作用强，抗菌谱包括淋球菌、大肠埃希菌、变形杆菌、肺炎克雷伯菌、铜绿假单胞菌、肠杆菌属等。对沙门杆菌、痢疾杆菌、脑膜炎球菌、耶尔森杆菌等在体外也有抗菌作用，但其临床意义尚未明确。

【适应证】 临床上用于上述敏感菌株所引起的感染（对中枢感染疗效不确切）。

【用法用量】 成人，中度感染，一日 8g，分 2~3 次静脉滴注；严重感染，一次 3~4g，每 4~6 小时静脉滴注或静脉注射。一日总剂量不超过 24g。婴幼儿和 12 岁以下儿童的剂量为每日按体重 100~200mg/kg。

【相互作用与使用注意】 见替卡西林的药物相互作用与使用注意表。

美洛西林钠[药典（二）；医保（乙）]

【主要作用】 抗菌谱与哌拉西林近似，对铜绿假单胞菌和大肠埃希菌、肺炎克雷伯菌等肠杆菌科细菌，不动杆菌属等非发酵菌，以及对青霉素敏感的革兰阳性菌有较强的抗菌活性。但铜绿假单胞菌等对本品的耐药性发展较快，与氨基糖苷类联用可对铜绿假单胞菌、沙雷菌、克雷伯菌等有协同抗菌作用，对 MRSA 无效。

【适应证】 本品主要用于革兰阴性菌，如假单胞菌、克雷伯菌、肠杆菌属、沙雷菌、变形杆菌、大肠埃希菌、嗜血杆菌以及拟杆菌和其他一些厌氧菌（包括革兰阳性的粪链球菌）所致的下呼吸道、腹腔、胆道、尿路、妇科、皮肤及软组织部位感染以及败血症。

【用法用量】 成人：每日 2~6g；重症感染，每日 8~12g，最大可增至 15g。静脉滴注，每 6~8 小时一次。儿童，按体重一日 0.1~0.2g/kg，严重感染者可增至 0.3g/kg，肌内注射一日 2~4 次。静脉滴注按需要每 6~8 小时一次，剂量根据病情而定，严重者可每 4~6 小时静脉注射一次。

【相互作用与使用注意】 见替卡西林的药物相互作用与使用注意表。

二、头孢菌素类

头孢唑林钠[药典（二）；基（基）；医保（甲）]

【主要作用】 本品为半合成的第一代头孢菌素。抗菌谱类似头孢氨苄，对葡萄球菌（包括产酶菌株）、链球菌（肠球菌除外）、肺炎链球菌、大肠埃希菌、奇异变形杆菌、克雷伯菌、流感嗜血杆菌以及产气肠杆菌等有抗菌作用。本品的特点是对革兰阴性菌的作用较弱，对葡萄球菌的 β- 内酰胺酶耐抗性较弱。

【适应证】用于敏感菌所致的呼吸道、泌尿生殖系统、皮肤软组织、骨和关节、胆道等感染，也可用于心内膜炎、败血症、咽和耳部感染。

【用法用量】成人常用剂量：静脉缓慢推注，静脉滴注或肌内注射，一次 0.5~1g，一日 2~4 次，严重感染可增加至一日 6g，分 2~4 次静脉给予。儿童常用剂量：一日 50~100mg/kg，分 2~3 次静脉缓慢推注，静脉滴注或肌内注射。

【相互作用与使用注意】见药物相互作用与使用注意表。

药物相互作用与使用注意表

合用药物	相互作用	合用注意
丙磺舒	阻滞本品的肾脏排泄，血药浓度上升，作用维持较长	注意监测肾功能
庆大霉素或阿米卡星等	对某些敏感菌株有协同抗菌作用	
强利尿剂、氨基糖苷类、抗肿瘤药	增加肾毒性	
华法林	增加出血危险	避免合用

头孢呋辛钠 [药典（二）；基（基）；医保（甲）]

【主要作用】本品为半合成的第二代头孢菌素。对革兰阳性菌的抗菌作用低于或接近于第一代头孢菌素。革兰阴性的流感嗜血杆菌、淋球菌、脑膜炎球菌、大肠埃希菌、克雷伯菌、奇异变形杆菌、肠杆菌属、枸橼酸杆菌、沙门菌属、志贺菌属以及某些吲哚阳性变形杆菌对本品敏感。本品有较好的耐革兰阴性菌的 β- 内酰胺酶的性能，对上述菌中耐氨苄西林或耐第一代头孢菌素的菌株也能有效。铜绿假单胞菌、弯曲杆菌、不动杆菌、沙雷菌大部分菌株、普通变形杆菌、难辨梭状芽孢杆菌、李斯特菌等对本品不敏感。

【适应证】用于敏感的革兰阴性菌所致的下呼吸道、泌尿系、皮肤和软组织、骨和关节、女性生殖器等部位的感染。对败血症、脑膜炎也有效，也可作为外科围手术期预防用药。

【用法用量】肌内注射或静脉注射，成人 1 次 750~1500mg，1 日 3 次；对严重感染，可按 1 次 1500mg，1 日 4 次。应用于脑膜炎，1 日剂量在 9g 以下。儿童平均 1 日量为 60mg/kg，严重感染可用到 100mg/kg，分 3~4 次给予。

【相互作用与使用注意】见药物相互作用与使用注意表。

药物相互作用与使用注意表

合用药物	相互作用	合用注意
强利尿剂	增加肾毒性	注意监测肾功能

头孢克洛 [药典（二）；医保（乙）]

【主要作用】本品为半合成头孢菌素，抗菌谱较其他的第一代略广。抗菌性能与头孢唑林相似，对葡萄球菌（包括产酶菌株）、化脓性链球菌、肺炎链球菌、大肠埃希菌、奇异变形杆菌、流感嗜血杆菌等有良好的抗菌作用。

【适应证】用于上述敏感菌所致的呼吸道、泌尿道和皮肤软组织感染，以及中耳炎等。

【用法用量】成人：口服常用量为每次250mg，每8小时1次。重病或微生物敏感性较差时，剂量可加倍，但1日量不可超过4g。儿童：1日口服剂量为20mg/kg，分3次（每8小时1次）；重症可按1日40mg/kg给予，但1日量不超过1g。

【相互作用与使用注意】见头孢唑林钠的药物相互作用与使用注意表。

头孢孟多 [药典（二）]

【主要作用】头孢孟多酯钠为第二代头孢菌素类抗生素，进入体内后迅速水解为头孢孟多，两者体内抗菌作用基本相同。其作用特点是，抗革兰阴性杆菌和对革兰阴性杆菌 β- 内酰胺酶稳定性优于第一代头孢菌素但不及第三代。对革兰阳性球菌（包括产酶耐药金黄色葡萄球菌）的作用与第一代头孢菌素相似或略差，但强于第三代头孢菌素。本药对金黄色葡萄球菌、表皮葡萄球菌、β 链球菌、肺炎链球菌、大肠埃希菌、克雷伯菌、肠杆菌属、流感嗜血杆菌及梭状芽孢杆菌属、类杆菌属和梭状杆菌属等厌氧菌均有抗菌活性。对大多数沙雷菌属、不动杆菌属、假单胞菌属和耐甲氧西林金黄色葡萄球菌耐药。

【适应证】用于敏感的革兰阴性菌所致的呼吸道、泌尿生殖系统、皮肤和软组织、骨和关节、咽耳鼻喉等部位感染以及腹膜炎、败血症等。对胆道和肠道感染有较好疗效。

【用法用量】静脉注射或滴注。成人，一日剂量为2~8g，分3~4次给药，一日最高剂量不超过12g。皮肤感染、无并发症的肺炎和尿路感染，每6小时0.5~1g。儿童根据感染程度，一日剂量为50~100mg/kg，分3~4次给药。

【相互作用与使用注意】见药物相互作用与使用注意表。

药物相互作用与使用注意表

合用药物	相互作用	合用注意
丙磺舒	使本药的肾清除减少，血药浓度升高	
庆大霉素、阿米卡星	对某些革兰阴性杆菌在体外呈现协同抗菌作用，但也可增加肾毒性	注意监测肾功能
红霉素	可使本药对脆弱拟杆菌的体外抗菌活性增加100倍	

头孢噻肟钠 [药典（二）；医保（甲）]

【主要作用】本品为半合成的第三代头孢菌素。对革兰阳性菌的作用与第一代头孢菌素近似或较弱，对链球菌（肠球菌除外）抗菌作用较强。对革兰阴性菌有较强的抗菌效能。奈瑟菌属、流感杆菌、大肠埃希菌、奇异变形杆菌、克雷伯菌、沙门杆菌等对本品非常敏感；枸橼酸杆菌对本品中度敏感；沙雷菌、吲哚阳性变形杆菌等对本品也有一定的敏感性；铜绿假单胞菌、阴沟肠杆菌、脆弱拟杆菌等对本品较不敏感。

【适应证】用于敏感菌所致的肺炎及其他下呼吸道感染、尿路感染、脑膜炎、败血症、腹腔感染、盆腔感染、皮肤软组织感染、生殖道感染、骨和关节感染等。

【用法用量】成人一日2~6g，分2~3次静脉注射或静脉滴注；严重感染者每6~8小时2~3g，一日最高剂量不超过12g。治疗无并发症的肺炎链球菌肺炎或急性尿路感染，每12小时1g。新生儿日龄≤7日者每12小时50mg/kg，出生＞7日者，每8小时50mg/kg。治疗脑膜炎患者剂量可增至每 6 小时 75mg/kg，均以静脉给药。

【相互作用与使用注意】见药物相互作用与使用注意表。

药物相互作用与使用注意表

合用药物	相互作用	合用注意
丙磺舒	阻滞本品的排泄，血药浓度上升，作用维持较长	
庆大霉素或妥布霉素	对铜绿假单胞菌有协同抗菌作用	注意监测肾功能
阿米卡星	对大肠埃希菌、肺炎克雷伯菌有协同作用	
氨基糖苷类、其他头孢菌素或强利尿剂	增加肾毒性	

头孢曲松钠 [药典（二）；基（基）；医保（甲）]

【主要作用】本品为半合成的第三代头孢菌素。抗菌谱与头孢噻肟近似，对革兰阳性菌有中度的抗菌作用。对革兰阴性菌的作用强，主要敏感菌有金黄色葡萄球菌、链球菌属、肺炎链球菌、嗜血杆菌属、奈瑟菌属、大肠埃希菌、肺炎克雷伯菌、沙雷菌、各型变形杆菌、枸橼酸杆菌、伤寒杆菌、痢疾杆菌、消化球菌、消化链球菌、梭状芽孢杆菌等。铜绿假单胞菌、肠杆菌属对本品也敏感。产酶金黄色葡萄球菌、耐氨苄青霉素的流感嗜血杆菌、耐第一代头孢菌素和庆大霉素的一些革兰阴性菌常可对本品敏感。但粪链球菌和耐甲氧西林的葡萄球菌对本品均耐药。

【适应证】用于对本品敏感的致病菌引起的感染，如：脓毒血症，脑膜炎，播散性莱姆病（早、晚期），腹部感染（腹膜炎，胆道及胃肠道感染），骨、关节、软组织、皮肤及伤口感染，免疫机制低下病人的感染，肾脏及泌尿道感染，呼吸道感染（尤其是肺炎、耳鼻喉感染），生殖系统感染（包括淋病），术前预防感染。

【用法用量】一般感染，每日 1g，1 次肌内注射或静脉注射。严重感染，每日 2g，分 2 次给予。脑膜炎，可按 1 日 100mg/kg（但总量不超过 4g），分 2 次给予。淋病，单次用药 250mg 即足。肌内注射：将 1 次药量溶于适量 0.5% 盐酸利多卡因注射液，作深部肌内注射。静脉注射：按 1g 药用 10ml 灭菌注射用水溶解，缓缓注入，历时 2~4 分钟。静脉滴注：成人 1 次量 1g 或 1 日量 2g，溶于氯化钠注射液或 5%~10% 葡萄糖注射液 50~100ml 中，于 0.5~1 小时内滴入。

【相互作用与使用注意】见药物相互作用与使用注意表。

药物相互作用与使用注意表

合用药物	相互作用	合用注意
含钙剂或含钙产品	导致致死性结局	避免合用
氨基糖苷类	有协同抗菌作用，增加肾毒性	注意监测肾功能

　　注：乙醇与本品同服可能出现双硫仑反应，应避免合用

头孢哌酮钠 [药典（二）]

【主要作用】本品为半合成的第三代头孢菌素。抗菌性能与头孢噻肟相似。对革兰阳性菌的作用较弱，仅溶血性链球菌和肺炎链球菌较为敏感。对大多数的革兰阴性菌的作用略次

于头孢噻肟，对铜绿假单胞菌的作用较强。

【适应证】适用于敏感菌所致的各种感染如肺炎及其他下呼吸道感染、尿路感染、胆道感染、皮肤软组织感染、败血症、腹膜炎、盆腔感染等。

【用法用量】肌内或静脉注射。成人 1 次 1~2g，1 日 2~4g。严重感染，1 次 2~4g，1 日 6~8g。小儿每日 50~150mg/kg，分 2~4 次注射。

【相互作用与使用注意】见药物相互作用与使用注意表。

药物相互作用与使用注意表

合用药物	相互作用	合用注意
氨基糖苷类	对大肠埃希菌、铜绿假单胞菌某些敏感菌株有协同抗菌作用；增加肾毒性	注意监测肾功能
其他头孢菌素或强利尿剂	增加肾毒性	
抗凝药或溶栓药	可干扰维生素 K 代谢，导致低凝血酶原血症	避免合用
非甾体镇痛药、血小板聚集抑制药	增加出血危险性	注意监测

头孢他啶[药典（二）；医保（乙）]

【主要作用】半合成的第三代头孢菌素。对大肠埃希菌、肺炎杆菌等肠杆菌科细菌和流感嗜血杆菌、铜绿假单胞菌等有高度抗菌活性。对于细菌产生的大多数 β-内酰胺酶高度稳定，故对上述革兰阴性杆菌中多重耐药菌株仍可具抗菌活性。肺炎链球菌、溶血性链球菌等革兰阳性球菌对本品敏感。

【适应证】用于革兰阴性菌的敏感菌株所致的下呼吸道、严重的皮肤和软组织、骨和关节、胸腔、腹腔和胆道、复杂性尿路感染，也用于败血症。对于由多种耐药革兰阴性杆菌引起的免疫缺陷者感染、医院内感染以及革兰阴性杆菌或铜绿假单胞菌所致中枢神经系统感染尤为适用。

【用法用量】成人：头孢他啶的成人剂量范围是每天 4~6g，分每 8 小时或每 12 小时作静脉注射或静脉滴注。对于大多数感染，应投用每 8 小时 1g 或每 12 小时 2g 的剂量，对于尿路感染及许多较轻的感染，一般每 12 小时 500mg 或 1g 已足够。对于非常严重的感染，特别是免疫抑制的病人，包括那些患有嗜中性粒细胞减少症的患者，应给予每 8 或 12 小时 2g 的剂量或每 12 小时 3g 的剂量。婴儿及儿童：对于 2 个月以上的儿童，一般的剂量范围是按体重每天 30~100mg/kg，分 2~3 次给药。对于免疫受抑制或患有纤维化囊肿的感染患儿或患有脑膜炎的儿童，可给予剂量高至按体重每天 150mg/kg（最高剂量每天 6g），分 3 次给药。

【相互作用与使用注意】见药物相互作用与使用注意表。

药物相互作用与使用注意表

合用药物	相互作用	合用注意
氨基糖苷类	协同抗菌作用；增加肾毒性	注意监测肾功能
抗肿瘤或强利尿剂	增加肾毒性	
氯霉素	拮抗作用	避免合用

头孢米诺钠[医保（乙）]

【主要作用】本品为头霉素衍生物，其作用与第三代头孢菌素相近。对链球菌（肠球菌除外）、大肠埃希菌、克雷伯菌、变形杆菌、流感嗜血杆菌等有抗菌作用，特别是对拟杆菌等厌氧菌有较强作用。头霉素类有较强的抗 $\beta-$ 内酰胺酶性能。本品尚对细菌细胞壁中肽聚糖生成脂蛋白起妨碍作用。脂蛋白结构为革兰阴性菌所特有，因此，本品对革兰阴性菌的作用较其他同类药物强。

【适应证】用于上述敏感菌所致的扁桃体、呼吸道、泌尿道、胆道、腹腔、子宫等部位感染，也可用于败血症。

【用法用量】静脉注射或静脉滴注。成人每次 1g，1 日 2 次；儿童 1 次 20mg/kg，1 日 3~4 次。败血症时，成人 1 日可用到 6g，分 3~4 次给予。静脉注射时，每 1g 药物用 20ml 灭菌注射用水、5% ~10% 葡萄糖注射液或 0.9% 氯化钠注射液溶解。静脉滴注时，每 1g 药物溶于输液 100~200ml 中，滴注 1~2 小时。

【相互作用与使用注意】见药物相互作用与使用注意表。

药物相互作用与使用注意表

合用药物	相互作用	合用注意
利尿剂（呋塞米等）	合用有可能增加肾毒性	应谨慎使用，注意监测肾功能

注：头孢米诺钠影响乙醇代谢，使血中乙醛浓度上升，服药期间禁止饮酒

拉氧头孢钠[药典（二）；医保（乙）]

【主要作用】本品是半合成的氧头孢烯类抗生素，抗菌性能与第三代头孢菌素相近。抗菌谱与头孢噻肟近似，对多种革兰阴性菌有良好的抗菌作用。大肠埃希菌、流感杆菌、克雷伯菌、各型变形杆菌、肠杆菌属、枸橼酸杆菌、沙雷菌等对本品高度敏感。本品对厌氧菌（如拟杆菌）有良好的抗菌作用。此外，由于本品的耐 $\beta-$ 内酰胺酶的性能强，微生物对本品很少发生耐药性。

【适应证】用于上述敏感菌所致肺炎、气管炎、胸膜炎、腹膜炎，以及皮肤和软组织、胆道、盆腔、尿路等部位的感染，还可用于败血症和脑膜炎。

【用法用量】成人用量：肌内注射 1 次 0.5~1g，每日 2 次，用 0.5% 利多卡因注射液溶解，深部肌内注射。静脉注射 1 次 1g，每日 2 次，溶解于 10~20ml 液体中，缓缓注入。静脉滴注 1 次 1g，每日 2 次，溶于液体 100ml 中滴入，重症可加倍量给予。儿童用量：1 日 40~80mg/kg，分 2~4 次。

【相互作用与使用注意】见药物相互作用与使用注意表。

药物相互作用与使用注意表

合用药物	相互作用	合用注意
氨基糖苷类	协同抗菌作用；增加肾毒性	注意监测肾功能
强利尿剂	增加肾毒性	
肝素、华法林	增加出血风险	避免合用

三、碳青霉烯类和其他 $\beta-$ 内酰胺类

亚胺培南 – 西司他汀钠^[医保（乙）]

【主要作用】亚胺培南是硫霉素的脒基衍生物，对革兰阳性、阴性的需氧和厌氧菌具有抗菌作用。肺炎链球菌、化脓性链球菌、金黄色葡萄球菌（包括产酶株）、大肠埃希菌、克雷伯菌、不动杆菌部分菌株、脆弱拟杆菌及其他拟杆菌、消化球菌和消化链球菌的部分菌株对本品非常敏感。粪链球菌、表皮链球菌、流感嗜血杆菌、奇异变形杆菌、沙雷菌、产气肠杆菌、阴沟肠杆菌、铜绿假单胞菌、气性坏疽梭菌、难辨梭菌等对本品也相当敏感。本品有较好的耐酶性能，与其他 $\beta-$ 内酰胺类药物间较少出现交叉耐药性。

【适应证】用于敏感菌所致的腹膜炎、肝胆感染、腹腔内脓肿、阑尾炎、妇科感染、下呼吸道感染、皮肤和软组织感染、尿路感染、骨和关节感染以及败血症等。

【用法用量】静脉滴注或肌内注射。用量以亚胺培南计，根据病情，1 次 0.25~1g，1 日 2~4 次。对中度感染一般可按 1 次 1g，1 日 2 次给予。静脉滴注可选用氯化钠注射液、5%~10% 葡萄糖注射液作溶剂。每 0.5g 药物用 100ml 溶剂，制成 5mg/ml 液体，缓缓滴入。肌内注射用 1% 利多卡因注射液为溶剂，以减轻疼痛。

【相互作用与使用注意】见药物相互作用与使用注意表。

药物相互作用与使用注意表

合用药物	相互作用	合用注意
更昔洛韦	可能引起癫痫发作	避免合用
丙戊酸盐	导致丙戊酸血药浓度降低，癫痫发作风险增加	

美罗培南^[药典（二）；医保（乙）]

【主要作用】本品对大肠埃希菌和铜绿假单胞菌的青霉素结合蛋白（PBP）2、3、4 和金葡菌的 PBP 1、2、4 有强的亲和力。抗菌谱与亚胺培南近似，经临床证实的有效菌有肺炎链球菌（耐青霉株除外）、草绿色链球菌、大肠埃希菌、流感嗜血杆菌（包括产 $\beta-$ 内酰胺酶株）、肺炎克雷伯菌、脑膜炎奈瑟球菌、铜绿假单胞菌、脆弱拟杆菌等。此外，在体外对下列菌显示明显抗菌作用：金黄色葡萄球菌和表皮葡萄球菌（包括产酶株）、不动杆菌、阴沟肠杆菌、流感嗜血杆菌（耐氨苄西林和非产酶株）、哈夫尼亚菌、卡他莫拉菌（包括产酶株）、摩根杆菌、巴斯德杆菌、奇异变形杆菌、普通变形杆菌、沙门菌属、沙雷菌、志贺菌属、结肠炎耶尔森菌、多种拟杆菌、难辨梭状芽孢杆菌、真杆菌、梭杆菌等。本品对多数的 $\beta-$ 内酰胺酶有良好的耐抗力（除金属 $\beta-$ 内酰胺酶外），本品不用于耐甲氧西林的葡萄球菌（MRSA、MRSE）感染，对李斯特菌无效。与其他碳青霉烯类显示交叉耐药性。

【适应证】用于敏感菌所致的呼吸道、尿路、肝胆、外科、骨科、妇科、五官科感染以及腹膜炎、皮肤化脓性疾病等。也适用于敏感菌所致脑膜炎。

【用法用量】治疗肺炎、尿路感染、妇科感染例如子宫内膜炎、皮肤或软组织感染：0.5g/ 次，每 8 小时一次；治疗院内获得性肺炎、腹膜炎、中性粒细胞减低患者的合并感染及败血症：1g/ 次，每 8 小时一次；治疗脑膜炎：2g/ 次，每 8 小时一次。儿童剂量：对于 3 个月

至 12 岁的儿童，推荐剂量为每次 10~20mg/kg，每 8 小时一次。治疗脑膜炎的推荐剂量为每次 40mg/kg，每 8 小时一次。对于体重大于 50kg 的儿童，按照成人剂量给药。

【相互作用与使用注意】见药物相互作用与使用注意表。

药物相互作用与使用注意表

合用药物	相互作用	合用注意
丙戊酸钠	可致丙戊酸钠血药浓度降低，引起癫痫发作	避免合用
丙磺舒	可能增加美罗培南的血药浓度	

比阿培南[医保（乙）]

【主要作用】本品属于碳青霉烯类抗生素，对革兰阳性菌的作用较弱，对革兰阴性菌的抗菌活性强于亚胺培南。对不动杆菌和厌氧菌作用强于头孢他啶。本品的肾毒性和中枢毒性低，不诱发癫痫发作。

【适应证】用于肠杆菌属、假单胞属、不动杆菌、枸橼酸杆菌、脆弱拟杆菌所致慢性呼吸道感染急性发作、肺炎、肺脓肿、腹膜炎、复杂性膀胱炎、女性生殖器感染。对某些革兰阳性菌也有效。

【用法用量】每 0.3g 比阿培南溶解于 100ml 0.9% 氯化钠注射液或葡萄糖注射液中静脉滴注。成人每日 0.6g，分 2 次滴注，每次 30~60 分钟。可根据患者年龄、症状适当增减给药剂量。但 1 天的最大给药量不得超过 1.2g。

【相互作用与使用注意】见美罗培南的药物相互作用与使用注意表。

氨曲南[药典（二）；医保（乙）]

【主要作用】本品是一种单酰胺环类β-内酰胺抗生素。主要包括革兰阴性菌,如大肠埃希菌、克雷伯菌、沙雷菌、奇异变形杆菌、吲哚阳性变形杆菌、流感嗜血杆菌、铜绿假单胞菌及其他假单胞菌、某些肠杆菌属、淋球菌等。与头孢他啶、庆大霉素相比，对产气杆菌、阴沟肠杆菌的作用高于头孢他啶，但低于庆大霉素；对铜绿假单胞菌的作用低于头孢他啶，与庆大霉素相近；对于质粒传导的β-内酰胺酶，本品较第三代头孢菌素稳定。

【适应证】用于敏感的革兰阴性菌所致的感染，包括肺炎、胸膜炎、腹腔感染、胆道感染、骨和关节感染、皮肤和软组织炎症，尤适用于尿路感染，也用于败血症。由于本品有较好的耐酶性能，因此，当细菌对青霉素类、头孢菌素类、氨基糖苷类等药物不敏感时，可试用本品。

【用法用量】肌内注射、静脉注射、静脉滴注。成人，一般感染，3~4g/d，分 2~3 次给予；严重感染，1 次 2g，1 日 3~4 次，1 日最大剂量为 8g；无其他并发症的尿路感染，只需用 1g，分 1~2 次给予。儿童，每次 30mg/kg，1 日 3 次，重症感染可增加至 1 日 4 次给药，1 日最大剂量为 120mg/kg。肌内注射：每 1g 药物加液体 3~4ml 溶解。静脉注射：每 1g 药物加液体 10ml 溶解，缓慢注射。静脉滴注: 每 1g 药物加液体 50ml 以上溶解(浓度不超过 2%)，滴注时间 20~60 分钟。

【相互作用与使用注意】见药物相互作用与使用注意表。

药物相互作用与使用注意表

合用药物	相互作用	合用注意
氨基糖苷类	对多数肠杆菌属和铜绿假单胞菌有协同抗菌作用	不可混合静脉滴注
头孢西丁	体内体外均有拮抗作用	避免合用

四、氨基糖苷类

阿米卡星 [药典(二);基(基);医保(甲)]

【主要作用】抗菌谱主要包括革兰阴性杆菌,对铜绿假单胞菌、大肠埃希菌、克雷伯菌、肠杆菌属、吲哚阴性和阳性变形杆菌、枸橼酸杆菌以及沙雷菌和肠杆菌的部分菌株有很强的抗菌作用。对于铜绿假单胞菌的抗菌作用较庆大霉素强 3~5 倍。对庆大霉素中度敏感的铜绿假单胞菌对本品高度敏感。但对其他革兰阴性菌,本品的作用则低于庆大霉素。对金黄色葡萄球菌有抗菌作用,对链球菌无效。

【适应证】用于对卡那霉素或庆大霉素耐药的革兰阴性杆菌所致的尿路、下呼吸道、腹腔、软组织、骨和关节、生殖系统等部位的感染,以及败血症等。

【用法用量】肌内注射或静脉滴注。成人 7.5mg/kg,每 12 小时 1 次,每日总量不超过 1.5g,可用 7~10 日;无并发症的尿路感染,每次 0.2g,每 12 小时 1 次;小儿,开始用 10mg/kg,以后 7.5mg/kg,每 12 小时 1 次;较大儿童可按成人用量。给药途径以肌内注射为主,每 500mg 也可用 100~200ml 输液稀释后静脉滴注。疗程一般不超过 10 日。肾功能不全者首次剂量 7.5mg/kg,以后则调整剂量使血药峰浓度为 15~30μg/ml,谷浓度 5~10μg/ml。

【相互作用与使用注意】见药物相互作用与使用注意表。

药物相互作用与使用注意表

合用药物	相互作用	合用注意
氨基糖苷类、强利尿剂	增加肾毒性、耳毒性	
头孢噻吩或头孢唑林	增加肾毒性	避免合用
多黏菌素	增加肾毒性和神经肌肉阻滞作用	

庆大霉素 [药典(二);基(基);医保(甲、乙)]

【主要作用】本品对大肠埃希菌、产气杆菌、克雷伯菌、奇异变形杆菌、某些吲哚阳性变形杆菌、铜绿假单胞菌、某些奈瑟菌、某些无色素沙雷菌和志贺菌等革兰阴性菌有抗菌作用。革兰阳性菌中,金黄色葡萄球菌对本品尚可有一定敏感性;链球菌(包括化脓性链球菌、肺炎球菌、粪链球菌等)均对本品耐药。厌氧菌(拟杆菌属)、结核杆菌、立克次体、病毒和真菌亦对本品耐药。近年来,由于本品的广泛应用,耐药菌株逐渐增多,铜绿假单胞菌、克雷伯菌、沙雷菌和吲哚阳性变形杆菌对本品的耐药率甚高。

【适应证】用于大肠埃希菌、痢疾杆菌、肺炎克雷伯菌、变形杆菌、铜绿假单胞菌等革兰阴性菌引起的系统或局部感染。

【用法用量】成人,肌内注射或稀释后静脉滴注,一次 80mg(8 万单位),或按体重一次 1~1.7mg/kg。每 8 小时 1 次;或一次 5mg/kg,每 24 小时 1 次。疗程为 7~14 日。小儿,肌内注射或稀释后静脉滴注，一次 2.5mg/kg，每 12 小时 1 次；或一次 1.7mg/kg，每 8 小时 1 次。疗程为 7~14 日，期间应尽可能监测血药浓度，尤其新生儿或婴儿。鞘内及脑室内给药剂量：成人一次 4~8mg，小儿（3 个月以上）一次 1~2mg，每 2~3 日 1 次。注射时将药液稀释至不超过 0.2% 的浓度，抽入 5ml 或 10ml 的无菌针筒内，进行腰椎穿刺后先使相当量的脑脊液流入针筒内，边抽边推，将全部药液于 3~5 分钟内缓缓注入。

【相互作用与使用注意】见药物相互作用与使用注意表。

药物相互作用与使用注意表

合用药物	相互作用	合用注意
其他氨基糖苷类	增加耳毒性、肾毒性及神经肌肉阻滞作用	
神经肌肉阻滞剂	加重神经肌肉阻滞作用	避免合用
头孢噻吩、头孢唑林	增加肾毒性	

<h1>依替米星</h1> [药典（二）；医保（乙）]

【主要作用】本品为国内首创的半合成氨基糖苷类抗生素，制品为硫酸盐。具有广谱抗菌性质，抗菌谱类似奈替米星，对于一些常见的革兰阳性和阴性病原菌，本品的抗菌作用与奈替米星相当或略有差别。对一些耐庆大霉素的病原菌仍有较强作用。

【适应证】用于革兰阴性杆菌、大肠埃希菌、肺炎克雷伯菌、沙雷菌属、奇异变形杆菌、沙门菌属、流感嗜血杆菌等敏感菌株所引起的呼吸道、泌尿生殖系统、皮肤和软组织等部位感染。

【用法用量】成人肾功能正常，泌尿系感染或全身性感染的患者，一日 2 次，一次 0.1~0.15g，12 小时 1 次，加入 100ml 输液（0.9% 氯化钠注射液或 5% 葡萄糖注射液）中，静脉滴注 1 小时，连用 5~10 天。

【相互作用与使用注意】见药物相互作用与使用注意表。

药物相互作用与使用注意表

合用药物	相互作用	合用注意
多黏菌素类或其他氨基糖苷类等具有耳毒性、肾毒性的药物	增加耳毒性、肾毒性	避免合用
强利尿剂	增加肾毒性、耳毒性	

<h1>五、四环素类</h1>

<h2>四环素</h2> [药典（二）；医保（甲、乙）]

【主要作用】本品为广谱抗生素，起抑菌作用。其抗菌谱包括许多革兰阳性和阴性菌、立克次体、支原体、衣原体、放线菌等。

【适应证】用于立克次体病、支原体属感染、衣原体病属感染，回归热、布鲁菌病、霍乱、兔热病、鼠疫、软下疳。其中，治疗布鲁菌病和鼠疫时需与氨基糖苷类联合应用。也可用于对青霉素类过敏的破伤风、气性坏疽、雅司、梅毒、淋病和钩端螺旋体病以及放线菌属、单核细胞增多性李斯特菌感染的患者。

【用法用量】口服。成人一次 0.25~0.5g，每 6 小时 1 次。8 岁以上小儿常用量：一日 25~50mg/kg，分 4 次服用。疗程一般 7~14 日，支原体肺炎、布鲁菌病需 3 周左右。

【相互作用与使用注意】见药物相互作用与使用注意表。

药物相互作用与使用注意表

合用药物	相互作用	合用注意
钙盐、铁盐等金属离子	与四环素类药物络合而阻滞四环素类的吸收	避免同服
避孕药	四环素类能抑制肠道菌群，使甾体避孕药的肠肝循环受阻，妨碍避孕效果	避免合用
抗酸药	可使本品的吸收减少，活性降低	避免同服

注：牛奶影响本品的吸收，应避免同服

米诺环素 [药典（二）；医保（乙）]

【主要作用】本品为半合成的四环素类抗生素。抗菌谱与四环素相近，具有高效和长效性质。在四环素类中，本品的抗菌作用最强。

【适应证】用于立克次体病、支原体肺炎、淋巴肉芽肿、下疳、鼠疫、霍乱、布氏杆菌病（与链霉素联合应用）等引起的泌尿系、呼吸道、胆道、乳腺及皮肤软组织感染。

【用法用量】口服。成人一般首次量 200mg，以后每 12 小时或 24 小时服 100mg。寻常性痤疮每次 50mg，一日 2 次，6 周为一疗程。

【相互作用与使用注意】见药物相互作用与使用注意表。

药物相互作用与使用注意表

合用药物	相互作用	合用注意
钙盐、铁盐等金属离子	与四环素类药物络合而阻滞四环素类的吸收	避免同服
避孕药	四环素类能抑制肠道菌群，使甾体避孕药的肠肝循环受阻，妨碍避孕效果	避免合用
青霉素	干扰青霉素的杀菌活性	
巴比妥类、苯妥英或卡马西平	诱导微粒体酶的活性致使本品血药浓度降低	合用时须调整剂量

注：牛奶影响本品的吸收，应避免同服

六、酰胺醇类

氯霉素 [药典（二）；基（基）；医保（甲）]

【主要作用】本品属抑菌剂。在体外具广谱抗微生物作用，包括需氧革兰阴性菌及革兰阳性菌、厌氧菌、立克次体属、螺旋体和衣原体属。对流感杆菌、肺炎链球菌和脑膜炎奈瑟菌具杀菌作用。对金黄色葡萄球菌、化脓性链球菌、草绿色链球菌、大肠埃希菌、肺炎克雷伯菌等仅具抑菌作用。铜绿假单胞菌、不动杆菌属、肠杆菌属、甲氧西林耐药葡萄球菌和肠球菌属等通常耐药。

【适应证】用于伤寒、副伤寒和其他沙门菌、脆弱拟杆菌感染。与氨苄西林合用于流感嗜血杆菌性脑膜炎。由脑膜炎球菌或肺炎链球菌引起的脑膜炎，在患者不宜用青霉素时，也可用本品。外用治疗沙眼或化脓菌感染。

【**用法用量**】口服：成人一日 1.5~3g，分 3~4 次服用；小儿按体重一日 25~50mg/kg，分 3~4 次服用；新生儿一日不超过 25mg/kg，分 4 次服用。静脉滴注：1 日量为 2~3g，分 2 次注射。以输液稀释，1 支氯霉素（250mg）至少用稀释液 100ml。

【**相互作用与使用注意**】见药物相互作用与使用注意表。

药物相互作用与使用注意表

合用药物	相互作用	合用注意
肝药酶诱导剂如苯巴比妥、苯妥英钠、利福平等	降低氯霉素的血药浓度	
铁剂、叶酸、维生素 B_{12} 和维生素 B_6	拮抗作用	避免合用
避孕药	降低避孕药的效果，增加经期外出血的危险	

七、大环内酯类

红霉素 [药典（二）；基（基）；医保（甲）]

【**主要作用**】抗菌谱与青霉素近似，对革兰阳性菌，如葡萄球菌、化脓性链球菌、草绿色链球菌、肺炎链球菌、粪链球菌、梭状芽孢杆菌、痤疮丙酸杆菌、李斯特菌等有较强的抑制作用。对革兰阳性菌，如淋球菌、布氏杆菌、军团菌，以及流感嗜血杆菌、拟杆菌（口咽部菌株）也有相当的抑制作用。此外，对支原体、放线菌、螺旋体、立克次体、衣原体、奴卡菌、少数分枝杆菌和阿米巴原虫有抑制作用。金黄色葡萄球菌对本品耐药。

【**适应证**】用于链球菌引起的扁桃体炎、猩红热、白喉及带菌者、淋病、李斯特菌病、肺炎链球菌下呼吸道感染（以上适用于不耐青霉素的患者）。对于军团菌肺炎和支原体肺炎，本品可作为首选药应用。尚可用于流感杆菌引起的上呼吸道感染、金黄色葡萄球菌引起的皮肤及软组织感染、梅毒、肠道阿米巴病等。

【**用法用量**】口服：成人 1 日 0.75~2g，分 3~4 次服用，整片吞服；小儿每日 30~50mg/kg，分 3~4 次服用。静脉滴注：成人一次 0.5~1g，一日 2~3 次。小儿每日 20~30mg/kg，分 2~3 次滴注。用时，将乳糖酸红霉素溶于 10ml 灭菌注射用水中，再添加到输液 500ml 中，缓慢滴入（最后稀释浓度一般小于 0.1%）。不能直接用含盐输液溶解。

【**相互作用与使用注意**】见药物相互作用与使用注意表。

药物相互作用与使用注意表

合用药物	相互作用	合用注意
氯霉素、林可霉素	相互拮抗	
阿司咪唑、特非那定	抑制这些药物的代谢，诱发尖端扭转型心律失常	避免合用
茶碱	干扰茶碱的代谢，使茶碱血药浓度升高，毒性增加	
口服避孕药	降低口服避孕药的效果	

阿奇霉素 [药典（二）；基（基）；医保（甲、乙）]

【**主要作用**】本品抗菌谱与红霉素相近，作用较强，对流感嗜血杆菌、淋球菌的作用比红霉素强 4 倍；对军团菌强 2 倍；对绝大多数革兰阴性菌的 MIC < 1μg/ml，对梭状芽孢杆菌的作用也比红霉素强，用于金黄色葡萄球菌感染中也比红霉素有效。此外，本品对弓形

体、梅毒螺旋体也有良好的杀灭作用。

【适应证】用于敏感微生物所致的呼吸道、皮肤和软组织感染。

【用法用量】每日只需服 1 次，成人 500mg；儿童 10mg/kg，连用 3 日。重症可注射给药，每日 1 次，每次 500mg，以灭菌注射用水 5ml 溶解后，加入 0.9% 氯化钠注射液或 5% 葡萄糖注射液中稀释成 1~2mg/ml 浓度，静脉滴注 1~2 小时，约 2 日症状控制后改成口服以巩固疗效。

【相互作用与使用注意】见药物相互作用与使用注意表。

药物相互作用与使用注意表

合用药物	相互作用	合用注意
地高辛	可能导致地高辛血药浓度升高	合用时严密监测
茶碱	干扰茶碱的代谢，使茶碱血药浓度升高，毒性增加	合用时注意监测茶碱血药浓度
胺碘酮	增强胺碘酮毒性	监测心功能
丙吡胺	增强丙吡胺毒性	避免合用

八、糖肽类

去甲万古霉素 [药典（二）；医保（乙）]

【主要作用】本品对化脓性链球菌、肺炎链球菌、金黄色葡萄球菌、表皮葡萄球菌等有强大的抗菌作用。厌氧链球菌、难辨梭状芽孢杆菌、炭疽杆菌、放线菌、白喉杆菌、淋球菌对本品也甚敏感。草绿色链球菌、牛链球菌等也有一定的敏感性。革兰阴性杆菌、分枝杆菌、拟杆菌、真菌等对本品不敏感。

【适应证】用于葡萄球菌（包括产酶株和耐甲氧西林株）、肠球菌（耐氨苄西林株）等所致的系统感染和肠道感染，如心内膜炎、败血症，以及假膜性肠炎等。

【用法用量】临用前加灭菌注射用水适量使溶解。静脉缓慢滴注：成人每日 0.8~1.6g（80 万~160 万单位），分 2~3 次静脉滴注。小儿每日按体重 16~24mg/kg（1.6 万~2.4 万单位 /kg），分 2 次静脉滴注。口服（治疗假膜性肠炎）：成人 1 次 0.1~0.4g，每 6 小时 1 次，儿童酌减。

【相互作用与使用注意】见药物相互作用与使用注意表。

药物相互作用与使用注意表

合用药物	相互作用	合用注意
有耳毒性和肾毒性药物：氨基糖苷类、含铂抗肿瘤药物	肾毒性、耳毒性可能增加	避免联用，若必须合用应慎重给药
有肾毒性药物，如两性霉素 B、环孢素	引起或加重肾功能的损害	

万古霉素 [药典（二）；医保（乙）]

【主要作用】本品为糖肽类抗生素。对金黄色葡萄球菌、表皮葡萄球菌、肺炎链球菌等有较强抗菌活性，对厌氧链球菌、难辨梭状芽孢杆菌、放线菌、白喉杆菌、淋球菌、草绿色链球菌、粪链球菌等有一定的抗菌作用。本品对革兰阳性菌有较强的杀菌作用，对多数革兰阴性菌、分枝杆菌属、立克次体属、衣原体属或真菌均无效。

【适应证】用于革兰阳性菌严重感染，尤其是对其他抗菌药耐药的耐甲氧西林金黄色葡萄球菌及其他敏感菌所致的感染。血液透析患者发生葡萄球菌属所致的动静脉分流感染。口服用于对甲硝唑不耐受或无效的假膜性肠炎或艰难梭菌感染。

【用法用量】口服：每次 125~500mg，每 6 小时 1 次，疗程 10~14 天；小儿 1 次 10mg/kg，每 6 小时 1 次，疗程 10~14 天。静脉滴注：全身感染，每日常用剂量 2g，可分为每 6 小时 0.5g 或每 12 小时 1g，儿童每次 10mg/kg，每 6 小时给药 1 次。

【相互作用与使用注意】见去甲万古霉素的药物相互作用与使用注意表。

替考拉宁 [药典（二）；医保（乙）]

【主要作用】本品对金黄色葡萄球菌、链球菌、李斯特菌、肠球菌等革兰阳性菌和一些厌氧菌有抗菌作用。对所有革兰阴性菌、分枝杆菌、真菌等均无效。口服不吸收，静脉注射给药后，药物广泛分布于体内周围部位，包括胆汁、扁桃体、黏膜、肝、胰、胃、肾等部位，但在皮肤和脑脊液中浓度甚低。

【适应证】用于耐甲氧西林金黄色葡萄球菌和耐氨苄西林肠球菌所致的系统感染（对中枢感染无效），本类药物（万古霉素与本品）限用于上述适应证，其目的是防止过度应用（即用于其他抗生素能控制的一些病原菌感染而造成耐药菌滋长）。

【用法用量】见成人和老年患者用法用量表。

肾功能正常的成人和老年患者用法用量表

适应证	负荷剂量		维持剂量	
	负荷剂量治疗方案	第 3~5 天的目标谷浓度	维持剂量	维持治疗期间的目标谷浓度
复杂性皮肤和软组织感染；肺炎；复杂性尿路感染	每 12 小时静脉或肌内注射 400mg（约相当于 6mg/kg 体重），给药 3 次	> 15mg/L	按 6mg/kg 体重进行静脉注射或肌内注射，每天一次	> 15mg/L
骨和关节感染	每 12 小时静脉注射 800mg（约相当于 12mg/kg），给药 3~5 次	> 20mg/L	按 12mg/kg 进行静脉注射或肌内注射，每天一次	> 20mg/L
感染性心内膜炎	每 12 小时静脉注射 800mg（约相当于 12mg/kg），给药 3~5 次	30~40mg/L	按 12mg/kg 进行静脉注射或肌内注射，每天一次	> 30mg/L

【相互作用与使用注意】见药物相互作用与使用注意表。

药物相互作用与使用注意表

合用药物	相互作用	合用注意
氨基糖苷类	二者存在配合禁忌，但在透析液中可以配伍，治疗 CAPD 相关性腹膜炎时可以自由配伍使用	避免混合注射
氨基糖苷类、多黏菌素、两性霉素 B、环孢素、顺铂、呋塞米和依他尼酸	合用时出现耳毒性或肾毒性增加	避免合用，如要合用需加强监测肾功能和听力

九、其他抗菌药物

林可霉素 [药典（二）；医保（甲、乙）]

【主要作用】本品抑制细菌的蛋白质合成，对大多数革兰阳性菌和某些厌氧的革兰阴性菌有抗菌作用。对革兰阳性菌的抗菌作用类似红霉素，敏感菌包括肺炎链球菌、化脓性链球菌、草绿色链球菌、金黄色葡萄球菌、白喉杆菌等。对本品敏感的厌氧菌包括拟杆菌属、梭杆菌、丙酸杆菌、真杆菌、双歧杆菌、消化链球菌、多数消化球菌、破伤风杆菌以及某些放线菌等。对粪链球菌、某些梭状芽孢杆菌、奴卡菌、酵母菌、真菌和病毒均不敏感。葡萄球菌对本品可缓慢地产生耐药性。

【适应证】用于葡萄球菌、链球菌、肺炎链球菌引起的呼吸道感染、骨髓炎、关节和软组织感染及胆道感染。对一些厌氧菌感染也可应用。外用治疗革兰阳性菌化脓性感染。

【用法用量】口服（空腹）：成人 1 次 0.25~0.5g，1 日 3~4 次；小儿 1 日 30~60mg/kg，分 3~4 次服用。肌内注射：成人 1 日 0.6~1.2g；小儿 1 日 10~20mg/kg，分次给药。静脉滴注：成人 1 次 0.6g，溶于 100~200ml 输液内，滴注 1~2 小时，每 8~12 小时 1 次。

【相互作用与使用注意】见药物相互作用与使用注意表。

药物相互作用与使用注意表

合用药物	相互作用	合用注意
红霉素、氯霉素、克林霉素	相互拮抗	
神经肌肉阻滞药	骨骼肌无力、呼吸抑制或麻痹	避免合用
抗蠕动止泻药	可致结肠内毒素排出延迟，增加引起假膜性肠炎的危险	

克林霉素 [药典（二）；基（基）；医保（甲、乙）]

【主要作用】抗菌谱与林可霉素相同，抗菌活性较林可霉素强 4~8 倍。本品抑制细菌的蛋白质合成，对大多数革兰阳性菌和某些厌氧的革兰阴性菌有抗菌作用。对革兰阳性菌的抗菌作用类似红霉素，敏感菌包括肺炎链球菌、化脓性链球菌、草绿色链球菌、金黄色葡萄球菌、白喉杆菌等。对本品敏感的革兰阴性厌氧菌包括拟杆菌属、梭杆菌、丙酸杆菌、真杆菌、双歧杆菌、消化链球菌、多数消化球菌、产气荚膜杆菌等。革兰阴性需氧菌包括流感嗜血杆菌，奈瑟菌属及支原体属均对本品耐药。

【适应证】用于厌氧菌（包括脆弱拟杆菌、放线菌等）引起的腹腔和妇科感染（常需与氨基糖苷类联合以消除需氧病原菌），还用于敏感的革兰阳性菌引起的呼吸道、关节和软组织、骨组织、胆道等感染及败血症、心内膜炎等。本品是金黄色葡萄球菌骨髓炎的首选治疗药物。

【用法用量】盐酸盐口服：成人 1 次 0.15~0.3g，1 日 3~4 次；小儿 1 日 8~16mg/kg，分 3~4 次给予。磷酸酯（注射剂）：成人革兰阳性需氧菌感染，轻中度 1 日 600~1200mg，分 2~4 次肌内注射或静脉滴注；重度感染，一般用 1 日 1200~2700mg，分 2~4 次给予。儿童（1 月龄以上），轻中度感染 1 日量 15~25mg/kg，重度感染可按 25~40mg/kg，均分为

2~4 次应用。肌内注射量 1 次不超过 600mg，超过此量则应静脉给予。

【相互作用与使用注意】见林可霉素的药物相互作用与使用注意表。

磷霉素 ^[药典（二）；基（基）；医保（甲、乙）]

【主要作用】本品能与一种细菌细胞壁合成酶相结合，阻碍细菌利用有关物质合成细胞壁的第一步反应，从而起杀菌作用。对于葡萄球菌、肺炎链球菌、大肠埃希菌、淋球菌、奇异变形杆菌、伤寒杆菌、沙雷菌、大多数的铜绿假单胞菌、化脓性链球菌、粪链球菌、部分吲哚阳性变形杆菌和某些克雷伯菌、肠杆菌属细菌等有抗菌作用。本品对耐甲氧西林金黄色葡萄球菌有抗菌作用。

【适应证】用于敏感菌引起的尿路、皮肤及软组织、肠道等部位感染。对肺部、脑膜感染和败血症也可考虑应用。可与其他抗菌药物联用治疗由敏感菌所致重症感染。也可与万古霉素合用治疗 MRSA 感染。

【用法用量】口服，成人每日以磷霉素酸计 2~4g（4~8 片）；小儿按体重每日 50~100mg，分 3~4 次服用。静脉滴注，成人一日 4~12g，严重感染可增至一日 16g，分 2~3 次滴注；儿童一日 100~300mg/kg，分 2~3 次滴注。

【相互作用与使用注意】见药物相互作用与使用注意表。

药物相互作用与使用注意表

合用药物	相互作用	合用注意
钙盐或抗酸药	抑制磷霉素的吸收	避免合用
甲氧氯普胺	降低磷霉素的血药浓度	

多黏菌素 B ^[药典（二）；医保（乙）]

【主要作用】本品对铜绿假单胞菌、大肠埃希菌、肺炎克雷伯菌，以及嗜血杆菌、肠杆菌属、沙门菌、志贺菌、百日咳杆菌、巴斯德菌和弧菌等革兰阴性菌有抗菌作用。变形杆菌、奈瑟菌、沙雷菌、普鲁威登菌、革兰阳性菌和专性厌氧菌均对本类药物不敏感。细菌对本品与多黏菌素 E 之间有交叉耐药性，但对本类药物与他类抗菌药物间则没有交叉耐药发现。

【适应证】用于铜绿假单胞菌及其他假单胞菌引起的创面、尿路以及眼、耳、气管等部位感染，也可用于败血症。鞘内注射用于铜绿假单胞菌脑膜炎。

【用法用量】静脉滴注：成人及儿童肾功能正常者 1 日 1.5~2.5mg/kg（一般不超过 2.5mg/kg），分成 2 次，每 12 小时滴注 1 次。每 50mg 本品以 5% 葡萄糖注射液 500ml 稀释后滴入。肌内注射：成人及儿童 1 日 2.5~3mg/kg，分次给予，每 6~8 小时用药 1 次。婴儿肾功能正常者可耐受 1 日 4mg/kg 的用量。新生儿可用到 4.5mg/kg。滴眼液浓度 1~2.5mg/ml。

【相互作用与使用注意】见药物相互作用与使用注意表。

药物相互作用与使用注意表

合用药物	相互作用	合用注意
肾毒性或神经肌肉阻滞作用的药物	加重肾毒性和神经肌肉阻滞作用	避免合用
地高辛	增加地高辛的血药浓度	

第 2 节　化学合成的抗菌药

一、磺胺类

磺胺嘧啶 [药典（二）；医保（甲）]

【**主要作用**】本品有抑制细菌生长繁殖的作用，对脑膜炎双球菌、肺炎链球菌、淋球菌、溶血性链球菌的抑制作用较强，对葡萄球菌感染疗效差。细菌对本品可产生耐药性。本药排泄较慢，蛋白结合率较低（38%~48%），脑膜有炎症时，脑脊液中药物浓度可达血清的 70%，因此为治疗流行性脑膜炎（流脑）的首选药物。

【**适应证**】用于防治敏感脑膜炎球菌所致的流行性脑膜炎。

【**用法用量**】①口服：成人，预防流脑，1 次 1g，1 日 2g，疗程 2 日；治疗一般感染，1 次 1g，1 日 2 次，首次剂量加倍。儿童，一般感染，可按 1 日 50~60mg/kg，分为 2 次用，首次剂量加倍；预防流脑，每日 0.5g，疗程 2~3 日。②缓慢静脉注射或静脉滴注：治疗严重感染，成人首剂 50mg/kg，继以每日 100mg/kg，分 3~4 次应用。

【**相互作用与使用注意**】见药物相互作用与使用注意表。

药物相互作用与使用注意表

合用药物	相互作用	合用注意
口服抗凝药、降糖药、甲氨蝶呤和苯妥英钠	取代这些药物的蛋白结合部位，或抑制其代谢，使药物作用增强、时间延长或毒性增加	避免合用或调整剂量
青霉素	可能干扰青霉素的杀菌作用	避免合用

磺胺甲噁唑 [药典（二）；医保（甲）；医保（乙）]

【**主要作用**】抗菌谱与磺胺嘧啶相近，但抗菌作用较强。在尿中乙酰化率高，且溶解度较低，故较易出现结晶尿、血尿等。大剂量、长期应用时宜与碳酸氢钠同服。适用于尿路感染、呼吸道感染、皮肤化脓性感染、扁桃体炎等。与增效剂甲氧苄啶（TMP）联合应用时，其抗菌作用有明显增强，临床应用范围也扩大。

【**适应证**】用于急性支气管炎、肺部感染、尿路感染、伤寒、布氏杆菌病、菌痢等，疗效与氨苄西林、四环素等相近。

【**用法用量**】口服，1 日 2 次，每次 1g。一般首剂加倍。

【**相互作用与使用注意**】见药物相互作用与使用注意表。

药物相互作用与使用注意表

合用药物	相互作用	合用注意
肝毒性药物	可能引起肝毒性发生率的增高	加强监测肝功能
磺吡酮	合用时可减少磺胺甲噁唑自肾小管的分泌，其血药浓度持久升高，易产生毒性反应	调整磺胺甲噁唑的剂量
青霉素	可能干扰青霉素的杀菌作用	
氨苯砜	氨苯砜与本品增效剂 TMP 合用两者血药浓度均可升高，氨苯砜浓度的升高使不良反应增多且加重，尤其是高铁血红蛋白血症的发生	避免合用
骨髓抑制药	加重造血系统的不良反应	
保泰松	本品可取代保泰松的血浆蛋白结合部位，当两者同用时可增强保泰松的作用	

二、喹诺酮类

环丙沙星 [药典（二）；基（基）；医保（甲、乙）]

【主要作用】本品为合成的第三代喹诺酮类抗菌药物，对肠杆菌科大部分细菌、铜绿假单胞菌、流感嗜血杆菌、淋球菌、链球菌、军团菌、金黄色葡萄球菌、脆弱拟杆菌有效，对耐 $\beta-$ 内酰胺类或耐庆大霉素的病菌也常有效。

【适应证】用于敏感菌所致的呼吸道、尿道、消化道、胆道、皮肤和软组织、盆腔、眼、耳、鼻、咽喉等部位的感染。

【用法用量】口服：成人 1 次 250~500mg，1 日 2~3 次。但 1 日最高量不可超过 1500mg。肾功能不全者应调整剂量。静脉滴注：1 次 100~200mg，1 日 2 次，预先用氯化钠或葡萄糖注射液稀释，滴注时间不少于 30 分钟。

【相互作用与使用注意】见药物相互作用与使用注意表。

药物相互作用与使用注意表

合用药物	相互作用	合用注意
茶碱	增高茶碱的血药浓度	应监测茶碱的血药浓度，据以调整剂量
环孢素	合用时，血药浓度升高	必须监测环孢素血药浓度，并调整剂量
华法林	可增强后者抗凝作用	应严密监测凝血酶原时间
丙磺舒	可干扰环丙沙星的肾小管分泌，并导致环丙沙星血药水平升高	避免合用
非甾体抗炎药	有引发抽搐的可能	避免合用，或加强监测
口服降血糖药	同时使用时可能引起低血糖	应注意监测血糖，一旦发生低血糖立即停用本品，并给予适当处理
罗匹尼罗	导致罗匹尼罗的 C_{max} 和 AUC 分别增加 60% 和 84%	在合用期间或之后不久，对罗匹尼罗相关的副作用进行监测，并进行剂量调整
氯氮平	联用 7 天后，氯氮平和 $N-$ 去甲基氯氮平的血药浓度分别升高 29% 和 31%	对氯氮平进行监测，并对剂量进行适当调整

左氧氟沙星^[药典（二）；医保（甲、乙）]

【主要作用】本品为氧氟沙星的左旋体，其体外抗菌活性约为氧氟沙星的两倍，它的主要作用机理是通过抑制细菌 DNA 旋转酶（细菌拓扑异构酶 II）的活性，阻碍细菌 DNA 的复制而达到抗菌作用。本品具有抗菌谱广、抗菌作用强的特点，对大多数肠杆菌科细菌，如大肠埃希菌、沙雷菌属、变形杆菌属、志贺菌属、沙门氏菌属、不动杆菌属以及铜绿假单胞菌、流感嗜血杆菌、淋球菌等革兰阴性细菌有较强的抗菌活性。对部分甲氧西林敏感葡萄球菌、肺炎链球菌、化脓性链球菌、溶血性链球菌等革兰阳性菌和军团菌、支原体、衣原体也有良好的抗菌作用，但对厌氧菌和肠球菌的作用较差。

【适应证】用于敏感菌所引起的下列中、重度感染：呼吸系统感染、泌尿系统感染、生殖系统感染、皮肤软组织感染、肠道感染、乳腺炎、外伤、烧伤及手术后伤口感染、腹腔感染（必要时合用甲硝唑）、胆囊炎、胆管炎、骨与关节感染以及五官科感染、粒细胞减少及免疫功能低下患者的各种感染等。

【用法用量】口服，每次 100~200mg，每日 2 次，严重感染最多每次 200mg，每日 3 次。静脉滴注，一日 200~600mg，分 1~2 次静脉滴注。

【相互作用与使用注意】见药物相互作用与使用注意表。

药物相互作用与使用注意表

合用药物	相互作用	合用注意
茶碱	增高茶碱的血药浓度	应监测茶碱的血药浓度，据以调整剂量
华法林或其衍生物	加强凝血效果	监测凝血酶原时间或其他凝血试验
非甾体抗炎药	有引发抽搐的可能	避免合用，加强监测
口服降血糖药	同时使用时可能引起低血糖	应注意监测血糖，一旦发生低血糖应立即停用本品，并给予适当处理

莫西沙星^[医保（乙）]

【主要作用】本品为第四代喹诺酮类广谱抗菌药物。对常见的呼吸道病原菌、青霉素敏感和耐药的肺炎链球菌、嗜血杆菌属、卡他莫拉菌属以及肺炎支原体、肺炎衣原体和肺炎军团菌等均较敏感。

【适应证】用于敏感菌所致的呼吸道感染，包括慢性支气管炎急性发作，轻度或中度的社区获得性肺炎，急性鼻窦炎等；以及皮肤和软组织感染。

【用法用量】成人每日 1 次 400mg，连用 5~10 日，口服或静脉滴注，滴注时间为 90 分钟。

【相互作用与使用注意】见药物相互作用与使用注意表。

药物相互作用与使用注意表

合用药物	相互作用	合用注意
抗酸药、硫糖铝、复合维生素和其他含有多价阳离子的产品	同时服用会与这些物质中的多价阳离子形成螯合物而减少莫西沙星的吸收，从而导致血浆中的药物浓度比预期值低	至少需要在口服莫西沙星 4 小时前或 2 小时后服用

三、硝基咪唑类

甲硝唑 ^[药典（二）；基（基）；医保（甲、乙）]

【主要作用】本品系硝基咪唑类药物，具广谱抗厌氧菌和抗原虫的作用，本品的硝基，在无氧环境中还原成氨基而显示抗厌氧菌作用，对需氧菌或兼性需氧菌则无效。对下列厌氧菌有较好的抗菌作用：①拟杆菌属，包括脆弱拟杆菌；②梭形杆菌属；③梭状芽孢杆菌属，包括破伤风杆菌；④部分真杆菌；⑤消化球菌和消化链球菌等。

【适应证】主要用于治疗或预防上述厌氧菌引起的系统或局部感染，如腹腔、消化道、女性生殖系统、下呼吸道、皮肤及软组织、骨和关节等部位的厌氧菌感染，对败血症、心内膜炎、脑膜感染以及使用抗生素引起的结肠炎也有效。治疗破伤风常与破伤风抗毒素（TAT）联用。还可用于口腔厌氧菌感染。抗原虫：阿米巴病、滴虫性阴道炎、蓝氏贾第鞭毛虫等其他寄生于腔道中的毛滴虫和鞭毛虫。

【用法用量】口服给药。（1）成人常用量：①肠道阿米巴病，一次 0.4~0.6g，一日 3 次，疗程 7 日；肠道外阿米巴病，一次 0.6~0.8g，一日 3 次，疗程 20 日。②贾第虫病，一次 0.4g，一日 3 次，疗程 5~10 日。③麦地那龙线虫病，一次 0.2g，疗程 7 日。④小袋虫病，一次 0.2g，一日 2 次，疗程 5 日。⑤皮肤利什曼病，一次 0.2g，一日 4 次，疗程 10 日。间隔 10 日后重复一疗程。⑥滴虫病，一次 0.2g，一日 4 次，疗程 7 日；可同时用栓剂，每晚 0.5g 置入阴道内，连用 7~10 日。⑦厌氧菌感染，口服每日 0.6~1.2g，分 3 次服，7~10 日为一疗程。（2）小儿常用量：①阿米巴病，每日按体重 35~50mg/kg，分 3 次口服，10 日为一疗程。②贾第虫病，每日按体重 15~25mg/kg，分 3 次口服，连服 10 日；治疗麦地那龙线虫病、小袋虫病、滴虫病的剂量同贾第虫病。③厌氧菌感染，口服每日按体重 20~50mg/kg。

　　静脉滴注。（1）成人常用量：厌氧菌感染，静脉给药首次按体重 15mg/kg（70kg 成人为 1g），维持量按体重 7.5mg/kg，每 6~8 小时静脉滴注一次。（2）小儿常用量：厌氧菌感染的注射剂量同成人。

【相互作用与使用注意】见药物相互作用与使用注意表。

药物相互作用与使用注意表

合用药物	相互作用	合用注意
口服抗凝药	减缓抗凝药代谢，而加强其作用，使凝血酶原时间延长	加强凝血监测
土霉素	可干扰甲硝唑清除阴道滴虫的作用	避免合用
苯妥英、苯巴比妥等诱导肝微粒体酶药物	可加速本品排泄，使血药浓度下降；而苯妥英的排泄减慢	避免合用
西咪替丁等减弱肝微粒体酶活性的药物	可减缓本品在肝内的代谢及其排泄，延长本品的血清半衰期	应根据血药浓度测定的结果调整剂量

　　注：乙醇可抑制乙醛脱氢酶，导致双硫仑反应，用药期间及停药后 1 周内，禁止服用含乙醇的饮料或制剂

替硝唑 ^[药典（二）；医保（乙）]

【主要作用】本品对大多数致病厌氧菌，如脆弱拟杆菌、梭状芽孢杆菌、真杆菌、梭形杆

菌、阴道嗜血杆菌、消化球菌、消化链球菌、韦荣球菌等以及滴虫、阿米巴原虫、梨形鞭毛虫等有杀灭作用。对微需氧菌、幽门螺旋杆菌也有一定的抗菌作用。

【适应证】用于厌氧菌所致的系统与局部感染，如腹腔、妇科手术创口、皮肤软组织、肺、胸腔等部位感染以及败血症、肠道或泌尿生殖道毛滴虫病、贾第虫病以及肠道和肝阿米巴病。

【用法用量】静脉滴注：厌氧菌感染，每次 1.6g，分 1~2 次给予，静脉缓慢滴注，一般疗程 5~6 日，或根据病情决定；预防手术后厌氧菌感染，总量 1.6g，1 次或分 2 次滴注，第一次于手术前 2~4 小时，第二次于手术期间或术后 12~24 小时内滴注。口服：①厌氧菌感染：一次 1g（2 片），一日 1 次，首剂量加倍，一般疗程 5~6 日，或根据病情决定。②预防手术后厌氧菌感染：手术前 12 小时 1 次顿服 2g（4 片）。③原虫感染：阴道滴虫病、贾第虫病，单剂量 2g（4 片）顿服，小儿 50mg/kg 顿服，间隔 3~5 日可重复 1 次；肠阿米巴病，一次 0.5g（1 片），一日 2 次，疗程 5~10 日，或一次 2g（4 片），一日 1 次，疗程 2~3 日，小儿一日 50mg/kg，顿服 3 日；肠外阿米巴病，一次 2g（4 片），一日 1 次，疗程 3~5 日。

【相互作用与使用注意】见药物相互作用与使用注意表。

药物相互作用与使用注意表

合用药物	相互作用	合用注意
华法林	减缓口服抗凝药的代谢，加强抗凝作用	加强监测

注：乙醇可抑制乙醛脱氢酶，导致双硫仑反应，用药期间及停药 1 周内，禁止服用含乙醇的饮料或制剂

奥硝唑 [医保（乙）]

【主要作用】本品为第三代硝基咪唑类衍生物，作用于厌氧菌、阿米巴虫、贾第鞭毛虫和毛滴虫细胞的 DNA，使其螺旋结构断裂或阻止其转录复制而使致病菌死亡。

【适应证】用于由厌氧菌感染引起的多种疾病。男女泌尿生殖道毛滴虫、贾第鞭毛虫感染引起的疾病。还用于肠、肝阿米巴病。

【用法用量】静脉滴注，每瓶滴注时间不少于 30 分钟，用量如下。术前术后预防用药：成人手术前 1~2 小时静脉滴注 1g 奥硝唑，术后 12 小时静脉滴注 0.5g，术后 24 小时静脉滴注 0.5g。治疗厌氧菌引起的感染：成人起始剂量为 0.5~1g，然后每 12 小时静脉滴注 0.5g。治疗严重阿米巴病：起始剂量为 0.5~1g，然后每 12 小时 0.5g，连用 3~6 天。儿童剂量为每日 20~30mg/kg 体重，每 12 小时静脉滴注一次，滴注时间 30 分钟。

【相互作用与使用注意】见药物相互作用与使用注意表。

药物相互作用与使用注意表

合用药物	相互作用	合用注意
华法林	减缓口服抗凝药的代谢，加强抗凝作用	加强监测
巴比妥类、雷尼替丁、西咪替丁等肝酶诱导剂	使本品加速消除而降效，并影响凝血	禁止合用

注：乙醇可抑制乙醛脱氢酶，导致双硫仑反应，用药期间及停药 1 周内，禁止服用含乙醇的饮料或制剂

四、噁唑烷酮类

利奈唑胺^[医保（乙）]

【主要作用】本品为合成的噁唑烷酮类抗菌药，能抑制细菌蛋白质合成。由于其结构特殊和作用机制独特，因此与其他抗菌药无交叉耐药性。对多重耐药的革兰阳性球菌，尤其是对万古霉素耐药的肠球菌最有效。

【适应证】用于控制耐万古霉素肠球菌所致的系统感染，包括败血症、肺炎以及复杂性皮肤和皮肤组织感染等。

【用法用量】口服与静脉滴注剂量相同。成人和 12 岁及以上儿童，每次 600mg，每 12 小时 1 次。治疗耐万古霉素肠球菌感染疗程 14~28 天，肺炎、菌血症及皮肤软组织感染疗程 10~14 天。12 岁以下儿童，每次 10mg/kg，每 12 小时 1 次，疗效欠佳可增至每 8 小时 1 次，口服或静脉给药。

【相互作用与使用注意】见药物相互作用与使用注意表。

药物相互作用与使用注意表

合用药物	相互作用	合用注意
拟肾上腺素药物（伪麻黄碱、多巴胺、肾上腺素等）和 5-HT 再摄取抑制药（如抗抑郁药）	与肾上腺素能药物或 5- 羟色胺类制剂有潜在的相互作用	避免合用
抗血小板药物	增加出血风险	加强血小板的监测

第 3 节　抗真菌药

两性霉素 B^[药典（二）；医保（乙）]

【主要作用】本品为抗深部真菌感染药。通过与真菌细胞膜上的甾醇结合，损伤膜的通透性，导致真菌细胞内钾离子、核苷酸、氨基酸等外漏，破坏正常代谢而起抑菌作用。

【适应证】本品适用于敏感真菌所致的深部真菌感染且病情呈进行性发展者，如败血症、心内膜炎、脑膜炎（隐球菌及其他真菌）、腹腔感染（包括与透析相关者）、肺部感染、尿路感染和眼内炎等。

【用法用量】静脉用药：开始静脉滴注时先试以 1~5mg 或按体重一次 0.02~0.1mg/kg 给药，以后根据患者耐受情况每日或隔日增加 5mg，当增至一次 0.6~0.7mg/kg 时即可暂停增加剂量，此为一般治疗量。成人最高一日剂量不超过 1mg/kg，每日或隔 1~2 日给药 1 次，累积总量 1.5~3.0g，疗程 1~3 个月，也可长至 6 个月。鞘内给药：首次 0.05~0.1mg，以后渐增至每次 0.5mg，最大量一次不超过 1mg，每周给药 2~3 次，总量 15mg 左右。鞘内给药时宜与小剂量地塞米松或琥珀酸氢化可的松同时给予，并需用脑脊液反复稀释药液，边稀释边缓慢注入以减少不良反应。

【相互作用与使用注意】见药物相互作用与使用注意表。

药物相互作用与使用注意表

合用药物	相互作用	合用注意
氟胞嘧啶	两药合用可增强药效，但会增加氟胞嘧啶毒性	监测毒性反应
肾上腺皮质激素	加重两性霉素 B 诱发的低钾血症	小剂量、短疗程，监测血钾浓度和心脏功能
其他有肾毒性药物	与其他肾毒性药物合用，如氨基糖苷类、抗肿瘤药、万古霉素等，可加重肾毒性	监测肾功能

伊曲康唑 [药典（二）；医保（乙）]

【主要作用】本品是具有三唑环的合成唑类抗真菌药。对深部真菌与浅表真菌都有抗菌作用。三唑环的结构使本品对人细胞色素 P450 的亲和力降低，而对真菌细胞色素 P450 仍保持强亲和力，抑制真菌细胞膜麦角固醇的合成，从而发挥抗真菌效应。

【适应证】用于深部真菌所引起的系统感染，如芽生菌病、组织胞浆菌病、类球孢子菌病、着色真菌病、孢子丝菌病、球孢子菌病等。也可用于念珠菌病和曲菌病。

【用法用量】一般为 1 日 100~200mg，顿服，一疗程为 3 个月，个别情况下疗程延长到 6 个月。短程间歇疗法：1 次 200mg，1 日 2 次，连服 7 日为 1 疗程，停药 21 日，开始第 2 疗程，指甲癣 2 个疗程，趾甲癣服 3 个疗程，治愈率分别为 97% 和 69.4%。

【相互作用与使用注意】见药物相互作用与使用注意表。

药物相互作用与使用注意表

合用药物	相互作用	合用注意
酶诱导剂	酶诱导药物如卡马西平、利福平和苯妥英钠等可明显降低伊曲康唑的血药浓度	避免联用
酶抑制剂	酶抑制剂如克拉霉素、红霉素能增加伊曲康唑的血药浓度	监测毒性反应，必要时调整伊曲康唑剂量
达比加群	可能增加达比加群暴露量，增加出血风险	监测毒性反应
地高辛	可使地高辛代谢减慢	监测地高辛血药浓度及毒性反应，必要时调整剂量
华法林	可降低华法林代谢，增加出血风险	密切监测 INR，必要时调整华法林剂量
柔红霉素	会增加心脏毒性	监测心功能
西沙必利	增强西沙必利的血药浓度和心血管毒性	避免合用

氟康唑 [药典（二）；基（基）；医保（甲、乙）]

【主要作用】本品为氟代三唑类抗真菌药。本品高度选择抑制真菌的细胞色素 P450 酶，使菌细胞损失正常的甾醇，而 14α - 甲基甾醇则在菌细胞中蓄积起抑菌作用。对新型隐球菌、白色念珠菌及其他念珠菌、黄曲菌、烟曲菌、皮炎芽生菌、粗球孢子菌、荚膜组织胞浆菌等有抗菌作用。

【适应证】用于敏感菌所致的各种真菌感染，如隐球菌性脑膜炎、复发性口咽念珠菌病等。

【用法用量】念珠菌性口咽炎或食管炎：第 1 日口服 200mg，以后每日服 l00mg，疗程 2~3 周（症状消失仍需用药），以免复发。念珠菌系统感染：第 1 日 400mg，以后每日 200mg，疗程 4 周或症状消失后再用 2 周。隐球菌性脑膜炎：第 1 日 400mg，以后每日 200mg，如患者反应正常也可每日 1 次 400mg，至脑脊液细菌培养阴性后 10~12 周。肾功能不全者减少用量。肌酐清除率＞ 50ml/min 者用正常量；肌酐清除率为 21~50 ml/min 者，用 1/2 量；肌酐清除率为 11~20ml/min，用 1/4 量。

【相互作用与使用注意】见药物相互作用与使用注意表。

药物相互作用与使用注意表

合用药物	相互作用	合用注意
华法林	延长凝血酶原时间	密切监测 INR，必要时调整华法林剂量
口服降糖药	抑制口服降糖药的代谢	监测血糖，谨防低血糖
苯妥英钠	增加苯妥英钠的血药浓度	监测毒性反应
环孢素	升高环孢素的血药浓度	监测环孢素血药浓度，必要时调整剂量
多潘立酮	增加多潘立酮的暴露量，增加 Q-T 间期延长的风险	监测心功能
利福平	加速氟康唑消除	联用监测治疗效果，必要时增加氟康唑剂量
辛伐他汀	增加辛伐他汀血药浓度，增加肌毒性风险	避免合用或使用辛伐他汀最小剂量
他克莫司	增加他克莫司的暴露量，增加不良反应风险	监测血药浓度和毒性反应

伏立康唑 [医保（乙）]

【主要作用】本品为三唑类抗真菌药，通过抑制对真菌细胞色素 P450 有依赖的羊毛甾醇 14α-去甲基化酶，进而抑制真菌细胞膜麦角甾醇的生物合成，使真菌细胞膜的结构和功能丧失，最终导致真菌死亡。对分枝霉杆菌、链孢霉菌属以及所有曲霉菌均有杀菌活性，对耐氟康唑的克柔念珠菌、光滑念珠菌、白色念珠菌等也有抗菌作用。

【用法用量】负荷剂量：第 1 天静脉注射每次 6mg/kg，12 小时 1 次；口服，体重大于 40kg 者每次 400mg，小于 40kg 者每次 200mg，均为 12 小时 1 次。维持剂量：第 2 天起静脉注射每次 4mg/kg，每日 2 次；口服，体重大于 40kg 者每次 200mg，小于 40kg 者每次 100mg，均为 12 小时 1 次。治疗口咽、食管白色念珠菌病：口服，每次 200mg，每日 2 次；静脉注射，每次 3~6mg/kg，12 小时 1 次。

【相互作用与使用注意】见药物相互作用与使用注意表。

药物相互作用与使用注意表

合用药物	相互作用	合用注意
西罗莫司	增加西罗莫司的血药浓度	合用需谨慎，监测西罗莫司血药浓度和毒性反应
酶诱导剂	酶诱导药物如卡马西平、利福平和苯妥英钠等可明显降低伏立康唑的血药浓度	避免联用

续表

合用药物	相互作用	合用注意
特非那定	增加特非那定的血药浓度，可能导致 Q-T 间期延长，偶见尖端扭转性室性心动过速	禁止合用
阿司咪唑	增加阿司咪唑的血药浓度，可能导致 Q-T 间期延长，偶见尖端扭转性室性心动过速	
奎尼丁	增强奎尼丁的毒性	
麦角碱类	致麦角生物碱血药浓度升高，增加血管痉挛及严重威胁生命的缺血性疾病的风险	
华法林	可延长凝血酶原时间	密切监测 INR，必要时调整华法林剂量
环孢素	可升高环孢素的血药浓度	监测环孢素血药浓度，必要时调整剂量
辛伐他汀	增加辛伐他汀血药浓度，增加肌毒性风险	避免合用或使用辛伐他汀最小剂量
他克莫司	增加他克莫司的暴露量，增加不良反应风险	监测血药浓度和毒性反应

氟胞嘧啶 [药典（二）；医保（乙）]

【主要作用】抗真菌药，对念珠菌、隐球菌以及地丝菌有良好的抑制作用，对部分曲霉菌，以及引起皮肤真菌病的分枝孢子菌等也有作用。对其他真菌和细菌都无作用。

【适应证】用于念珠菌和隐球菌感染，单用效果不如两性霉素 B，可与两性霉素 B 合用以增疗效（协同作用）。

【用法用量】口服：1 日 4~6g，分 4 次服，疗程自数周至数月。静脉滴注：1 日 100~150mg/kg，分 2~3 次。

【相互作用与使用注意】见药物相互作用与使用注意表。

药物相互作用与使用注意表

合用药物	相互作用	合用注意
两性霉素 B	与两性霉素 B 联用有协同作用	合用注意毒性反应
骨髓抑制药	可增加造血系统的不良反应	
阿糖胞苷	降低氟胞嘧啶治疗效果	合用监测治疗效果

特比萘芬 [医保（乙）]

【主要作用】本品为丙烯胺类抗真菌药，抑制真菌细胞麦角甾醇合成过程中的角鲨烯环氧化酶，并使角鲨烯在细胞中蓄积而起杀菌作用。人体细胞对本品的敏感性为真菌的万分之一。本品有广谱抗真菌作用，对皮肤真菌有杀菌作用，对白色念珠菌则起抑菌作用。

【适应证】用于浅表真菌引起的皮肤、指甲感染，如毛癣菌、絮状表皮癣菌等引起的体癣、股癣、足癣、甲癣以及皮肤白色念珠菌感染。

【用法用量】口服：每日 1 次 250mg，体癣、股癣服用 2~4 周；皮肤念珠菌病 2~4 周；指甲癣 4~6 周，趾甲癣 12 周（口服对花斑癣无效）。外用（1% 霜剂）：用于体癣、股癣、皮肤念珠菌病、花斑癣等，每日涂抹 1~2 次，疗程不定（约 2~6 周）。

【相互作用与使用注意】见药物相互作用与使用注意表。

药物相互作用与使用注意表

合用药物	相互作用	合用注意
阿米替林	增强阿米替林等 5- 羟色胺抑制剂的作用和不良反应	合用注意毒性反应，必要时调整阿米替林剂量
艾司西酞普兰	增强艾司西酞普兰作用和不良反应	合用注意毒性反应
茶碱	增加茶碱血药浓度，降低其清除率	慎重合用，监测毒性反应
卡马西平	增加卡马西平的血药浓度，还有引发致死性中毒性表皮坏死松解的个案	
利福平	肝药酶诱导剂如利福平会降低特比萘芬的血药浓度	联用监测药效，必要时增加特比萘芬剂量
普萘洛尔	两药合用可增加普萘洛尔血药浓度，增加心动过缓的不良反应	监测毒性反应
环孢素	降低环孢素作用效果	监测环孢素血药浓度
西咪替丁	抑制本品代谢	监测毒性反应

卡泊芬净

【主要作用】本品是一种 β（1,3）-D- 葡聚糖合成抑制剂，可特异性抑制真菌细胞壁的组成成分 β（1,3）-D- 葡聚糖的合成，从而破坏真菌结构，使之溶解。由于哺乳动物细胞不产生 β（1,3）-D- 葡聚糖，因此本品对患者不产生类似两性霉素 B 样的细胞毒性。此外，本品不是 P450 酶抑制剂，因此不会与经 CYP3A4 途径代谢的药物产生相互作用。本品对多种致病性曲霉菌属和念珠菌属真菌具有抗菌活性。

【适应证】用于治疗对其他治疗无效或不能耐受的侵袭性曲霉菌病；对疑似真菌感染的粒细胞缺乏症伴发热病人的经验治疗；口咽及食道念珠菌病；侵袭性念珠菌病，包括中性粒细胞减少症及非中性粒细胞减少症患者的念珠菌血症。

【用法用量】静脉滴注：第一天给予单次 70mg 负荷剂量，随后每天给予 50mg 的剂量，约需 1 小时经静脉缓慢地输注给药。疗程取决于病人疾病的严重程度、被抑制的免疫功能恢复情况以及对治疗的临床反应。对于治疗无临床反应而对本品耐受性良好的病人可以考虑将每日剂量加大到 70mg。

【相互作用与使用注意】见药物相互作用与使用注意表。

药物相互作用与使用注意表

合用药物	相互作用	合用注意
环孢素	不会升高环孢素的血药浓度，但同时会出现肝酶 ALT 和 AST 水平的一过性升高	监测肝功能
酶诱导剂	与酶诱导剂如依非韦伦、奈韦拉平、利福平、地塞米松、苯妥英钠或卡马西平同时使用时，可能使卡泊芬净的浓度下降	必要时增加卡泊芬净剂量，应考虑 70mg/d
他克莫司	能使他克莫司的 12 小时血药浓度下降 26%	监测他克莫司血药浓度，适当调整他克莫司剂量

米卡芬净[医保（乙）]

【主要作用】竞争性抑制真菌细胞壁的组成部分 β（1,3）-D- 葡聚糖的合成，破坏真菌细胞结构，使之溶解。对念珠菌如白色念珠菌、光滑念珠菌、热带念珠菌、克柔念珠菌和近平滑念珠菌有较好的抑制活性，对于曲霉菌也有良好的体外抑制活性，但对于新生隐球菌、镰刀菌、接合菌和白吉利毛孢子菌等无抑制活性。

【适应证】用于曲霉菌和念珠菌引起的真菌血症、呼吸道真菌病、胃肠道真菌病。

【用法用量】每日 50~150mg，每日 1 次，静脉滴注。对于严重或难治性曲霉病，可根据情况增加至每日 300mg。

【相互作用与使用注意】见药物相互作用与使用注意表。

药物相互作用与使用注意表

合用药物	相互作用	合用注意
硝苯地平	增加硝苯地平血药浓度	监测毒性反应
西罗莫司	增加西罗莫司血药浓度，增加毒性	避免合用

第 4 节　抗病毒药

阿昔洛韦[药典（二）；基（基）；医保（甲、乙）]

【主要作用】本品在体内转化为三磷酸化合物，干扰单纯疱疹病毒 DNA 聚合酶的作用，抑制病毒 DNA 的复制。对细胞的 α-DNA 聚合酶也有抑制作用，但程度较轻。

【适应证】用于防治单纯疱疹病毒 HSV-1 和 HSV-2 的皮肤或黏膜感染，还可用于带状疱疹病毒感染，免疫缺陷者水痘和急性视网膜坏死。

【用法用量】口服：1 次 200mg，每 4 小时 1 次或 1 日 1g，分次给予。静脉滴注：1 次用量 5mg/kg，每 8 小时 1 次，连续 7 天。12 岁以下儿童 1 次按 250mg/m²，一日 3 次，8 小时 1 次用量给予。治疗生殖器疱疹，1 次 0.2g，1 日 4 次，连用 5~10 天。

【相互作用与使用注意】见药物相互作用与使用注意表。

药物相互作用与使用注意表

合用药物	相互作用	合用注意
干扰素或甲氨蝶呤（鞘内）	可能引起精神异常	必要时联用并监测毒性反应
齐多夫定	与齐多夫定合用可引起肾毒性，表现为深度昏迷和疲劳	避免合用
丙磺舒	并用丙磺舒可使本品的排泄减慢，半衰期延长，体内药物量蓄积	监测毒性反应
肾毒性药物	与肾毒性药物合用可加重肾毒性，特别是肾功能不全者更易发生	

更昔洛韦 ^[药典（二）；医保（乙）]

【主要作用】本品进入细胞后由病毒的激酶诱导生成三磷酸化合物，竞争性抑制病毒的 DNA 聚合酶而终止病毒 DNA 链增长。

【适应证】用于巨细胞病毒感染的治疗和预防。

【用法用量】诱导治疗：静脉滴注 5mg/kg，至少滴注 1 小时，每 12 小时 1 次，连用 14~21 日（预防用药则为 7~14 日）。维持治疗：静脉滴注 5mg/kg，每日 1 次，每周用药 7 日；或 6mg/kg，每日 1 次，每周用药 5 日。口服，每次 1g，每日 3 次，与食物同服。

【相互作用与使用注意】见药物相互作用与使用注意表。

药物相互作用与使用注意表

合用药物	相互作用	合用注意
齐多夫定、去羟肌苷	联用会使更昔洛韦 AUC 减少而上述两药的 AUC 则增大	谨慎联用
丙磺舒	可使本品的排泄减慢，半衰期延长，体内药物量蓄积	监测毒性反应
亚胺培南 – 西司他丁	可发生全身抽搐	禁止合用

泛昔洛韦 ^[药典（二）；医保（乙）]

【主要作用】本品在体内迅速转化为有抗病毒活性的化合物喷昔洛韦，后者对 I 型单纯疱疹病毒（HSV–1）、II 型单纯疱疹病毒（HSV–2）以及水痘带状疱疹病毒（VZV）有抑制作用。在细胞培养研究中，喷昔洛韦对下述病毒的抑制作用强弱次序为 HSV–1、HSV–2、VZV。

【适应证】用于治疗带状疱疹和原发性生殖器疱疹。

【用法用量】口服：成人一次 0.25g，每 8 小时 1 次。治疗带状疱疹的疗程为 7 日，治疗原发性生殖器疱疹的疗程为 5 日。

【相互作用与使用注意】见药物相互作用与使用注意表。

药物相互作用与使用注意表

合用药物	相互作用	合用注意
丙磺舒	与丙磺舒或其他由肾小管主动排泄的药物合用时，可能导致血浆中喷昔洛韦浓度升高	监测毒性反应
阿米卡星	与阿米卡星等有潜在肾毒性的药物合用会导致毒性相加	避免合用，如不能避免需确保充分水合，并密切监测肾功能
茶碱	增强茶碱的作用和不良反应	监测毒性反应，必要时监测茶碱血药浓度
吗替麦考酚酯	增加泛昔洛韦的血药浓度，尤其在肾功能不全患者中	监测毒性反应

奥司他韦 ^[药典（二）；医保（乙）]

【主要作用】本品在体内转化为对流感病毒神经氨酸酶具有抑制作用的代谢物，有效地抑制病毒颗粒释放，阻抑甲、乙型流感病毒的传播。

【**适应证**】用于成人和 1 岁及 1 岁以上儿童的甲型和乙型流感治疗（磷酸奥司他韦能够有效治疗甲型和乙型流感，但是乙型流感的临床应用数据尚不多）。用于成人和 13 岁及 13 岁以上青少年的甲型和乙型流感的预防。

【**用法用量**】口服。成人推荐量，每次 75mg，每日 2 次，共 5 日。肾功能不全者：肌酐清除率 10~30ml/min 者每日 75mg，共 5 日；肌肝清除率 < 10 ml/min 者尚无研究资料，应用应十分慎重。

【**相互作用与使用注意**】见药物相互作用与使用注意表。

药物相互作用与使用注意表

合用药物	相互作用	合用注意
减毒活流感疫苗	在使用减毒活流感疫苗两周内不应服用奥司他韦，在服用磷酸奥司他韦后 48 小时内不应使用减毒活流感疫苗	禁止合用

扎那米韦

【**主要作用**】本品是一种唾液酸衍生物，能抑制流感病毒的神经氨酸苷酶，影响病毒颗粒的聚集和释放，能有效抑制 A 型和 B 型流感病毒的复制。

【**适应证**】用于治疗流感病毒感染以及预防社区内 A 型和 B 型流感。

【**用法用量**】用于成人和 7 岁及 7 岁以上儿童的甲型和乙型流感治疗：每日 2 次，间隔约 12 小时，每次 10mg，经口吸入给药，连用 5 日。随后数日两次的服药时间应尽可能保持一致，剂量间隔 12 小时。预防社区内 A 型和 B 型流感：成人每日 10mg，每天 1 次，28 天，在流感爆发 5 天内开始治疗。

【**相互作用与使用注意**】见药物相互作用与使用注意表。

药物相互作用与使用注意表

合用药物	相互作用	合用注意
减毒活流感疫苗	吸入本药前 2 周内及后 48 小时内不要接种减毒活流感疫苗	禁止合用

阿巴卡韦

【**主要作用**】本品为核苷类逆转录酶抑制剂。在细胞内转化为有活性的三磷酸化合物而抑制反转录酶，对抗底物 dGTP，并掺入病毒 DNA，而使病毒的延长终止。

【**适应证**】常与其他药物联合用于艾滋病治疗。

【**用法用量**】口服，与其他抗反转录酶药物合用。成人：一次 300mg，一日 2 次。3 月龄至 16 岁儿童：一次 8mg/kg，一日 2 次。

【**相互作用与使用注意**】见药物相互作用与使用注意表。

药物相互作用与使用注意表

合用药物	相互作用	合用注意
利巴韦林	合用可致乳酸性酸中毒	禁止合用
抗 HIV 药	与大多数抗 HIV 药有协同作用	必要时联用

注：乙醇可使本品 AUC 增加 41%，$t_{1/2}$ 延长 26%，服药期间应避免饮酒

阿糖腺苷

【主要作用】 本品为嘌呤核苷类抗病毒药，能抑制病毒合成DNA。本药及其代谢物通过抑制病毒的DNA多聚酶，从而阻断病毒DNA的合成，而药物本身仅极少量渗入病毒的DNA分子中。本药的抗病毒作用部分取决于宿主的免疫功能。本药无免疫抑制作用。本药对单纯疱疹病毒Ⅰ和Ⅱ型、带状疱疹病毒作用最为显著，对EB病毒、巨细胞病毒、乙型肝炎病毒等也有抑制作用。

【适应证】 有抗单纯疱疹病毒HSV-1和HSV-2作用，用以治疗单纯疱疹病毒性脑炎，也用于治疗带状疱疹病毒感染所致的口炎、皮炎、脑炎及巨细胞病毒感染。本品的单磷酸酯有抑制乙肝病毒复制的作用。

【用法用量】 单纯疱疹病毒性脑炎：1日量为15mg/kg，按200mg药物、500ml输液（预热至35~40℃）的比率配液，作连续静脉滴注，疗程为10日。带状疱疹：1日10mg/kg，连用5日，用法同上。

【相互作用与使用注意】 见药物相互作用与使用注意表。

药物相互作用与使用注意表

合用药物	相互作用	合用注意
别嘌醇	别嘌醇有黄嘌呤氧化酶抑制作用，使阿拉伯糖次黄嘌呤的消除减慢而蓄积，可致较严重的神经系统毒性反应	避免合用
干扰素	合用加重不良反应	监测毒性反应

利巴韦林 [药典（二）；基（基）；医保（甲、乙）]

【主要作用】 本品为一种强的单磷酸次黄嘌呤核苷（IMP）脱氢酶抑制剂，抑制IMP，从而阻碍病毒核酸的合成。具广谱抗病毒性能，对多种病毒如呼吸道合胞病毒、流感病毒、单纯疱疹病毒等有抑制作用。对流感（由流感病毒A和B引起）、腺病毒肺炎、甲型肝炎、疱疹、麻疹等有防治作用，但临床评价不一。国内临床已证实对流行性出血热有效，对早期患者疗效明显，有降低病死率、减轻肾损害、降低出血倾向、改善全身症状等作用。

【适应证】 用于呼吸道合胞病毒引起的病毒性肺炎与支气管炎，皮肤疱疹病毒感染，肝功能代偿期的慢性丙型肝炎患者。

【用法用量】 口服：病毒性呼吸道感染，一次0.15g，一日3次，疗程7天。皮肤疱疹病毒感染，一次0.3g，一日3次，疗程7天。静脉滴注：一次0.5g，一日2次，每次滴注20分钟以上，疗程3~7天。

【相互作用与使用注意】 见药物相互作用与使用注意表。

药物相互作用与使用注意表

合用药物	相互作用	合用注意
齐多夫定	利巴韦林可抑制齐多夫定转变成活性型的磷酸齐多夫定，同用时有拮抗作用	避免合用
核苷类似物、去羟肌苷	可引发致命或非致命的乳酸性酸中毒	禁止合用

齐多夫定

【主要作用】 为天然胸腺嘧啶核苷的合成类似物,与病毒的 DNA 聚合酶结合,中止 DNA 链的增长,从而阻抑病毒的复制。对人的 α–DNA 聚合酶的影响小而不抑制人体细胞增殖。

【适应证】 用于治疗获得性免疫缺陷综合征(AIDS)。患者有并发症(卡氏肺孢子虫病或其他感染)时尚需应用对症的其他药物联合治疗。

【用法用量】 口服。成人常用量:1 日 500~600mg,分 2~3 次给药。有贫血的患者:可按 1 次 100mg 给药。

【相互作用与使用注意】 见药物相互作用与使用注意表。

药物相互作用与使用注意表

合用药物	相互作用	合用注意
对乙酰氨基酚、阿司匹林、苯二氮䓬类、西咪替丁、保泰松、吗啡、磺胺类	以上药物抑制本品的葡萄糖醛酸化,而降低消除率,应避免联用	避免合用
阿昔洛韦	与阿昔洛韦(无环鸟苷)联用可引起神经系统毒性,如昏睡、疲劳等	
丙磺舒	抑制本品的葡萄糖醛酸化,并减少肾排泄,可引起中毒危险	

拉米夫定 [医保(乙)]

【主要作用】 本品可选择性地抑制 HBV 复制,其作用方式通过在肝细胞内转化为活性的拉米夫定三磷酸酯,竞争性地抑制 HBV–DNA 聚合酶,同时终止 DNA 链的延长,从而抑制病毒 DNA 的复制。

【适应证】 用于乙型肝炎病毒所致的慢性乙型肝炎,与其他抗反转录病毒药联用于治疗人类免疫缺陷病毒感染。

【用法用量】 口服。成人:慢性乙型肝炎,1 日 1 次,1 次 100mg;HIV 感染,推荐剂量 1 次 150mg,1 日 2 次,或 1 次 300mg,1 日 1 次。

【相互作用与使用注意】 见药物相互作用与使用注意表。

药物相互作用与使用注意表

合用药物	相互作用	合用注意
扎西他滨	抑制扎西他滨在细胞内的磷酸化,降低药效,也可降低拉米夫定的药效	避免合用

阿德福韦酯 [医保(乙)]

【主要作用】 本品是单磷酸腺苷的无环磷酸化核苷类似物,在细胞激酶磷酸化作用下形成具有抗病毒活性的阿德福韦二磷酸盐。它通过与自然底物脱氧腺苷三磷酸竞争和整合到病毒 DNA 后引起 DNA 链延长终止两种方式,抑制 HBV– DNA 多聚酶,使病毒的复制受到抑制。有较强的抗 HIV、HBV 及疱疹病毒的作用。

【适应证】用于有乙型肝炎病毒活动复制证据，并伴有血清氨基酸转移酶（ALT 或 AST）持续升高或肝脏组织学活动性病变的肝功能代偿的成年慢性乙型肝炎患者。

【用法用量】成人每日 1 次，每次 10mg，饭前或饭后口服均可。

【相互作用与使用注意】见药物相互作用与使用注意表。

药物相互作用与使用注意表

合用药物	相互作用	合用注意
肾毒性药物	与其他可能影响肾功能的药物，如环孢素、他克莫司、氨基糖苷类药物、万古霉素、非甾体抗炎药等合用，可能引起肾功能损害	监测毒性反应
布洛芬	合用使本药的口服生物利用度增加	监测不良反应

第 5 节　抗寄生虫药

氯喹 [药典（二）；基（基）；医保（甲、乙）]

【主要作用】本品及其他 4- 氨基喹啉类抗疟药（如哌喹、阿莫地喹等）主要对疟原虫的红内期起作用。其作用机制在于药物与核蛋白有较强的结合力，插入到 DNA 的双螺旋股之间，与 DNA 形成复合物，从而阻止 DNA 复制与 RNA 转录。本品还能抑制磷酸掺入疟原虫的 DNA 与 RNA 而干扰疟原虫的繁殖。氯喹大量积聚于受感染的红细胞内，使消化血红蛋白的血红蛋白酶受损，疟原虫不能消化所摄取的血红蛋白，导致疟原虫所必需的氨基酸缺乏，并引起核糖核酸裂解，虫体死亡。氯喹主要作用于红内期裂殖体，经 48~72 小时，血中裂殖体被杀灭，对红外期无作用，不能阻止复发。

【适应证】用于治疗疟疾急性发作，控制疟疾症状。还可用于治疗肝阿米巴病、华支睾吸虫病、肺吸虫病、结缔组织病等。另可用于治疗光敏性疾患，如日晒红斑症。

【用法用量】①控制疟疾发作：口服，首剂 1g，6 小时后 0.5g，第 2、3 日各服 0.5g。如与伯氨喹合用，只需第 1 日服本品 1g。小儿首次 10mg/kg（高热期酌情减量，分次服），6~8 小时后及第 2~3 日各服 5mg/kg。静脉滴注，恶性疟第 1 日 1.5g，第 2、3 日 0.5g。一般每 0.5~0.75g 氯喹用 5% 葡萄糖注射液或 0.9% 氯化钠注射液 500ml 稀释，静脉滴注速度为每分钟 12~20 滴，第 1 日量于 12 小时内全部输完。②疟疾症状抑制性预防：每周服 1 次，每次 0.5g。小儿每周 8mg/kg。③抗阿米巴肝脓肿：第 1、2 日，每日 2~3 次，每次服 0.5g，以后每日 0.5g，连用 2~3 周。④治疗结缔组织病：对盘状红斑狼疮及类风湿关节炎，开始剂量 1 日 1~2 次，每次 0.25g，经 2~3 周后，如症状得到控制，改为 1 日 2~3 次，每次量不宜超过 0.25g，长期维持。对系统性红斑狼疮，用皮质激素治疗症状缓解后，可加用氯喹以减少皮质激素用量。

【相互作用与使用注意】见药物相互作用与使用注意表。

药物相互作用与使用注意表

合用药物	相互作用	合用注意
保泰松	引起过敏性皮炎	监测毒性反应
氯丙嗪	加重肝脏负担	监测肝功能
链霉素	本品对神经肌肉接头有直接抑制作用，链霉素可加重此不良反应	避免合用
洋地黄	引起心脏传导阻滞	
肝素或青霉胺	增加出血机会	监测毒性反应
氯化铵	加速氯喹排泄而降低血药浓度	联用监测治疗效果
单胺氧化酶抑制剂	增加毒性	监测毒性反应
曲安西龙	致剥脱性红皮病	避免合用
氯喹同类物（阿莫地喹、羟基氯喹等）	使氯喹血药浓度提高	监测毒性反应
伯氨喹	合用可根治间日疟	必要时联用

咯萘啶 ^[药典（二）；医保（甲、乙）]

【主要作用】本品系苯并萘啶的衍生物，为我国创制的抗疟药物，其作用优于咯啶，对间日疟和恶性疟原虫的裂殖体均有杀灭作用，抗疟疗效显著。本品作用于伯氏疟原虫的红内期，影响虫体的超微结构，使复合膜肿胀，食物泡融合、色素凝集，这些变化呈进行性加重；药物作用 4 小时后，滋养体结构逐渐瓦解。由于本品具有双重作用靶点，故对氯喹有抗药性的患者亦有效。

【适应证】用于治疗各种疟疾包括脑型疟和凶险疟疾的危重患者。磺胺多辛、乙胺嘧啶或伯氨喹与本品合用可增强疗效，延缓抗药性的产生，防止复燃。不良反应较氯喹轻。

【用法用量】口服：1 次 0.3g，第 1 日 2 次，间隔 4~6 小时，第 2、3 日各服 1 次。小儿日总剂量为 24mg/kg，分 3 次服。静脉滴注：每次 3~6mg/kg，加入 5% 葡萄糖注射液 200~500ml 中，于 2~3 小时左右滴毕。共给药 2 次，间隔 6~8 小时。臀部肌内注射：每次 2~3mg/kg，共给药 2 次，间隔 4~6 小时。以上剂量均以碱基计。

【相互作用与使用注意】见药物相互作用与使用注意表。

药物相互作用与使用注意表

合用药物	相互作用	合用注意
邻二甲氧嘧啶、乙胺嘧啶	与以上药物合用有增效作用，可减少复燃及防止、延缓耐药性的产生	必要时联用
伯氨喹	有较好的根治间日疟作用，根治率达 98%	

双氢青蒿素 ^[药典（二）；基（基）；医保（甲、乙）]

【主要作用】本品为高效、速效的抗疟药。主要作用于疟原虫的红内期，能影响疟原虫的膜系结构，其首先作用于超微结构中的食物泡膜、表膜和线粒体，其次是核膜和内质网。此外，青蒿素对核内染色质也有一定影响。其作用方式主要是干扰表膜 - 线粒体的功能。可能是本品作用于食物泡膜，阻断了虫体营养摄取的最早阶段，使疟原虫出现氨基酸缺乏，迅速形成自噬泡，并不断排出虫体外，使疟原虫损失大量胞质而死亡。

【**适应证**】用于各种类型疟疾的症状控制，尤其是对抗氯喹恶性及凶险型疟疾有较好疗效。

【**用法用量**】口服，每天一次，连用 5~7 天，成人每天 60mg，首次加倍。儿童按年龄递减。

【**相互作用与使用注意**】见药物相互作用与使用注意表。

药物相互作用与使用注意表

合用药物	相互作用	合用注意
金诺芬	合用可导致毒性相加	避免合用

甲硝唑 [药典（二）；基（基）；医保（甲、乙）]

【**主要作用**】本品系硝基眯唑类药物，具广谱抗厌氧菌和抗原虫的作用，本品的硝基，在无氧环境中还原成氨基而显示抗厌氧菌作用，对需氧菌或兼性需氧菌则无效。对下列厌氧菌有较好的抗菌作用：①拟杆菌属，包括脆弱拟杆菌；②梭形杆菌属；③梭状芽孢杆菌属，包括破伤风杆菌；④部分真杆菌；⑤消化球菌和消化链球菌等。

【**适应证**】主要用于治疗或预防上述厌氧菌引起的系统或局部感染，如腹腔、消化道、女性生殖系统、下呼吸道、皮肤及软组织、骨和关节等部位的厌氧菌感染，对败血症、心内膜炎、脑膜感染以及使用抗生素引起的结肠炎也有效。治疗破伤风常与破伤风抗毒素（TAT）联用。还可用于口腔厌氧菌感染。抗原虫：阿米巴病、滴虫性阴道炎、蓝氏贾第鞭毛虫等其他寄生于腔道中的毛滴虫和鞭毛虫。

【**用法用量**】口服给药。（1）成人常用量：①肠道阿米巴病，一次 0.4~0.6g，一日 3 次，疗程 7 日；肠道外阿米巴病，一次 0.6~0.8g，一日 3 次，疗程 20 日。②贾第虫病，一次 0.4g，一日 3 次，疗程 5~10 日。③麦地那龙线虫病，一次 0.2g，疗程 7 日。④小袋虫病，一次 0.2g，一日 2 次，疗程 5 日。⑤皮肤利什曼病，一次 0.2g，一日 4 次，疗程 10 日。间隔 10 日后重复一疗程。⑥滴虫病，一次 0.2g，一日 4 次，疗程 7 日；可同时用栓剂，每晚 0.5g 置入阴道内，连用 7~10 日。⑦厌氧菌感染，口服每日 0.6~1.2g，分 3 次服，7~10 日为一疗程。（2）小儿常用量：①阿米巴病，每日按体重 35~50mg/kg，分 3 次口服，10 日为一疗程。②贾第虫病，每日按体重 15~25mg/kg，分 3 次口服，连服 10 日；治疗麦地那龙线虫病、小袋虫病、滴虫病的剂量同贾第虫病。③厌氧菌感染，口服每日按体重 20~50mg/kg。

　　静脉滴注。（1）成人常用量：厌氧菌感染，静脉给药首次按体重 15mg/kg（70kg 成人为 1g），维持量按体重 7.5mg/kg，每 6~8 小时静脉滴注一次。（2）小儿常用量：厌氧菌感染的注射剂量同成人。

【**相互作用与使用注意**】详见第 1 章第 2 节甲硝唑。

塞克硝唑

【**主要作用**】本品为 5- 硝基咪唑类抗原虫药，抗脆弱类杆菌、阴道滴虫的活性亦与甲硝唑基本相同，平均 MIC 值分别为 0.48mg/L 和 0.70mg/L。本品抗阿米巴的 IC_{50} 为 0.013mg/L，抑制贾第鞭毛虫的 IC_{50} 为 0.15mg/L，均比甲硝唑低 10 倍。

【**适应证**】用于由阴道毛滴虫引起的尿道炎和阴道炎、肠阿米巴病、肝阿米巴病和贾第鞭毛虫病。

【**用法用量**】口服，成人 2g，单次服用。儿童 30mg/kg，单次服用。

【相互作用与使用注意】见药物相互作用与使用注意表。

药物相互作用与使用注意表

合用药物	相互作用	合用注意
华法林	抑制华法林的代谢，增强其抗凝血作用	联用时应检测凝血酶原时间

注：用药期间应避免饮酒，可能会引起双硫仑样反应

阿苯达唑 [药典（二）；基（基）；医保（甲）]

【主要作用】本品为高效广谱驱虫新药，系苯并咪唑类药物中驱虫谱较广、杀虫作用最强的一种。对线虫、血吸虫、绦虫均有高度活性，而且对虫卵发育具有显著抑制作用。药物在体内迅速代谢为亚砜和砜，通过抑制寄生虫肠壁细胞胞浆微管系统的聚合，阻断虫体对多种营养和葡萄糖的吸收，导致虫体糖原耗竭，同时抑制延胡索酸还原酶系统，阻碍三磷腺苷的产生，致使寄生虫无法生存和繁殖。对寄生于动物体的各种线虫、血吸虫、绦虫以及囊尾蚴亦具有明显的驱除作用。

【适应证】用于驱除蛔虫、蛲虫、钩虫、鞭虫，也可用于家畜的驱虫。

【用法用量】口服，驱钩虫、蛔虫、蛲虫、鞭虫，0.4g 顿服。2~12 岁小儿单纯蛲虫、单纯蛔虫感染，400mg 顿服。治疗囊虫病：每天 15~20mg/kg，分 2 次服用，6~10 天为 1 疗程。停药 15~20 天后，可进行第 2 疗程治疗。一般为 2~3 个疗程。必要时可重复治疗。其他寄生虫如粪类圆线虫等，每天服 0.4g，分 2 次，连服 3 天。必要时重复给药 1 次。服药前不需空腹或清肠，可嚼服、吞服或研碎后与食物同服。

【相互作用与使用注意】见药物相互作用与使用注意表。

药物相互作用与使用注意表

合用药物	相互作用	合用注意
苯妥英钠	降低阿苯达唑的作用	适当增加阿苯达唑剂量
卡马西平		
地塞米松	增强地塞米松的毒性	联用需谨慎，监测药物毒性症状，必要时降低药物剂量

第 2 章　主要作用于中枢神经系统的药物

第 1 节　镇痛药

吗啡 [药典（二）；基（基）；医保（甲、乙）]

【主要作用】阿片受体激动剂。①有强大的镇痛作用；②有明显的镇静作用，有时产生欣快感；③可抑制呼吸中枢；④可抑制咳嗽中枢；⑤使消化道平滑肌兴奋，可致便秘。

【适应证】适用于其他镇痛药无效的急性剧痛，如严重创伤、烧伤、晚期癌症等疼痛。应用于心源性哮喘可使肺水肿症状暂时有所缓解。麻醉和手术前给药可保持病人宁静进入嗜睡。

【用法用量】常用量：口服，一次 5~15mg，一日 15~60mg；皮下注射，一次 5~15mg，一日 15~40mg；静脉注射，5~10mg。极量：口服，一次 30mg，一日 100mg；皮下注射，一次 20mg，一日 60mg；硬膜外腔注射，一次极量 5mg，用于手术后镇痛。

【相互作用与使用注意】见药物相互作用与使用注意表。

药物相互作用与使用注意表

合用药物	相互作用	合用注意
氮芥、环磷酰胺	增加氮芥、环磷酰胺的毒性	监测毒性反应，适当减少抗肿瘤药物剂量
二甲双胍	增加乳酸性酸中毒的危险	监测乳酸水平
艾司洛尔	升高艾司洛尔的血药浓度	监测血药浓度，必要时减少艾司洛尔用量
西咪替丁	呼吸暂停、精神错乱和肌肉抽搐	避免合用
香豆素类	增加香豆素类的抗凝血作用	监测凝血指标，必要时减少香豆素类用量
阿托品	加重便秘，增加麻痹性肠梗阻和尿潴留的危险性	避免合用
生长抑素、利福平、利福布汀	降低吗啡的疗效	监测药物治疗效果
美西律	抑制并延迟美西律的吸收	适当增加美西律的用量
纳洛酮	拮抗吗啡的作用	避免合用
纳曲酮、卡马西平	阿片戒断症状	
单胺氧化酶抑制剂	兴奋、高热、出汗、神志不清，严重的呼吸抑制、惊厥、昏迷，终至虚脱而死亡	

哌替啶^[药典（二）；基（基）；医保（甲）]

【**主要作用**】阿片受体激动剂。镇痛作用相当于吗啡 的 1/10~1/8，持续时间 2~4 小时。对胆道和支气管平滑肌张力的增强作用较弱。对呼吸有抑制作用。镇静、镇咳作用较弱。

【**适应证**】①各种剧痛，如创伤、烧伤、烫伤、术后疼痛等；②心源性哮喘；③麻醉前给药；④内脏剧烈绞痛（胆绞痛、肾绞痛需与阿托品合用）；⑤与氯丙嗪、异丙嗪等合用进行人工冬眠。

【**用法用量**】口服：成人一次 50~100mg，一日 200~400mg；极量：一次 150mg，一日 600mg。皮下注射或肌内注射：一次 25~100mg，一日 100~400mg；极量：一次 150mg，一日 600mg。两次用药间隔不宜少于 4 小时。静脉注射：成人以每次 0.3mg/kg 为限。麻醉前肌内注射：成人以 1mg/kg，术前 30~60 分钟给予。麻醉过程中静脉滴注：成人以 1.2~2.0mg/kg 计算总量，配成稀释液，以每分钟 1mg 静脉滴注。手术后镇痛及癌性止痛：以每日 2.1~2.5mg/kg 为限，经硬膜外腔缓慢注入或泵入。

【**相互作用与使用注意**】见药物相互作用与使用注意表。

药物相互作用与使用注意表

合用药物	相互作用	合用注意
异丙嗪	呼吸抑制，引起休克	
单胺氧化酶抑制剂	兴奋、高热、出汗、神志不清，严重的呼吸抑制、惊厥、昏迷，终至虚脱而死亡	避免合用
纳洛酮、尼可刹米、烯丙吗啡	降低哌替啶的镇痛作用	
巴比妥类、吩噻嗪类、三环类抗抑郁药、硝酸酯类抗心绞痛药	增强哌替啶的作用	用量应彼此配合互减
降压药	有发生直立性低血压的危险	监测血压
双香豆素	增加双香豆素的抗凝作用	监测凝血指标，必要时减少香豆素类用量
西咪替丁	意识障碍、定向障碍和气喘	避免合用

美沙酮^[药典（二）；医保（乙）]

【**主要作用**】阿片受体激动剂。镇痛效力与吗啡相当或略强，止痛效果好。

【**适应证**】适用于创伤性、癌症剧痛、外科手术后和慢性疼痛。也用于吗啡及海洛因成瘾者的脱毒治疗。

【**用法用量**】口服：成人每日 10~15mg，分 2~3 次服。对慢性疼痛患者，随着用药时间延长和耐受的形成，应逐渐增加剂量以达有效镇痛效果。

【**相互作用与使用注意**】见药物相互作用与使用注意表。

药物相互作用与使用注意表

合用药物	相互作用	合用注意
苯妥英钠、卡马西平	加快美沙酮代谢	适当增加美沙酮剂量
尿液酸化剂	加快美沙酮排泄	
镇痛药、镇静催眠药、抗抑郁药	镇痛、镇静催眠、抗抑郁作用增强	适当减少镇痛、镇静催眠、抗抑郁药物剂量
赛庚啶、甲基麦角酰胺	减弱美沙酮的作用	适当减少美沙酮剂量
异烟肼、吩噻嗪类、尿液碱化剂	减少美沙酮的排泄	适当增加美沙酮剂量
抗高血压药	血压下降过快，严重的可发生昏厥	监测血压，必要时减少降压药剂量
颠茄	发生严重便秘	避免合用
氟伏沙明、酮康唑	增加美沙酮的浓度	适当减少美沙酮剂量
利培酮	合用增加发生戒断症状的危险性	避免合用
利福布汀、利福平、卡马西平、氯化铵	降低美沙酮的作用	适当增加美沙酮剂量
去羟肌苷	降低去羟肌苷的生物利用度	增加去羟肌苷剂量
避孕药	导致困倦无力	避免合用

注：乙醇可增加美沙酮的中枢神经抑制作用，服药期间应避免饮酒

芬太尼 [药典（二）；基（基）；医保（甲、乙）]

【主要作用】阿片受体激动剂，属强效麻醉性镇痛药，镇痛效力约为吗啡的 80 倍。镇痛作用产生快，但持续时间较短，静脉注射后 1 分钟起效，4 分钟达高峰，维持作用 30 分钟。

【适应证】适用于各种疼痛及外科、妇科等手术后和手术过程中的镇痛；也用于防止或减轻手术后出现的谵妄；还可与麻醉药合用，作为麻醉辅助用药；与氟哌利多配伍制成"安定镇痛剂"，用于大面积换药及进行小手术的镇痛。

【用法用量】①麻醉前给药：0.05~0.1mg，于手术前 30~60 分钟肌内注射；②诱导麻醉：静脉注射 0.05~0.1mg，间隔 2~3 分钟重复注射，直至达到要求；危重患者、年幼及年老患者的用量减小至 0.025~0.05mg；③维持麻醉：当患者出现苏醒状时，静脉注射或肌内注射 0.025~0.05mg；④一般镇痛及术后镇痛：肌内注射 0.05~0.1mg。可控制手术后疼痛、烦躁和呼吸急迫，必要时可于 1~2 小时后重复给药；⑤贴片：每 3 天用 1 贴，贴于锁骨下胸部皮肤。

【相互作用与使用注意】见药物相互作用与使用注意表。

药物相互作用与使用注意表

合用药物	相互作用	合用注意
单胺氧化酶抑制剂	合用可能引起严重的、危及生命的不良反应，如血压骤然升高，甚至导致高血压危象，心动过速，呼吸困难，运动失调，高热，精神错乱等	避免合用
巴比妥类、安定药、麻醉剂等	可加强芬太尼的作用	芬太尼剂量应减少 1/4~1/3
利托那韦	增加芬太尼的毒性	
阿托品	使便秘加重，增加麻痹性肠梗阻和尿潴留的危险	避免合用

续表

合用药物	相互作用	合用注意
西布曲明	发生 5- 羟色胺综合征	避免合用
纳曲酮	竞争阿片受体，引起急性阿片戒断症状	
纳洛酮、烯丙吗啡	拮抗芬太尼的呼吸抑制和镇痛效果	
钙离子拮抗剂、β 肾上腺素受体阻断药	可发生严重低血压	监测血压，必要时减少降压药剂量

瑞芬太尼^[医保(乙)]

【主要作用】为短效的 μ 受体激动剂，对 μ 受体有强亲和力，而对 α 受体和 κ 受体的亲和力较低。其效价与芬太尼相似，为阿芬太尼的 15~30 倍。

【适应证】用于麻醉诱导和全麻中维持镇痛。

【用法用量】瑞芬太尼 10mg 加入 200ml 0.9% 氯化钠注射液。用于静脉麻醉时，剂量为 0.25~2.0μg/（kg·min），或间断注射 0.25~1.0μg/kg。

【相互作用与使用注意】见药物相互作用与使用注意表。

药物相互作用与使用注意表

合用药物	相互作用	合用注意
硫喷妥、异氟烷、丙泊酚、咪达唑仑	协同作用	其他麻醉药剂量减至 75%
中枢神经系统抑制药	协同作用	合用时应慎重，酌情减量

羟考酮^[医保(乙)]

【主要作用】为半合成的中效阿片类镇痛药，其药理作用及作用机制与吗啡相似。

【适应证】用于缓解中重度疼痛。

【用法用量】①一般镇痛使用控释制剂，初始用药剂量一般为 5mg，每 12 小时 1 次，用药剂量取决于疼痛程度和既往镇痛药用药史。大多数患者的极量为每 12 小时 200mg。控释制剂必须整片吞服，不得掰开、咀嚼或研磨；②术后疼痛：使用复方胶囊，每次 1~2 粒，间隔 4~6 小时可重复用药一次；③癌症、慢性疼痛：使用复方胶囊，每次 1~2 粒，每日 3 次。

【相互作用与使用注意】见药物相互作用与使用注意表。

药物相互作用与使用注意表

合用药物	相互作用	合用注意
镇静药、催眠药、全身麻醉药、吩噻嗪类药、中枢性止吐药	加强这些药物的中枢抑制作用	羟考酮的起始剂量为常规用量 1/3~1/2
CYP2D6 抑制剂如西咪替丁、氟西汀、帕罗西汀、氟哌啶醇、普罗帕酮等	可抑制羟考酮代谢	适当增加羟考酮的剂量
单胺氧化酶抑制剂	合用可能引起严重的、危及生命的不良反应，如血压骤然升高，甚至导致高血压危象，心动过速，呼吸困难，运动失调，高热，精神错乱等	避免合用
西咪替丁、酮康唑、红霉素	可能抑制羟考酮代谢	

普瑞巴林

【主要作用】 新型 γ-氨基丁酸受体激动剂，能阻断电压依赖性钙通道，减少神经递质的释放。

【适应证】 用于治疗外周神经痛以及辅助性治疗癫痫局限性发作。

【用法用量】 口服，每日剂量为 150~600mg，分 2~3 次给药。一般起始剂量为每次 75mg，每日 2 次。可在一周内根据疗效及耐受性增加至每次 150mg，每日 2 次。如服用本品 300mg，2~4 周后疼痛仍未充分缓解，可增至每次 300mg，每日 2 次，或每次 200mg，每日 3 次。

【相互作用与使用注意】 见药物相互作用与使用注意表。

药物相互作用与使用注意表

合用药物	相互作用	合用注意
中枢性抗抑郁药	引起呼吸衰竭及昏迷	避免合用
劳拉西泮	增强劳拉西泮的作用	适当减少劳拉西泮的剂量
羟考酮	增强羟考酮所致的认知功能障碍和运动功能障碍	避免合用

注：服药期间应避免饮酒，可能会增加中枢神经系统抑制作用

曲马多 [药典（二）；医保（乙）]

【主要作用】 为非阿片类中枢性镇痛药，但与阿片受体有很弱的亲和力。通过抑制神经元突触对去甲肾上腺素的再摄取，并增加神经元外 5-羟色胺浓度，影响痛觉传递而产生镇痛作用。其作用强度为吗啡的 1/10~1/8。依赖性小。

【适应证】 用于中重度急慢性疼痛，用药后 0.5 小时生效，持续 6 小时。亦用于术后痛、创伤痛、癌痛、心脏病突发性疼痛、关节痛、神经痛及分娩痛。

【用法用量】 口服，每次量不超过 100mg，24 小时不超过 400mg，连续用药不超过 48 小时，累计用量不超过 800mg。静脉、皮下、肌内注射，每次 50~100mg，1 日不超过 400mg。

【相互作用与使用注意】 见药物相互作用与使用注意表。

药物相互作用与使用注意表

合用药物	相互作用	合用注意
中枢神经抑制药物	可增强曲马多的镇静和呼吸抑制作用	避免合用
神经阻滞剂	可发生惊厥	
双香豆素抗凝药	可致国际标准化比值（INR）增加	监测 INR 值，慎用抗凝药
选择性 5-羟色胺再摄取抑制剂	可致血清素综合征	避免合用
三环类抗抑郁药、抗精神病药	可致极罕见癫痫发作	
单胺氧化酶抑制剂	可能出现中枢神经、循环、呼吸系统的严重影响	
卡马西平	降低曲马多的镇痛效果	适当增加曲马多剂量

第 2 节　解热镇痛抗炎药

阿司匹林 [药典（二）；基（基）；医保（甲）]

【主要作用】主要通过抑制前列腺素、缓激肽、组胺等的合成，产生解热、镇痛和抗炎作用。通过抑制血小板环氧酶（COX），减少血栓素 A_2（TXA_2）的生成，起到抑制血小板聚集的作用。

【适应证】①用于发热、头疼、神经痛、肌肉痛、风湿热、急性风湿性关节炎及类风湿关节炎等；②用于痛风；③预防心肌梗死、动脉血栓、动脉粥样硬化等；④治疗胆道蛔虫病；⑤粉剂外用可治足癣；⑥儿科用于皮肤黏膜淋巴结综合征（川崎病）的治疗。

【用法用量】①解热镇痛：口服，1 次 0.3~0.6g，1 日 3 次，或需要时服；直肠给药，1 次 0.3~0.6g，1 日 0.9~1.8g。②抗风湿：1 次 0.6~1g，1 日 3~4g，1 疗程 3 个月左右。③抑制血小板聚集：每日 1 次，每次 75~100mg。④预防搭桥术后再狭窄：每日 50mg。⑤用于川崎病：开始每日 80~100mg/kg，分 3~4 次服，热退 2~3 天后改为每日 30mg/kg，分 3~4 次服，连服 2 月或更久。

【相互作用与使用注意】见药物相互作用与使用注意表。

药物相互作用与使用注意表

合用药物	相互作用	合用注意
糖皮质激素	使胃肠道出血加剧	避免合用
其他水杨酸类药物、双香豆素类抗凝血药、磺胺类降血糖药、磺胺类抗生素、巴比妥类、苯妥英钠、甲氨蝶呤	增强它们的作用或毒性	避免合用或减少用量
胰岛素、磺酰脲类降糖药	增强降糖作用	适当调整胰岛素或降糖药剂量
碱性药（如碳酸氢钠）、抗酸药	促进阿司匹林的排泄而降低疗效	适当增加阿司匹林剂量
布洛芬	布洛芬的血药浓度明显降低，且胃肠道不良反应（包括溃疡和出血）增加	避免合用
地高辛	增加地高辛的血药浓度	监测地高辛的血药浓度，适当减少剂量
丙戊酸	增加丙戊酸的毒性	避免合用
5-羟色胺再摄取抑制剂（SSRIs）	SSRIs 抑制血小板对 5-HT 的摄取，增加上消化道出血危险；而阿司匹林能增加消化道出血危险，可能存在药效学协同作用	慎重合用
阿昔单抗	具有药效学协同作用	根据情况慎重合用

注：乙醇会增加胃肠道损害，服药期间应避免饮酒

对乙酰氨基酚 [药典（二）；基（基）；医保（甲、乙）]

【主要作用】有解热、镇痛作用，类似阿司匹林，但抗炎作用较弱。

【适应证】用于感冒发热、关节痛、神经痛及偏头疼、癌痛及手术后止痛。

【用法用量】口服：1 次 0.3~0.6g，1 日 0.6~1.8g，每日不宜超过 2g，一疗程不宜超过 10 日。肌内注射，1 次 0.15~0.25g。直肠给药：1 次 0.3~0.6g，1 日 1~2 次。

【相互作用与使用注意】见药物相互作用与使用注意表。

药物相互作用与使用注意表

合用药物	相互作用	合用注意
抗凝药	长期服用可增强抗凝药的作用	根据凝血酶原时间调整用量
齐多夫定、阿司匹林或其他非甾体抗炎药	明显增加肾毒性	避免合用
巴比妥类、解痉药	长期应用可致肝损害	监测肝功能
氯霉素	增强氯霉素的毒性	避免合用

注：乙醇会增加本品的肝毒性，服药期间应避免饮酒

吲哚美辛 [药典（二）；基（基）；医保（甲、乙）]

【主要作用】通过抑制环氧酶，减少前列腺素合成而产生解热、镇痛及抗炎作用。

【适应证】①关节炎，可缓解疼痛和肿胀；②软组织损伤和炎症；③解热；④用于治疗偏头痛、痛经、术后痛、创伤痛等；⑤滴眼液用于眼科手术及非手术因素引起的非感染性炎症。

【用法用量】口服：开始每次 25mg，1 日 2~3 次。治疗风湿性关节炎时，可逐渐加量，每日最大量不超过 150mg，分 3~4 次服用。直肠给药：1 次 50mg，1 日 50~100mg，10 日为一疗程。控释胶囊，每日 1 次，每次 75mg，或 1 次 25mg，1 日 2 次。经眼给药：眼科手术前，一次 1 滴，术前 3、2、1 和 0.5 小时各一次。眼科手术后，一次 1 滴，一日 1~4 次。其他非感染性炎症，一次 1 滴，一日 4~6 次。

【相互作用与使用注意】见药物相互作用与使用注意表。

药物相互作用与使用注意表

合用药物	相互作用	合用注意
阿司匹林或其他非甾体抗炎药、皮质激素、促肾上腺皮质激素	消化道溃疡的发生率增高，并增加出血倾向	避免合用
洋地黄、肝素及口服抗凝药、胰岛素及口服降糖药、硝苯地平、维拉帕米、甲氨蝶呤、碳酸锂、齐多夫定	增强它们的药理作用或毒性	
呋塞米、布美他尼、吲达帕胺	减弱或降低它们的利尿降压作用	适当增加利尿药剂量
氨苯蝶啶	引起肾功能损害	避免合用
丙磺舒	减少吲哚美辛自肾及胆汁的清除，使毒性增加	需减少吲哚美辛剂量
秋水仙碱、磺吡酮	增加胃肠道溃疡及出血风险	避免合用
锂盐	增加锂血药浓度，毒性增加	监测锂浓度，必要时减少给药剂量

注：乙醇会使消化道溃疡的发生率增高，应避免饮酒

布洛芬[药典（二）；基（基）；医保（甲、乙）]

【**主要作用**】通过抑制环氧酶，减少前列腺素的合成，而产生镇痛、抗炎作用；通过下丘脑体温调节中枢而起解热作用。其抗炎、镇痛、解热作用与阿司匹林、保泰松相似，比对乙酰氨基酚好。

【**适应证**】用于风湿性及类风湿关节炎。

【**用法用量**】口服：抗风湿，一次 0.4~0.8g，一日 3~4 次。止痛，一次 0.2~0.4g，每 4~6 小时一次。成人最大日限量 2.4g。

【**相互作用与使用注意**】见药物相互作用与使用注意表。

药物相互作用与使用注意表

合用药物	相互作用	合用注意
肝素及口服抗凝药	增加出血危险	监测凝血指标
甲氨蝶呤、地高辛、降糖药	药理作用增强或毒性增加	避免合用
维拉帕米、硝苯地平、丙磺舒	布洛芬的血药浓度增加	适当减少布洛芬剂量
呋塞米	降压作用减弱	适当增加呋塞米剂量

洛索洛芬[医保（乙）]

【**主要作用**】为前体药物，其活性代谢物通过抑制前列腺素的合成而发挥镇痛、抗炎及解热作用。

【**适应证**】用于类风湿关节炎、变形性关节炎、腰痛、肩关节周围炎、颈肩腕综合征，以及手术后、外伤后和拔牙后的镇痛抗炎，急性上呼吸道炎症的解热镇痛。

【**用法用量**】慢性炎症疼痛：成人 1 次 60mg，一日 3 次。急性炎症疼痛：顿服 60~120mg。可根据年龄、症状适当增减，一日最大剂量不超过 180mg。

【**相互作用与使用注意**】见药物相互作用与使用注意表。

药物相互作用与使用注意表

合用药物	相互作用	合用注意
双香豆素类抗凝血药、磺酰脲类降糖药	增加这些药物的作用	这些药物应减量使用
喹诺酮类抗生素	可能会引起痉挛	监护患者临床表现
噻嗪类利尿剂	减弱利尿降压作用	必要时增加利尿剂剂量
环孢素	合用可能增加环孢素的肾毒性	慎重合用
锂剂	合用可能增加血液中锂浓度而导致锂中毒	避免合用

吡罗昔康[药典（二）；医保（乙）]

【**主要作用**】长效抗炎镇痛药。通过抑制环氧酶使前列腺素的合成减少并抑制白细胞的趋化和溶酶体酶的释放而发挥作用。

【**适应证**】用于治疗风湿性及类风湿关节炎。

【用法用量】口服：抗风湿，1 日 20mg，1 日 1 次；抗痛风，1 日 40mg，1 日 1 次，连续 4~6 日。肌内注射，1 次 10~20mg，1 日 1 次。

【相互作用与使用注意】见药物相互作用与使用注意表。

药物相互作用与使用注意表

合用药物	相互作用	合用注意
左氧氟沙星、氧氟沙星	中枢的兴奋性增强，癫痫发作的危险性增加	避免合用
其他抗炎药	胃肠道不良反应增加	
双香豆素类抗凝药	出血倾向显著增加	适当减少抗凝药剂量
阿司匹林	吡罗昔康血药浓度可下降到一般浓度的 80%，同时胃肠道溃疡形成和出血倾向的危险性增加	避免合用
利尿剂	合用可能降低利尿效果	需调整利尿剂剂量

注：服药期间应避免饮酒，否则可导致胃肠道不良反应增加

美洛昔康[药典（二）；医保（乙）]

【主要作用】为烯醇酸类非甾体抗炎药，具有抗炎、镇痛和解热作用。选择性抑制 COX-2，对 COX-1 的抑制作用弱，因此消化系统等不良反应少。

【适应证】适用于类风湿关节炎和骨关节炎的对症治疗。

【用法用量】口服：类风湿关节炎，1 日 15mg，每日 1 次，根据治疗反应，剂量可减至 1 日 7.5mg。骨关节炎，1 日 7.5mg，如需要，剂量可增至 1 日 15mg。

【相互作用与使用注意】见药物相互作用与使用注意表。

药物相互作用与使用注意表

合用药物	相互作用	合用注意
甲氨蝶呤	增加甲氨蝶呤的血液毒性	监测血细胞计数和肾功能
口服抗凝药、溶栓药	有增加出血的可能	监测 INR
β 受体阻断药、ACEI、袢利尿剂（呋塞米除外）、噻嗪类药物	降低降压和利尿作用	监测血压，适当增加降压药剂量
保钾利尿药	降低利尿作用，导致高钾血症或中毒性肾损害	应补充足够的水，监测钾离子水平和肾功能
环孢素	增加环孢素中毒的危险性	监测环孢素血药浓度
左氧氟沙星、氧氟沙星	增加癫痫发作的危险性	避免合用
非类固醇抗炎药	增加胃肠道溃疡和出血倾向	
锂盐	增加锂的血浆浓度，产生毒性	

塞来昔布[医保（乙）]

【主要作用】为非甾体抗炎药，是 COX-2 选择性抑制剂，通过 COX-2 阻断花生四烯酸合成前列腺素而发挥抗炎镇痛作用。

【适应证】用于急慢性骨关节炎和类风湿关节炎。

【用法用量】口服：骨关节炎，1 日 200mg，分 2 次服或顿服。类风湿关节炎，1 日

100mg 或 200mg，每日 2 次。

【相互作用与使用注意】 见药物相互作用与使用注意表。

药物相互作用与使用注意表

合用药物	相互作用	合用注意
扎鲁斯特、氟康唑、他汀类调脂药等 CYP2C9 抑制剂	使塞来昔布代谢减慢而升高血药浓度	适当减少塞来昔布剂量
β 受体阻断药、抗抑郁药、抗精神病药	使这些药物血药浓度升高	适当减少这些药物用量
华法林	因凝血酶原时间延长而导致出血事件发生	监测凝血酶原时间
阿司匹林	合用时胃肠道溃疡和其他并发症的发生率增加	慎重合用
锂剂	增加锂的血浆浓度，产生毒性	避免合用

依托考昔 [医保（乙）]

【主要作用】 为选择性 COX-2 抑制剂，通过抑制环氧酶、减少前列腺素和血栓素生成而发挥解热、抗炎和镇痛作用。

【适应证】 用于急性痛风性关节炎、类风湿关节炎、骨关节炎、慢性腰背疼痛、强直性脊柱炎、原发性痛经和术后牙痛等。

【用法用量】 口服：骨关节炎，1 次 30mg，每日 1 次。急性痛风性关节炎，1 次 120mg，每日 1 次，最长使用 8 日。

【相互作用与使用注意】 见药物相互作用与使用注意表。

药物相互作用与使用注意表

合用药物	相互作用	合用注意
华法林	每日 120mg 依托考昔使 INR 值增高约 13%	监测 INR 值，尤其在初始几天
利福平	使依托考昔生物利用度降低 65%	适当增加依托考昔剂量
甲氨蝶呤	增加甲氨蝶呤血药浓度	监测甲氨蝶呤相关的毒性反应
ACEI、ARB	降低降压效应	监测血压
锂盐	使锂盐血浆水平升高	监测锂盐水平
阿司匹林、口服避孕药、激素替代治疗	可使这些药物浓度升高，不良反应增加	监测相关不良反应，必要时减少以上药物剂量

帕瑞昔布 [医保（乙）]

【主要作用】 注射用选择性 COX-2 抑制剂，为前体药物，静脉注射或肌内注射后经肝酶水解，迅速转化为有药理活性的伐地昔布。本品可显著缓解术后疼痛、减少吗啡用量、减少阿片类不良反应的发生。

【适应证】 用于手术后疼痛的短期治疗。

【用法用量】 静脉注射或深部肌内注射，1 次 40mg，随后视需要间隔 6~12 小时给予 20mg 或 40mg，总剂量不超过 80mg/d。疗程不超过 3 日。

【**相互作用与使用注意**】见药物相互作用与使用注意表。

药物相互作用与使用注意表

合用药物	相互作用	合用注意
抗凝药	增加出血风险	监测凝血指标
ACEI 或利尿药	增加发生急性肾功能不全的风险	监测肾功能
环孢素、他克莫司	增强环孢素或他克莫司的肾毒性	监测肾功能，监测药物浓度
氟康唑	代谢产物的血浆暴露量升高	降低帕瑞昔布剂量
阿片类止痛药	增强止痛效果	减少阿片类药物剂量
锂剂	导致锂血清清除率及肾脏清除率明显下降	监测锂浓度
右美沙芬、氟卡尼、普罗帕酮、美托洛尔	导致这些 CYP2D6 底物血浆浓度升高	应密切监测
奥美拉唑、苯妥英钠、地西泮、丙咪嗪	导致这些 CYP2C19 底物血浆水平升高	

尼美舒利 [药典（二）；医保（甲）]

【**主要作用**】为非甾体抗炎药，具有很强的抗炎、镇痛与解热作用，且胃肠道不良反应较少。作用机制为选择性抑制 COX-2，而且能抑制炎症过程中的所有介质。

【**适应证**】主要用于类风湿关节炎和骨关节炎、痛经、手术后痛和发热等。

【**用法用量**】口服，成人，每次 100mg，每日 2 次，餐后服用。儿童常用剂量为 5mg/（kg·d），分 2~3 次服用。

【**相互作用与使用注意**】见药物相互作用与使用注意表。

药物相互作用与使用注意表

合用药物	相互作用	合用注意
呋塞米	降低口服呋塞米的生物利用度及血药浓度	慎重合用
抗凝药或阿司匹林	增加出血并发症风险	避免合用或密切监测凝血指标
锂剂	导致锂血浆水平升高与锂中毒	密切监测锂浓度
甲氨蝶呤	甲氨蝶呤的血药浓度可能升高，毒性也可能增加	甲氨蝶呤应用前/后 24 小时内慎用尼美舒利
环孢素	增加环孢素的肾毒性	避免合用

保泰松

【**主要作用**】作用类似氨基比林，但解热镇痛作用较弱，而抗炎作用较强，对炎性疼痛效果较好。有促进尿酸排泄作用。

【**适应证**】用于类风湿关节炎、风湿性关节炎、强直性脊柱炎及急性痛风。

【**用法用量**】口服。关节炎：每日 0.3~0.6g，分 3 次餐后服，每日总量不宜超过 0.8g。急性痛风：初量 0.2~0.4g，之后每 6 小时 0.1~0.2g，症状好转后减为每次 0.1g，每日 3 次，连服 3 日。

【**相互作用与使用注意**】见药物相互作用与使用注意表。

药物相互作用与使用注意表

合用药物	相互作用	合用注意
双香豆素类抗凝药、磺酰脲类降糖药	血药浓度增加，药理作用和毒性增加	避免合用
氨苯蝶啶	引起肾功能损害	

注：乙醇可增加本品的不良反应，服药期间应避免饮酒

第 3 节　抗痛风药

秋水仙碱 [药典（二）；基（基）；医保（甲）]

【主要作用】①与中性粒细胞微管蛋白的亚单位结合而改变细胞膜功能，包括抑制中性粒细胞的趋化、黏附和吞噬作用；②抑制磷脂酶 A_2，减少单核细胞和中性粒细胞释放前列腺素和白三烯；③抑制局部细胞产生 IL-6 等，从而控制关节局部的疼痛、肿胀及炎症反应。秋水仙碱不影响尿酸盐的生成、溶解及排泄，因而无降血尿酸的作用。

【适应证】用于痛风性关节炎的急性发作、预防复发性痛风性关节炎的急性发作、家族性地中海热。

【用法用量】口服。①急性期治疗：成人常用量为每 1~2 小时服用 0.5~1mg，直至关节症状缓解，达到治疗量一般为 3~5mg，24 小时内不宜超过 6mg，停服 72 小时后每日量为 0.5~1.5mg，分次服用，共 7 天；②预防：每日 0.5~1.0mg，分次服用，但疗程酌定，如出现不良反应随时停药。

【相互作用与使用注意】见药物相互作用与使用注意表。

药物相互作用与使用注意表

合用药物	相互作用	合用注意
维生素 B_{12}	可逆性维生素 B_{12} 吸收不良	停药后可恢复
中枢神经系统抑制药	协同增效	避免合用
拟交感神经药	使拟交感神经药的反应性加强	慎重合用

丙磺舒 [药典（二）；医保（乙）]

【主要作用】①抑制尿酸盐在肾近曲小管的主动再吸收，增加尿酸盐的排泄而降低血中尿酸盐的浓度。可缓解或防止尿酸盐结晶的生成，减少关节损伤，亦可促进已形成的尿酸盐溶解。无抗炎、镇痛作用。②可竞争性抑制弱有机酸（如青霉素、头孢菌素）在肾小管的分泌，从而增加它们的血药浓度和延长作用时间。

【适应证】用于高尿酸血症伴慢性痛风性关节炎及痛风石。

【用法用量】口服。慢性痛风的高尿酸血症：成人 1 次 0.25g，一日 2 次，一周后可增至 1 次 0.5g，一日 2 次；增强青霉素类的作用：成人 1 次 0.5g，一日 4 次。

【相互作用与使用注意】见药物相互作用与使用注意表。

药物相互作用与使用注意表

合用药物	相互作用	合用注意
氯噻酮、依他尼酸、呋塞米、吡嗪酰胺及噻嗪类利尿药	增加血清尿酸浓度	慎重合用
阿司匹林或其他水杨酸盐、吲哚美辛、氨苯砜、萘普生、口服降糖药、甲氨蝶呤、利福平、磺胺药	使这些药物浓度增高，毒性增强	避免合用
呋喃妥因	使呋喃妥因在尿中抗感染疗效降低	合用时需调整呋喃妥因剂量
亚胺培南	丙磺舒增加亚胺培南的血药浓度	合用时需调整亚胺培南剂量

　　注：乙醇会增加血清尿酸浓度，服药期间应避免饮酒

苯溴马隆 [药典（二）；基（基）；医保（乙）]

【**主要作用**】为强力促尿酸排泄药，抑制肾小管对尿酸的重吸收，因而降低血中尿酸浓度。

【**适应证**】用于反复发作的痛风性关节炎伴高尿酸血症。

【**用法用量**】成人每次口服 50mg，每日一次，早餐后服用，用药 1~3 周后检查血尿酸浓度，后续治疗成人和 14 岁以上患者每日 50~100mg，或遵医嘱。

【**相互作用与使用注意**】见药物相互作用与使用注意表。

药物相互作用与使用注意表

合用药物	相互作用	合用注意
水杨酸盐和磺吡酮	减弱苯溴马隆的排尿酸作用	避免合用

别嘌醇 [药典（二）；基（基）；医保（甲、乙）]

【**主要作用**】别嘌醇以及代谢产物可抑制黄嘌呤氧化酶，使次黄嘌呤及黄嘌呤不能转化为尿酸，从而减少尿酸生成。亦通过对次黄嘌呤－鸟嘌呤磷酸核酸转换酶的作用抑制体内新的嘌呤合成。

【**适应证**】用于慢性原发性或继发性痛风、痛风性肾病。

【**用法用量**】口服，成人常用量为初始剂量每次 50mg，每日 1~2 次，每周可递增 50~100mg，至一日 200~300mg，分 2~3 次服用。一日最大量不得大于 600mg。

【**相互作用与使用注意**】见药物相互作用与使用注意表。

药物相互作用与使用注意表

合用药物	相互作用	合用注意
氯噻酮、依他尼酸、呋塞米、美托拉宗、吡嗪酰胺或噻嗪类利尿剂	增加血清中尿酸含量	调整别嘌醇剂量
氨苄西林	皮疹发生率升高，尤其在高尿酸血症患者中	密切监测皮疹发生
抗凝药	抗凝效应加强	调整抗凝药剂量，监测凝血指标
硫唑嘌呤或巯嘌呤	硫唑嘌呤或巯嘌呤分解代谢减慢，毒性增加	硫唑嘌呤或巯嘌呤减量至常用量 1/4~1/3

续表

合用药物	相互作用	合用注意
环磷酰胺	对骨髓的抑制作用增强	避免合用
氯化钙、维生素 C、磷酸钾	增加肾结石形成的可能	
茶碱	增加茶碱的血药浓度	监测茶碱浓度
卡马西平	别嘌醇可能增加卡马西平的血药浓度	监测卡马西平的血药浓度

注：乙醇会增加血清尿酸浓度，服药期间应避免饮酒

非布司他

【主要作用】是一种新型非嘌呤类黄嘌呤氧化酶抑制剂，通过抑制尿酸合成降低血清尿酸浓度。常规治疗浓度下不会抑制其他参与嘌呤和嘧啶合成与代谢的酶。

【适应证】用于痛风患者高尿酸血症的长期治疗。不推荐用于无临床症状的高尿酸血症。

【用法用量】口服推荐剂量为 40mg 或 80mg，每日 1 次。

【相互作用与使用注意】见药物相互作用与使用注意表。

药物相互作用与使用注意表

合用药物	相互作用	合用注意
茶碱	改变茶碱在人体内的代谢	避免合用
硫唑嘌呤或巯嘌呤	硫唑嘌呤或巯嘌呤血药浓度升高，毒性增加	

第 4 节　抗癫痫药

苯妥英钠 [药典（二）；基（基）；医保（甲）]

【主要作用】①对大脑皮层运动区有高度选择性抑制作用，通过稳定脑细胞膜的功能及增加脑内抑制性递质 5- 羟色胺和 γ- 氨基丁酸的作用，防止异常放电的传播而具有抗癫痫作用；②对小脑有兴奋作用，可激活小脑及大脑皮质的抑制通路，使小脑浦肯野细胞放电增加，皮质发作性活动减少；③抑制皮肤成纤维细胞胶原酶的合成（或）分泌，使起疱或不起疱皮肤的胶原酶减少；④对心房与心室的异位节律点有抑制作用，也可加速房室的传导，降低心肌自律性，具有抗心律失常作用。

【适应证】①用于治疗全身强直 - 阵挛性发作、复杂部分性癫痫发作、单纯部分性发作和癫痫持续状态；②也可用于治疗三叉神经痛，隐性营养不良性大疱表皮松解，发作性舞蹈手足徐动症、发作性控制障碍、肌强直症及三环类抗抑郁药过量时心脏传导障碍等；③也适用于洋地黄中毒所致的室性或室上性心律失常。

【用法用量】①抗癫痫：口服，成人常用量，1 次 50~100mg，每日 2~3 次，1 日 100~

300mg；极量：1 次 300mg，1 日 500mg。注射剂用于癫痫持续状态，可用 150~250mg，加 5% 葡萄糖注射液 20~40ml，6~10 分钟缓慢静脉注射。必要时 30 分钟再注射 100~150mg；②治疗三叉神经痛：口服每次 100~200mg，每日 2~3 次。

【相互作用与使用注意】见药物相互作用与使用注意表。

药物相互作用与使用注意表

合用药物	相互作用	合用注意
对乙酰氨基酚	长期应用对乙酰氨基酚的患者应用苯妥英钠可增加肝脏中毒危险，且疗效降低	避免合用
皮质激素、洋地黄类、口服避孕药、环孢素、雌激素、左旋多巴、奎尼丁、土霉素	降低这些药物的效应	避免合用或必要时调整这些药物剂量
氯霉素、异烟肼、保泰松、磺胺类	增加苯妥英钠毒性	避免合用
抗凝药	开始增加抗凝效应，持续应用则降低	监测凝血指标
含镁、铝或碳酸钙类药物	可能降低苯妥英钠的生物利用度	给药间隔 2~3 小时
口服降糖药或胰岛素	血糖升高	需调整降糖药剂量
利多卡因或普萘洛尔	加强心脏的抑制作用	避免合用
叶酸	消耗体内叶酸，但增加叶酸反可降低苯妥英钠浓度和作用	
苯巴比妥或扑米酮	血药浓度变化大	监测二者血药浓度
丙戊酸	降低丙戊酸的蛋白结合率，使其作用或毒性增加	监测丙戊酸钠血药浓度
卡马西平	卡马西平血药浓度降低	监测卡马西平血药浓度
抗精神病药或三环类抗抑郁药	可能诱发癫痫发作	需调整苯妥英钠用量

注：服药同时大量饮酒可增加血药浓度，长期饮酒可降低疗效，应避免服药期间饮酒

卡马西平 [药典（二）；基（基）；医保（甲、乙）]

【主要作用】抗惊厥机制尚不完全清楚，可能与其能够增强钠通道灭活效能，限制突触后神经元和阻断突触前钠通道，从而限制突触前、后的神经元动作电位的发放，阻断兴奋性神经递质的释放，使神经细胞兴奋性降低，达到抗惊厥的作用有关。抗外周神经痛的作用机制可能与钙通道调节有关。

【适应证】①抗癫痫：单纯及复杂部分性发作的首选药，对复杂部分性发作疗效优于其他抗癫痫药，对典型或不典型失神发作、肌阵挛发作无效；②抗外周神经痛：包括三叉神经痛、舌咽神经痛、多发性硬化、糖尿病周围神经痛及疱疹后神经痛。亦可作为三叉神经痛缓解后的长期预防性用药；③治疗神经源性尿崩症；④预防或治疗躁狂抑郁症；⑤抗心律失常；⑥酒精戒断综合征。

【用法用量】口服。①癫痫、三叉神经痛：1 日 300~1200mg，分 2~4 次服用。开始 1 次 100mg，1 日 2 次；②尿崩症：每日 600~1200mg；③抗躁狂症：每日剂量 300~600mg，分 2~3 次服，最大剂量每日 1200mg；④抗心律失常：每日 300~600mg，分 2~3 次服；⑤酒

精戒断综合征：一次 200mg，一日 3~4 次。

【相互作用与使用注意】见药物相互作用与使用注意表。

药物相互作用与使用注意表

合用药物	相互作用	合用注意
右丙氧芬、布洛芬、达那唑、大环内酯类抗生素、抗抑郁药、司替戊醇、氨己烯酸、唑类抗真菌药、氯雷他定、特非那定、奥氮平、利托那韦、乙酰唑胺、地尔硫䓬、维拉帕米、西咪替丁、奥美拉唑、奥昔布宁、丹曲林、噻氯匹定、烟酰胺	升高卡马西平及代谢产物的血药水平	监测卡马西平血药浓度，必要时调整剂量
非氨酯、甲琥胺、奥卡西平、苯巴比妥、苯琥胺、苯妥英钠、扑米酮、顺铂、阿霉素、利福平、茶碱、氨茶碱、异维 A 酸、含有贯叶连翘的中草药制剂	降低卡马西平血药水平	
丁丙诺啡、美沙酮、非那宗、曲马多、多西环素、口服抗凝药、抗抑郁药、抗癫痫药、伊曲康唑、吡喹酮、伊马替尼、氯氮平、氟哌啶醇、奥氮平、喹硫噻达唑仑平、利培酮、齐拉西酮、阿普唑仑、茶碱、非洛地平、地高辛、皮质激素、环孢素、依维莫司、左甲状腺素、含有雌激素和（或）黄体酮的药物	降低这些药物的血药水平	根据临床要求调整这些药物的剂量
单胺氧化酶抑制剂（MAOI）	降低 MAOI 的血药水平	避免合用，至少提前两周或更长时间停止服用 MAOI
激素类避孕药	降低避孕药的血药水平，可能出现阴道大出血	避免合用，选择其他避孕方式
左乙拉西坦	增加卡马西平诱导的毒性	避免合用
异烟肼	增加异烟肼诱导的肝脏毒性的发生率	
锂盐、甲氧氯普胺、精神安定药	增加神经系统不良反应	
对乙酰氨基酚	单次超量或长期大量使用对乙酰氨基酚时，肝脏中毒的危险增加	
碳酸酐酶抑制剂	骨质疏松的危险增加	监测骨密度
氯磺丙脲、氯贝丁酯、去氨加压素、赖氨加压素、垂体后叶素、加压素	加强抗利尿作用	需调整这些药物的剂量
氢氯噻嗪、呋塞米	引起低钠血症	监测血钠水平
泮库溴铵	卡马西平对泮库溴铵有拮抗作用	避免合用，若必要可加大剂量，严密监护患者
诺米芬辛	降低诺米芬辛的吸收并加快其消除	必要时调整诺米芬辛剂量

　注：①葡萄柚可升高卡马西平及代谢产物的血药浓度；
　　　②治疗期间应禁酒

奥卡西平 [医保（乙）]

【主要作用】为卡马西平的 10- 酮基结构类似物，是一种前体药。药理作用和临床疗效与卡马西平相似，但易于耐受。其作用可能在于阻断脑细胞的电压依赖性钠通道，从而稳定过度兴奋的神经细胞膜，抑制神经元重复放电，并可降低经突触传递的兴奋冲动。另外能使钾离子内流增加，对钙通道也有调节作用。

【适应证】用于复杂部分性发作、全身强直阵挛性发作的单药治疗以及难治性癫痫的辅助治疗。

【用法用量】口服，开始剂量为每日 600mg，以后可逐渐增量至每日 600~2400mg，以达到满意的疗效。

【相互作用与使用注意】见药物相互作用与使用注意表。

药物相互作用与使用注意表

合用药物	相互作用	合用注意
苯妥英钠、苯巴比妥	升高苯妥英钠、苯巴比妥的血药浓度，降低奥卡西平活性代谢物的浓度	监测抗癫痫药物浓度，必要时调整药物剂量
炔雌醇、左炔诺孕酮	可能会使此类避孕药失效	
单胺氧化酶抑制剂	降低 MAOI 的血药水平	避免合用
锂剂	导致神经毒性反应增加	
丙戊酸	抑制丙戊酸的代谢，使其半衰期延长	监测丙戊酸血药浓度

托吡酯 [医保（乙）]

【主要作用】抗癫痫作用的主要机制可能为：①选择性阻断电压依赖的钠通道，以限制持续的反复放电；②作用于 γ–氨基丁酸受体，增强其神经抑制作用；③作用于谷氨酸受体，拮抗海人藻酸 /AMPA 型谷氨酸受体，降低谷氨酸介导的神经兴奋作用。

【适应证】用于初诊为癫痫的单药治疗或曾合并用药现转为单药治疗的癫痫，或作为其他抗癫痫药的辅助治疗，用于单纯部分性发作、复杂部分性发作和全身强直阵挛性发作，尤其对 Lennox–Gastaut 综合征和 West 综合征（婴儿痉挛症）的疗效较好。

【用法用量】起始剂量为每晚 25~50mg，以后可逐渐增量约为 80%，通常有效剂量为每日 200~400mg。

【相互作用与使用注意】见药物相互作用与使用注意表。

药物相互作用与使用注意表

合用药物	相互作用	合用注意
地高辛	使地高辛血清生物利用度下降	监测地高辛血药浓度
卡马西平、苯妥英钠	卡马西平降低本品血药浓度，苯妥英钠血药浓度增加	监测卡马西平和苯妥英钠血药浓度
口服避孕药	避孕药疗效可能降低	尽量避免合用
二甲双胍	影响糖尿病患者病情	密切监测血糖
吡格列酮	影响糖尿病患者病情	

丙戊酸钠 [药典（二）；基（基）；医保（甲、乙）]

【主要作用】为一种不含氮的广谱抗癫痫药。作用机制可能是抑制 γ–氨基丁酸转氨酶，而增加脑内抑制性神经递质 γ–氨基丁酸（GABA）的浓度来达到抗癫痫的目的。另外，丙戊酸作用于神经元突触后感受器，模拟或加强 GABA 的抑制作用；也可能直接作用于与钾传导有关的神经膜活动。

【适应证】主要用于单纯或复杂失神发作、肌阵挛发作、全身强直阵挛发作的治疗。

【用法用量】口服，成人 1 次 200~400mg，1 日 600~1200mg。儿童每日 20~30mg/kg，分 2~3 次服用。一般宜从低剂量开始。

【相互作用与使用注意】见药物相互作用与使用注意表。

药物相互作用与使用注意表

合用药物	相互作用	合用注意
抗凝药（华法林、肝素）	出血危险性增加	避免合用
阿司匹林、双嘧达莫	延长出血时间	
苯巴比妥类、氯硝西泮、苯妥英钠	易导致中毒	
氟哌啶醇、单胺氧化酶抑制剂、吩噻嗪类、噻吨类、三环类抗抑郁药	增加中枢神经系统抑制	监测临床治疗效果，必要时调整药物剂量
全麻药、中枢神经抑制药	临床效应可更明显	监测临床治疗效果，必要时调整药物剂量
卡马西平	可使二者的血药浓度和半衰期降低	监测二者血药浓度

拉莫三嗪 [医保（乙）]

【主要作用】本品为电压敏感性钠通道阻断剂，通过减少钠内流而增加神经元的稳定性。

【适应证】主要用于成人和 12 岁以上儿童复杂部分性发作或全身强直阵挛性癫痫发作的辅助治疗。作为辅助治疗用于难治性癫痫时，可用于 2 岁以上儿童及成人。

【用法用量】口服，成人和 12 岁以上儿童初始剂量 25mg，每日 1 次；两周后可增至 50mg，一日 1 次；再两周后可酌情增加剂量，最大增加量为 50~100mg。此后，每隔 1~2 周可增加剂量 1 次，直至达到最佳疗效，一般须经 6~8 周。通常有效维持量为每日 100~200mg，1 次或分 2 次服用。2~12 岁儿童初始剂量每日 0.15mg/kg，维持剂量每日 1~5mg/kg。

【相互作用与使用注意】见药物相互作用与使用注意表。

药物相互作用与使用注意表

合用药物	相互作用	合用注意
舍曲林	合用可增强拉莫三嗪毒性，引起疲乏、镇静、意识混乱等	监测拉莫三嗪血药浓度，必要时调整药物剂量
艾司西酞普兰	合用可增加肌阵挛风险	慎重合用
利培酮	合用可增加利培酮血药浓度以及不良反应风险	密切监测，必要时调整利培酮剂量
托吡酯	合用可使托吡酯浓度升高 15%	监测托吡酯血药浓度
诱导肝药酶代谢的抗癫痫药（如苯妥英钠、卡马西平、苯巴比妥、扑米酮）	合用可能降低拉莫三嗪血药浓度	监测拉莫三嗪血药浓度
丙戊酸钠	合用升高本药血药浓度	
激素类避孕药（炔雌醇/左炔诺孕酮）	合用可使拉莫三嗪清除率升高，血药浓度下降	密切监测，必要时调整拉莫三嗪剂量

续表

合用药物	相互作用	合用注意
对乙酰氨基酚	合用可减弱拉莫三嗪作用	监测拉莫三嗪有效性，一般不需调整剂量，除非治疗失败
利福平	合用可使拉莫三嗪清除率升高，半衰期缩短	监测临床治疗效果，必要时调整拉莫三嗪剂量
银杏叶提取物	合用可降低抗惊厥作用	避免合用

加巴喷丁 [医保（乙）]

【主要作用】随 Na^+ 通道经过肠黏膜和血 – 脑屏障，结合于大脑皮层、海马体和小脑，影响神经细胞膜的氨基酸转运而起到抑制作用。

【适应证】用于常规治疗无效的某些部分性癫痫发作的辅助治疗，亦可用于治疗部分性癫痫发作继发全身性发作。主要用于 12 岁以上患者。

【用法用量】口服，成人第 1 天 300mg，睡前服；第 2 天 600mg，分 2 次服；第 3 天 900mg，分 3 次服。剂量随疗程而定，多数患者在 900~1800mg 之间有效。肾功能不全者应减少剂量。停药应渐停。

【相互作用与使用注意】见药物相互作用与使用注意表。

药物相互作用与使用注意表

合用药物	相互作用	合用注意
吗啡	可升高加巴喷丁血药浓度，并增强加巴喷丁中枢神经系统不良反应	监测加巴喷丁血药浓度，必要时调整药物剂量
西咪替丁、丙磺舒	合用可使加巴喷丁肾脏清除率轻度降低	避免合用
含镁、铝的抗酸药	合用导致加巴喷丁的生物利用度降低，降低幅度最大可达 24%	两者服用宜间隔 2 小时
银杏叶提取物	合用可引起惊厥发作	避免合用

注：乙醇可加重本品的中枢神经系统不良反应，服药期间应避免饮酒

氨己烯酸

【主要作用】通过不可逆性抑制 γ – 氨基丁酸（GABA）转移酶而增加抑制性神经介质 GABA 在脑中的浓度。

【适应证】用于部分性癫痫发作，也可与其他抗癫痫药合用治疗难治性癫痫发作。本品对小发作、肌阵挛性癫痫无效。

【用法用量】口服，成人初始剂量为每日 1g，一日 1~2 次，可逐渐增加剂量，每周可增加 0.5~1g。通常有效剂量为每日 1~3g。日剂量一般不超过 4g。儿童初始剂量每日 40mg/kg，必要时可增加至每日 80~100mg/kg，不能超过每日 100mg/kg。老年人、肾功能损害者初始剂量为每日 0.5g。

【相互作用与使用注意】见药物相互作用与使用注意表。

药物相互作用与使用注意表

合用药物	相互作用	合用注意
卡马西平	合用可使卡马西平血药浓度升高，引起卡马西平中毒	避免合用
苯妥英钠、苯巴比妥、扑米酮	合用可使这些药物血药浓度降低，药效降低	合用时注意调整这些药物剂量

唑尼沙胺

【主要作用】对电休克或戊四氮诱发的癫痫模型的强制性惊厥有抑制作用，其作用相似于苯妥英钠及卡马西平，且持续时间长，对癫痫病灶的异常放电有抑制作用。

【适应证】用于治疗癫痫大发作、小发作、局限性发作、精神运动性发作及癫痫持续状态。

【用法用量】口服，成人最初每日 100~200mg，分 1~3 次服。在 1~2 周内增至每日 200~400mg，分 1~3 次服。1 日最大剂量为 600mg。小儿最初 1 日剂量为 2~4mg/kg，分 1~3 次服，在 1~2 周内增至每日 4~8mg/kg，分 1~3 次服。1 日最大剂量为 12mg/kg。

【相互作用与使用注意】见药物相互作用与使用注意表。

药物相互作用与使用注意表

合用药物	相互作用	合用注意
苯妥英钠、苯巴比妥、卡马西平、丙戊酸	合用降低唑尼沙胺血药浓度	监测唑尼沙胺血药浓度，必要时调整药物剂量

氯巴占

【主要作用】具有抗焦虑和抗惊厥作用，抗电休克作用的 ED_{50} 比地西泮小而比苯巴比妥、丙戊酸钠大。治疗安全范围比地西泮、苯巴比妥、丙戊酸钠宽。

【适应证】用于治疗对其他癫痫药无效的难治性癫痫，可单独应用，亦可作为辅助治疗用。对复杂部分性发作继发全身性发作和 Lennox–Gastaut 综合征效果更佳。

【用法用量】口服，从小剂量开始，每日 20~30mg（0.5~1mg/kg），逐步加量。如与其他抗癫痫药合用，则应减少本品剂量，每日应用 5~15mg（0.1~0.3mg/kg）。

【相互作用与使用注意】见药物相互作用与使用注意表。

药物相互作用与使用注意表

合用药物	相互作用	合用注意
卡马西平、苯巴比妥、苯妥英钠、丙戊酸	使氯巴占血药浓度降低	监测氯巴占血药浓度，必要时调整药物剂量
非尔氨酯	使氯巴占血药浓度显著升高，导致其活性代谢物在体内蓄积	

左乙拉西坦 [医保（乙）]

【主要作用】为吡咯烷酮衍生物，左乙拉西坦抑制海马癫痫样突发放电，而对正常神经元兴奋性无影响，提示左乙拉西坦可能选择性地抑制癫痫样突发放电的超同步性和癫痫发作的传播。

【适应证】用于成人及 4 岁以上儿童癫痫患者部分性发作的治疗。

【用法用量】口服，成人和青少年体重 ≥ 50kg，起始剂量为每次 500mg，1 日 2 次，最多可增至每次 1500mg，1 日 2 次。每 2~4 周增加或减少每次 500mg，1 日 2 次。4~11 岁儿童和青少年体重 < 50kg，起始剂量为每次 10mg/kg，1 日 2 次，最多可增至 30mg/kg，每 2~4 周增加或减少每次 10mg/kg，1 日 2 次。肾功能不全患者，需根据肌酐清除率调整剂量。

【相互作用与使用注意】见药物相互作用与使用注意表。

药物相互作用与使用注意表

合用药物	相互作用	合用注意
丙磺舒	抑制左乙拉西坦主要代谢物的肾脏清除率，使这些代谢物浓度较低	监测左乙拉西坦血药浓度，必要时调整药物剂量
月见草油	合用可增加癫痫发作风险	避免合用

注：乙醇可增加中枢神经系统抑制作用，服药期间应避免饮酒

第 5 节　镇静、催眠和抗惊厥药

咪达唑仑 [药典（二）；医保（甲、乙）]

【主要作用】具有典型的苯二氮䓬类药理活性，可产生抗焦虑、镇静、催眠、抗惊厥及肌肉松弛作用。肌内注射或静脉注射后，可产生短暂的顺行性记忆缺失，使患者不能回忆起在药物高峰期间所发生的事情。本品作用特点为起效快而持续时间短。服药后可缩短入睡时间（一般自服药到入睡只需 20 分钟），延长总睡眠时间，而对快波睡眠（REM）无影响，次晨醒后，患者可感到精力充沛、轻松愉快。无耐药性和戒断症状或反跳。毒性小，安全范围大。

【适应证】用于治疗失眠症，亦可用于外科手术或诊断检查时作诱导睡眠用。

【用法用量】口服，治疗失眠症，每次 7.5~15mg，睡前服。肌内注射，术前 20~60 分钟注射，成人一般为 5~10mg（0.10~0.15mg/kg）。可单用，亦可与镇痛药合用。儿童剂量可稍高，为 0.15~0.2mg/kg。作儿童诱导麻醉时，用本品 5~10mg（0.15~0.2mg/kg）与氯胺酮 50~100mg（8mg/kg）合用。静脉注射，术前准备，术前 5~10 分钟注射 2.5~5mg（0.05~0.1mg/kg），可单用或与抗胆碱药合用。用于诱导麻醉，成人为 10~15mg（0.15~0.2mg/kg），儿童为 0.2mg/kg。用于维持麻醉，小剂量静脉注射，剂量和时间间隔视患者个体差异而定。

【相互作用与使用注意】见药物相互作用与使用注意表。

药物相互作用与使用注意表

合用药物	相互作用	合用注意
西咪替丁、法莫替丁、雷尼替丁、尼扎替丁	合用可使咪达唑仑血药浓度升高，半衰期延长	合用时需调整咪达唑仑剂量
大环内酯类抗生素（红霉素）	合用可升高咪达唑仑血药浓度	
催眠药、镇静药、抗焦虑药、抗抑郁药、抗癫痫药、麻醉药、镇静性抗组胺药	合用可增强以上药物的中枢抑制作用	慎重合用
降压药	合用可增强降压作用	监测血压，合用时调整降压药剂量
地尔硫䓬	合用可能出现过度镇静	避免合用
卡马西平	合用可使卡马西平或咪达唑仑血药浓度下降，消除半衰期缩短	合用时需调整以上药物剂量
阿片类药物、其他镇痛药	合用呼吸抑制、气道阻塞或肺换气不足的风险增加	避免合用

注：乙醇可增强本品的镇静作用，服药期间应避免饮酒

苯巴比妥 [药典（二）；基（基）；医保（甲）]

【主要作用】为长效巴比妥类，其中枢性抑制作用随剂量而异。具有镇静、催眠、抗惊厥作用。可抗癫痫，对癫痫大发作与局限性发作及癫痫持续状态有良效；对癫痫小发作疗效差；而对精神运动性发作则往往无效，且单用本药治疗时还可能使发作加重。

【适应证】①镇静：如焦虑不安、烦躁、甲状腺功能亢进、高血压、功能性恶心、小儿幽门痉挛等症；②催眠：偶用于顽固性失眠症，但醒后往往有疲倦、嗜睡等后遗效应；③惊厥：常用其对抗中枢兴奋药中毒或高热、破伤风、脑炎、脑出血等病引起的惊厥；④抗癫痫：用于癫痫大发作和部分性发作的治疗，出现作用快，也可用于癫痫持续状态。

【用法用量】①口服，一般情况，常用量 1 次 15~150mg，1 日 30~200mg；极量 1 次 250mg，1 日 500mg。小儿用于镇静每次 2mg/kg，用于抗惊厥每次 3~5mg/kg，用于抗高胆红素血症每日 5~8mg/kg，分次口服；②皮下、肌内或缓慢静脉注射，常用量 1 次 0.1~0.2g，1 日 1~2 次；极量 1 次 0.25g，1 日 0.5g；③镇静、抗癫痫，口服每次 0.015~0.03g，1 日 3 次。

【相互作用与使用注意】见药物相互作用与使用注意表。

药物相互作用与使用注意表

合用药物	相互作用	合用注意
全麻药、中枢性抑制剂、单胺氧化酶抑制剂等	合用可相互增效	合用时需调整二者剂量
对乙酰氨基酚	合用可引起肝脏毒性	慎重合用，监测肝功能
丙戊酸钠	合用可使苯巴比妥血药浓度升高，丙戊酸钠半衰期缩短，肝毒性增加	合用时需调整二者剂量，监测肝功能
钙离子拮抗剂	合用可增强降压作用	合用时需调整以上药物剂量
口服避孕药	合用可能使苯巴比妥稳态血药浓度升高	合用时需调整本药剂量

续表

合用药物	相互作用	合用注意
三环类抗抑郁药、皮质激素、洋地黄类（地高辛）、利福喷汀、氟哌啶醇、环孢素、氯霉素、土霉素、多西环素、甲硝唑、米非司酮、口服避孕药、孕激素或雌激素	合用时可使上述药物代谢加快、作用减弱	合用时需调整以上药物剂量
甲酰四氢叶酸	大剂量甲酰四氢叶酸可拮抗本药的抗癫痫作用，增加癫痫发作频率	避免合用
布洛芬	合用可减少或缩短本药半衰期，降低药效	慎重合用
灰黄霉素	巴比妥类可影响灰黄霉素的吸收，降低其药效	合用时需调整灰黄霉素剂量
卡马西平、琥珀酰胺类药	苯巴比妥可使以上药物消除半衰期缩短，血药浓度降低	合用时需调整以上药物剂量
口服抗凝药，如利伐沙班	合用可降低口服抗凝药的效应	定期监测凝血酶原时间，根据结果确定是否调整抗凝药剂量
奎尼丁	合用可增加奎尼丁的代谢而减弱其作用	合用时应调整奎尼丁用量
吩噻嗪类和四环类抗抑郁药	合用可降低抽搐阈值，增加抑郁作用	避免合用

注：服药期间饮酒可增强对中枢神经系统的抑制作用并影响本品的血药浓度，应避免饮酒

异戊巴比妥 [药典（二）；医保（乙）]

【**主要作用**】作用与苯巴比妥相似，但作用快而持续较短，持续时间为 3~6 小时，为中效类催眠药。

【**适应证**】用于镇静、催眠、抗惊厥。

【**用法用量**】①口服。成人常用量：催眠，每次 0.1~0.2g，于睡前顿服，适用于难入睡者；镇静，每次 0.02~0.04g，1 日 2~3 次。极量：1 次 0.2g，1 日 0.6g。老年人或体弱患者，即便是给予常用量也可产生兴奋、精神错乱或抑郁，须减量。小儿常用量：催眠，个体差异大；镇静，每次 2mg/kg（或 60mg/m^2），1 日 3 次。②肌内或缓慢静脉注射。成人常用量：催眠，每次 0.1~0.2g；镇静，每次 0.03~0.05mg，1 日 2~3 次；抗惊厥（癫痫持续状态），缓慢静脉注射 0.3~0.5g。极量：1 次 0.25g，1 日 0.5g。小儿常用量：催眠（或抗惊厥），肌内注射每次 3~5mg/kg（或 125mg/m^2）；镇静，每日 6mg/kg，1 日 2~3 次。

【**相互作用与使用注意**】见药物相互作用与使用注意表。

药物相互作用与使用注意表

合用药物	相互作用	合用注意
全麻药、中枢性抑制剂、单胺氧化酶抑制剂等	合用可相互增效	合用时需调整二者剂量

续表

合用药物	相互作用	合用注意
人类生长激素	合用可使异戊巴比妥消除半衰期延长	合用时需调整异戊巴比妥剂量
口服避孕药	合用可能使异戊巴比妥稳态血药浓度升高	
三环类抗抑郁药、皮质激素、洋地黄类（地高辛）、利福平、利福喷汀、土霉素、口服避孕药、雌激素	合用时可使这些药物代谢加快、作用减弱	合用时需调整这些药物剂量
灰黄霉素	巴比妥类可影响灰黄霉素的吸收，降低其药效	合用时需调整灰黄霉素剂量
卡马西平、琥珀酰胺类药	本药可使这些药物消除半衰期缩短，血药浓度降低	合用时需调整这些药物剂量
口服抗凝药	合用可降低口服抗凝药的效应	定期监测凝血酶原时间，必要时调整抗凝药剂量
奎尼丁	合用可增加奎尼丁的代谢而减弱其作用	合用时应调整奎尼丁用量
苯妥英钠	肝功能不全时巴比妥类药有可能增加或减弱苯妥英钠的效应	合用时定期测定苯妥英钠的血药浓度而调整用量

注：乙醇可增强本品对中枢神经系统的抑制作用，服药期间应避免饮酒

佐匹克隆 [医保（乙）]

【主要作用】为环吡咯酮类的第三代催眠药。为抑制性神经递质 γ - 氨基丁酸（GABA）受体激动剂，其结构与苯二氮䓬类不同，为环吡酮化合物，与苯二氮䓬类结合于相同的受体和部位，但作用于不同区域。本品作用迅速，与苯二氮䓬类相比作用更强。

【适应证】用于各种原因引起的失眠症，尤其适用于不能耐受次晨残余作用的患者。

【用法用量】睡前服 7.5mg。老年人、肝功能不全者，睡前服 3.75mg，必要时可增加至 7.5mg。

【相互作用与使用注意】见药物相互作用与使用注意表。

药物相互作用与使用注意表

合用药物	相互作用	合用注意
神经肌肉阻滞剂（筒箭毒碱及肌松药）、其他中枢抑制剂	合用可使镇静作用增强	慎重合用
苯二氮䓬类抗焦虑药和催眠药	合用可导致戒断综合征风险增加	
红霉素、红霉素 / 磺胺甲噁唑	合用可增加佐匹克隆的血药浓度、曲线下面积及血药峰浓度	合用时需调整佐匹克隆剂量
甲氧氯普胺	静脉给予甲氧氯普胺可升高佐匹克隆血药浓度	
卡马西平	合用可使佐匹克隆血药峰浓度升高，而卡马西平血药峰浓度降低	监测卡马西平血药浓度
阿托品、利福平	这些药物可降低佐匹克隆的血药浓度	合用时需调整佐匹克隆剂量

注：乙醇可增强本品对中枢神经系统的抑制作用，服药期间应避免饮酒

唑吡坦 [医保（乙）]

【主要作用】为咪唑吡啶类催眠药，作用类似苯二氮䓬，但可选择性地与苯二氮䓬 I 型受体 β_2 或 ω_1 受体结合，调节氯离子通道，具有较强的镇静、催眠作用，抗惊厥、抗焦虑和肌肉松弛作用较弱。可缩短入睡时间，减少夜间觉醒次数，延长总睡眠时间，改善睡眠质量，无明显镇静作用和精神运动障碍。

【适应证】用于治疗短暂性、偶发性失眠症或慢性失眠的短期治疗。

【用法用量】常用量为 10mg，睡前服。偶发性失眠，一般用药 2~5 日。长期用药应不超过 4 周。老年人及肝功能不全者剂量减半，必要时可增至 10mg。

【相互作用与使用注意】见药物相互作用与使用注意表。

药物相互作用与使用注意表

合用药物	相互作用	合用注意
中枢抑制药	合用可使镇静作用增强	慎重合用
氯丙嗪	合用可延长氯丙嗪的清除时间	合用时需调整氯丙嗪剂量
丙米嗪	增加嗜睡反应和逆行遗忘的发生，并降低丙米嗪的峰浓度	避免合用
酮康唑	酮康唑（全身）可能会增加唑吡坦的血药浓度	合用时需调整本药剂量
环丙沙星	可能会增加唑吡坦的血药浓度	

注：乙醇可增强本品的中枢抑制作用，服药期间应避免饮酒。

水合氯醛 [药典（二）]

【主要作用】是较安全的催眠、抗惊厥药，不易蓄积中毒。服药 10~20 分钟即可入睡，可持续 6~8 小时，醒后无不适感。

【适应证】用于神经性失眠、伴有显著兴奋的精神病及破伤风痉挛、士的宁中毒等。

【用法用量】口服或灌肠。常用量一次 0.5~1.5g；极量一次 2g，1 日 4g。睡前 1 次。口服 10% 溶液 5~15ml（一般服 10ml），以多量水稀释并添加胶浆剂（掩盖其不良臭味，避免刺激）后服用，或服用其合剂（加有淀粉、糖浆等）以减少刺激性。抗惊厥：多用灌肠法给药，将 10% 溶液 15~20ml 稀释 1~2 倍后 1 次灌入。

【相互作用与使用注意】见药物相互作用与使用注意表。

药物相互作用与使用注意表

合用药物	相互作用	合用注意
双香豆素	合用可使双香豆素的代谢加快，作用降低或时间缩短	慎重合用
中枢性抑制药、中枢抑制性抗高血压药(可乐定)、硫酸镁、单胺氧化酶抑制剂、三环类抗抑郁药	以上药物可增强水合氯醛的中枢抑制作用	
呋塞米	合用呋塞米（静脉滴注）时，可发生出汗、燥热和血压升高	

扎来普隆 ^[医保（乙）]

【主要作用】本品化学结构不同于苯二氮䓬类、巴比妥类及其他已知的催眠药，可能通过作用于 γ – 氨基丁酸 – 苯二氮䓬（GABA–BZ）受体复合物而发挥其药理作用。高脂肪和不易消化的食物可延长扎来普隆的吸收。

【适应证】用于入睡困难的失眠症的短期治疗。

【用法用量】口服，一次 5~10mg，睡前服用或入睡困难时服用。与所有的镇静催眠药一样，当清醒时，服用扎来普隆会导致记忆损伤、幻觉、协调障碍、头晕。体重较轻的患者，推荐剂量为一次 5mg。老年患者、糖尿病患者和轻、中度肝功能不全的患者，推荐剂量为一次 5mg。每晚只服用一次。持续用药时间限制在 7~10 日。如果服药 7~10 日后失眠仍未减轻，医生应对患者失眠的病因重新进行评估。

【相互作用与使用注意】见药物相互作用与使用注意表。

药物相互作用与使用注意表

合用药物	相互作用	合用注意
催眠药、治疗精神性疾病药物、麻醉性镇痛药、抗癫痫药、镇静性抗组胺药	加重后遗作用，导致清晨嗜睡	慎重合用

第 6 节　抗震颤麻痹药

左旋多巴 ^[药典（二）；医保（甲）]

【主要作用】为多巴胺（DA）的前体药物，本身无药理活性，通过血 – 脑屏障进入中枢，经多巴胺脱羧酶作用转化成 DA 而发挥药理作用。

【适应证】①帕金森病（原发性震颤麻痹）：脑炎后或合并有脑动脉硬化以及中枢神经系统的一氧化碳与锰中毒后的症状性帕金森综合征（非药源性震颤麻痹综合征）。②肝性脑病：可使患者清醒，症状改善。③神经痛：早期服用可缓解神经痛。

【用法用量】①治疗震颤麻痹：口服，开始时一日 0.25~0.5g，分 2~3 次服。每服 2~4 日后每日量增加 0.125~0.5g。维持量 1 日 3~6g，分 4~6 次服，连续用药 2~3 周后见效。在剂量递增过程中，如出现恶心等，应停止增量，待症状消失后再增量。②治疗肝性脑病：一日 0.3~0.4g，加入 5% 葡萄糖注射液 500ml 中静脉滴注，待完全清醒后减量至一日 0.2g，继续 1~2 日后停药。或用本品 5g 加入 0.9% 氯化钠注射液 100ml 中鼻饲或灌肠。

【相互作用与使用注意】见药物相互作用与使用注意表。

药物相互作用与使用注意表

合用药物	相互作用	合用注意
外周多巴脱羧酶抑制药：苄丝肼、卡比多巴	合用可减少左旋多巴用量达 75%	调整左旋多巴剂量
甲氧氯普胺	合用可提高左旋多巴生物利用度，增加锥体外系症状的发生率	避免合用
单胺氧化酶 A 抑制药：呋喃唑酮、丙卡巴肼；非选择性单胺氧化酶抑制药：苯乙肼、帕吉林	合用可引起高血压危象	禁止合用，在用左旋多巴前应先停用单胺氧化酶 A 抑制药 2~4 周
甲基多巴	合用可改变左旋多巴的抗帕金森病作用，并产生中枢神经系统的不良反应，并使甲基多巴的抗高血压作用增强	避免合用
肾上腺素受体激动药	合用可增加心律失常的发生率	合用时肾上腺素受体激动药用量应减少
抗抑郁药	合用可增强左旋多巴不良反应	宜在睡觉期间服用抗抑郁药
安非他酮、西沙必利	合用可使发生不良反应的风险增加	合用时需监测不良反应
茚地那韦	合用时可能引起严重的运动障碍	合用时应监测左旋多巴作用，可能需要减少剂量
抗高血压药：胍乙啶	合用可产生累加性致低血压作用	监测临床治疗效果，必要时调整药物剂量
抗酸药、多巴胺受体激动药、金刚烷胺、单胺氧化酶 B 抑制药、儿茶酚氧位甲基转移酶抑制药	以上药物可增强左旋多巴作用，合用有可能产生运动并发症和（或）精神障碍	合用时应适当减少左旋多巴用量
中枢抗胆碱药：苯海索	合用可增强左旋多巴疗效，但也能延迟胃排空，影响本药吸收	监测临床治疗效果，必要时调整本药剂量
螺旋霉素	合用可降低左旋多巴血药浓度，有可能导致其抗帕金森作用失效	监测帕金森症状，如果症状恶化，可考虑调整左旋多巴剂量或避免合用
抗精神病药（吩噻嗪类、丁酰苯类、硫杂蒽类）、利血平、苯妥英钠、罂粟碱	合用可减弱、对抗左旋多巴作用	监测临床治疗效果，必要时调整左旋多巴剂量
异烟肼	合用可减弱左旋多巴疗效，导致疾病症状加重	避免合用
枸橼酸铁铵、铁剂	合用可降低左旋多巴作用	监测帕金森症状，如果症状恶化，可考虑调整左旋多巴剂量或避免合用
维生素 B_6	合用可降低左旋多巴疗效；维生素 B_6 可提高多巴丝肼或左旋多巴 – 卡比多巴的疗效	单独使用左旋多巴时，禁止与维生素 B_6 合用；但使用多巴丝肼或左旋多巴 – 卡比多巴时应合用维生素 B_6

卡比多巴 [药典（二）；医保（乙）]

【主要作用】为外周多巴脱羧酶抑制剂、不易进入中枢，故仅抑制外周的左旋多巴转化为多巴胺，使循环中左旋多巴含量增高 5~10 倍，因而它进入中枢的量也增多。与左旋多巴合用时既可降低左旋多巴的外周性心血管系统不良反应，又可减少左旋多巴的用量。

【适应证】①主要与左旋多巴合用，治疗各种原因引起的帕金森症，可获较好临床治疗效果，但晚期重型患者的疗效较差。②本品与左旋多巴联合应用，治疗单眼弱视疗效好，尤其是对屈光参差性单眼弱视、弱视性质为中心注视的弱视。

【用法用量】首次剂量，卡比多巴10mg，左旋多巴100mg，每日4次；以后每隔3~7日每日增加卡比多巴40mg，左旋多巴400mg，直至每日量卡比多巴达200mg，左旋多巴达2g为限。多采其复方制剂。如患者已先用左旋多巴，须停药8小时以上才能再合用二药。

【相互作用与使用注意】见药物相互作用与使用注意表。

药物相互作用与使用注意表

合用药物	相互作用	合用注意
多巴胺D_2受体抑制药：吩噻嗪、丁酰苯类、利培酮；异烟肼	以上药物可降低卡比多巴疗效	监测临床治疗效果，必要时调整卡比多巴剂量
铁剂	卡比多巴可降低硫酸亚铁或葡萄糖酸亚铁的生物利用度	合用时监测铁离子浓度
抗高血压药	合用可出现症状性直立性低血压	开始使用卡比多巴时，需调整抗高血压药的剂量
三环类抗抑郁药	合用时罕有高血压和运动障碍等的报道	合用时监测血压及运动功能
司来吉兰	合用可能出现严重的直立性低血压	合用时监测血压

苄丝肼 [药典（二）]

【主要作用】为外周多巴脱羧酶抑制剂，作用类似卡比多巴。

【适应证】一般苄丝肼与左旋多巴按1：4配伍应用，用于帕金森病和帕金森综合征，可减少左旋多巴的用量，增强其疗效并减少其外周不良反应。对药物引起的帕金森症无效。

【用法用量】多与左旋多巴合用。开始时一次苄丝肼25mg及左旋多巴100mg，每日2次；然后每隔一周将苄丝肼增加25mg/d及左旋多巴100mg/d，至每日剂量苄丝肼达250mg及左旋多巴达1g为止。分3~4次服用。

【相互作用与使用注意】见药物相互作用与使用注意表。

药物相互作用与使用注意表

合用药物	相互作用	合用注意
单胺氧化酶抑制剂、麻黄碱	影响合用药物的血压反应	合用时监测血压
利血平、α–甲基多巴	拮抗苄丝肼作用	避免合用

多巴丝肼 [药典（二）；医保（乙）]

【主要作用】本品为苄丝肼与左旋多巴的复方制剂，其作用同左旋多巴，但由于苄丝肼为脱羧酶抑制剂，能抑制左旋多巴在脑外脱羧而使脑中的左旋多巴量增加，故可减少左旋多巴的用量，从而减少其引起的不良反应，增强了患者的耐受性。

【适应证】适用于原发性震颤麻痹（帕金森病）、脑炎后或合并有脑动脉硬化的症状性帕金森综合征。

【**用法用量**】口服，成人，第 1 周 1 次 125mg，2 次 / 日。以后每隔 1 周每日增加 125mg。一般日剂量不得超过 1g，分 3~4 次服用。

【**相互作用与使用注意**】见药物相互作用与使用注意表。

药物相互作用与使用注意表

合用药物	相互作用	合用注意
甲基多巴	合用可改变左旋多巴的抗帕金森作用，并产生中枢神经系统的毒性作用，促使精神病等发作。同时甲基多巴的抗高血压作用增强	监测临床治疗效果，慎重合用
利舍平	利舍平可抑制多巴丝肼作用	避免合用

注：其余参见"左旋多巴"的"相互作用与使用注意"

溴隐亭 [医保（乙）]

【**主要作用**】多肽类麦角生物碱，选择性地激动多巴胺(DA)受体。一般剂量时激动 D_2 受体，发挥抗震颤麻痹作用；小剂量时激动突触前膜 D_3 受体，使多巴胺释放减少。它可激动垂体细胞的多巴胺受体，使垂体催乳激素及生长激素释放减少。

【**适应证**】①抗震颤麻痹，疗效优于金刚烷胺及苯海索，对僵直、少动亦效果好，对重症患者亦效果好，常用于左旋多巴疗效不好或不能耐受患者，症状波动者，对左旋多巴复方制剂无效者。②治疗慢性精神分裂症和躁狂症，尤其是以阴性症状为主的精神病理基础，是多巴胺功能降低所致。治疗抑郁症，通过增强多巴胺能神经元的活性而对抑郁症有效。治疗抗精神病药恶性综合征。③用于闭经或溢乳、不育症、肢端肥大症等。

【**用法用量**】抗震颤麻痹：开始每次 1.25mg，一日 2 次，2 周内逐渐增加剂量，必要时每 2~4 周每日增加 2.5mg，以找到最佳疗效的最小剂量，每日剂量 20mg 为宜。

【**相互作用与使用注意**】见药物相互作用与使用注意表。

药物相互作用与使用注意表

合用药物	相互作用	合用注意
左旋多巴	与左旋多巴合用可提高疗效	减少左旋多巴剂量
麦角生物碱	可使溴隐亭引起的高血压加重，但较为罕见	避免合用
降压药、吩噻嗪类、H_2 受体拮抗剂	增强合用药的心血管效应	监测临床治疗效果，必要时调整以上药物剂量
激素类避孕药	合用可使闭经或溢乳，干扰本品的作用	避免合用

注：乙醇会加重本品的毒性作用，服药期间应避免饮酒

普拉克索 [医保（乙）]

【**主要作用**】本品为合成的非麦角类药物。为一种选择性作用于多巴胺 D_3 受体的多巴胺激动剂。对神经元有抗氧化保护作用。

【**适应证**】单独或与左旋多巴合用于治疗帕金森病，可明显减少静息时的震颤。晚期帕金森病用该药与左旋多巴共同治疗时，可使患者对左旋多巴的需要量减少 27%~30%，并可延长症状最佳控制时间平均每天 2 小时。

【**用法用量**】按病情程度每次 1.5~4.5mg，一日 3 次。

【**相互作用与使用注意**】见药物相互作用与使用注意表。

药物相互作用与使用注意表

合用药物	相互作用	合用注意
西咪替丁、金刚烷胺	合用可抑制本品经肾小管分泌，发生不良反应的危险性增加	合用应减少本品剂量
左旋多巴、卡比多巴	本品可使左旋多巴、卡比多巴血药峰浓度升高，达峰时间明显缩短	增加本品剂量时应降低左旋多巴剂量
镇静剂	叠加作用	监测临床治疗效果，必要时调整二者剂量

注：乙醇可加重本品的镇静作用，服药期间应避免饮酒

司来吉兰 [医保（乙）]

【**主要作用**】本品为一种选择性 B 型单胺氧化酶（MAO–B）不可逆性抑制剂，可阻断多巴胺的代谢，抑制多巴胺的降解，也可抑制突触处多巴胺的再摄取而延长多巴胺作用时间。与左旋多巴合用，可增强左旋多巴的作用，并可减轻左旋多巴引起的运动障碍（"开关"效应）。

【**适应证**】适用于帕金森病，常作为左旋多巴、美多巴或信尼麦的辅助用药。

【**用法用量**】口服，每日 10mg，早晨 1 次顿服；或每次 5mg，早、晚 2 次服用。

【**相互作用与使用注意**】见药物相互作用与使用注意表。

药物相互作用与使用注意表

合用药物	相互作用	合用注意
炔雌醇	合用可使本药发生不良反应的风险增加	慎重合用
间接拟交感神经药物：间羟胺、麻黄碱	合用可能引起严重高血压	避免合用
非选择性单胺氧化酶（MAO）抑制剂	合用可能引起严重低血压	
胰岛素、口服降糖药	合用可刺激胰岛素分泌，引起过度低血糖、抑郁和癫痫发作	
安非拉酮	合用可引起安非拉酮中毒，表现为惊厥、烦躁不安及精神症状	
有中枢抑制作用的药物：镇静催眠药、麻醉药	合用可出现低血压，增强中枢抑制或呼吸抑制作用	监测临床治疗效果，必要时调整以上药物剂量
哌替啶、曲马多、美沙酮、右丙氧芬	合用可引起兴奋、出汗过多、肌强直及严重高血压，个别患者可发生呼吸抑制、昏迷、惊厥、高热、血管性虚脱甚至死亡	应用本药后 2 周内应避免使用以上药物
三环类抗抑郁药	合用曾有引起出汗增加、高血压、低血压、眩晕、激越、行为及精神状态改变、高热、抽搐及震颤的报道	合用时应谨慎。应在停用本药至少 14 日后方可开始应用三环类抗抑郁药

续表

合用药物	相互作用	合用注意
选择性 5- 羟色胺再摄取抑制药（SSRIs）：氟西汀、舍曲林、帕罗西汀	合用曾有引起类似 5- 羟色胺综合征的报道，表现为脸红、流汗、眩晕、心悸、高热、惊厥、高血压或低血压、震颤、共济失调及精神变化（激越、错乱及幻觉）甚至谵妄及昏迷	避免合用，应在停用本药至少 14 日后才可开始应用 SSRIs，而氟西汀停药至少 5 周后才可开始服用本药
左旋多巴	合用可使心血管过度兴奋，导致高血压或增加死亡率	合用时左旋多巴宜减量
β- 肾上腺素受体激动药	合用可出现兴奋、心动过速、轻度躁狂的风险增加	慎重合用
酪氨酸、甲基多巴、哌甲酯	合用可出现高血压危象（头痛、心悸、颈强直）	避免合用
马普替林	合用可出现神经毒性或癫痫发作	
右美沙芬	合用可导致精神病或行为异常	
米氮平、卡马西平、奥卡西平、安非他酮	合用可增加严重不良反应的风险	
胍乙啶	合用可拮抗胍乙啶的抗高血压作用，引起中度或重度高血压危象	慎重合用
利奈唑胺	单胺氧化酶抑制剂可以增强利奈唑胺的不良 / 毒性作用	避免合用

注：乙醇会加重本品的毒性作用，服药期间应避免饮酒

恩他卡朋 [医保（乙）]

【**主要作用**】本品是儿茶酚氧位甲基转移酶（COMT）抑制剂，能减少外周左旋多巴的降解，延长和增加左旋多巴的生物利用度，延长血浆中的半衰期，提供更多的持续的左旋多巴进入脑内，增强左旋多巴的疗效。

【**适应证**】可作为左旋多巴 / 苄丝肼或左旋多巴 / 卡比多巴的辅助用药，治疗以上药物不能控制的帕金森病剂末现象。

【**用法用量**】最佳有效量为每次 200mg，每日 3 次或 4 次。

【**相互作用与使用注意**】见药物相互作用与使用注意表。

药物相互作用与使用注意表

合用药物	相互作用	合用注意
氨苄西林、氨苄西林 / 舒巴坦、氯霉素、考来烯胺、丙磺舒、利福平、红霉素、红霉素 / 磺胺异噁唑	合用可使本药不良反应（腹泻、运动障碍）发生的风险增加	本药合用其他可干扰胆汁排泄、葡萄糖醛酸化或肠 β- 葡萄糖醛酸酶的药物应谨慎
阿扑吗啡、比托特罗、多巴酚丁胺、多巴胺、甲基多巴、去甲肾上腺素、肾上腺素、异丙肾上腺素、异他林	合用可使出现心动过速、血压升高和心律失常的危险增加	对合用以上药物的患者进行密切监测
非选择性单胺氧化酶（MAO）抑制剂	合用可抑制 COMT 和 MAO，减少儿茶酚胺的代谢	避免合用

续表

合用药物	相互作用	合用注意
左旋多巴 / 卡比多巴、左旋多巴 / 苄丝肼	合用可使左旋多巴曲线下面积增加约 35%，消除半衰期延长，作用增强；本药可增加左旋多巴 / 苄丝肼的生物利用度	使用本药的最初数日至数周调整左旋多巴的剂量
多巴胺受体激动药：溴隐亭，司来吉兰，金刚烷胺	合用可使多巴胺的不良反应增加	开始使用本药时需调整以上药物的剂量
铁剂	本药在胃肠道能与铁形成螯合物	本药与铁剂的服药间隔至少应为 2~3 小时

苯海索 [药典（二）；基（基）；医保（甲）]

【主要作用】对中枢纹状体 M 胆碱受体有拮抗作用，外周抗胆碱作用较弱，约为阿托品的 1/10~1/3，因此不良反应轻。对平滑肌有直接抗痉挛作用，小量时可有抑制中枢神经系统作用，大量时则引起脑兴奋。抑制突触间隙中多巴胺的再摄取。

【适应证】①临床用于震颤麻痹，脑炎后或动脉硬化引起的震颤麻痹，对改善流涎有效，对缓解僵直、运动迟缓疗效较差，改善震颤明显，但总的疗效不及左旋多巴、金刚烷胺。主要用于轻症及不能耐受左旋多巴的患者。常与左旋多巴合用。②药物利血平和吩噻嗪类引起的椎体外系反应（迟发运动失调除外）。③肝豆状核变性。④畸形性肌张力障碍、癫痫、慢性精神分裂症、抗精神病药物导致的静坐不能。

【用法用量】常用量：口服，开始时一日 1~2mg，逐日递增至一日 5~10mg，分次服用。对药物引起的椎体外系反应：口服开始第 1 日 1mg，逐渐增加剂量直至每日 5~10mg，一日 2 次。口服，一日最多不超过 10mg。

【相互作用与使用注意】见药物相互作用与使用注意表。

药物相互作用与使用注意表

合用药物	相互作用	合用注意
其他中枢神经系统抑制药	中枢抑制作用加强	监测临床治疗效果，必要时调整乙醇或其他中枢神经系统抑制药的剂量
金刚烷胺、抗胆碱药、单胺氧化酶抑制剂	加强抗胆碱作用，并可发生麻痹性肠梗阻；与单胺氧化酶抑制药合用可导致高血压	慎重合用
抗酸药、吸附性止泻剂	减弱本品效应	避免同时服用，间隔一定时间
氯丙嗪	氯丙嗪代谢加快，血药浓度降低	监测临床治疗效果，必要时调整氯丙嗪剂量
强心苷	使强心苷在胃肠道停留时间延长，吸收增加，易中毒	避免合用

注：乙醇会使中枢抑制作用加强，服药期间应避免饮酒

金刚烷胺 [药典（二）；基（基）；医保（甲）]

【主要作用】本品进入脑组织后可促进释放多巴胺，或延缓多巴胺的代谢而发挥抗震颤麻痹作用。对震颤麻痹有明显疗效，缓解震颤、僵直效果好。

【**适应证**】①用于不能耐受左旋多巴治疗的震颤麻痹患者；②亚洲 A–Ⅱ型流感、病毒性感染发热患者；③脑梗死所致的自发性意识低下。

【**用法用量**】口服成人每次 100mg，早晚各 1 次，最大剂量每日 400mg。小儿用量酌减，可连用 3~5 日，最多 10 日。1~9 岁小儿每日 3mg/kg，最大用量不超过 150mg/d。

【**相互作用与使用注意**】见药物相互作用与使用注意表。

药物相互作用与使用注意表

合用药物	相互作用	合用注意
其他抗帕金森病药、抗组胺药、吩噻嗪类药、三环类抗抑郁药	合用可增强抗胆碱作用，特别是有精神紊乱、幻觉及噩梦的患者更明显	合用时需调整这些药物剂量
氨苯蝶啶	合用金刚烷胺肾脏清除率降低，不良反应（共济失调、烦躁）发生率增加	如两药必须合用，应监测金刚烷胺的毒性反应
中枢神经系统兴奋药	合用可增强此类药物中枢神经系统兴奋作用，严重者可引起惊厥或心律失常	慎重合用
颠茄	合用可产生过度的抗胆碱作用	合用时需调整颠茄剂量
复方磺胺甲噁唑	合用可增加中枢神经系统毒性，出现失眠、精神紊乱等	避免合用

注：乙醇可加重本品的中枢神经系统不良反应，服药期间应避免饮酒

第 7 节 抗精神病药

氯丙嗪（80）　　　　　　硫必利（84）　　　　　　喹硫平（86）
奋乃静（82）　　　　　　氨磺必利（84）　　　　　利培酮（87）
氟哌啶醇（82）　　　　　氯氮平（85）　　　　　　齐拉西酮（88）
氟哌噻吨美利曲辛片（83）　奥氮平（86）

氯丙嗪 [药典（二）；基（基）；医保（甲）]

【**主要作用**】本品系吩噻嗪类代表药物，为中枢多巴胺受体的拮抗药，具有多种药理活性。①抗精神病作用：拮抗情绪思维有关的边缘系统的多巴胺受体。②镇吐作用：小剂量可抑制延脑催吐化学敏感区的多巴胺受体，大剂量时可直接抑制呕吐中枢，产生强大的镇吐作用。但对刺激前庭所致的呕吐无效。③降温作用：抑制体温调节中枢，使体温降低，体温可随外环境变化而变化。用较大剂量时，置患者于冷环境中（如冰袋或用冰水浴），可出现"人工冬眠"状态。④增强催眠、麻醉、镇静药的作用。

【**适应证**】①治疗精神病：用于控制精神分裂症或其他精神病的兴奋躁动、紧张不安、幻觉、妄想等症状，对忧郁症状或木僵症状的疗效较差。对Ⅱ型精神分裂症患者无效，甚至可加重病情。②镇吐：几乎对各种原因引起的呕吐，如尿毒症、胃肠炎、癌症、妊娠及药物引起的呕吐均有效。也可治疗顽固性呃逆。但对晕动病呕吐无效。③低温麻醉及人工冬眠：用于低温麻醉时可防止休克发生。人工冬眠时，与哌替啶、异丙嗪配成冬眠合剂用于创伤性休克、中毒性休克、烧伤、高烧及甲状腺危象的辅助治疗。④与镇痛药合用，治疗癌症晚期患者的剧痛。

【**用法用量**】①口服：用于呕吐，1 次 12.5~25mg，一日 2~3 次。用于精神病，一日

50~600mg。开始每日 25~50mg，分 2~3 次服，逐渐增至每日 300~450mg，症状减轻后再减至一日 100~150mg。极量每次 150mg，每日 600mg。②肌内或静脉注射：用于呕吐，1 次 25~50mg。用于精神病，1 次 25~100mg。目前多数采用静脉滴注。极量每次 100mg，每日 400mg。

【相互作用与使用注意】见药物相互作用与使用注意表。

药物相互作用与使用注意表

合用药物	相互作用	合用注意
三环类抗抑郁药	合用可使血药浓度升高，毒性增强，抗胆碱作用增强	慎重合用
普萘洛尔	合用可使氯丙嗪毒性增强	
颠茄	合用可加重躁狂，尤其是颠茄过量时，可使抗胆碱作用增强而致心肺功能衰竭	
卡托普利、曲唑酮	合用可能导致低血压	
阿替洛尔、美托洛尔	合用可导致低血压，使氯丙嗪毒性增加	
西沙必利、舒托必利、左氧氟沙星等	合用对心脏的毒性增加	避免合用
匹莫齐特、索他洛尔、加替沙星、莫西沙星	合用可增加心脏毒性的危险，如 Q-T 间期延长、尖端扭转型室性心动过速、心脏停搏	
阿托品类药	合用可使中枢抑制不良反应增强	慎重合用
碳酸锂	合用可引起血锂浓度升高	监测血锂浓度
哌替啶	合用对中枢神经系统和呼吸的抑制作用加强	避免合用
氨甲环酸	合用于治疗蛛网膜下腔出血时，有导致脑血管痉挛及脑缺血的报道	慎重合用
单胺氧化酶抑制剂	合用可致两者的抗胆碱作用加强，不良反应加重	
曲马多	合用可致发生惊厥的危险性增加	
唑吡坦	合用可增加中枢神经的抑制作用	
苯妥英钠	合用时苯妥英钠的血药浓度可能会升高或降低，而本药的血药浓度则降低	监测苯妥英钠血药浓度，必要时调整药物剂量
抗酸药	抗酸药可降低本药的吸收	避免同时服用，间隔一定时间
盐酸苯海索	合用可致本药血药浓度降低，药效减弱而胆碱作用加强	慎重合用
西咪替丁	合用减弱本药胃肠道吸收和肝脏代谢	合用时需调整本药剂量
苯巴比妥	合用可减弱本药的抗精神病作用	
肾上腺素	合用可降低或逆转肾上腺素的升压作用	如合用应对患者密切监测
胍乙啶、去甲肾上腺素、左旋多巴	本药可降低这些药物的药效，还可使左旋多巴失效	避免合用
苯丙香豆素、华法林	本药可降低这些药物的药效	合用时需调整以上药物剂量

注：乙醇与本品合用可使对中枢抑制作用增强，服药期间应避免饮酒

奋乃静 [药典（二）；基（基）；医保（甲）]

【主要作用】本品为吩噻嗪类的哌嗪衍生物。药理作用与氯丙嗪相似，但其抗精神病作用、镇吐作用较强，而镇静作用较弱。毒性较低。对幻觉、妄想、焦虑、紧张、激动等症状有效。对多巴胺受体的作用与氯丙嗪相同，其锥体外系不良反应较明显；对去甲肾上腺素受体影响较小，故对血压影响不大。

【适应证】①用于治疗偏执性精神病、反应性精神病、症状性精神疾病，单纯型及慢性精神分裂症。②用于治疗恶心、呕吐、呃逆等症，神经症具有焦虑紧张症状者，亦可用小剂量配合其他药物治疗。

【用法用量】口服：用于呕吐和焦虑，1 次 2~4mg，一日 2~3 次；用于精神病，开始一日 6~12mg，逐渐增量至一日 30~60mg，分 3 次服。肌内注射：用于精神病，1 次 5~10mg，隔 6 小时一次或酌情调整；用于呕吐，1 次 5mg。

【相互作用与使用注意】见药物相互作用与使用注意表。

药物相互作用与使用注意表

合用药物	相互作用	合用注意
哌替啶	合用可增强奋乃静的镇静或镇痛作用	
单胺氧化酶抑制剂、三环类抗抑郁药、普萘洛尔、苯妥英钠	合用可致两者的抗胆碱作用加强，不良反应加重	慎重合用
中枢神经抑制药、抗胆碱药	合用可增强彼此药效	
锂剂	合用可引起血锂浓度升高	监测血锂浓度
曲马多	合用可致发生惊厥的危险性增加	慎重合用
西沙必利、舒托必利、左氧氟沙星等	合用对心脏的毒性增加	避免合用
氟西汀、帕罗西汀、舍曲林	合用可出现严重的急性帕金森综合征	
抗酸药、止泻药	可降低奋乃静的吸收	避免同时服用，间隔 1 小时
双硫仑	合用可致奋乃静血药浓度降低至治疗浓度以下	合用时需调整奋乃静剂量
肾上腺素	合用可降低或逆转肾上腺素的升压作用	如合用应对患者密切监测
胍乙啶、左旋多巴	本药可降低这些药物的药效，还可使左旋多巴失效	避免合用

注：本品与乙醇合用会增强彼此效果，服药期间应避免饮酒

氟哌啶醇 [基（基）；医保（甲）]

【主要作用】本品为丁酰苯类抗精神病药的主要代表，作用与氯丙嗪相似，有较强的多巴胺受体拮抗作用。在等同剂量时，其拮抗多巴胺受体的作用为氯丙嗪的 20~40 倍，因此属于强效低剂量的抗精神病药。

【适应证】①各种急、慢性精神分裂症。特别适合于急性青春型和伴有敌对情绪及攻击行动的偏执型精神分裂症，亦可用于对吩噻嗪类治疗无效的其他类型或慢性精神分裂症。②

焦虑性神经症。③儿童抽动 - 秽语综合征，又称 Tourette 综合征（TS），小剂量本品治疗有效，能消除不自主的运动，又能减轻和消除伴存的精神症状。④呕吐及顽固性呃逆。

【用法用量】①口服：用于精神病，成人开始剂量每次 2~4mg，每日 2~3 次；逐渐增至 8~12mg，每日 2~3 次。一般剂量每日 20~30mg。维持治疗每次 2~4mg，每日 2~3 次。儿童及老年人，剂量减半。用于呕吐和焦虑，每日 0.5~1.5mg。用于抽动 - 秽语综合征，一般剂量每次 1~2mg，每日 3 次。②肌内注射：每次 5~10mg，每日 2~3 次。③静脉注射：10~30mg 加入 25% 葡萄糖注射液在 1~2 分钟内缓慢注入，每 8 小时 1 次。好转后可改口服。

【相互作用与使用注意】见药物相互作用与使用注意表。

药物相互作用与使用注意表

合用药物	相互作用	合用注意
异烟肼、奎尼丁	合用可使氟哌啶醇血药浓度升高	合用时需调整氟哌啶醇剂量
麻醉药、镇痛药、催眠药	合用可相互增效	合用时需调整二者剂量
抗高血压药	合用可使血压过度降低	慎重合用
其他中枢神经抑制药	氟哌啶醇可增强其他中枢神经抑制药的药效	
巴比妥类、抗惊厥药	可改变或提高癫痫发作阈值，改变癫痫发作形式；不能使抗惊厥药增效	合用时需调整巴比妥类的剂量；不应减少抗惊厥药用量
卡马西平	合用可使氟哌啶醇血药浓度降低	合用时需调整氟哌啶醇剂量
利福平	利福平可使氟哌啶醇半衰期缩短	
具有抗胆碱活性的药物	合用可减少锥体外系反应，但有可能使眼压升高，或降低在精神分裂症患者中的血药浓度	慎重合用
甲基多巴	合用可发生意识障碍、思维迟缓与定向力障碍	
普萘洛尔	合用可使氟哌啶醇毒性增强	
肾上腺素	合用可降低或逆转肾上腺素的升压作用	如合用应对患者密切监测
锂剂	合用可引起血锂浓度升高	监测血锂浓度
氟西汀	合用可加重锥体外系反应	慎重合用

注：①服药期间饮酒可促使酒精中毒，应避免饮酒；
　　②尼古丁可降低本品的稳态血药浓度，应避免吸烟

氟哌噻吨美利曲辛片 [医保（乙）]

【主要作用】本品含氟哌噻吨和美利曲辛两种成分。氟哌噻吨通过拮抗脑内多巴胺 D_2 受体而起到抗精神病作用。美利曲辛是一种三环类抗抑郁药，包括对利血平的拮抗作用、抗强直性木僵、增强肾上腺素及去甲肾上腺素（NA）的作用，还有微弱的镇静作用。由于美利曲辛具有抑制神经递质再吸收的作用，故可使突触间隙的 5-HT 和 NA 浓度增加。氟哌噻吨和美利曲辛合用可提高脑内突触间隙 DA、NA 及 5-HT 等多种神经递质的含量，从而调节中枢神经系统的功能。另一方面，美利曲辛可以对抗大剂量用氟哌噻吨时可能产生的锥体外系反应。

【适应证】①用于治疗神经症。治疗多种焦虑抑郁状态。②用于治疗神经性头痛、偏头痛、紧张性头痛，某些顽固性疼痛及慢性疼痛等。

【用法用量】口服：一日 2 片，早晨单次顿服，或早晨、中午各服 1 片。严重者一日 3 片，早晨 2 片，中午 1 片。维持剂量为一日 1 片，早晨服。

【相互作用与使用注意】见药物相互作用与使用注意表。

药物相互作用与使用注意表

合用药物	相互作用	合用注意
单胺氧化酶抑制剂	合用可致两者的抗胆碱作用加强，不良反应加重	慎重合用
巴比妥类、中枢神经抑制药、抗胆碱药	合用可增强彼此药效，毒性增强	避免合用
锂剂	合用可引起血锂浓度升高	监测血锂浓度
曲马多	合用可致发生惊厥的危险性增加	慎重合用
肾上腺素	合用可降低或逆转肾上腺素的升压作用	如合用应对患者密切监测
胍乙啶、左旋多巴	本药可降低这些药物的药效，还可使左旋多巴失效	避免合用

注：本品可增强乙醇对中枢神经系统的抑制作用，服药期间应避免饮酒

硫必利^[医保（乙）]

【主要作用】本品属于苯甲酰胺类化合物，为非典型抗精神病药。在下丘脑、脑桥和延髓，能拮抗 D_1、D_2 受体，对 D_3、D_4 受体也有一定拮抗作用。具有激活情感作用。其抗木僵、退缩、幻觉、妄想及精神错乱的作用较强，并有一定的抗抑郁作用。有很强的中枢性止吐作用。抗胆碱作用较弱，无镇静催眠作用和抗兴奋躁动作用。

【适应证】①对淡漠、退缩、木僵、抑郁、幻觉和妄想症状的效果较好，适用于精神分裂症单纯型、偏执型、紧张型及慢性精神分裂症的孤僻、退缩、淡漠症状；对抑郁症状有一定疗效。②用于治疗呕吐、酒精中毒性精神病、智力发育不全伴有人格障碍、胃及十二指肠溃疡等。

【用法用量】①治疗精神病：口服，开始每日 300~600mg，可缓慢增至一日 600~1200mg；肌内注射，每日 200~600mg，分 2 次注射；静脉滴注，每日 300~600mg，稀释后缓慢滴注，滴注时间不少于 4 小时。一般以口服为主，对拒药者或治疗开始 1~2 周内可用注射给药，以后改为口服。②治疗呕吐：口服，每次 100~200mg，每日 2~3 次。

【相互作用与使用注意】见药物相互作用与使用注意表。

药物相互作用与使用注意表

合用药物	相互作用	合用注意
中枢神经系统抑制药、三环类抗抑郁药	合用导致过度嗜睡	慎重合用
曲马多、佐替平	增加致癫痫发作的风险	
锂剂	加重本品不良反应，降低药效	监测血锂浓度
硫糖铝	合用本品生物利用度降低 40%	合用时需调整本药剂量
抗酸药、止泻药	降低本品吸收率	两者同时应用间隔至少 1 小时

氨磺必利^[医保（乙）]

【主要作用】为苯甲酰胺的衍生物，多巴胺 D_2 受体拮抗药，可选择性地与边缘系统 D_2、

D_3 受体结合。小剂量有振奋、激活作用，用于精神分裂症阴性症状；大剂量有镇静作用，可治疗急性精神障碍病人。对抑郁症状也有效。

【适应证】①用于治疗精神疾病，尤其是伴有阳性症状和（或）阴性症状的急、慢性精神分裂症。②用于治疗心境恶劣。

【用法用量】①精神分裂症急性期：可先一日 400mg 肌内注射，数日后改为口服；口服给药，通常情况下，若一日剂量不超过 400mg，应顿服；若用量超过 400mg，应分 2 次服用。②精神分裂症阴性症状占优势阶段：推荐剂量每日 50~300mg，一次服完，剂量应根据个人情况进行调整，最佳剂量约为每日 100mg。③精神分裂症阳性及阴性症状混合阶段：治疗初期应主要控制阳性症状，剂量为每日 400~800mg，分 2 次服用；然后根据病人的反应调整剂量至最小有效剂量。

【相互作用与使用注意】见药物相互作用与使用注意表。

药物相互作用与使用注意表

合用药物	相互作用	合用注意
降血钾药物：利尿药、刺激性轻泻药、两性霉素 B、糖皮质激素、引起心动过缓的药物	合用可增加发生室性心律失常的风险，尤其是尖端扭转性室性心动过速，还可延长 Q-T 间期	使用本药前应纠正低血钾
抗高血压药物	合用可增强抗高血压作用，并可增加直立性低血压发生的风险	慎重合用
其他中枢神经系统抑制药	合用可增强中枢神经系统抑制	
多巴胺能激动药：左旋多巴、金刚烷胺、吗啡、溴隐亭、恩他卡朋、普拉克索等	合用可使作用相互拮抗	除用于治疗帕金森病外，本药禁止与左旋巴胺以外的多巴胺能激动药合用
I_a、Ⅲ类抗心律失常药	合用增加发生心脏毒性风险	避免合用

注：本品可增强乙醇对中枢的作用，服药期间应避免饮酒

氯氮平 [药典（二）；医保（甲）]

【主要作用】本品是二苯二氮䓬类广谱抗精神病药，作用于中脑边缘系统的多巴胺受体，抑制多巴胺与 D_1、D_2 受体结合，对黑质纹状体的多巴胺受体影响较少，故有较强的抗精神病作用而锥体外系反应少见，也不引起僵直反应。并具有拮抗 5–HT_2 受体的作用。能直接抑制中脑网状结构上行激活系统，具有强大的镇静催眠作用。此外，尚有抗胆碱作用、去甲肾上腺素能阻断作用、交感神经阻断作用、肌松作用和抗组胺作用。

【适应证】对精神分裂症的阳性或阴性症状有较好的疗效，适用于急性和慢性精神分裂症的各个亚型，对偏执型、青春型效果好。也可以减轻与精神分裂症有关的情感症状（如抑郁、负罪感、焦虑）。本品也用于治疗躁狂症或其他精神病性障碍的兴奋躁动和幻觉、妄想，适用于难治性精神分裂症。因导致粒细胞减少症，一般不宜作为首选药物，而用于患者经历了其他两种抗精神病药充分治疗无效或不能耐受其他药物治疗时。

【用法用量】口服：开始一次 25mg，一日 1~2 次；然后每日增加 25~50mg，如耐受性好，在开始治疗的两周末将一日总量增至 300~450mg，均一日分 1~2 次服用。肌内注射：每次 50~100mg，每日 2 次。

【相互作用与使用注意】见药物相互作用与使用注意表。

药物相互作用与使用注意表

合用药物	相互作用	合用注意
抗抑郁药：氟伏沙明、氟西汀、帕罗西汀、舍曲林	可使本药血药浓度升高，还可引起锥体外系症状	慎重合用
锂剂	加重本品不良反应，降低药效	监测血锂浓度
大环内酯类抗生素	可使本药血药浓度显著升高，并有诱发癫痫发作的报道	慎重合用
抗肿瘤药、抗甲状腺药	合用可加重本品对血细胞的毒性作用	
地高辛、华法林、肝素	合用可加重骨髓抑制	

奥氮平 [医保（乙）]

【主要作用】本品是一种新的非典型神经安定药，能与多巴胺受体、5-HT 受体和胆碱受体结合，并具有拮抗作用。拮抗 D_2 受体与治疗精神分裂症的阳性症状有关，拮抗 5-HT$_{2A}$ 受体与治疗精神分裂症的阴性症状有关。不同于氯氮平，本品不会发生粒性白细胞缺乏症，没有迟发性运动障碍和严重的精神抑制症状产生。

【适应证】用于有严重阳性症状或阴性症状的精神分裂症和其他精神病的急性期及维持期。亦可用于缓解精神分裂症及相关疾病常见的继发性情感症状。

【用法用量】口服，每日 10~15mg。可根据患者情况调整剂量每天 5~20mg。老年人、女性、非吸烟者、有低血压倾向者、严重肾功能损害或中度肝功能损害者，起始剂量为每日 5mg，如需加量，剂量递增为每次 5mg，递增 1 次间隔至少 1 周。

【相互作用与使用注意】见药物相互作用与使用注意表。

药物相互作用与使用注意表

合用药物	相互作用	合用注意
CYP1A2 抑制药：环丙沙星、氟伏沙明、酮康唑等	合用可增强本药毒性	合用时应适当减少本药剂量
CYP1A2 诱导药：卡马西平、利托那韦、普拉睾酮	合用可减弱本药疗效	合用时需增加本药剂量
甲氧氯普胺	合用可增加锥体外系症状和 NMS 的风险	避免合用
活性炭	合用可减弱本药生物利用度	合用时需增加本药剂量
多巴胺受体激动剂	本药能拮抗多巴胺激动药的直接或间接作用	避免合用

注：①乙醇可使本品的镇静作用增强，服药期间应避免饮酒；
　　②尼古丁可增加本药的清除率，服药期间应避免吸烟

喹硫平 [医保（乙）]

【主要作用】本品为一新型抗精神病药物，为脑内多种神经递质受体拮抗药。其抗精神病

作用机制可能主要是拮抗中枢多巴胺 D_1、D_2 受体和 $5-HT_{1A}$、$5-HT_2$ 受体。对组胺 H_1 和肾上腺素 α_1 受体也有拮抗作用，对毒蕈碱和苯二氮䓬类受体无亲和力。

【适应证】①用于各型精神分裂症，不仅对精神分裂症阳性症状有效，对阴性症状也有一定效果。②可以减轻与精神分裂症有关的情感症状如抑郁、焦虑及认知缺陷症状。

【用法用量】口服，成人：起始剂量为一次 25mg，一日 2 次。每隔日增加 25mg，逐渐增至治疗剂量一日 300~600mg，分次服用。老年人：用本品应慎重，推荐起始剂量应为每日 25mg。每日增加剂量幅度为 25~50mg，直至有效剂量，有效剂量可能需较一般成人低。

【相互作用与使用注意】见药物相互作用与使用注意表。

药物相互作用与使用注意表

合用药物	相互作用	合用注意
酮康唑、氟康唑、伊曲康唑、红霉素、氯氮平、氟伏沙明、卡马西平、西咪替丁	合用可使喹硫平血药浓度升高	合用时需调整喹硫平剂量
劳拉西泮	合用可升高劳拉西泮血药浓度	合用时需调整劳拉西泮剂量
华法林	合用可使华法林抗凝作用增强	合用时需调整华法林剂量
抗高血压药	合用有诱发直立性低血压的危险	慎重合用
苯妥英钠、硫利达嗪	合用可使喹硫平血药浓度降低	合用时需调整喹硫平剂量
左旋多巴、多巴胺受体激动药	合用可使这些药物作用减弱	合用时需调整这些药物剂量
普拉睾酮	合用可减弱喹硫平药效	合用时需调整喹硫平剂量
苯丙氨酸	合用可导致迟发性运动障碍的发生率增加	慎重合用
锂剂	加重本品不良反应	监测血锂浓度

注：乙醇使本品中枢神经系统抑制作用增强，服药期间应避免饮酒

利培酮 [医保(乙)]

【主要作用】本品为苯丙异噁唑衍生物，是新一代的抗精神病药。与 $5-HT_2$ 受体和多巴胺 D_2 受体有很高的亲和力。本品也能与 α_1 受体结合，与 H_1 受体和 α_2 受体亲和力较低，不与胆碱能受体结合。本品是强有力的 D_2 受体拮抗药，可以改善精神分裂症的阳性症状；它引起的运动功能抑制，以及强直性昏厥都要比经典的抗精神病药少。对中枢系统的 5-HT 和多巴胺拮抗作用的平衡可以减少发生锥体外系副作用的可能，并将其治疗作用扩展到精神分裂症的阴性症状和情感症状。

【适应证】用于治疗急性和慢性精神分裂症。特别是对阳性及阴性症状及其伴发的情感症状（如焦虑、抑郁等）有较好的疗效，也可减轻与精神分裂症有关的情感症状。对于急性期治疗有效的患者，在维持期治疗中，本品可继续发挥其临床疗效。

【用法用量】口服，宜从小剂量开始。初始剂量每次 1mg，每日 2 次，剂量渐增至第 3 日为 3mg，以后每周调整 1 次剂量，最大疗效剂量为每日 4~6mg。老年患者起始剂量为每次 0.5mg，每日 2 次。

【相互作用与使用注意】见药物相互作用与使用注意表。

药物相互作用与使用注意表

合用药物	相互作用	合用注意
中枢神经系统抑制药、三环类抗抑郁药、β–肾上腺素受体阻断药、单胺氧化酶抑制剂	合用可导致利培酮血药浓度升高，加重三环类抗抑郁药、单胺氧化酶抑制剂不良反应	合用时需调整利培酮剂量
抗高血压药	合用有诱发直立性低血压的危险	慎重合用
左旋多巴、多巴胺受体激动药	合用可使这些药物作用减弱	合用时需调整这些药物剂量
利托那韦	合用可使利培酮血药浓度升高，导致中毒	慎重合用
氟西汀、帕罗西汀	合用可使利培酮血药浓度升高，但对抗精神病活性成分血药浓度影响较小	合用时需调整利培酮剂量
双丙戊酸钠	合用可能引起水肿伴体重增加	慎重合用
锂剂	加重本品不良反应	监测血锂浓度
曲马多、佐替平	合用可能增加癫痫发作的风险	避免合用
呋塞米	老年痴呆患者合用呋塞米可致死亡率增加	
肝酶诱导药	合用可导致利培酮血药浓度降低	合用后停止使用肝酶诱导药，应重新确定利培酮的剂量，必要时可减量
氯氮平、卡马西平	合用可使利培酮血药浓度升高	合用时需调整利培酮剂量
抗帕金森病药	此类药物可对抗利培酮部分不良反应	慎重合用

注：乙醇可使本药中枢神经系统抑制作用增强，服药期间应避免饮酒

齐拉西酮[医保（乙）]

【主要作用】本品是一种非典型抗精神病药。对多巴胺 D_2、$5-HT_{2A}$、$5-HT_{1D}$ 受体具有拮抗作用，对 $5-HT_{1A}$ 受体具有激动作用，并能抑制突触对 5–HT 和 NA 的再摄取。本品的抗精神分裂症作用可能是通过对多巴胺 D_2 和 $5-HT_2$ 受体的拮抗作用来发挥的，对其他相似亲和力受体的拮抗作用可能是导致其他治疗作用和副作用的原因。

【适应证】①主要用于精神分裂症的治疗，也能改善分裂症伴发的抑郁症状。②可用于情感性障碍的躁狂期治疗。

【用法用量】口服：初始治疗一日 2 次，每次 20mg，餐时口服。视病情可逐渐增加到一日 2 次，每次 80mg。调整剂量时间间隔一般应不少于 2 天。维持治疗一日 2 次，每次 20mg。肌内注射：用于精神分裂症患者的急性激越期治疗。每次 10~20mg，最大剂量为每日 40mg。如需长期使用，应改为口服。

【相互作用与使用注意】见药物相互作用与使用注意表。

药物相互作用与使用注意表

合用药物	相互作用	合用注意
CYP3A4 抑制药	合用可升高齐拉西酮血药浓度	合用时需调整齐拉西酮剂量
CYP3A4 诱导药	合用可降低齐拉西酮血药浓度	
抗高血压药	合用有诱发直立性低血压的危险	慎重合用

合用药物	相互作用	合用注意
左旋多巴、多巴胺	合用可使这些药物作用减弱	合用时需调整这些药物剂量
卡马西平	合用可降低齐拉西酮血药浓度	合用时需调整齐拉西酮剂量
Ⅰ、Ⅲ类抗心律失常药、吩噻嗪类抗精神病药、三环类抗抑郁药等	合用增加发生心脏毒性风险	避免合用

第 8 节　抗抑郁、焦虑药

丙米嗪 [药典（二）；医保（甲）]

【主要作用】本品为三环类抗抑郁药（TCA），具有较强抗抑郁作用，但兴奋作用不明显，镇静作用和抗胆碱作用均属中等。因对中枢突触前膜 5-HT 与 NA 再摄取的拮抗作用，增加突触间 NA 和 5-HT 的含量而起到抗抑郁的作用。此外，本品还能够拮抗 M- 胆碱受体，导致阿托品样作用的出现。本品亦可拮抗肾上腺素能 α 受体，与其 M- 受体的拮抗作用一起，对心脏产生直接的抑制作用。

【适应证】①用于各种类型的抑郁症治疗。对内源性抑郁症、反应性抑郁症及更年期抑郁症均有效，但疗效出现慢（多在 1 周后才出现效果）。对精神分裂症伴发的抑郁状态则几乎无效或疗效差。②可用于惊恐发作的治疗。

【用法用量】治疗抑郁症、惊恐发作：口服，成人每次 12.5~25mg，一日 3 次，年老体弱者一次量从 12.5mg 开始，逐渐增加剂量，极量一日 200~300mg。须根据耐受情况而调整用量。

【相互作用与使用注意】见药物相互作用与使用注意表。

药物相互作用与使用注意表

合用药物	相互作用	合用注意
单胺氧化酶抑制剂：吗氯贝胺、司来吉兰	易发生致死性 5- 羟色胺综合征	避免合用
CYP2D6 抑制剂：奎尼丁、西咪替丁、帕罗西汀、舍曲林、氟西汀	增加本品血药浓度，延长清除半衰期	合用时需调整本药剂量
肝药酶诱导剂：巴比妥类、苯妥英钠、卡马西平	使本品血药浓度降低，清除速率加快	
抗胆碱药、抗组胺药	产生阿托品样作用：口干、散瞳、肠蠕动降低等	避免合用

续表

合用药物	相互作用	合用注意
香豆素类药物：华法林	使抗凝药代谢减少，出血风险增加	
奈福泮、曲马多、碘海醇	增加痫性发作发生风险	慎重合用
甲状腺素制剂	相互增强作用，引起心律失常，甚至产生毒性反应	
拟肾上腺素类药物	合用使升压作用增强	合用时需调整拟肾上腺素类药物剂量

<h2 align="center">阿米替林 ^[药典（二）；基（基）；医保（甲）]</h2>

【主要作用】本品为临床常用的三环类抗抑郁药（TCA），其抗抑郁作用与丙米嗪极为相似，与后者相比，本品对 5-HT 再摄取的抑制作用强于对 NA 再摄取的抑制；其镇静作用与抗胆碱作用也较明显。可使抑郁症患者情绪提高，对思考缓慢、行为迟缓及食欲不振等症状能有所改善。本品还可以通过作用于中枢阿片类受体，缓解慢性疼痛。一般用药后 7~10 日可产生明显疗效。

【适应证】①用于治疗各型抑郁症或抑郁状态。对内因性抑郁症和更年期抑郁症疗效较好，对反应性抑郁症及神经官能症的抑郁状态亦有效。对兼有焦虑和抑郁症状的患者，疗效优于丙米嗪。与电休克联合使用于重症抑郁症，可减少电休克次数。②用于缓解慢性疼痛。

【用法用量】治疗抑郁症、慢性疼痛：口服，每次 25mg，每日 2~4 次，以后递增至每日 150~300mg，分次服。维持量每日 50~200mg。老年患者和青少年，每日 50mg，分次或夜间 1 次服。静脉注射或肌内注射，成人每次 20~30mg，一日 3~4 次。

【相互作用与使用注意】见药物相互作用与使用注意表。

<h3 align="center">药物相互作用与使用注意表</h3>

合用药物	相互作用	合用注意
舒托必利	增加室性心律失常的危险，严重可致尖端扭转型心律失常	慎重合用
肾上腺素、去甲肾上腺素	合用可导致高血压及心律失常	
可乐定	使可乐定的抗高血压作用减弱	合用时需调整可乐定剂量
抗惊厥药	合用可降低抗惊厥药的作用	合用时需调整抗惊厥药物剂量
氟西汀、氟伏沙明	增加这些药物的血药浓度，出现惊厥，不良反应增加	合用时需调整这些药物剂量
阿托品	不良反应增加	慎重合用
单胺氧化酶抑制剂：利奈唑胺、司来吉兰、吗氯贝胺	合用可发生中枢神经系统中毒风险（高热、严重惊厥甚至死亡）	禁止合用

　　注：①服药时合用乙醇可使中枢抑制作用增强，服药期间应避免饮酒；
　　　　②尼古丁可使本品血药浓度降低，服药期间避免吸烟

<h2 align="center">多赛平 ^[药典（二）；基（基）；医保（甲、乙）]</h2>

【主要作用】本药为二苯并䓬类化合物，是 TCAs 中镇静功能较强的抗抑郁药之一，作用

机制同阿米替林、丙米嗪。具有抑制 5-HT 再摄取的作用，而抗抑郁作用较丙米嗪为弱，有一定的抗焦虑作用，抗胆碱作用较弱。本品还具有一定的抗组胺 H_1、H_2 受体的作用，可用于治疗过敏性皮肤病。

【适应证】①常用于治疗抑郁症和各种焦虑抑郁为主的神经症，亦可用于更年期精神病，对抑郁和焦虑的躯体性疾病和慢性酒精性精神病也有效，也可用于镇静及催眠。②本品外用膏剂用于治疗慢性单纯性苔藓、湿疹、过敏性皮炎、特应性皮炎等。

【用法用量】①口服，初始剂量每次 25mg，每日 3 次，然后逐渐增至每日 150~300mg。宜在餐后服用，以减少胃部刺激。②严重的焦虑性抑郁症可肌内注射，每次 25~50mg，一日 2 次。③局部外用：于患处涂布一薄层，一日 3 次，每次涂布面积不超过总体表面积的 5%，两次使用应间隔 4 小时。建议短期敷用，不超过 7~8 日。

【相互作用与使用注意】见药物相互作用与使用注意表。

药物相互作用与使用注意表

合用药物	相互作用	合用注意
西咪替丁	西咪替丁可使三环类抗抑郁药的血药浓度显著升高，合用可出现严重的抗胆碱能症状	避免合用
中枢神经系统抑制药	合用可使中枢神经抑制作用增强	合用时需调整这些药物剂量
氟西汀、氟伏沙明	合用可升高氟西汀、氟伏沙明的血药浓度，引起惊厥和其他不良反应增加	慎重合用
舒托必利	增加室性心律失常的危险，严重可致尖端扭转型心律失常	
肾上腺素、去甲肾上腺素	合用可导致高血压及心律失常	
可乐定	使可乐定的抗高血压作用减弱	合用时需调整可乐定药物剂量
抗惊厥药	合用可降低抗惊厥药的作用	合用时需调整抗惊厥药物剂量
阿托品	合用可使不良反应增加	慎重合用
单胺氧化酶抑制剂	合用可发生高血压	

注：服药时合用乙醇可使中枢抑制增强，服药期间应避免饮酒

噻奈普汀 [医保（乙）]

【主要作用】本品是一种新型三环类抗抑郁药。对心境紊乱的作用，介于镇静性和兴奋性抗抑郁药二者之间。对躯体不适症状具有显著作用，特别是对与焦虑和心境紊乱有关的胃肠道不适症状。对酒精依赖患者在戒断过程中出现的性格和行为异常有缓解作用。本品可能从影响神经递质、改善病损的脑组织结构、保护神经元等方面达到治疗抑郁症的目的。

【适应证】可用于治疗轻、中或重度抑郁症，神经源性和反应性抑郁症，躯体特别是胃肠道不适的焦虑抑郁症，酒精依赖患者在戒断过程中出现的焦虑抑郁症。

【用法用量】口服，每次 12.5mg，每日 3 次，在早、中、晚主餐前服用。慢性酒精中毒者，无论是否有肝硬化，均不需调整剂量。年龄超过 70 岁和存在肾功能不全的患者，剂量限至每日 25mg。

【相互作用与使用注意】见药物相互作用与使用注意表。

药物相互作用与使用注意表

合用药物	相互作用	合用注意
水杨酸类	合用可增加噻奈普汀的血药浓度	合用时需调整噻奈普汀剂量
非选择性单胺氧化酶抑制剂（MAOI）	合用可导致 5- 羟色胺综合征，存在发生心血管病发作或阵发性高血压、高热、抽搐、死亡的风险	避免合用；使用 MAOI 的患者必须停药 2 周后方能使用本药；而停用本药 24 小时后即可使用 MAOI

吗氯贝胺 [药典（二）；医保（乙）]

【主要作用】本品属于苯酰胺类衍生物，是一种选择性好、强效的单胺氧化酶抑制剂（MAOI），通过可逆性地抑制 MAO-A，从而提高脑内 NA、DA 和 5-HT 的水平，产生抗抑郁作用。在人体内能提高血浆中催乳素水平，但对交感神经肾上腺功能没有明显影响。与不可逆性 MAOI 比较，具有抑酶作用快，停药后 MAO 活性恢复快的特点。对 REM 睡眠有较不显著的抑制作用，在抗抑郁的同时能改善睡眠质量。对老年人识别能力障碍有疗效。

【适应证】①对双相、单相、激动型、阻滞型及各种亚型抑郁症均有效，对精神运动性阻滞和情绪抑郁症状的改善显著。用于对 TCAs 不适用或已不再有效的病人。②对睡眠障碍也有一定效果。

【用法用量】口服：每日 100~400mg，分次饭后服，可根据病情增减至每日 150~600mg。

【相互作用与使用注意】见药物相互作用与使用注意表。

药物相互作用与使用注意表

合用药物	相互作用	合用注意
增强 5- 色胺活性的药物：SSRIs、TCAs、SNRIs	合用可导致 5- 羟色胺综合征，症状严重常可致死	避免合用
中枢性镇痛药，如吗啡	可以增强吗啡（全身）的不良 / 毒性作用	
细胞色素酶 P450 抑制剂或作用底物	合用可能会增强本品及其他 MAOIs 的血药浓度，或者两种药物之间产生复杂的相互作用	合用时需调整本药剂量
交感活性增强药物：肾上腺素、去甲肾上腺素、沙美特罗等	合用会引起急性高血压、心悸、激动等，甚至引起躁狂发作	避免合用
降糖药	本品会刺激胰岛素分泌，与治疗糖尿病的药物合用，会增加后者的药效，引起低血糖，甚至是低血糖性的痫性发作，意识障碍等	合用时需调整降糖药剂量
卡马西平	可引起急性高血压、高热和痫性发作	避免合用

氟西汀 [医保（乙）]

【主要作用】本品为临床广泛应用的选择性 5-HT 再摄取抑制剂（SSRI），可选择性地抑制 5-HT 转运体，阻断突触前膜对 5-HT 的再摄取，延长和增加 5-HT 的作用，从而产生抗抑郁作用。对肾上腺素能、组胺能、胆碱能受体的亲和力低，作用较弱，因而产生的不良反应少。

【适应证】①用于治疗伴有焦虑的各种抑郁症，尤宜用于老年抑郁症。②用于治疗惊恐状态，对广泛性焦虑障碍也有一定疗效。③可用于治疗强迫障碍，但药物剂量应相应加大。④适用于社交恐惧症、进食障碍。

【用法用量】口服。①治疗抑郁症：最初治疗建议每日 20mg，一般 4 周后才能显效。若未能控制症状，可考虑增加剂量，每日可增加 20mg。最大推荐剂量每日 80mg。维持治疗可以每日使用 20mg。②强迫症：建议初始剂量为每日 20mg，维持治疗可以每日 20~60mg。③暴食症：建议每日 60mg。④惊恐障碍：初始剂量每日 10 mg，一周后可逐渐增加至每日 20mg，如果症状没有有效控制，可适当增加剂量至每日 60mg。

【相互作用与使用注意】见药物相互作用与使用注意表。

药物相互作用与使用注意表

合用药物	相互作用	合用注意
单胺氧化酶抑制剂	合用可能引起 5-HT 综合征	在停用 SSRIs 或 MAOIs 14 天内禁止使用另一种药物
其他 5-HT 活性药物：锂盐、色氨酸、曲马多、曲坦类等	合用可能会增加并导致 5-HT 能神经的活性亢进，而出现 5-HT 综合征	慎重合用
西沙必利，硫利达嗪，匹莫齐特，特非那定	合用会引起心脏毒性，导致 Q-T 间期延长，心脏停搏等	避免合用
CYP2D6 或其他 CYP 同工酶的抑制剂或作用底物：西咪替丁、阿米替林、奋乃静、马普替林、丙咪嗪、利托那韦、丁螺环酮、阿普唑仑等	合用可使氟西汀血药浓度升高	合用时需调整氟西汀剂量
与 CYP 诱导剂：卡马西平、苯巴比妥、苯妥英钠等	合用会降低氟西汀的血药浓度与药效	
降糖药	与降糖药合用可降低血糖，甚至导致低血糖的发生，停用氟西汀时血糖升高	在使用氟西汀和停药后一段时间，应监测血糖水平
阿司匹林、华法林、其他抗凝药	增加出血风险	避免合用
地高辛	合用可能会增加地高辛血药浓度，增加发生洋地黄中毒的风险	

氟伏沙明 [医保（乙）]

【主要作用】本品为 SSRI，可选择性抑制 5-HT 转运体，阻断突触前膜对 5-HT 的再摄取，对 NA 及 DA 影响很弱，为已知选择性最高的 SSRIs 之一。其优点在于既无兴奋、镇静作用，又无抗胆碱、抗组胺作用，亦不影响 MAO 活性，对心血管系统无影响，不引起体位性低血压。高剂量能降低动物的惊厥阈值。

【适应证】①用于治疗各类抑郁症，特别是持久性抑郁症状及自杀风险大的患者。②可治疗强迫症和心身性疾病。

【用法用量】口服。①抗抑郁：初始剂量每日 50~100mg，睡前服。每 4~7 日增加 50mg，剂量可视病情调整，剂量超过每日 150mg 时应分次服用，饭时或饭后服。维持期用药，以一日 50~100mg 为宜。②强迫症：初始剂量每日 50mg，睡前服，连服 3~4 日，再逐渐增加。常规剂量为每日 100~300mg。最大剂量为每日 300mg。

【相互作用与使用注意】见药物相互作用与使用注意表。

药物相互作用与使用注意表

合用药物	相互作用	合用注意
替扎尼定	本品是 CYP1A2 抑制剂，替扎尼定是 CYP1A2 作用底物，二者合用时，本品可能会增加替扎尼定的血药浓度，从而引起血压降低、心率减慢	慎重合用
阿司咪唑、特非那定、西沙比得	当本品血浆浓度较高时，通过抑制 CYP3A4 的活性可以影响这些药物的代谢；阿司咪唑等血药浓度过高可能诱发严重的心律不齐	避免合用

帕罗西汀^[药典（二）；医保（乙）]

【主要作用】本品是一种苯基哌啶衍生物，是 SSRI，可选择性地抑制 5-HT 转运体，阻断突触前膜对 5-HT 的再摄取，延长和增加 5-HT 的作用，从而产生抗抑郁作用。常用剂量时，除微弱地抑制 NA 和 DA 的再摄取外，对其他递质无明显影响。

【适应证】①用于治疗抑郁症。适合治疗伴有焦虑症的抑郁症患者，作用比 TCAs 快，而且远期疗效比丙米嗪好。②可用于惊恐障碍、社交恐惧症及强迫症的治疗。

【用法用量】口服。通常一日剂量范围在 20~50mg 之间，一般从 20mg 开始，每日 1 次，早餐时顿服。连续用药 3 周。以后根据临床反应增减剂量，每次增减 10mg，间隔不得少于 1 周。最大推荐剂量为每日 50mg（治疗强迫症可 60mg）。老年人或肝、肾功能不全者可从每日 10mg 开始，每日最高用量不超过 40mg。对于肌酐清除率＜ 30ml/min 的患者，推荐剂量为每日 20mg。

【相互作用与使用注意】详见氟西汀的药物相互作用与使用注意表。本品不推荐与乙醇合用，服药期间应避免饮酒。

舍曲林^[医保（乙）]

【主要作用】本品为一种 SSRI，可选择性地抑制 5-HT 转运体，阻断突触前膜对 5-HT 的再摄取，延长和增加 5-HT 的作用，从而产生抗抑郁作用。此外，本品还抑制缝际区 5-HT 神经元放电，由此增强了蓝斑区的活动，形成了突触后膜 β 受体与突触前膜 α_2 受体的低敏感化。本品与 M-胆碱受体、5-HT 受体、多巴胺受体、肾上腺素受体、组胺受体、GABA 受体和苯二氮䓬类受体均无亲和作用，不良反应比 TCAs 少，适用于老年患者。

【适应证】用于治疗抑郁症、强迫症、心境恶劣、性欲倒错等。预防抑郁症复发。

【用法用量】口服，开始每日 50mg，每日 1 次，与食物同服，早晚均可。数周后增加 50mg。调整剂量时间间隔不能短于一周。常用剂量为每日 50~100mg，最大剂量为每日 200mg（此量不得连续应用超过 8 周以上）。需长期应用者，需用最低有效量。

【相互作用与使用注意】见药物相互作用与使用注意表。

药物相互作用与使用注意表

合用药物	相互作用	合用注意
安非他酮、西咪替丁、红霉素、红霉素/磺胺异噁唑	合用可升高舍曲林的血药浓度，加重不良反应	合用时需调整舍曲林剂量
甲氧氯普胺	合用可导致锥体外系症状	慎重合用

续表

合用药物	相互作用	合用注意
利托那韦	合用可增加舍曲林的血药浓度和潜在的毒性	合用时需调整舍曲林剂量
华法林	合用可在一定程度上延长凝血酶原时间	合用或停用时应密切监测凝血酶原时间
茶碱	合用可使茶碱的血药浓度升高，出现茶碱毒性的危险增加	监测茶碱血药浓度
氯米帕明、丙米嗪、地昔帕明、多赛平、普罗替林等	合用可中度升高这些药物的血药浓度	合用时需调整这些药物剂量
阿普唑仑、氯氮平、氟卡尼、拉莫三嗪、普罗帕酮、卡马西平等	合用致这些药物出现中毒的危险性增加	避免合用
匹莫齐特	合用可升高匹莫奇特的血药浓度	
苯妥英钠	合用可增加出现苯妥英钠毒性的危险	如需合用，在开始加用舍曲林时，应当监测苯妥英钠的血药浓度，同时适当调整苯妥英钠的剂量
阿司咪唑、特非那定	合用可出现严重的心脏不良反应：Q-T 间期延长、尖端扭转性室性心动过速、心脏停搏	避免合用
单胺氧化酶抑制剂	合用可引起中枢神经系统毒性或 5- 羟色胺综合征	使用单胺氧化酶抑制剂时或停用 2 周内禁用舍曲林
曲马多	合用可引起癫痫发作或 5- 羟色胺综合征	避免合用
利福平	合用可使舍曲林失效	
锂剂	合用时震颤增多	合用时应对患者进行监护

注：治疗期间饮酒有增加精神和运动机能损害的危险，应避免饮酒

西酞普兰[医保（乙）]

【主要作用】本品为一种 SSRI，为外消旋体。可选择性地抑制 5-HT 转运体，阻断突触前膜对 5-HT 的再摄取，延长和增加 5-HT 的作用，从而产生抗抑郁作用。在体内直接发挥上述作用的是西酞普兰左旋对映体。艾司西酞普兰即是西酞普兰单一的左旋对映体，在体内对 5-HT 再摄取的抑制作用是外消旋体的 5~7 倍。上述两种药物均具有高选择性，对 $5-HT_{1A}$、$5-HT_{2A}$ 受体、肾上腺素能受体、DA 受体、组胺受体、GABA 受体、苯二氮䓬类受体及阿片类受体等均无亲和力或仅有弱亲和力。其疗效与传统抗抑郁药类似，但安全性、耐受性好。艾司西酞普兰对 Na^+、K^+、Cl^- 和 Ca^{2+} 等离子通道也无作用。

【适应证】①用于内源性或非内源性抑郁症。②焦虑性神经症、广场恐惧症、强迫症、经前期心境障碍等神经症。③酒精依赖性行为障碍、痴呆的行为问题。④卒中后病理性哭泣。

【用法用量】口服，每日 20~60mg，一日 1 次，晨起或晚间顿服。推荐初始剂量为每日 20mg，再根据患者症状控制情况酌情增减，逐渐达到稳定控制病情的最小有效剂量。剂量调整间隔时间不能少于 1 周，一般为 2~3 周。通常需要经过 2~3 周的治疗方可判定疗效。为防止复发，治疗至少持续 6 个月。肝功能不全者及年龄超过 65 岁的老人，推荐剂量较常规用药剂量减半。

【相互作用与使用注意】 见药物相互作用与使用注意表。

药物相互作用与使用注意表

合用药物	相互作用	合用注意
西咪替丁	合用可中度升高西酞普兰的稳态血药浓度	慎重合用，可能需要调整西酞普兰剂量
单胺氧化酶抑制剂、SSRIs	合用可出现致命的 5- 羟色胺综合征	避免合用，使用时间间隔在 14 日以上；如使用半衰期短的可逆性单胺氧化酶抑制剂（吗氯贝胺，半衰期为 1~2 小时），则可在停药 1 日后使用
丁螺环酮	合用可增加对 5- 羟色胺再摄取的抑制作用，引起 5- 羟色胺综合征	避免合用
拟 5- 羟色胺药物：曲马多、舒马曲坦	合用可使中枢和外周的 5- 羟色胺浓度增加，引起癫痫和 5- 羟色胺综合征	
氟哌利多	合用可增加心脏毒性	
匹莫齐特	合用可增加出现尖端扭转型室性心动过速的风险	
可延长 Q-T 间期的药物（Ⅰₐ、Ⅲ类抗心律失常药）、抗精神病药（酚噻嗪类衍生物、氟哌啶醇）、三环类抗抑郁药、某些抗微生物药（莫西沙星、红霉素、喷他脒）、某些抗组胺药（阿司咪唑、咪唑斯汀）	不能排除合用对 Q-T 间期的影响	慎重合用
锂剂	合用对两者的药动学无影响，但锂剂可增强西酞普兰的血清激活素活性	
CYP 诱导药：利福平	合用可加速西酞普兰的代谢过程，使西酞普兰的疗效降低	合用时需调整西酞普兰剂量

曲唑酮 [医保（乙）]

【主要作用】 本品属四环类非典型抗抑郁药，其抗抑郁作用相似于 TCAs 和 MAOIs，能选择性地拮抗 5-HT 的再摄取，并有微弱的阻止 NA 再摄取的作用，但对 DA、组胺和乙酰胆碱无作用，亦不抑制脑内 MAO 的活性。本品还具有中枢镇静作用和轻微的肌肉松弛作用，但无抗痉挛和中枢兴奋作用，可改善睡眠，显著缩短抑郁症患者入睡潜伏期，延长整体睡眠时间，提高睡眠质量。

【适应证】 ①可用于治疗抑郁症，顽固性抑郁症患者经其他抗抑郁药治疗无效者，用本品往往有效。尤其适用于治疗老年性抑郁症或伴发心脏疾患的患者。②可用于治疗焦虑症。

【用法用量】 口服，应从小剂量开始，逐渐增加剂量。一般成人开始每日 50~100mg，分次服 3~4 天内，每日剂量可增加 50mg，最大剂量门诊患者可达每日 400mg，住院患者可达 600mg。老年人从每次 25mg 开始，每日 2 次，经 3~5 天逐渐增加至每次 50mg，每日 3 次，很少超过每日 200mg。本品一般在连续用药 2 周内起到明显效果。

【相互作用与使用注意】见药物相互作用与使用注意表。

药物相互作用与使用注意表

合用药物	相互作用	合用注意
单胺氧化酶抑制剂、SSRIs	合用可出现致命的 5- 羟色胺综合征	避免合用，使用时间间隔在 14 日以上
卡马西平、苯妥英类药物	抑制这些药物在肝脏的代谢，提高其血药浓度	合用时需调整这些药物剂量
中枢性降压药：可乐定	抑制其降压作用	合用时需监测血压
氯丙嗪、奋乃静	协同降压，引起低血压	合用时需调整二者剂量
氟哌利多	合用可增加氟哌利多的心脏毒性	避免合用

文拉法辛[医保（乙）]

【主要作用】本品为苯乙胺衍生物，是二环类非典型抗抑郁药。本品及其活性代谢物 O- 去甲基文拉法辛（ODV）能有效地拮抗 5-HT 和 NA 的再摄取，对 DA 的再摄取也有一定的作用，具有抗抑郁作用。镇静作用较弱。

【适应证】用于治疗各种类型抑郁症，包括伴有焦虑的抑郁症及广泛性焦虑症。

【用法用量】口服，开始每日 75mg，分 2~3 次服。可与食物同服。需要时一日量可逐渐增至 250mg，重症可至 350mg。轻中度肾功能损伤患者，每天给药总量降低 25%~50%。轻中度肝损伤者，每日总剂量为常规用药剂量的一半或不足一半，需根据病人实际情况个体化用药。

【相互作用与使用注意】见药物相互作用与使用注意表。

药物相互作用与使用注意表

合用药物	相互作用	合用注意
酮康唑	合用可使文拉法辛及其代谢物的血药浓度升高	合用时需调整文拉法辛剂量
三环类抗抑郁药、右美沙芬	合用可使两者的毒性均增加	避免合用
西咪替丁、利托那韦	合用可增加文拉法辛的毒性（恶心、嗜睡、头晕等）	慎重合用
氯氮平	合用可使两者的血药浓度均增加	合用时需调整二者剂量
氟哌啶醇	合用可增加氟哌啶醇的血药浓度	合用时需调整氟哌啶醇剂量
华法林	合用可在一定程度上延长凝血酶原时间	合用或停用时应密切监测凝血酶原时间
苯巴比妥	合用可降低文拉法辛的作用	合用时需调整文拉法辛剂量
唑吡坦	合用可引起幻觉等	慎重合用
单胺氧化酶抑制剂、帕罗西汀	合用可引起中枢神经系统毒性或 5- 羟色胺综合征	使用单胺氧化酶抑制剂时或停用 2 周内禁用文拉法辛

注：乙醇与本品合用可增加对中枢的抑制作用，服药期间应避免饮酒

氯氮䓬^[药典（二）]

【主要作用】本品为最早合成和应用的 BDZ 类药物，其作用和机制与地西泮相似，但作用较弱。它具有抗焦虑镇静、催眠、中枢性肌肉松弛及较弱的抗惊厥作用。本品的中枢镇静作用主要是由于降低大脑情感反应部位（脑边缘系统、丘脑和下丘脑）的兴奋，阻抑这些部位与大脑皮层之间的相互作用。小剂量时有抗焦虑作用，随着剂量增加，可显示镇静、催眠、记忆障碍，很大剂量时也可致昏迷，但很少有呼吸和心血管严重抑制。

【适应证】用于焦虑症、神经症和失眠，控制戒酒后出现的症状，麻醉前给药。因疗效不如地西泮，现已少用。

【用法用量】①口服：抗焦虑，成人每次 10mg，一日 3 次。儿童和老年人每次 5mg，一日 2~4 次；催眠，睡前 1 次服用 10~20mg；缓解肌肉痉挛，每次 10mg，一日 3 次。②肌内注射或静脉注射：抗焦虑，成人开始 1 次 50~100mg，以后改为每次 25~50mg，每日 3~4 次，儿童减半；麻醉前给药，术前 1 小时，肌内注射 50~100mg；酒精戒断症处理，50~100mg起始，必要时每 2~4 小时重复注射。

【相互作用与使用注意】见药物相互作用与使用注意表。

药物相互作用与使用注意表

合用药物	相互作用	合用注意
吩噻嗪类安定剂、单胺氧化酶抑制剂、巴比妥类	使合用药的中枢抑制作用加强	慎重合用
抗高血压药物	降压效果增强或加重已有的低血压	合用时需调整抗高血压药物剂量

注：乙醇与本品合用可加强本品的中枢抑制作用，应慎重合用

地西泮^[药典（二）；基（基）；医保（甲）]

【主要作用】本品为 BDZ 类抗焦虑药，随用药量增大而具有抗焦虑、镇静、催眠、抗惊厥、抗癫痫及中枢性肌肉松弛作用。抗焦虑作用选择性很强，是氯氮䓬的 5 倍，这可能与其选择性地作用于大脑边缘系统，与中枢 BDZ 受体结合而促进 γ- 氨基丁酸（GABA）的释放或促进突触传递功能有关。较大剂量时可诱导入睡，与巴比妥类催眠药比较，它具有治疗指数高、对呼吸影响小、对快波睡眠（REM）几乎无影响、对肝药酶无影响以及大剂量时亦不引起麻醉等特点，是目前临床上最常用的催眠药。

【适应证】①焦虑症及各种功能性神经症。②失眠，尤对焦虑性失眠疗效极佳。③癫痫，可与其他抗癫痫药合用，治疗癫痫大发作或小发作，控制癫痫持续状态时应静脉注射。④各种原因引起的惊厥，如子痫、破伤风、小儿高烧惊厥等。⑤脑血管意外或脊髓损伤性中枢性肌肉强直或腰肌劳损、内镜检查等所致的肌肉痉挛。

【用法用量】①口服。抗焦虑：每次 2.5~10mg，每日 3 次。催眠：每次 5~10mg，睡前服用。麻醉前给药：1 次 10mg。抗惊厥：成人每次 2.5~10mg，每日 2~4 次；6 个月以上儿童，每次 0.1mg/kg，每日 3 次。缓解肌肉痉挛：每次 2.5~5mg，每日 3~4 次。②静脉注射。成人基础麻醉：10~30mg。癫痫持续状态：开始 5~10mg，每 5~10 分钟按需要重复，达 30mg后必要时每 2~4 小时重复治疗。静脉注射要缓慢。

【相互作用与使用注意】见药物相互作用与使用注意表。

药物相互作用与使用注意表

合用药物	相互作用	合用注意
全麻药、镇痛药、单胺氧化酶 A 抑制剂、三环类抗抑郁药、可乐定、筒箭毒碱、三碘季胺酚	合用可相互增强疗效	慎重合用
丙泊酚	丙泊酚可延长本药镇静效应的持续时间	合用时需调整本药剂量
安普那韦、利托那韦	合用可使本药血药浓度升高，有引起过度镇静和呼吸抑制的潜在危险	慎重合用，合用时需调整本药剂量
大环内酯类抗生素	合用可使本药血药浓度升高	合用时需调整本药剂量
西咪替丁、双硫仑、依索美拉唑、奥美拉唑、氟伏沙明	这些药物可使本药的清除率降低，消除半衰期延长	必要时调整本药剂量
普萘洛尔、扑米酮	合用可致癫痫发作的类型和（或）频率改变	慎重合用
伊曲康唑、酮康唑	这些药物可升高本药的血药浓度，并增加本药的不良反应（镇静、疲劳、言语不清、思维迟缓和其他精神运动损害）	合用时需调整本药剂量
口服避孕药、丙戊酸、异烟肼	合用可升高本药的血药浓度	
酮洛芬、苯妥英钠、地高辛	合用可使这些药物的血药浓度升高	合用时需调整这些药物剂量
抗高血压药、利尿药	合用可使血压下降加重	
卡马西平	合用可使卡马西平和（或）本药的血药浓度下降，消除半衰期缩短	合用时需调整二者剂量
雷尼替丁	雷尼替丁可明显降低本药的稳态血药浓度（口服），提高本药的血浆清除率	合用时需调整本药剂量
利福平、利福布汀	合用可使本药的血药浓度降低	
抗酸药	抗酸药可延迟本药的吸收	避免同时服用，间隔一定时间
茶碱	茶碱可逆转本药的镇静作用	避免合用
左旋多巴	本药可减弱左旋多巴的疗效	合用时需调整左旋多巴剂量
芬太尼	合用可引起全身血管阻力降低，并继发全身动脉压显著降低	慎重合用
丁丙诺啡	合用可引起呼吸系统和心血管系统衰竭	避免合用

注：乙醇与本品合用可相互增效，用药期间应避免饮酒

奥沙西泮 [药典（二）；医保（乙）]

【主要作用】本品为地西泮、氯氮䓬的主要活性代谢产物，是中、短效的 BDZ 类药物。其药理作用与地西泮、氯氮䓬相似但较弱，嗜睡、共济失调等不良反应较少。对焦虑、紧张、失眠、头晕以及部分神经症均有效。对控制癫痫大、小发作也有一定作用。

【适应证】用于焦虑障碍，伴有焦虑的失眠，并能缓解急性酒精戒断症状。

【用法用量】口服。焦虑和戒酒症状：每次 15~30mg，一日 3~4 次；老年人应适当减量。失眠：1 次 15mg，睡前服用。

【相互作用与使用注意】见药物相互作用与使用注意表。

药物相互作用与使用注意表

合用药物	相互作用	合用注意
全麻药、镇痛药、单胺氧化酶 A 抑制剂、三环类抗抑郁药、可乐定	合用可相互增效	合用时需调整二者剂量
异烟肼	合用可使奥沙西泮血药浓度升高	合用时需调整奥沙西泮剂量
西咪替丁、普萘洛尔	合用可使奥沙西泮清除减慢、血浆半衰期延长	必要时调整奥沙西泮剂量
抗高血压药、利尿降压药	合用可使降压作用增强	合用时需调整以上药物剂量
地高辛	合用可使地高辛血药浓度升高引起中毒	必需合用时监测地高辛血药浓度
中枢抑制药	合用可增强呼吸抑制作用	慎重合用
钙通道阻滞剂	合用可能使低血压加重	
利福平	合用可降低奥沙西泮血药浓度	合用时需调整奥沙西泮剂量
卡马西平	合用可使卡马西平和奥沙西泮血药浓度均下降，消除半衰期缩短	合用时需调整二者剂量
左旋多巴	本药可降低左旋多巴疗效	合用时需调整左旋多巴剂量
扑米酮	合用可能引起癫痫发作的类型改变	合用时应酌情调整扑米酮的用量

注：乙醇与本品合用可相互增效，用药期间应避免饮酒

硝西泮 [药典（二）；医保（乙）]

【主要作用】本品为中效 BDZ 类药物，作用类似地西泮。具有抗焦虑、催眠及较强的抗惊厥作用。催眠作用类似短效或中效巴比妥类，优点是醒后无明显后遗效应。本品除与 BDZ 受体相关外，还因为可作用于电压门控的钠离子通道，使开放的钠离子通道失活，从而抑制中枢神经系统的持续重复电刺激活动，故抗癫痫作用强。

【适应证】①用于各种失眠的短期治疗，口服后 30 分钟左右起作用，维持睡眠 6 小时。②可用于治疗多种癫痫，尤其对阵挛性发作效果较好。

【用法用量】口服。催眠：成人 5~10mg，儿童 2.5~5mg，睡前一次服用；抗焦虑：每次 5mg，一日 2~3 次；抗癫痫：每次 5~30mg，一日 3 次，可酌情增加。老年、体弱者减半。

【相互作用与使用注意】见药物相互作用与使用注意表。

药物相互作用与使用注意表

合用药物	相互作用	合用注意
全麻药、巴比妥类药、镇痛药、中枢性骨骼肌松弛药、单胺氧化酶抑制剂、三环类抗抑郁药、可乐定、水合氯醛	合用可相互增效	合用时需调整二者剂量
抗真菌药：酮康唑、伊曲康唑	合用可使硝西泮疗效增强，毒性增加	合用时需调整硝西泮剂量
西咪替丁	合用可使硝西泮血药浓度升高	
口服避孕药	合用可能使硝西泮稳态血药浓度升高	
羟丁酸钠	合用时中枢神经系统抑制及呼吸抑制作用增强	慎重合用

续表

合用药物	相互作用	合用注意
抗高血压、利尿降压药	合用可使降压作用增强	合用时需调整这些药物剂量
抗酸药	抗酸药可延迟本药吸收	避免同时服用，间隔一定时间
利福平	合用可降低硝西泮血药浓度	合用时需调整硝西泮剂量
卡马西平	合用可使卡马西平和本药血药浓度均下降，消除半衰期缩短	合用时需调整二者剂量
左旋多巴	本药可降低左旋多巴疗效	合用时需调整左旋多巴剂量
普萘洛尔	合用可使癫痫发作的类型或频率改变	慎重合用

注：乙醇与本品合用可相互增效，用药期间应避免饮酒

氯硝西泮 [药典（二）；医保（乙）]

【主要作用】作用类似地西泮及硝西泮。但抗惊厥作用比前二者强 5 倍，且作用迅速。与其他 BDZ 类药物的中枢抑制作用类似，由于加速神经细胞的氯离子内流，使细胞超极化，使神经细胞兴奋性降低。同时它还对谷氨酸脱羧酶有一定作用，因而具有广谱抗癫痫作用。本品尚具有抗焦虑、催眠及中枢性肌肉松弛作用。

【适应证】①主要用于治疗癫痫和惊厥，对各型癫痫均有效，尤以对小发作和肌阵挛发作疗效最佳。静脉注射治疗癫痫持续状态。②可用于治疗焦虑状态和失眠。③对舞蹈症亦有效。对药物引起的多动症、慢性多发性抽搐、僵人综合征、各类神经痛也有一定疗效。

【用法用量】①口服：成人初始剂量每天 1mg，2~4 周逐渐增加到每天 4~8mg，分 3~4 次服用；儿童，5 岁以下初始剂量每天 0.25mg，5~12 岁每天 0.5mg，分 3~4 次服用，逐渐增加剂量到每天 1~3mg（5 岁以下）和 3~6mg（5~12 岁）。②肌内注射：1 次 1~2mg，1 日 2~4mg。③静脉注射：癫痫持续状态，成人一次 1~4mg；儿童一次 0.01~0.1mg/kg，注射速度要缓慢。或将 4mg 溶于 500ml 0.9% 氯化钠注射液，以能够控制惊厥发作的速度缓慢滴注。

【相互作用与使用注意】见药物相互作用与使用注意表。

药物相互作用与使用注意表

合用药物	相互作用	合用注意
巴比妥类、扑米酮	合用使本品嗜睡增加	慎重合用

注：其余参见"硝西泮"的"相互作用与使用注意"

劳拉西泮 [药典（二）；医保（乙）]

【主要作用】本品为短效 BDZ 类药物，可刺激杏仁核、下丘脑和皮质运动区、引起海马神经元抑制性放电活动，激活 BDZ 受体而加强 GABA 能神经传递。其作用与地西泮相似。具有中枢镇静、抗惊厥和肌肉松弛作用，并有显著的催眠作用，其抗焦虑作用较地西泮强 5 倍。

【适应证】①主要用于严重焦虑症、焦虑状态以及惊恐焦虑的急性期控制，适宜短期使用。可用于伴有精神抑郁的焦虑，但不推荐用于原发性抑郁症的患者。②失眠。③癫痫。④可

用于癌症化疗时止吐（限注射剂），治疗紧张性头痛，麻醉前及内镜检查前的辅助用药。

【用法用量】①焦虑症：口服，每次 1~2mg，一日 2~3 次。②失眠：睡前 1 小时一次服 1~4mg。③麻醉前给药：术前 1~2 小时，口服 4mg 或肌内注射 2~4mg。④癫痫持续状态：肌内或静脉注射，一次 1~4mg。⑤化疗止吐：在化疗前 30 分钟注射 1~2mg，预防呕吐发生。

【相互作用与使用注意】见药物相互作用与使用注意表。

药物相互作用与使用注意表

合用药物	相互作用	合用注意
丙磺舒、丙戊酸	合用可使劳拉西泮消除半衰期延长，血药浓度升高，引起嗜睡	慎重合用
洛沙平、氯氮平	劳拉西泮可增强这些药物的镇静作用，引起流涎和共济失调	
芬太尼衍生物	麻醉前使用劳拉西泮可缩短达到意识丧失的时间	合用时减少芬太尼衍生物剂量
其他中枢抑制药	合用可使中枢抑制药作用增强	避免合用
口服避孕药	合用可使劳拉西泮疗效降低	合用时需调整本药剂量
乙胺嘧啶	合用可能导致肝毒性	避免合用

注：①乙醇可使劳拉西泮片剂耐受性下降，出现潜在的致死性呼吸抑制的风险增加，服药期间应避免饮酒；
②尼古丁可加速本药在肝脏的代谢清除，吸烟者所需剂量更大

艾司唑仑 [药典（二）；基（基）；医保（甲）]

【主要作用】本品为短效 BDZ 类镇静、催眠和抗焦虑药，其镇静催眠作用比硝西泮强 2.4~4 倍。本品作用于 BDZ 受体，加强中枢神经内 GABA 受体作用，影响边缘系统功能而抗焦虑。可明显缩短或取消 NREM 睡眠第四期，阻滞对网状结构的激活，对人有镇静催眠作用。

【适应证】①用于各种类型的失眠。催眠作用强，口服后 20~60 分钟可入睡，维持 5 小时。②用于焦虑、紧张、恐惧及癫痫大、小发作，亦可用于术前镇静。

【用法用量】口服。镇静、抗焦虑：1 次 1~2mg，一日 3 次；催眠：1 次 1~2mg，睡前服；抗癫痫：1 次 2~4mg，一日 3 次；麻醉前给药：1 次 2~4mg，手术前 1 小时服。

【相互作用与使用注意】见药物相互作用与使用注意表。

药物相互作用与使用注意表

合用药物	相互作用	合用注意
利托那韦	合用可使艾司唑仑血药浓度增加，有引起过度镇静与呼吸抑制的潜在危险	避免合用
异烟肼	合用可使艾司唑仑血药浓度升高	合用时需调整艾司唑仑剂量
中枢抑制药	合用可使中枢抑制药作用增强	避免合用
地高辛	合用可升高地高辛血药浓度，引起中毒	

注：其余参见"硝西泮"的"相互作用与使用注意"

阿普唑仑 [药典（二）；医保（甲）]

【主要作用】本品为新的 BDZ 类药物，具有同地西泮相似的药理作用，有抗焦虑、抗抑郁、

镇静、催眠、抗惊厥及肌肉松弛等作用。其抗焦虑作用比地西泮强 10 倍，作用机制可能与脑内 β - 肾上腺素受体有关。

【适应证】①用于治疗焦虑症、抑郁症、失眠。可作为抗惊恐药。②能缓解急性酒精戒断症状。③对药源性顽固性呃逆有较好的治疗作用。

【用法用量】口服。抗焦虑：一次 0.4mg，每日 3 次，以后酌情增减，最大剂量每日 4mg。抗抑郁：一般为一次 0.8mg，一日 3 次，个别患者可增至每日 10mg。镇静、催眠：0.4~0.8mg，睡前顿服。抗惊恐：一次 0.4mg，每日 3 次，必要时可酌增用量。老年人：初始剂量一次 0.2mg，一日 3 次，根据病情和对药物反应情况酌情增加。

【相互作用与使用注意】见药物相互作用与使用注意表。

药物相互作用与使用注意表

合用药物	相互作用	合用注意
中枢神经系统抑制药	中枢抑制作用被增强	避免合用
肝药酶 CYP3A4 抑制剂：氟西汀、丙氧酚、口服避孕药	提高阿普唑仑血药浓度	合用时需调整阿普唑仑剂量
丙米嗪、地昔帕明	可使丙米嗪、地昔帕明血药浓度升高	合用时需调整这些药物剂量
西咪替丁、普萘洛尔	抑制阿普唑仑排泄	慎重合用
地高辛	可增加地高辛血药浓度而致中毒	避免合用
异烟肼	抑制阿普唑仑的消除，导致血药浓度增高	合用时需调整阿普唑仑剂量
利福平	增加阿普唑仑的消除，导致血药浓度降低	合用时需调整阿普唑仑剂量
左旋多巴	合用可降低左旋多巴的疗效	合用时需调整左旋多巴剂量
扑米酮	合用可减慢扑米酮的代谢	合用时需调整扑米酮剂量
抗高血压药、利尿降压药	合用可使降压作用增强	合用时需调整这些药物剂量

注：乙醇使中枢抑制作用增强，服药期间应避免饮酒

丁螺环酮 [医保（乙）]

【主要作用】本品属氮杂螺环癸烷二酮类化合物。具有激动 5-HT$_{1A}$ 受体作用，其抗焦虑作用可能与此有关。由于本品能减少体内 5-HT 受体敏感性而具有抗抑郁作用。对 D$_2$ 受体具有中度亲和力，可能通过 D$_2$ 受体间接影响其他神经递质在中枢神经系统的传递。无镇静、催眠、中枢性肌肉松弛和抗惊厥作用，目前尚未发现其依赖性。

【适应证】临床主要治疗广泛性焦虑，短时间应用效果类似 BDZ 类，而且不会引起镇静、损害精神运动和认知功能。作用出现较慢，2~4 周起效。对惊恐发作无效。

【用法用量】口服，开始剂量为每次 5mg，一日 3 次。以后每 2~3 日增加 5mg。一般有效剂量为每日 20~30mg。如果每日用至 60mg 仍无效时，可能再加量亦无效，不应再用。本品无依赖性，停药时无需小心减量。

【相互作用与使用注意】见药物相互作用与使用注意表。

药物相互作用与使用注意表

合用药物	相互作用	合用注意
其他中枢抑制药	丁螺环酮剂量超过一日 30mg 时，与其他中枢抑制药合用，易产生过度镇静	避免合用
氟伏沙明	合用可升高体内丁螺环酮及活性代谢产物的浓度	合用时需调整丁螺环酮剂量
地尔硫草	合用可增强丁螺环酮的作用	
维拉帕米	合用可增加丁螺环酮的不良反应（维拉帕米可抑制丁螺环酮首过代谢）	慎重合用
红霉素、红霉素 / 磺胺异噁唑、伊曲康唑	合用可升高丁螺环酮血药浓度，增加不良反应	合用时需调整丁螺环酮剂量
地高辛	合用可升高地高辛血药浓度	避免合用
氟哌啶醇	合用可使氟哌啶醇不良反应增加，如：静坐不能或舌僵	慎重合用
利福平	合用可降低丁螺环酮的抗焦虑作用	合用时需调整丁螺环酮剂量
避孕药	避孕药可降低丁螺环酮作用	
降血糖药	合用可增加心血管系统的毒性	慎重合用
氯氮平	合用可增加出现胃肠道出血和高血糖症的危险	
单胺氧化酶抑制剂	合用可引起血压升高	避免合用
曲唑酮	合用可能升高 ALT	慎重合用，监测肝酶指标
氟西汀	合用可使焦虑症状加重	避免合用
西酞普兰	合用可出现 5- 羟色胺综合征（高血压、高热、肌阵挛、腹泻等）	慎重合用

注：乙醇可加强本品的中枢抑制作用，服药期间应避免饮酒

坦度螺酮 [医保（乙）]

【主要作用】属于氮杂螺酮类药物，与丁螺环酮相似。本品可选择性激动脑内 5-HT$_{1A}$ 受体，从而发挥抗焦虑作用。抗抑郁作用的主要机制与 5-HT 能神经突触后膜的 5-HT$_2$ 受体密度下调有关。

【适应证】用于各种神经症所致的焦虑状态，如广泛性焦虑症；原发性高血压、消化性溃疡等躯体疾病伴发的焦虑状态。

【用法用量】成人常用剂量：口服，每次 10mg，每日 3 次。根据患者年龄、症状等适当增减剂量，但不得超过一日 60mg。老年人起始用量推荐 1 次 5mg，再酌情调整至最适剂量。

【相互作用与使用注意】见药物相互作用与使用注意表。

药物相互作用与使用注意表

合用药物	相互作用	合用注意
5- 羟色胺再摄取抑制剂：氟伏沙明、帕罗西汀、曲唑酮	合用可增强 5- 羟色胺作用，出现 5- 羟色胺综合征	慎重合用
钙拮抗剂：氨氯地平、硝苯地平、尼卡地平	合用可增强降压作用	合用时需调整这些药物剂量
丁酰苯类：氟哌啶醇、螺哌隆	合用可增强丁酰苯类药物药理作用，增强锥体外系症状	慎重合用

第 9 节　抗脑血管病药

尼莫地平 [药典(二)；基(基)；医保(甲、乙)]

【主要作用】本品为 1，4- 二氢吡啶类钙离子拮抗剂，对脑组织受体有高度选择性，容易透过血 – 脑屏障。通过有效地阻止钙离子进入细胞内、抑制平滑肌收缩，达到解除血管痉挛之目的，从而保护了脑神经元，稳定其功能及增进脑灌流，改善脑供血，提高对缺氧的耐受力。本品能有效地预防和治疗因蛛网膜下腔出血引起的脑血管痉挛所造成的脑组织缺血性损伤。能降低红细胞脆性及血液黏稠度，抑制血小板聚集，抗血栓形成。本品还可以改善老年性脑损伤患者的记忆障碍。

【适应证】①用于急性脑血管病恢复期的血液循环改善。各种原因的蛛网膜下腔出血后的脑血管痉挛，及其所致的缺血性神经障碍高血压、偏头痛等。②也被用作缺血性神经元保护和血管性痴呆的治疗。

【用法用量】口服。①治疗缺血性脑血管病：片剂，每次 30~40mg，一日 3 次；缓释剂，每次 60mg，一日 2 次。连用 1 个月。②治疗轻、中度高血压：每次 40mg，一天 3 次。③治疗偏头痛：片剂，每次 40mg，一日 3 次；缓释剂，每次 60mg，一日 2 次，12 周为一疗程。④老年性认知功能减退或血管性痴呆：每次 30~40mg，一日 3 次，连服 2 个月。⑤蛛网膜下腔出血所致脑血管痉挛：片剂，每次 40~60mg，一日 2~3 次，发病当日即可服用；缓释剂，每次 60mg，一日 2 次。连用 3~4 周一疗程。如需手术，术前停药，术后可继续服用。静脉滴注，治疗蛛网膜下腔出血，滴速 $0.5\mu g/(kg \cdot min)$，随时监测血压，病情稳定后改口服，成人每次 20~30mg，一日 2 次。

【相互作用与使用注意】见药物相互作用与使用注意表。

药物相互作用与使用注意表

合用药物	相互作用	合用注意
西咪替丁	合用可使尼莫地平血药浓度升高	合用时需调整尼莫地平剂量
奎奴普丁、丙戊酸	合用可增加尼莫地平的毒性	慎重合用
奎尼丁	奎尼丁可能使本药的代谢减慢	合用时需调整尼莫地平剂量
钙拮抗剂	合用可使此类药物作用增强	如必需合用，则需对患者进行密切监测
降压药	合用可增强降压药的降压作用	合用时需调整降压药剂量
芬太尼	合用可能引起严重低血压	慎重合用
胺碘酮	合用可减慢窦房结的节律，或加重房室传导阻滞	病态窦房结综合征或不完全房室传导阻滞的患者应避免合用
非甾体抗炎药、口服抗凝药	合用有增加胃肠道出血的危险	避免合用
氨基糖苷类、头孢菌素类、呋塞米	合用可引起肾功能减退	合用时应注意监测肾功能，如出现肾功能减退，应考虑停药

续表

合用药物	相互作用	合用注意
氟西汀	可使尼莫地平的稳态血浆浓度提高 50%	注意监测血压
去甲替林	可使尼莫地平稍有增加而去甲替林血药浓度不受影响	
齐多夫定	导致齐多夫定 AVC 显著升高，但分布容积与清除率明显降低	慎重合用
地高辛	地高辛血药浓度可能增高	监测地高辛浓度
β-肾上腺素受体阻断药	合用可能引起低血压、心功能损害	避免合用
有酶诱导作用的抗癫痫药：苯妥英钠、苯巴比妥、卡马西平、扑米酮	合用可导致尼莫地平的血药浓度下降	
利福平	合用可使尼莫地平疗效减弱	合用时需调整尼莫地平剂量

桂利嗪 [药典（二）；医保（乙）]

【主要作用】本品为哌嗪类钙离子通道拮抗剂，可抑制 Ca^{2+} 流入血管平滑肌细胞，引起血管扩张而改善脑循环及冠脉循环，对周围血管也有扩张作用。对组胺、5-羟色胺、缓激肽、肾上腺素、去甲肾上腺素、血管紧张素等缩血管物质具有拮抗作用。本品能抑制磷酸二酯酶，组织 cAMP 分解成无活性的 5-AMP，从而增加细胞内的 cAMP 浓度。

【适应证】用于脑血栓形成、脑梗死、短暂性脑缺血发作、脑动脉硬化、脑出血恢复期、蛛网膜下腔出血恢复期、脑外伤后遗症、前庭性眩晕与平衡障碍、冠状动脉硬化及供血障碍，以及由于末梢循环不良引起的疾病。

【用法用量】口服，一般每次 25~50mg，一日 3 次，饭后服。晕动病患者，于乘车船前 1~2 小时，1 次服用 30mg；乘车船期间每 6~8 小时服用 1 次（根据头晕等症状情况）。静脉注射：1 次 20~40mg，缓慢注入。

【相互作用与使用注意】见药物相互作用与使用注意表。

药物相互作用与使用注意表

合用药物	相互作用	合用注意
中枢神经系统抑制剂	加重其镇静作用	慎重合用
肝药酶诱导剂：卡马西平、巴比妥类、苯妥英钠	导致本品的血药浓度降低，降低药效	合用时需调整本药剂量

降纤酶 [医保（乙）]

【主要作用】本品为蛋白水解酶，主要降低血浆纤维蛋白原、血液黏度和血小板聚集。对纤维蛋白原的 α 链作用释放出 A 肽，但不作用于 β 链，对凝血因子Ⅷ无作用，不会使纤维蛋白交联成不溶凝块。这种纤维蛋白不稳定，极易被血管内皮细胞释放的蛋白水解酶-纤溶酶降解，从血液循环中清除。因此本品不会像凝血酶那样引起凝血，相反，它能降低血液纤维蛋白原的浓度，起到抗凝作用。

【适应证】①急性脑梗死，短暂性脑缺血发作（TIA），以及脑梗死再复发的预防。

②心肌梗死，不稳定性心绞痛以及心肌梗死再复发的预防。③四肢血管病，包括股动脉栓塞、血栓闭塞性脉管炎、雷诺病。④血液呈高黏状态、高凝状态、血栓前状态。⑤突发性耳聋。⑥肺栓塞。

【用法用量】静脉滴注：急性发作期，1 次 10U，每日 1 次，连用 3~4 日；非急性发作期，首次 10U，维持量 5~10U，每日或隔日 1 次，2 周为一疗程。

【相互作用与使用注意】见药物相互作用与使用注意表。

药物相互作用与使用注意表

合用药物	相互作用	合用注意
阿司匹林	可能会引起出血或增加出血倾向	必须合用时监测凝血指标及临床表现，及时发现出血情况
抗凝剂、溶栓药	增加出血倾向	

巴曲酶 [医保（乙）]

【主要作用】本品可降低血纤维蛋白原，抑制血栓形成，诱发组织型纤溶酶原激活物（t-PA）从内皮细胞释出，增强 t-PA 作用，降低血纤溶酶原激活物抑制因子（PAI）、α_2 纤溶酶抑制因子（α_2-PI）和纤溶酶原的作用，增加纤维蛋白溶酶，活化 C 蛋白，增加纤维蛋白原及纤维蛋白降解产物（FDP），缩短优球蛋白溶解时间（ELT），从而起到溶栓作用。由于本品选择性地分解纤维蛋白原，对纤维蛋白以外的凝血因子和血小板数量及功能无影响，对出血时间无影响，故临床应用时出现出血的危险性小。

【适应证】用于急、慢性缺血性脑血管病（以急性效果明显），突发性耳聋，慢性动脉闭塞症，振动病，末梢循环障碍。也用于中、轻度高血压病。

【用法用量】静脉滴注：首次剂量 10BU，以后维持剂量为 5BU，隔日 1 次。用 100~250ml 0.9% 氯化钠注射液稀释，1~1.5 小时滴完。给药前血纤溶酶原超过 400mg/dl 或重度突发性耳聋患者剂量应加倍。通常治疗急性缺血性脑血管病一疗程为 3 次，治疗突发性耳聋必要时可延长至 3 周，治疗慢性动脉闭塞症可延长至 6 周，但在延长期每次剂量改为 5BU，隔日 1 次。

【相互作用与使用注意】见药物相互作用与使用注意表。

药物相互作用与使用注意表

合用药物	相互作用	合用注意
抗栓药：阿司匹林、奥扎雷格	可能会引起出血或增加出血倾向	监测凝血功能
溶栓药	巴曲酶能生成 Des-A 纤维蛋白聚合物，可能引起血栓栓塞	慎重合用

倍他司汀 [药典（二）；医保（乙）]

【主要作用】本品为组胺类药物。①具有扩张毛细血管的作用，能改善微循环，扩张脑血管、心血管，特别是对椎底动脉系统有较明显的扩张作用，显著增加心、脑及周围循环血流量。②对内耳的毛细血管前括约肌有松弛作用，增加耳蜗和前庭血流量，从而消除内耳性眩晕、耳鸣和耳闭感；还能增加毛细血管通透性，促进细胞外液的吸收，消除内耳淋巴水肿。③能对抗儿茶酚胺的缩血管作用及降低动脉压，并有抑制血浆凝固及 ADP 诱导的血小板凝集作用；还有轻微的利尿作用。

【适应证】主要用于梅尼埃综合征、血管性头痛及脑动脉硬化，并可用于治疗急性缺血性脑血管疾病，如脑血栓、脑栓塞、一过性脑供血不足等；对高血压所致直立性眩晕、耳鸣等亦有效。

【用法用量】盐酸倍他司汀片：口服，成人每次 4~8mg，一日 2~4 次，最大日剂量不得超过 48mg。甲磺酸倍他司汀片：口服，成人每次 2~6mg，一日 3 次，餐后服用。盐酸倍他司汀注射液：肌内注射，每次 2~4mg，一日 2 次；静脉滴注，每次 20mg，一日 1 次。将本品溶于 2ml 5% 葡萄糖注射液或 0.9% 氯化钠注射液中，再溶于静脉滴注液 500ml 中缓慢滴注。

【相互作用与使用注意】见药物相互作用与使用注意表。

药物相互作用与使用注意表

合用药物	相互作用	合用注意
抗组胺药	抗组胺药可拮抗本品的作用	避免合用

尼麦角林[药典（二）]

【主要作用】本品为双氢麦角碱的半合成衍生物，具有较强的 α 受体拮抗作用和扩血管作用，可增加脑血流量，加强脑细胞能量的新陈代谢，增加脑氧及葡萄糖的利用。促进神经递质多巴胺的转换而增加神经的传导，加强脑部蛋白质的合成，改善脑功能障碍。本品还有抗血小板聚集的作用。

【适应证】用于急、慢性脑血管疾病和代谢性脑供血不足，急、慢性外周血管障碍，老年性耳聋和视网膜疾病等。也用于血管性痴呆，尤其在早期治疗时对认知、记忆等有改善，并能减轻疾病严重程度。

【用法用量】口服：每次 10~20mg，每日 3 次。片剂勿嚼服，可与食物同服。肌内注射：每次 24mg，每日 1~2 次。静脉滴注：每次 2~4mg，溶于 100ml 的静脉滴注液中缓慢滴注，每日 1~2 次。

【相互作用与使用注意】见药物相互作用与使用注意表。

药物相互作用与使用注意表

合用药物	相互作用	合用注意
降压药	合用可增强降压药的降压作用	慎重合用，需监测血压
α - 肾上腺素受体阻断药、β - 肾上腺素受体阻断药	合用可增强这些药物对心脏的抑制作用	避免合用
通过 CYP2D6 代谢的药物	本药通过 CYP2D6 代谢，可能与通过 CYP2D6 代谢的药物有相互作用	慎重合用

注：乙醇与本品合用可增加出现中枢神经系统不良反应的风险，服药期间禁止饮酒

依达拉奉^[医保（乙）]

【主要作用】本品作为自由基清除剂，能抑制黄嘌呤氧化酶和次黄嘌呤氧化酶的活性。本品还能刺激前列环素的生成，减少炎症介质白三烯的生成，降低脑动脉栓塞和羟基自由基的浓度。

【适应证】用于改善急性脑梗死所致的神经症状、日常生活活动能力和功能障碍。

【用法用量】静脉滴注：一次 30mg，加入适量 0.9% 氯化钠注射液中稀释后静滴，30 分钟内滴完，每日 2 次，14 天为一个疗程。尽可能在发病 24 小时内开始给药。

【相互作用与使用注意】见药物相互作用与使用注意表。

药物相互作用与使用注意表

合用药物	相互作用	合用注意
含糖的输注液、高能量输液、氨基酸制剂	混合后可致依达拉奉浓度降低	
抗癫痫药：地西泮、苯妥英钠	产生浑浊	避免合用
坎利酸钾	产生浑浊	
抗生素：头孢唑啉钠、哌拉西林、头孢替安、氨基糖苷类	合用有可能导致肾功能不全加重	合用时需监测肾功能

第 10 节　抗老年痴呆及改善脑代谢药

多奈哌齐^[医保（乙）]

【主要作用】本品属六氧吡啶类氧化物，是第二代特异的可逆性中枢乙酰胆碱酯酶（AChE）抑制剂，对外周 AChE 作用很小。本品通过抑制 AChE 活性，使突触间隙乙酰胆碱（AChE）的分解减慢，从而提高 ACh 的含量，改善阿尔茨海默病（AD）患者的认知功能。对丁酰胆碱酯酶无作用。经美国医师的临床研究，证明口服 5mg 或 30mg 本品 30 周后，轻中度 AD 患者认知功能有明显提高。

【适应证】用于轻至中度认知障碍的老年性痴呆的治疗。

【用法用量】口服，初始每次 5mg，每日 1 次，睡前服。一个月后根据临床需要可增加剂量到 10mg，3~6 个月为一个疗程。

【相互作用与使用注意】见药物相互作用与使用注意表。

药物相互作用与使用注意表

合用药物	相互作用	合用注意
拟胆碱药、β-肾上腺素受体阻断药、神经肌肉阻断药（如琥珀胆碱）	本药与这些药物有协同作用	合用时需调整二者剂量
酮康唑、伊曲康唑、红霉素、奎尼丁、氟西汀	合用可升高多奈哌齐血药浓度	合用时需调整多奈哌齐剂量
抗胆碱药	本药与抗胆碱药有拮抗作用	避免合用

合用药物	相互作用	合用注意
苯妥英钠、苯巴比妥、卡马西平、地塞米松、利福平	合用可增加多奈哌齐的清除率，降低其血药浓度	合用时需调整多奈哌齐剂量

注：乙醇可降低本品的血药浓度，服药期间应避免饮酒

利斯的明 [医保（乙）]

【主要作用】本品为氨基甲酸类衍生物，是第二代可逆性乙酰胆碱酯酶（AChE）抑制剂。与乙酰胆碱（ACh）结构相似，可作为底物与 AChE 结合形成氨基甲酰化复合物。此时，AChE 处于被抑制状态，直到酯位上的甲酰基部分被羟基取代才恢复其活性，即产生所谓的可逆性抑制。其结果是在相当长的时间（约 10 小时）内阻止了 ACh 的进一步水解，从而促进胆碱能神经的传导，可缓解因胆碱能功能缺陷所致的认知功能障碍。

【适应证】用于轻至中度阿尔茨海默病（AD）。可改善患者的记忆和认知功能，改善日常生活能力，减轻精神行为症状。

【用法用量】起始剂量：1.5mg，每日 2 次。递增剂量：推荐起始剂量为 1.5mg，每日 2 次；如患者服用至少 4 周以后对此剂量耐受良好，可将剂量增至 3mg，每日 2 次；当患者继续服用至少 4 周以后对此剂量耐受良好，可逐渐增加剂量至 4.5mg，以至 6mg，每日 2 次。倘若治疗中出现副作用（如恶心、呕吐、腹痛或食欲减退等）或体重下降，应将每日剂量减至患者能够耐受的剂量为止。维持剂量：一次 1.5~6mg，每日 2 次。获得最佳疗效的患者应维持其最高的，且耐受良好的剂量。最高推荐剂量：一次 6mg，每日 2 次。

【相互作用与使用注意】见药物相互作用与使用注意表。

药物相互作用与使用注意表

合用药物	相互作用	合用注意
胆碱酯酶抑制剂、拟胆碱药、除极化型肌松药	协同增效	合用时需调整二者剂量
抗胆碱能药物	减弱利斯的明疗效	合用时需调整利斯的明剂量

注：尼古丁可使本品的清除率增加 23%，服药期间应避免吸烟

美金刚 [医保（乙）]

【主要作用】本品是具有中度亲和力的 N- 甲基 -D- 天冬氨酸（NMDA）受体拮抗剂。当谷氨酸以病理量释放时，本品会减少谷氨酸的神经毒性作用；当谷氨酸释放过少时，本品可以改善记忆过程所需谷氨酸的传递。本品亦可直接激动多巴胺受体，并促进多巴胺释放，用于震颤麻痹综合征。

【适应证】用于治疗中至重度的阿尔茨海默病（AD），以及震颤麻痹综合征的治疗。

【用法用量】口服。成人或 14 岁以上青少年：在治疗的前 3 周按每周递增 5mg 的方法逐渐达到维持剂量，即治疗第 1 周每日 5mg（晨服），第 2 周每日 10mg，分 2 次服；第 3 周每日 15mg（早上 10mg，下午 5mg）；第 4 周开始维持剂量每日 20mg，分 2 次服。片

剂可空腹服用，也可随食物同服。14 岁以下小儿：维持量每日 0.55~1.0mg/kg。中度肾功能损害者，应将剂量减至每日 10mg；不推荐严重肾衰竭患者使用。

【相互作用与使用注意】见药物相互作用与使用注意表。

药物相互作用与使用注意表

合用药物	相互作用	合用注意
NMDA 受体拮抗剂：金刚烷胺、氯胺酮、右美沙芬	合用可能发生药物中毒性神经病	避免合用
多巴胺受体激动剂、左旋多巴、抗胆碱能药物	NMDA 受体拮抗剂增强这些药物的药效	合用时需调整这些药物剂量
巴比妥类和神经阻滞剂	这些药物的作用可能减弱	
西咪替丁、雷尼替丁、普鲁卡因酰胺、奎尼丁、奎宁	有导致血药水平升高的潜在风险	慎重合用
抗痉挛药物：丹曲林、巴氯芬	改变这些药物的作用效果	合用时需调整这些药物剂量
碱化尿液的药物：碳酸苷酶抑制剂、醋甲唑胺、碳酸氢钠	合用会导致美金刚肾清除率下降	合用时需调整美金刚剂量

注：①乙醇可加重本品的不良反应，服药期间应避免饮酒；
　　②尼古丁有导致本品血药浓度升高的风险，服药期间应避免吸烟

吡拉西坦 [药典（二）；医保（乙）]

【主要作用】本品属吡咯烷酮类药物，为中枢递质 7- 氨基丁酯的环化衍生物。为脑代谢改善药，具有激活、保护和修复大脑神经细胞的作用。本品可通过激活腺苷酸激酶，促使脑内 ADP 转化为 ATP，改善脑内能量代谢和葡萄糖利用率。它影响胆碱能神经元兴奋传递，促进乙酰胆碱合成。可以抵抗物理因素和化学因素所致的脑功能损害，改善学习、记忆和回忆能力。可以改善由缺氧所造成的逆行性遗忘。

【适应证】由衰老、脑血管病、脑外伤、CO 中毒等引起的记忆和轻度脑功能障碍。亦可用于儿童发育迟缓。

【用法用量】①口服：成人，每次 0.8~1.2g，每日 2~3 次，4~8 周为一个疗程。儿童、老年人，剂量酌减。②肌内注射：每次 1g，一日 2~3 次。③静脉注射：每次 4~6g，一日 2 次。④静脉滴注：用于改善脑代谢，每次 4~8g，用 250ml 滴注液稀释后静脉滴注，一日 1 次。

【相互作用与使用注意】见药物相互作用与使用注意表。

药物相互作用与使用注意表

合用药物	相互作用	合用注意
抗凝药：华法林	合用可延长凝血酶原时间，抑制血小板聚集	合用时需调整抗凝药物剂量，预防出血

胞磷胆碱 [药典（二）；基（基）；医保（甲、乙）]

【主要作用】本品为人体的正常成分，分子中含胆碱和胞嘧啶。在体内参与卵磷脂的生物合成，使胆碱与甘油二酯结合，促进卵磷脂的合成。有改善脑组织代谢、促进大脑功能恢复的作用。还能改变脑血管阻力，增加脑血流量而促进脑物质代谢，改善脑

循环。

【适应证】主要用于急性颅脑外伤和脑手术所引起的意识障碍，以及脑卒中而致偏瘫的患者，也可用于耳鸣及神经性耳聋。对颅内出血引起的意识障碍效果较差。

【用法用量】静脉滴注：一日 0.25~0.5g，用 5% 或 10% 葡萄糖注射液稀释后缓缓滴注，每 5~10 日为一疗程。单纯静脉注射：每次 0.1~0.2g。肌内注射：一日 0.1~0.3g，分 1~2 次注射，脑出血急性期不宜大剂量应用。一般不采用肌内注射，若用时应经常更换注射部位。口服：每次 0.2g，一日 3 次。用于维持期治疗可为一次 0.1g，一日 3 次口服。

【相互作用与使用注意】见药物相互作用与使用注意表。

药物相互作用与使用注意表

合用药物	相互作用	合用注意
脑蛋白水解物	合用对改善脑功能有协同作用	合用时需调整二者剂量
治疗帕金森综合征的药物	合用可增强胞磷胆碱疗效	合用时需调整胞磷胆碱剂量
甘露醇、尿素	合用治疗脑肿胀可减轻脑肿胀，降低颅内压	合用时需调整这些药物剂量
左旋多巴	合用于抗震颤麻痹时，可引起肌僵直恶化	避免合用

第 11 节 麻醉药及辅助用药

氟烷（112）   七氟烷（112）

氟烷 [药典（二）]

【主要作用】麻醉作用比乙醚强，对黏膜无刺激性，麻醉诱导时间短，不易引起分泌物过多、咳嗽、喉痉挛等。

【适应证】用于全身麻醉及麻醉诱导。

【用法用量】吸入量视手术需要而定，常用浓度为 0.5%~3%。可采用关闭式、半关闭式或滴入法。可单用或与乙醚等合并使用。

【相互作用与使用注意】见药物相互作用与使用注意表。

药物相互作用与使用注意表

合用药物	相互作用	合用注意
肾上腺素	对心肌有直接抑制作用，且易使心肌对肾上腺素及去甲肾上腺素的作用敏感，引起室性心动过速或心室性纤颤	避免合用
去甲肾上腺素		
氯丙嗪	氟烷能提高患者对这些药物的敏感性	慎重合用
利血平		

七氟烷 [药典（二）；医保（乙）]

【主要作用】为含氟的吸入麻醉药。诱导时间比氟烷短，苏醒时间无差异。麻醉期间的镇痛、肌松效应与氟烷相同。本品的呼吸抑制作用较氟烷小；对心血管系统的影响比异氟烷小；对脑血流量、颅内压的影响与异氟烷相似。本品不引起过敏反应，对眼黏膜刺激轻微。

【适应证】作为全身麻醉药应用。

【用法用量】麻醉诱导时，以 50%~70% 氧化亚氮与本品 2.5%~4% 吸入。使用睡眠量的静脉麻醉时，本品的诱导量通常为 0.5%~5%。麻醉维持，应以最低有效浓度维持外科麻醉状态，常为 4% 以下。

【相互作用与使用注意】见药物相互作用与使用注意表。

药物相互作用与使用注意表

合用药物	相互作用	合用注意
肌松药	本品可增强肌松药的作用	合用需减少肌松药的用量

第 3 章 主要作用于心血管系统的药物

第 1 节 降血压药

可乐定 [药典（二）；医保（乙）]

【主要作用】激动延髓腹外侧核吻侧端的 I_1 咪唑啉受体。使外周交感神经的功能降低从而引起降压。对多数高血压病有效，对原发性高血压疗效较好。与利尿剂（如氢氯噻嗪）或其他降压药（如利血平）合用，比单服疗效明显提高。

【适应证】适用于高血压（不作为第一线用药）、高血压急症、偏头痛、绝经期潮热、痛经、阿片类成瘾的戒毒治疗；滴眼液用于青光眼、高眼压症。

【用法用量】治疗高血压：口服，常用量，每次服 0.075~0.15mg，一日 3 次。可逐渐增加剂量，通常维持剂量为每日 0.2~0.8mg，极量一次 0.6mg。缓慢静脉注射，每次 0.15~0.3mg，加入 50% 葡萄糖注射液 20~40ml 中（多用于三期高血压及其他危重高血压病）注射。

【相互作用与使用注意】见药物相互作用与使用注意表。

药物相互作用与使用注意表

合用药物	相互作用	合用注意
巴比妥类或镇静药等中枢神经抑制药	合用可加强中枢抑制作用	警告患者这种影响，建议避免驾驶或做精细操作
其他降压药	其他降压药合用可加强降压作用	注意监测血压
β 受体阻断药	合用升高血压，合用后停药，可增加可乐定的撤药综合征危象，故宜先停用 β 受体阻断药，再停可乐定	在开始或停止用药时监测血压，逐渐停用这两种药物
三环类抗抑郁药	合用可减弱可乐定的降压作用	这种相互作用并不是在所有病人身上都能看到。避免同时使用，除非对血压的影响可以监测，增加可乐定的剂量可能是处理这种相互作用的一种有效方法
非甾体抗炎药	合用可减弱可乐定的降压作用	慎重合用

注：乙醇与本品合用可加强中枢抑制作用，服药期间应避免饮酒

普萘洛尔 [药典（二）；基（基）；医保（甲、乙）]

【主要作用】 ①非选择性肾上腺素 β 受体阻断药。②抑制心脏起搏点电位的肾上腺素能兴奋。③竞争性拮抗异丙肾上腺素和去甲肾上腺素的作用，阻断 $β_2$ 受体，降低血浆肾素活性。

【适应证】 ①作为二级预防，降低心肌梗死死亡率。②高血压（单独或与其他抗高血压药合用）。③劳力型心绞痛。④控制室上性快速心律失常。⑤降低肥厚型心肌病流出道压差，减轻心绞痛、心悸与昏厥等症状。⑥配合 α 受体阻断药用于嗜铬细胞瘤病人控制心动过速。⑦用于控制甲状腺功能亢进症的心率过快，也可用于治疗甲状腺危象。

【用法用量】 ①高血压：口服，初始剂量 10mg，每日 3~4 次，可单独使用或与利尿剂合用。剂量应逐渐增加，日最大剂量 200mg。②心绞痛：开始时 5~10mg，每日 3~4 次；每 3 日可增加 10~20mg，可逐渐增至每日 200mg，分次服。③心律失常：每日 10~30mg，日服 3~4 次。饭前、睡前服用。④心肌梗死：每日 30~240mg，日服 2~3 次。⑤肥厚型心肌病：10~20mg，每日 3~4 次。按需要及耐受程度调整剂量。⑥嗜铬细胞瘤：10~20mg，每日 3~4 次。术前用 3 天，一般应先用 α 受体阻断药，待药效稳定后加用普萘洛尔。

【相互作用与使用注意】 见药物相互作用与使用注意表。

药物相互作用与使用注意表

合用药物	相互作用	合用注意
利血平	可导致体位性低血压、心动过缓、头晕、晕厥	慎重合用
洋地黄	可发生房室传导阻滞而使心率减慢	需严密观察
钙拮抗剂	与钙拮抗剂合用，特别是静脉注射维拉帕米，要十分警惕普萘洛尔对心肌和传导系统的抑制	慎重合用
肾上腺素、去氧肾上腺素或拟交感胺类	可引起显著高血压、心率过慢，也可出现房室传导阻滞	尽量避免合用。如果有可能可使用肾上腺素前 3 天停用 β 受体阻断药。否则，必要时监测生命体征，并且静脉注射氯丙嗪、肼屈嗪、氨茶碱和（或）阿托品
氟哌啶醇	氟哌啶醇抑制 CYP2D6 介导的普萘洛尔代谢	监测普萘洛尔的毒性作用，降低剂量
氯丙嗪	普萘洛尔和氯丙嗪相互抑制肝脏代谢，两者血药浓度和作用增加	监测氯丙嗪和普萘洛尔的毒性作用，降低剂量
异丙肾上腺素或黄嘌呤	可使这些药物疗效减弱	
氢氧化铝凝胶	可降低普萘洛尔的肠吸收	慎重合用
苯妥英钠、苯巴比妥和利福平	可加速普萘洛尔清除	
安替比林、茶碱类	普萘洛尔对茶碱的代谢呈剂量相关性抑制作用，可增加茶碱及普萘洛尔的血药浓度	合用时监测茶碱浓度
甲状腺素	导致 T_3 浓度的降低	慎重合用
西咪替丁、雷尼替丁	西咪替丁抑制 CYP2D6，并抑制 CYP1A2 和 CYP2E1 介导的普萘洛尔代谢。雷尼替丁是 CYP2D6 较弱的抑制剂，可降低本品肝代谢，延缓消除，增加本品血药浓度	至少每周监测血压直到稳定
降糖药	可影响血糖水平	与降糖药同用时，需调整后者的剂量

续表

合用药物	相互作用	合用注意
利多卡因	增加利多卡因浓度	降低利多卡因给药速度,以避免高峰浓度和毒性。监控利多卡因浓度,必要时减少利多卡因剂量
利福平	降低普萘洛尔的作用	监测心血管状态,必要时增加普萘洛尔剂量

注:乙醇可减缓本品的吸收速率,服药期间应避免饮酒

美托洛尔 [药典(二);基(基);医保(甲、乙)]

【**主要作用**】为选择性的 β_1 受体拮抗剂,有较弱的膜稳定作用,无内在拟交感活性。对心脏有较大的选择性作用,但较大剂量时对血管及支气管平滑肌也有作用。可减慢心率,减少心输出量,降低收缩压;立位及卧位均可降低血压;可减慢房室传导,使窦性心率减少。

【**适应证**】用于治疗各型高血压(可与利尿药和血管扩张剂合用)及心绞痛。静脉注射对心律失常、特别是室上性心律失常也有效。

【**用法用量**】①高血压:口服,一般用于高血压病,开始时每日 1 次 100mg,维持量为每日 1 次 100~200mg,必要时增至每日 400mg,早晚分服。②心绞痛:口服,每日 100~150mg,分 2~3 次服,必要时可增至每日 150~300mg。③心律失常:静脉注射,开始时 5mg(每分钟 1~2mg),隔 5 分钟重复注射,直至生效,一般总量为10~15mg。

【**相互作用与使用注意**】见药物相互作用与使用注意表。

药物相互作用与使用注意表

合用药物	相互作用	合用注意
戊巴比妥	降低美托洛尔血药浓度和生物利用度	避免合用
普罗帕酮	普罗帕酮与奎尼丁相似,可通过细胞色素 P4502D6 途径抑制美托洛尔的代谢,美托洛尔的血浆浓度增高 2~5 倍	
维拉帕米	维拉帕米与 β 受体阻断药对于房室传导和窦房结功能有相加的抑制作用,可能引起心动过缓和血压下降	
胺碘酮	可引起严重心动过速和低血压	可能需要调整剂量
Ⅰ类抗心律失常药物(奎尼丁,普鲁卡因胺,丙吡胺)	Ⅰ类抗心律失常药物与 β 受体阻断药有相加的负性肌力作用,故在左心室功能受损的患者中,有可能引起严重的血流动力学副作用	
非甾体抗炎 / 抗风湿药(NSAID)	已发现 NSAID 抗炎镇痛药可抵消 β 受体阻断药的抗高血压作用。在这方面,经过研究的药物主要是吲哚美辛。β 受体阻断药很可能不与舒林酸发生相互作用。在一项双氯芬酸的研究中,未发现 β 受体阻断药与双氯芬酸有相互作用	
苯海拉明	在快速羟化代谢人群中,苯海拉明使美托洛尔通过 CYP2D6 转化代谢成 α-羟美托洛尔的清除降低 2.5 倍,美托洛尔的作用因而增强。苯海拉明可能抑制其他 CYP2D6 底物的代谢	

续表

合用药物	相互作用	合用注意
地尔硫草	钙离子拮抗剂和 β 受体阻断药对于房室传导和窦房结功能有相加的抑制作用。已经有 β 受体阻断药与地尔硫草合并使用时发生明显心动过缓的病例报道	可能需要调整剂量
肾上腺素	约有 10 例报道显示，接受非选择性受体阻断药（包括吲哚洛尔和普萘洛尔）治疗的患者，在给予肾上腺素后发生明显的高血压和心动过缓	根据推测，使用心脏选择性的 β 受体阻断药时，发生这种反应的危险性较低
苯丙醇胺	苯丙醇胺 50mg 单剂给药能使健康志愿者的舒张压升高到病理的水平。普萘洛尔通常能拮抗这种由苯丙醇胺引起的血压增高，但是在接受大剂量苯丙醇胺治疗的患者中，β 受体阻断药可反常地引起高血压反应。在单独使用苯丙醇胺治疗的过程中，也有发生高血压反应的报道	可能需要调整剂量
西咪替丁	增加美托洛尔的血药浓度	
奎尼丁	奎尼丁在所谓的"快速羟化者"（该类型在瑞典超过 90%）中可抑制美托洛尔的代谢，结果使后者的血药浓度显著升高、β 受体阻滞作用增强	
可乐定	β 受体阻断药有可能加重可乐定突然停用时所发生的反跳性高血压	如欲终止与可乐定的联合治疗，应在停用可乐定前数日停用 β 受体阻断药
利福平	利福平可诱导美托洛尔的代谢，导致后者的血药浓度降低	可能需要调整剂量
利多卡因	增加利多卡因血药浓度	降低利多卡因给药速度，以避免高峰浓度和毒性，监控利多卡因浓度，必要时减少利多卡因剂量
甲巯咪唑、丙硫氧嘧啶	增强美托洛尔的作用	监测心血管状态，如有必要，减少美托洛尔剂量，使患者甲状腺功能正常。更换 β 受体阻断药（如阿替洛尔、纳多洛尔）

阿替洛尔[药典(二)；基(基)；医保(甲)]

【主要作用】为选择性的 β_1 受体拮抗剂，无膜稳定作用，无内在拟交感活性，无心肌抑制作用。对心脏有较大的选择性作用，而对血管及支气管的影响较小。

【适应证】用于治疗高血压、心绞痛及心律失常。对青光眼也有效。

【用法用量】①高血压：口服，每次 50~100mg，一日 1~2 次。②心绞痛：口服，每日 1次 100mg，或每次 25~50mg，一日 2 次。③青光眼：用 4% 溶液滴剂。

【相互作用与使用注意】见药物相互作用与使用注意表。

药物相互作用与使用注意表

合用药物	相互作用	合用注意
抗高血压药及利尿剂	加强本药的降压效果	慎重合用
Ⅰ类抗心律失常药、维拉帕米、麻醉剂	增加副作用	特别慎重合用

续表

合用药物	相互作用	合用注意
可乐定	会加剧停用可乐定引起的高血压反跳	如两药联合使用，本药应在停用可乐定前几天停用，如果用本药取代可乐定，应在停止服用可乐定数天后才开始 β 受体阻断药的疗程
氨苄青霉素	降低阿替洛尔的作用	间隔一段时间给药，监测血压，必要时增加阿替洛尔剂量

比索洛尔 [药典（二）；基（基）；医保（乙）]

【主要作用】 为选择性的 β_1 受体拮抗剂，无膜稳定作用，无内在拟交感活性。作用类似于阿替洛尔。对心脏选择性作用强，是普萘洛尔的 4 倍，美托洛尔的 5~10 倍。

【适应证】 用于治疗高血压、心绞痛。

【用法用量】 口服，每日 5~20mg，一日 1 次。

【相互作用与使用注意】 见药物相互作用与使用注意表。

药物相互作用与使用注意表

合用药物	相互作用	合用注意
钙拮抗剂如二氢吡啶类衍生物（如硝苯地平）	增加低血压风险。有潜在心功能不全的患者，合并使用 β 受体阻断药可能会导致心力衰竭	
Ⅲ类抗心律失常药物（如胺碘酮）	可能延长房室传导时间	
其他 β 受体阻断药，包括滴眼剂	可以增强其作用	
胰岛素和口服抗糖尿病药物	增加降血糖效果，阻断 β 肾上腺素受体可能掩盖低血糖症状	
麻醉剂	有可能会增加本品心脏抑制作用的风险，引起低血压	
洋地黄毒苷	减慢心率，延长房室传导时间	慎重合用
非甾类抗炎药（NSAID）	可能会减弱本品的降血压作用	
同时激活 α 和 β 肾上腺素受体的肾上腺素激动药（如去甲肾上腺素、肾上腺素）	与本品合用可能加剧这些药物的 α 肾上腺素受体介导的血管收缩作用，从而引起血压升高	
抗高血压药物及其他有降压作用的药物（如三环类抗抑郁药、巴比妥类、吩噻嗪）	可能会增强本品的降血压作用	
中枢降压药物（例如可乐定、甲基多巴、莫索尼定、利美尼定）	可能会由于中枢交感神经紧张性降低而导致心率和心输出量降低以及血管舒张。突然停药，特别是在停用 β 受体阻断药前突然停药，可能会增加"反跳性高血压"的风险。接受可乐定治疗的患者，若要停止用药，在可乐定停药前数天先停用本药	不推荐合并用药
维拉帕米或地尔硫䓬	合用时增强心脏抑制作用	
Ⅰ类抗心律不齐药物（如丙吡胺、奎尼丁）	可能增加本品对房室传导和心脏收缩力的抑制作用	
甲氟喹	可能会增加心动过缓发生风险	
单胺氧化酶抑制剂（MAO-B 抑制剂除外）	可以增加 β-受体阻断药的降血压效应，同时也增加高血压危险的可能	慎重合用

艾司洛尔 ^[药典（二）；基（基）；医保（乙）]

【主要作用】可选择性拮抗 β_1 受体，其内在拟交感活性较弱。作用仅为普萘洛尔的 1/30，作用迅速而短暂。其大剂量时对气管和血管平滑肌的 β_2 受体也有拮抗作用。它可降低正常人运动及静息时的心率，对抗异丙肾上腺素引起的心率增快。其降血压作用与 β 肾上腺素受体拮抗程度呈相关性。静脉注射停止后 10~20 分钟 β 受体拮抗作用即基本消失。

【适应证】可用于治疗室上性快速型心律失常，也可用于迅速控制术后高血压。

【用法用量】①控制心房颤动、心房扑动时心室率：成人先静脉注射负荷量，0.5mg/（kg·min），约 1 分钟，随后静脉滴注维持量，自 0.05mg/（kg·min）开始，4 分钟后若疗效理想则继续维持，若疗效不佳可重复给予负荷量并将维持量以 0.05mg/（kg·min）的幅度递增。维持量最大可加至 0.3mg/（kg·min），但 0.2mg/（kg·min）以上的剂量未显示能带来明显的好处。②围手术期高血压或心动过速：即刻控制剂量为 1mg/kg 于 30 秒内静脉注射，继续予 0.15mg/（kg·min）静脉滴注，最大维持量为 0.3mg/（kg·min）。逐渐控制剂量同室上性心动过速治疗。③治疗高血压的用量通常较治疗心律失常用量大。

【相互作用与使用注意】见药物相互作用与使用注意表。

药物相互作用与使用注意表

合用药物	相互作用	合用注意
地高辛	地高辛血药浓度升高 10%~20%	监测地高辛浓度
华法林	艾司洛尔血药浓度升高	临床意义不大
吗啡	艾司洛尔稳态血药浓度升高 46%	每周至少监测一次血压直到稳定；密切监测血压；警告患者报告低血压症状（头晕、站立时头晕等）
琥珀胆碱	可延长琥珀胆碱的神经肌肉组织作用 5~8 分钟	慎重合用
维拉帕米	心功能不良患者会导致心脏停搏	
交感神经节阻断药	有协同作用	应防止低血压、心动过缓、晕厥
肾上腺素	会降低肾上腺素的药效	慎重合用
可乐定	升高血压	开始或停止时监测血压，逐渐停用这两种药物
哌唑嗪	增加体位性低血压的风险	监测体位性低血压的症状

索他洛尔 ^[药典（二）；基（基）；医保（乙）]

【主要作用】拮抗 β_1 和 β_2 受体的作用同普萘洛尔，但强度仅为其 1/3。

【适应证】用于治疗高血压，也可用于心绞痛和心律失常。

【用法用量】高血压：开始剂量一日 80mg，分 2 次口服，需要时可渐增至一日 160~600mg。心绞痛和心律失常：口服，一日 160mg，一日 1 次（清晨）服用。

【相互作用与使用注意】见药物相互作用与使用注意表。

药物相互作用与使用注意表

合用药物	相互作用	合用注意
Ⅰₐ、Ⅱ、Ⅲ类抗心律失常药	增加患心律失常的风险，特别是尖端扭转型	避免合用
钙通道阻滞药	可加重心传导障碍，进一步抑制心室功能，降低血压	
儿茶酚胺类药	同用可产生低血压和严重心动过缓	
喹诺酮类（诺氟沙星、莫西沙星、司帕沙星）	增加患心律失常的风险，特别是尖端扭转型	避免合用，使用替代喹诺酮类，如环丙沙星、左氧氟沙星

卡维地洛 [药典（二）；医保（乙）]

【主要作用】血管舒张药。可拮抗 α 及 β 受体，无内在活性。在高浓度时尚具钙拮抗作用。其拮抗 β 受体的作用较强，为拉贝洛尔的 33 倍，普萘洛尔的 3 倍。可扩张血管、减少外周阻力和降低血压，对输出量及心率影响不大。

【适应证】可用于原发性高血压及心绞痛。

【用法用量】初次剂量为 25mg 每次，一日 1 次，可根据需要渐增剂量至 50mg 每日，分 1~2 次服下；最大日剂量不超过 100mg。

【相互作用与使用注意】见药物相互作用与使用注意表。

药物相互作用与使用注意表

合用药物	相互作用	合用注意
其他降压药	本品可加强其他降压药物及有降压不良反应的药物、吩噻嗪类、三环类抗抑郁药的降压作用，相应的不良反应也增加	对于使用利血平或单胺氧化酶抑制剂的患者，应密切观察其低血压和（或）严重心动过缓的体征。卡维地洛与可乐定联合用药结束前，在停用可乐定前几天应先停用卡维地洛，然后逐渐减少可乐定的剂量直至停用
地尔硫䓬或维拉帕米、胺碘酮	对心脏的效应增强，可出现低血压、心动过缓或心脏停搏	应严密监视病人的心电图和血压情况，并严禁静脉联合使用此类药物。如有必要可降低其中一个药剂量
胰岛素或口服降糖药	增强胰岛素或口服降糖药的作用，而低血糖的症状和体征（尤其是心动过速）可能被掩盖或减弱而不易被发现	建议定期监测血糖水平
环孢素	能抑制环孢素的代谢，使其毒性增加	监测环孢素浓度和毒性症状，必要时减少环孢素剂量
地高辛	增加地高辛的生物利用度及谷浓度，使其对心脏的作用增强，出现房室传导阻滞并可引起地高辛的毒性症状	建议联合用药时，在使用卡维地洛的开始阶段、剂量调整阶段及停用卡维地洛时均应加强对地高辛血药浓度的监测
非甾体抗炎药（布洛芬、吲哚美辛、萘普生、吡罗昔康）	降低本药的降压作用	如果可能可使用没有相互作用的药物如舒林酸。监测血压，如有必要可增加卡维地洛剂量
利福平、利福布汀等肝药酶诱导剂	可诱导本药的代谢，从而减弱本药的作用	监测心血管状态，必要时增加卡维地洛剂量

续表

合用药物	相互作用	合用注意
肾上腺素	本药能拮抗肾上腺素的 β 效应，从而引起心搏徐缓并拮抗肾上腺素的过敏反应	慎重合用
西咪替丁	能减少卡维地洛经肝代谢，延迟其消除并提高其血药浓度	监测心血管状态，必要时降低卡维地洛剂量
芬太尼	可产生严重的低血压	应密切观察卡维地洛与麻醉药协同导致的负性肌力作用及低血压等
莫索尼定	可能出现反跳性高血压	莫索尼定和 β 受体阻断药联合用药时，如必须中断治疗，应首先停用 β 受体阻断药，待数日后再停用本品

硝苯地平 [药典（二）；基（基）；医保（甲、乙）]

【主要作用】抑制 Ca^{2+} 内流，能松弛血管平滑肌，扩张冠状动脉，增加冠脉血流量，提高心肌对缺血的耐受性，同时能扩张周围小动脉，降低外周血管阻力，从而使血压下降。小剂量扩张冠状动脉时并不影响血压，为较好的抗心绞痛药。用作抗高血压药，没有一般血管扩张剂常有的水钠潴留。

【适应证】用于预防和治疗冠心病心绞痛、特别是变异型心绞痛和冠状动脉痉挛所致心绞痛。对呼吸功能没有不良影响，故适用于患有呼吸道阻塞性疾病的心绞痛患者，其疗效优于 β 受体拮抗剂。还适用于各种类型的高血压，对顽固性、重度高血压也有较好疗效。由于能降低后负荷，对顽固性充血性心力衰竭亦有良好疗效，宜于长期服用。

【用法用量】口服，一次 5~10mg，一日 15~30mg。急用时可舌下含服。对慢性心力衰竭，每 6 小时 20mg。咽部喷药：每次 1.5~2mg（约喷 3~4 次）。

【相互作用与使用注意】见药物相互作用与使用注意表。

药物相互作用与使用注意表

合用药物	相互作用	合用注意
硝酸酯类	控制心绞痛发作，有较好的耐受性	与本品合用控制心绞痛发作，有较好耐受性
洋地黄	可能增加血地高辛浓度	提示在初次使用、调整剂量或停用本品时应监测地高辛的血药浓度
蛋白结合率高的药物（双香豆素类、苯妥英钠、奎尼丁、奎宁、华法林）	这些药的游离浓度常发生改变	监测血浆中的浓度，必要时可遵医嘱调整剂量
西咪替丁	硝苯地平的血药峰浓度增加，注意调整剂量	在开始、停止或改变西咪替丁的剂量时，根据需要调整硝苯地平剂量
巴比妥类药（异戊巴比妥、阿普巴比妥、仲丁巴比妥、布他比妥、甲巴比妥、戊巴比妥、苯巴比妥、扑米酮、司可巴比妥）	降低硝苯地平的作用	监测心血管状态，必要时增加硝苯地平剂量
利福平	降低硝苯地平的作用	监测心血管状态，启动或停止利福平时，根据需要调整硝苯地平剂量

　　注：葡萄柚汁可增加本品的血药峰浓度和药时曲线下面积，应避免合用

尼群地平 [药典（二）；基（基）；医保（甲、乙）]

【**主要作用**】是选择作用于血管平滑肌的钙拮抗剂，对血管的亲和力比对心肌大。对冠状动脉的选择作用更佳。能降低心肌耗氧量，对缺血性心肌有保护作用。可降低总外周阻力，使血压下降。

【**适应证**】用于冠心病及高血压，尤其是患有这两种疾病的患者，也可用于充血性心力衰竭。

【**用法用量**】口服，一次 10mg，一日 30mg。

【**相互作用与使用注意**】见药物相互作用与使用注意表。

药物相互作用与使用注意表

合用药物	相互作用	合用注意
长效硝酸盐类	合用有较好的耐受性，但尚缺乏评价这种合用控制心绞痛的有效性文献	慎重合用
洋地黄	能够增加合用的地高辛血药浓度，平均增加 45%	监测地高辛浓度
西咪替丁	由于西咪替丁可介导抑制肝脏细胞色素 P450 酶，使尼群地平的首过效应发生改变	在初次使用、调整剂量或停用尼群地平时应监测地高辛的血药浓度，以防地高辛过量或不足
β受体拮抗剂	绝大多数患者合用此药可加强降压作用，并可减轻本品降压后发生的心动过速。个别患者有可能诱发和加重体循环低血压、心力衰竭和心绞痛	慎重合用
血管紧张素转换酶抑制剂	合用耐受性较好，降压作用加强	注意监测血压

氨氯地平 [基（基）；医保（乙）]

【**主要作用**】是为二氢吡啶类钙拮抗药，其作用与硝苯地平相似，但对血管的选择性更强，可舒张冠状血管和全身血管，增加冠脉血流量，降低血压，作用缓慢，但持续时间长。

【**适应证**】用于治疗高血压，单独应用或与其他抗高血压药合用均可；也可用于稳定型心绞痛患者，尤其是对硝酸盐和β受体拮抗剂无效者。

【**用法用量**】口服，开始时 1 次 5mg，每日 1 次，以后可根据情况增加剂量，最大剂量为每日 10mg。

【**相互作用与使用注意**】见药物相互作用与使用注意表。

药物相互作用与使用注意表

合用药物	相互作用	合用注意
CYP3A4 抑制剂	在年轻患者中与红霉素同服，及在老年患者中与地尔硫草同服，氨氯地平血药浓度分别升高 22% 和 50%。CYP3A4 强抑制剂（如酮康唑、伊曲康唑、利托那韦）可能较地尔硫草增加氨氯地平血药浓度更多	氨氯地平与 CYP3A4 抑制剂同服时应监测低血压及水肿症状

续表

合用药物	相互作用	合用注意
辛伐他汀	10mg 氨氯地平多次给药合并使用 80mg 辛伐他汀，辛伐他汀的暴露量比单独使用辛伐他汀增加了 77%	服用氨氯地平的患者应将辛伐他汀剂量限制在每日 20mg 以下
CYP3A4 诱导剂	目前没有与 CYP3A4 诱导剂对氨氯地平作用的相关数据	氨氯地平与 CYP3A4 诱导剂同服时应慎重

非洛地平 [药典（二）；基（基）；医保（乙）]

【主要作用】作用与硝苯地平相似，对冠脉及外周血管均有扩张作用；高浓度时兼有抑制钙调素从而干扰细胞内钙的利用。可增加冠状窦血流量，降低全身及冠脉血管阻力，使血压下降。

【适应证】用于高血压病、缺血性心脏病和心力衰竭患者。

【用法用量】①治疗高血压：建议以 5mg，一日 1 次，作为开始治疗剂量，常用维持剂量为 5 或 10mg，一日 1 次。可根据患者反应调整剂量，剂量调整间隔一般不少于 2 周。老年人和肝功能损害患者，2.5mg 一日 1 次可能就足够。②治疗心绞痛：建议以 5mg，一日 1 次，作为开始治疗剂量，常用维持剂量为 5 或 10mg，一日 1 次。

【相互作用与使用注意】见药物相互作用与使用注意表。

药物相互作用与使用注意表

合用药物	相互作用	合用注意
地高辛	可增加地高辛的血药浓度	监测地高辛浓度
肝药酶抑制剂，如强的 CYP3A4 药物：吡咯类抗真菌药（伊曲康唑、酮康唑），大环内酯类抗生素（红霉素）和 HIV 蛋白酶抑制剂	合用伊曲康唑可使非洛地平 C_{max} 增加 6 倍，AUC 增加 6 倍。合用红霉素导致非洛地平 C_{max} 和 AUC 升高约 2.5 倍	应避免与强 CYP3A4 抑制剂合用
细胞色素 P450 诱导剂（如卡马西平、苯妥英钠、苯巴比妥、利福平和圣约翰草）	与卡马西平、苯妥英钠、苯巴比妥合用时，非洛地平的 AUC 降低 93%，C_{max} 降低 82%	避免合用
西咪替丁	与非洛地平合用使非洛地平的 C_{max} 和 AUC 增加约 55%	
他克莫司	非洛地平可能使他克莫司血药浓度升高。两药合用时，应检测他克莫司的血药浓度	可能需要调整他克莫司的剂量
环孢素	同时服用可使非洛地平的血药浓度增加 150%，AUC 增加 60%	非洛地平对环孢素的药代动力学影响有限，但仍需慎重合用

注：葡萄柚汁可增加本品的生物利用度，应避免同时服用

尼卡地平 [药典（二）；医保（乙）]

【主要作用】作用与硝苯地平相似，能松弛血管平滑肌，产生明显的血管扩张作用。其降压作用迅速。对脑血管也有扩张作用。

【适应证】用于治疗高血压、脑血管疾病、脑血栓形成或脑出血后遗症及脑动脉硬化症等。

【用法用量】口服，每次 20mg，一日 60mg。静脉滴注，高血压急症时以每分钟 0.5μg/kg

速度开始，根据血压监测调节滴速。

【相互作用与使用注意】见药物相互作用与使用注意表。

药物相互作用与使用注意表

合用药物	相互作用	合用注意
西咪替丁、HIV 蛋白酶抑制剂、吡咯类抗真菌药	可抑制肝脏的药物代谢酶 P450，使血中药物的浓度升高，增加本品的作用	慎重合用
环孢素	环孢素血药浓度增高	必要时减少免疫抑制剂及本品的用量
降血压药、β 受体阻断药	与降压药、β 受体阻断药合用时有药理学相加作用有时会出现血压降低	必要时应减少或停用某一药物
地高辛	使地高辛的血药浓度升高	必要时减少地高辛的用量
芬太尼麻醉	与 β 受体阻断药合用时，有时会出现低血压	必要时应减少或停用某一药物
苯妥英钠	会使苯妥英钠的血药浓度上升，引起神经性中毒症状	必要时减少苯妥英钠的用量或增加本药的用量
硝苯呋海因	有报告指出，使用其他钙拮抗剂的动物实验中，观察到心室纤维性颤动	慎重合用
硝酸甘油	有报告指出，出现过房室性传导阻滞	

注：葡萄柚汁可使本品血药浓度升高，应避免合用

贝尼地平 [医保（乙）]

【主要作用】为二氢吡啶类钙拮抗药。可舒张血管，能降低血压和增加冠脉流量，作用比硝苯地平强。

【适应证】用于治疗高血压和心绞痛。

【用法用量】口服，每日 1 次，一次 2~4mg，早餐后服。可按需要增量至每日 1 次，8mg。

【相互作用与使用注意】见药物相互作用与使用注意表。

药物相互作用与使用注意表

合用药物	相互作用	合用注意
其他降压药	降压作用增强，可能引起血压过度降低	有时会出现血压过度降低
地高辛	抑制肾小管的地高辛分泌，使血中地高辛浓度上升	有可能引起洋地黄中毒，应监测地高辛血药浓度及心脏状态，若出现异常，应调整地高辛剂量或停用本品
西咪替丁	西咪替丁抑制肝微粒体的钙拮抗剂代谢酶，同时降低胃酸，增加药物吸收	有可能使血压过度降低
利福平	利福平诱导肝脏的药物代谢酶，促进钙拮抗剂代谢，可降低贝尼地平的血药浓度，使降压作用减弱	
伊曲康唑	伊曲康唑抑制本品在肝脏的代谢，有可能使本品血药浓度升高	

注：葡萄柚汁可使本品血药浓度升高，应避免合用

哌唑嗪 ^[药典（二）；基（基）；医保（甲）]

【主要作用】为选择性突触后 α_1 受体拮抗剂，能松弛血管平滑肌，产生降压效应。不影响 α_2 受体，不会引起明显的反射性心动过速，也不增加肾素的分泌。

【适应证】用于治疗轻、中度高血压，常与 β 受体拮抗剂或利尿剂合用，降压效果更好。由于既能扩张容量血管，降低前负荷，又能扩张阻力血管，降低后负荷，可用于治疗中、重度慢性充血性心力衰竭及心肌梗死后心力衰竭。对常规疗法（洋地黄类、利尿剂）无效或效果不显著的心力衰竭患者也有效。

【用法用量】口服：开始每次 0.5~1mg，一日 1.5~3mg，以后逐渐增至一日 6~15mg，分次服用。对充血性心力衰竭，维持量通常为每日 4~20mg，分次服用。

【相互作用与使用注意】见药物相互作用与使用注意表。

药物相互作用与使用注意表

合用药物	相互作用	合用注意
钙通道阻滞剂、降压药或利尿剂	使降压作用加强，但可能心率加快，剂量需适当调整	监测体位性低血压症状，剂量须适当调整
噻嗪类利尿药或 β 受体阻断药	使降压作用加强而水钠潴留可能减轻	合用时应调节剂量以求每一种药物的最小有效剂量
非甾体抗炎药	尤其与吲哚美辛同用，可使本品的降压作用减弱	慎重合用
拟交感类药物	本品的降压作用减弱	
磷酸二酯酶 V 抑制剂（阳痿治疗药）	可引起血压过度降低	应避免同时使用

利血平 ^[药典（二）；医保（甲、乙）]

【主要作用】兼有降血压作用及安定作用，能降低血压、减慢心率，对精神病性躁狂症状有安定之效。一方面能使交感神经末梢囊泡内的神经递质（去甲肾上腺素）释放增加，另一方面阻止它再摄入囊泡；因此囊泡内的神经递质逐渐减少或耗竭，使交感神经冲动的传导受阻，因而表现出降压作用。其降压作用的特点为缓慢、温和而持久。服药后 2~3 日至 1 周，血压缓缓下降，数周后达到最低点。停药后血压在 2~6 周内回升。

【适应证】对于轻度至中等度的早期高血压，疗效显著（精神紧张病例疗效尤好），长期应用小量，可将多数患者的血压稳定于正常范围内，但对严重和晚期病例，单用本品疗效较差，常与肼屈嗪、氢氯噻嗪等合用，以增加疗效。

【用法用量】降血压：口服，每日服 0.25~0.5mg，一次顿服或 3 次分服。如长期应用，须递减剂量只求维持药效即可。

【相互作用与使用注意】见药物相互作用与使用注意表。

药物相互作用与使用注意表

合用药物	相互作用	合用注意
中枢神经抑制剂	可加重中枢抑制作用	避免同时使用
其他降压药或利尿药	可加强降压作用	需进行剂量调整
β 受体拮抗剂	可使后者作用增强	慎重合用

续表

合用药物	相互作用	合用注意
洋地黄或奎尼丁	大剂量时可引起心律失常	
左旋多巴	可使多巴胺耗竭，导致帕金森症	
间接性拟肾上腺素药如麻黄碱、苯丙胺	可使儿茶酚胺贮存耗竭，抑制拟肾上腺素药的作用	
直接性拟肾上腺素药如肾上腺素、异丙肾上腺素、去甲肾上腺素、间羟胺、去氧肾上腺素	可使本品作用延长	慎重合用
三环类抗抑郁药	利血平和抗抑郁药作用均减弱	
巴比妥类	加强利血平的中枢镇静作用	

注：乙醇可加重中枢抑制作用，服药期间避免饮酒

硝普钠^[药典（二）；基（基）；医保（甲）]

【主要作用】为强有力的血管扩张剂，扩张周围血管使血压下降，作用迅速，给药后 5 分钟即见效，停药后作用能维持 2~15 分钟。

【适应证】用于其他降压药无效的高血压危象，疗效可靠，且由于其作用持续时间较短，易于掌握。用于心力衰竭，能使衰竭的左心室排血量增加，心力衰竭症状得以缓解。

【用法用量】临用前，先用 5% 葡萄糖注射液溶解，再用 5% 葡萄糖注射液 250~1000ml 稀释。静脉滴注，每分钟 1~3μg/kg。开始时速度可略快，血压下降后可渐减慢。但用于心力衰竭、心源性休克时开始宜缓慢，以 10 滴 / 分钟为宜，以后再酌情加快速度。用药不宜超过 72 小时。

【相互作用与使用注意】见药物相互作用与使用注意表。

药物相互作用与使用注意表

合用药物	相互作用	合用注意
多巴酚丁胺	可使心排血量增多而肺毛细血管嵌压降低	
拟交感胺类	使本品降压作用减弱	慎重合用
其他降压药	可使血压剧降	
磷酸二酯酶Ⅴ抑制剂	会增强本品降压作用	避免合用

乌拉地尔^[药典（二）；基（基）；医保（乙）]

【主要作用】具有抗突触后 α₁ 受体的作用和拮抗外周 α₂ 受体的作用，但以前者为主。此外，尚有激活中枢 5- 羟色胺 1A 受体的作用，可降低延脑心血管调节中枢的交感反馈而降低血压。对静脉的舒张作用大于对动脉的作用，在降压时并不影响颅内血压。尚可降低心脏前后负荷和平均肺动脉压，改善心搏出量和心输出量，降低肾血管阻力。

【适应证】用于各类型的高血压（口服）。可与利尿降压药 β 受体拮抗剂合用；也用于高血压危象及手术前、中、后对高血压升高的控制性降压（静脉注射）。

【用法用量】口服，开始时一次 60mg，早晚各服 1 次，如血压逐渐下降，可减量为每次 30mg。维持量一日 30~180mg。静脉注射：一般剂量为 25~50mg，如用 50mg，应分 2 次给

药，其间隔为 5 分钟。静脉滴注：将 250mg 溶于输液 500ml 中，开始滴速为 6mg/min，维持剂量滴速平均为 120mg/h。

【相互作用与使用注意】 见药物相互作用与使用注意表。

药物相互作用与使用注意表

合用药物	相互作用	合用注意
α 受体阻断药、血管舒张剂或其他抗高血压药物	可增强乌拉地尔的降压作用	监测血压
西咪替丁	可使乌拉地尔的血药浓度上升，最高达 15%	

注：乙醇可增强本品的降压作用，应避免饮酒

伊伐布雷定 ^[基(基)；医保(乙)]

【主要作用】 伊伐布雷定和 β 受体阻断药的药理效应相比，两者在心率降低相同水平情况下，伊伐布雷定提供的心脏舒张期灌流时间更长。

【适应证】 适用于窦性心律且心率 ≥ 75 次 / 分钟、伴有心脏收缩功能障碍的 NYHA Ⅱ ~ Ⅳ 级慢性心力衰竭患者，与标准治疗包括 β 受体阻断药联合用药，或者用于禁忌或不能耐受 β 受体阻断药治疗时。

【用法用量】 口服，一日 2 次，早、晚进餐时服用。起始治疗仅限于稳定性心力衰竭患者。常推荐起始剂量 5mg，一日 2 次，后根据心率调整剂量。如果患者的心率持续低于 50 次 / 分钟或者心动过缓症状持续存在，必须停药。

【相互作用与使用注意】 见药物相互作用与使用注意表。

药物相互作用与使用注意表

合用药物	相互作用	合用注意
延长 Q-T 间期的心血管药物（例如奎尼丁、丙吡胺、苄普地尔、索他洛尔、伊布利特、胺碘酮）和延长 Q-T 间期的非心血管类药物（例如匹莫齐特、齐拉西酮、舍吲哚、甲氟喹、卤泛群、喷他脒、西沙必利、注射用红霉素）	心率减慢会加重 Q-T 间期延长，应避免与心血管类和非心血管类延长 Q-T 间期的药物合并使用	不推荐合并用药，如果有必要合并用药时，须对心脏进行严密监测
排钾利尿剂（噻嗪利尿剂和髓袢利尿剂）	低钾血症会增加心律失常的危险。因为伊伐布雷定可能会引发心动过缓，低血钾和心动过缓的联合作用是发生严重心律失常的易感因素，特别是长 Q-T 综合征（不论先天性或药物诱发性）的患者	需慎重合并用药
CYP3A4 抑制剂	药物相互作用研究证实，CYP3A4 抑制剂增加本品的血药浓度	禁止与强效 CYP3A4 抑制剂合并使用，例如唑类抗真菌药物（酮康唑、伊曲康唑）、大环内酯类抗生素（例如克拉霉素，口服红霉素，交沙霉素，泰利霉素）、HIV 蛋白酶抑制剂（奈非那韦，利托那韦）和萘法唑酮
CYP3A4 诱导剂	降低本品的血药浓度	可能需要对本品的剂量进行调整

注：西柚汁会导致本品的暴露量增加 2 倍，应避免同时服用

赖诺普利 [药典（二）；基（基）；医保（乙）]

【主要作用】为依那普利的赖氨酸衍生物，降压缓长效。用于高血压和充血性心力衰竭。

【适应证】用于治疗原发性高血压及肾血管性高血压。可单独服用或与其他降压药合用。可与洋地黄或利尿剂相配合作为充血性心力衰竭的辅助治疗。用于治疗急性心肌梗死后24 小时内血液动力学稳定的病人，能预防左室功能不全或心力衰竭的发展并提高生存率。患者在合适的条件下应接受常规推荐的治疗如抗栓剂、阿司匹林以及 β 受体阻断药。

【用法用量】口服。①原发性高血压：初始剂量 10 mg/ 日，维持剂量 20mg/ 日，一日 1 次，后视血压情况调整。最大剂量 80mg/ 日。②肾血管性高血压：首次服用反应敏感，初始剂量为 2.5mg 或 5mg，根据血压情况再调整。③充血性心力衰竭：配合洋地黄和利尿剂治疗的辅助方法，起始剂量为 2.5mg/ 日，一日 1 次。一般有效剂量范围是 5~20mg/ 日，一日 1次。④急性心肌梗死：可 24 小时内应用。首剂 5mg 口服，24 小时后及 48 小时后再分别给予 5mg、10mg 口服，随后每天 10mg。低收缩压的病人（收缩压为 120mmHg 或以下）或梗死后三天内的病人应给予较低剂量，2.5mg 口服。如果发生低血压（收缩压低于或等于 100mmHg），每日 5mg 维持量可在必要时临时降至 2.5mg。如果低血压持续存在（收缩压低于 90mmHg 持续一小时以上）应停止使用。

【相互作用与使用注意】见药物相互作用与使用注意表。

药物相互作用与使用注意表

合用药物	相互作用	合用注意
利尿剂	通常增加其抗高血压的疗效，偶然会产生血压过分下降的情况	治疗前停用利尿剂，可以减少征兆性低血压出现的可能性
吲哚美辛	降压效果将减弱	监测血压，必要时调整剂量
锂盐	如与其他排钠利尿剂合用时，锂的排泄可能降低	应密切监测血液中锂浓度
血钾	血钾浓度通常保持在正常范围内，但在某些情形下，仍可能出现高血钾。产生高钾血症的危险因素包括肾功能不全、糖尿病和合用保钾利尿剂（例如螺内酯、氨苯蝶啶及阿米洛利）或钾补充剂或钾盐代用品，特别是在肾功能不全的病人中，会引起血钾浓度明显上升	应谨慎并定期检测血清钾

缬沙坦氨氯地平 [基（基）；医保（乙）]

【主要作用】包括缬沙坦和氨氯地平两种降压活性成分，这两种成分在控制血压方面作用机制互补：氨氯地平属于钙通道阻滞剂类药物，缬沙坦属于血管紧张素 Ⅱ 拮抗剂类药物。两种成分合用的降压效果优于其中任一成分单药治疗。

【适应证】治疗原发性高血压。用于单药治疗不能充分控制血压的患者。

【用法用量】氨氯地平每日一次 2.5~10mg 对于治疗高血压有效，而缬沙坦有效剂量为80~320mg。在每日一次缬沙坦氨氯地平片治疗的临床试验中，使用 5~10mg 的氨氯地平和80~320mg 的缬沙坦，降压疗效随着剂量升高而增加。

【相互作用与使用注意】见药物相互作用与使用注意表。

药物相互作用与使用注意表

合用药物	相互作用	合用注意
茶碱和麦角胺	钙通道阻滞剂可干扰茶碱和麦角胺的细胞色素 P450 依赖性代谢	由于目前没有获得氨氯地平与茶碱或麦角胺合用的体内或体外相互作用研究的数据，因此建议在开始合用时，定期监测茶碱或麦角胺的血药浓度
锂	没有缬沙坦与锂合用的经验	建议在缬沙坦与锂合用时，定期监测血清锂浓度
保钾利尿剂（如螺内脂、氨苯蝶啶、阿米洛利）	补钾或使用含钾制剂可导致血钾浓度升高和引起心力衰竭患者血清肌酐升高	联合用药时需要注意监测
NSAIDs	血管紧张素Ⅱ受体拮抗剂与 NSAIDs 合用时，可能削弱其抗高血压作用	缬沙坦治疗患者开始合用 NSAIDs 药物治疗或调整治疗时应监测患者肾功能情况

注：葡萄柚汁可导致本品的 C_{max} 和 AUC 略有升高，应避免合用

拉贝洛尔[基（基）；医保（乙）]

【主要作用】兼有 α 受体及 β 受体拮抗作用。其 β 受体拮抗作用约为普萘洛尔的 1/2.5，但无心肌抑制作用，α 受体拮抗作用为酚妥拉明的 1/10~1/6。对 β 受体的作用比 α 受体强，口服时为 3∶1，静脉注射时则为 6.9∶1。与单纯 β 受体拮抗剂不同，能降低卧位血压和周围血管阻力，一般不降低心排血量或每次心搏量。对卧位患者心率无明显变化，立位或运动时心率则减慢。对高血压的疗效比单纯 β 受体拮抗剂为优。

【适应证】用于治疗轻度至重度高血压和心绞痛。采用静脉注射能治疗高血压危象。

【用法用量】口服。开始一次 100mg，每日 2~3 次。如疗效不佳可增至一次 200mg，每日 3~4 次。通常对轻、中、重度高血压患者的每日剂量相应为 300~800mg、600~1200mg、1200~2400mg，加用利尿剂时可适当减量。静脉注射一次 100~200mg。

【相互作用与使用注意】见药物相互作用与使用注意表。

药物相互作用与使用注意表

合用药物	相互作用	合用注意
三环类抗抑郁药	可产生震颤	治疗时监测血浆中抗抑郁药水平
西咪替丁	可增加本品的生物利用度	至少每周监测血压直到稳定
硝酸甘油	可减弱硝酸甘油的反射性心动过速，但降压作用可协同	监测血压
维拉帕米等钙拮抗剂	联用时需十分谨慎	慎重合用
甲氧氯普胺	可增强本品的降压作用	监测血压
氟烷	可增强氟烷对血压的作用	

波生坦[基（基）]

【主要作用】为双重内皮素受体拮抗剂，对 ETA（内皮素受体 A）和 ETB（内皮素受体 B）均有亲和力。波生坦可降低肺血管和全身血管阻力，从而在不增加心率的情况下增加心脏输出量。

【**适应证**】本品用于治疗 WHO Ⅲ 期和 Ⅳ 期原发性肺高压病人的肺动脉高压，或者硬皮病引起的肺高压。

【**用法用量**】初始剂量为一天 2 次，每次 62.5mg，持续 4 周，随后增加至维持剂量 125mg，一天 2 次。高于一天 2 次，一次 125mg 的剂量不会带来足以抵消肝脏损伤风险的益处。可在进食前或后，早、晚服用本品。

【**相互作用与使用注意**】见药物相互作用与使用注意表。

药物相互作用与使用注意表

合用药物	相互作用	合用注意
华法林	伴随使用本品，500mg 每日 2 次，可使 S- 华法林和 R- 华法林的血药浓度降低大约 30%	长期接受华法林治疗的肺动脉高压病人服用本品 125mg，每日 2 次，对凝血时间 /INR 没有临床显著的影响。对华法林无须另外调整剂量，但建议进行常规 INR 监测
辛伐他汀和其他他汀	会降低辛伐他汀和它的主要活性 β- 氢氧基酸代谢物的血药浓度，大约 50%。本品的血药浓度不受影响。本品也降低其他主要受 CYP3A4 代谢的他汀类的血药浓度	对于这些他汀类，须考虑他汀功效下降
格列本脲	在接受格列本脲伴随治疗的病人中观察到转氨酶升高的风险	禁止本品和格列本脲联合使用，应考虑用其他替代的降血糖药物
酮康唑	和酮康唑伴随使用可使本品的血药浓度增加大约 2 倍	无需剂量调整，但应考虑本品作用增加
环孢素 A	伴随使用本品可使血液中环孢素 A 的浓度降低大约 50%。联用本品的初始谷浓度比单独使用时高大约 30 倍。但在稳态时，本品的血药浓度仅仅高出 3~4 倍	禁止本品和环孢素 A 联用
他克莫司	没有进行他克莫司药物相互作用的研究，但可预计有与环孢素 A 相似的相互作用	建议避免将本品和他克莫司伴随使用

卡托普利 [药典（二）；基（基）；医保（甲）]

【**主要作用**】抑制血管紧张素转换酶活性，降低血管紧张素 Ⅱ 水平，舒张小动脉等。对多种类型高血压均有明显降压作用，并能改善充血性心力衰竭患者的心脏功能。对不同肾素分型高血压患者的降压作用以高肾素和正常肾素两型最为显著；对低肾素型在加用利尿剂后降压作用亦明显。

【**适应证**】用于治疗各种类型高血压，特别是常规疗法无效的严重高血压。由于该药通过降低血浆血管紧张素 Ⅱ 和醛固酮水平而使心脏前、后负荷减轻，故可用于顽固性慢性心力衰竭，对洋地黄、利尿剂和血管扩张剂无效的心力衰竭患者也有效。

【**用法用量**】口服：一次 25~50mg，一日 75~150mg。开始时每次 25mg，一日 3 次（饭前服用）；渐增至每次 50mg，一日 3 次。每日最大剂量为 450mg。儿童开始每日 1mg/kg，最大 6mg/kg，分 3 次服。

【**相互作用与使用注意**】见药物相互作用与使用注意表。

药物相互作用与使用注意表

合用药物	相互作用	合用注意
利尿药	使降压作用增强	应避免引起严重低血压，故原用利尿药者宜停药或减量。本品开始用小剂量，逐渐调整剂量
潴钾药物，如螺内酯、氨苯蝶啶、阿米洛利	可能引起血钾过高	监测血清钾
吲哚美辛	降低本品降压作用	监测血压，停止使用吲哚美辛或换用降压药
锂剂	可能使血清锂水平升高而出现毒性	不推荐合并使用。如果本品需要和锂剂合用时，推荐对血清锂浓度进行仔细监测
其他降压药	降压作用加强	注意监测血压

注：食物可减少本品的胃肠道吸收，应在饭前 1 小时服用本药

依那普利 [基（基）；医保（甲）]

【**主要作用**】为不含巯基的强效血管紧张素转换酶抑制剂，它在体内水解为依那普利拉（苯丁羧脯酸，Enalaprilat）而发挥作用，比卡托普利强 10 倍，且更持久。其降压作用慢而持久。其血流动力学作用与卡托普利相似，能降低总外周阻力和肾血管阻力，能增加肾血流量。

【**适应证**】用于高血压及充血性心力衰竭的治疗。

【**用法用量**】口服 10mg，日服 1 次，必要时也可静脉注射以加速起效。可根据患者情况增加至日剂量 40mg。

【**相互作用与使用注意**】见药物相互作用与使用注意表。

药物相互作用与使用注意表

合用药物	相互作用	合用注意
降压药物，解热镇痛药，利尿药，麻醉剂，抗抑郁药，抗癌药，免疫抑制剂，肾上腺皮质类脂醇，治疗痛风的药物和治疗糖尿病药物等	影响马来酸依那普利的疗效及副作用。若使用依那普利者需麻醉，应告知麻醉师	慎重合用
锂剂	可致锂中毒，但停药后毒性反应即消失	如服用锂盐，应仔细监测血清锂浓度
排钾利尿药	可减少钾丢失，但与保钾利尿药同用可使血钾增高	使用时应谨慎，并经常监测血清钾

贝那普利 [医保（乙）]

【**主要作用**】为不含巯基的强效血管紧张素转换酶抑制剂，它在体内水解为依那普利拉（苯丁羧脯酸，Enalaprilat）而发挥作用，比卡托普利强 10 倍，且更持久。其降压作用慢而持久。其血流动力学作用与卡托普利相似，能降低总外周阻力和肾血管阻力，能增加肾血流量。

【**适应证**】用于高血压及充血性心力衰竭的治疗。

【**用法用量**】口服 10mg，日服 1 次，必要时也可静脉注射以加速起效。可根据患者情况增加至日剂量 40mg。

【**相互作用与使用注意**】见药物相互作用与使用注意表。

药物相互作用与使用注意表

合用药物	相互作用	合用注意
利尿药	降压作用增强，可能引起严重低血压	原用利尿药者应停药或减量
其他扩血管药	可能致低血压	如需合用，应从小剂量开始
保钾利尿药	引起血钾过高	使用时应谨慎，并经常监测血清钾
吲哚美辛	与本品同用时可使本品的降压作用减弱	监测血压，停止使用吲哚美辛或换用降压药

缬沙坦[药典（二）；基（基）；医保（乙）]

【主要作用】属于非肽类、口服有效的血管紧张素Ⅱ（AT）受体拮抗剂。它对Ⅰ型受体（AT）有高度选择性，可竞争性地拮抗而无任何激动作用。它还可抑制 AT_1 受体所介导的肾上腺球细胞释放醛固酮，但对钾所致的释放，缬沙坦没有抑制作用，这也说明缬沙坦对 AT_1 受体的选择性作用。经各种类型的高血压动物模型的体内试验均表明缬沙坦具有良好的降压作用，对心收缩功能及心率无明显影响。对血压正常的动物则不产生降压作用。

【适应证】用于高血压的治疗。

【用法用量】口服，每次80mg，每日1次，可根据患者情况增加至每次160mg，或加用利尿药。也可与其他降压药合用。

【相互作用与使用注意】见药物相互作用与使用注意表。

药物相互作用与使用注意表

合用药物	相互作用	合用注意
保钾利尿剂（如螺内酯、氨苯蝶啶、阿米洛利）、钾制剂或含钾的盐	可使血钾升高	如必须同时服用，应注意监测

厄贝沙坦[医保（乙）]

【主要作用】为血管紧张素Ⅱ受体拮抗剂，对 AT_1 受体产生不可逆的或非竞争性的抑制，因而减轻血管紧张素Ⅱ的缩血管和促增生作用，降压时对心率影响很小。

【适应证】用于治疗原发性高血压。

【用法用量】口服每次150mg，每日1次，对血压控制不佳者可加至300mg或合用小剂量噻嗪类利尿药。

【相互作用与使用注意】见药物相互作用与使用注意表。

药物相互作用与使用注意表

合用药物	相互作用	合用注意
ACEI、保钾利尿药	可使血钾升高	经常监测血清钾
非甾体抗炎药	厄贝沙坦的抗高血压作用会被非甾体抗炎药物所减弱	监测血压
锂剂	当锂剂和血管紧张素转换酶抑制剂合用时，有报道血清锂可逆性升高和出现毒性作用。而且噻嗪类利尿剂可减少肾脏对锂的清除，类似的效应在本品的使用中罕有报道	不推荐合并使用。如果本品需要和锂剂合用时，推荐对血清锂浓度进行仔细监测

坎地沙坦[医保（乙）]

【主要作用】常用其酯（candesartan cilexetil），口服后吸收过程中分解为有活性的坎地沙坦。为长效 AT$_1$ 受体拮抗剂，具有选择性高、强效的特点，作用可维持 24 小时以上，除降压外，长期应用还可逆转左室肥厚，对肾脏也有保护功能。

【适应证】用于高血压治疗。

【用法用量】口服坎地沙坦酯（片剂），每次 8~16mg，每日 1 次。也可与氨氯地平、氢氯噻嗪合用。中、重度肝、肾功能不全患者应适当调整剂量。

【相互作用与使用注意】见药物相互作用与使用注意表。

药物相互作用与使用注意表

合用药物	相互作用	合用注意
利尿降压药呋塞米、三氯甲噻嗪等	可能增强降压作用	应从小剂量开始，慎重用药
保钾利尿药螺内酯、氨苯蝶啶、补钾药	可使血清钾浓度升高	注意监测血钾

替米沙坦[医保（乙）]

【主要作用】为一种口服起效的、特异性血管紧张素Ⅱ受体（AT$_1$ 型）拮抗剂，与血管紧张素Ⅱ受体 AT$_1$ 亚型呈高亲和性结合，结合作用持久，且无任何部分激动剂效应。首剂后 3 小时内降压效应逐渐明显，在治疗开始后 4 周可获得最大降压效果，并可在长期治疗中维持。对于高血压患者，可降低收缩压及舒张压而不影响心率。

【适应证】用治疗原发性高血压。

【用法用量】口服，每日 1 次，每次 40mg。

【相互作用与使用注意】见药物相互作用与使用注意表。

药物相互作用与使用注意表

合用药物	相互作用	合用注意
保钾利尿药、钾离子补充剂、含钾的盐替代品	与上述药物合用，可致血钾水平升高	不推荐同时使用，若合用应当谨慎，经常监测血钾的水平
非甾体抗炎药	可能会降低血管紧张素Ⅱ受体拮抗剂的降压效果。在一些有肾功能损害的患者（如脱水的患者或有肾功能损害的老年患者）中，联合使用可能会导致进一步的肾功能恶化，包括可能的急性肾衰，通常是可逆的	联合给药应当谨慎，尤其是在老年人中。应考虑定期监测肾功能，并监测血压
利尿剂（噻嗪类或髓袢利尿剂）	先前的大剂量利尿剂治疗可能会导致血容量的减少和开始使用替米沙坦治疗时低血压的风险	慎重合用
地高辛	升高地高辛平均谷血药浓度 20%	须监测地高辛血药浓度
巴比妥类药物、镇静安眠药或抗抑郁药	与本品合用可增强体位性低血压效应	注意监测血压
巴氯芬、氨磷汀	可加强本品的降压效果	
锂剂	与本品合用，可引起可逆性血锂水平升高	不推荐同时使用。如需合用，应监测血锂水平

　　注：服药期间避免饮酒

吲达帕胺 [药典（二）；基（基）；医保（甲）]

【主要作用】具有利尿作用和钙拮抗作用，为一种新的强效、长效降压药。其对血管平滑肌有较高选择性，使外周血管阻力下降，产生降压效应，这与阻滞钙内流有关。对血管平滑肌的作用大于利尿作用，但不致引起体位性低血压、潮红和心动过速。

【适应证】对轻、中度原发性高血压具有良好疗效。单独服用降压效果显著，不必加用其他利尿剂。可与β受体拮抗剂合并应用。

【用法用量】口服，一次 25mg，一日 1 次。维持量可 2 天 1 次，一次 2.5mg。

【相互作用与使用注意】见药物相互作用与使用注意表。

药物相互作用与使用注意表

合用药物	相互作用	合用注意
其他降低血钾的化合物：两性霉素 B、糖皮质激素和盐皮质激素、替可克肽、刺激性泻药	增加低钾血症的危险性（协同作用）；皮质激素和替可克肽可降低吲达帕胺抗高血压疗效	监测血钾，必要时加以纠正。应用非刺激性泻药
Iₐ类抗心律失常药（奎尼丁、二氢奎尼丁、双异丙吡胺）；Ⅲ类抗心律失常药（胺碘酮、索他洛尔、多非利特、伊布利特）；一些抗精神失常药：吩噻嗪类（氯丙嗪、氰美马嗪、左美丙嗪、硫利达嗪、三氧拉嗪）、苯甲酰胺类（氯磺必利、舒必利、舒托必利、硫必利）、丁酰苯类（氟哌利多、氟哌啶醇）；其他类：苄普地尔、西沙必利、二苯马尼、静脉用红霉素、卤泛群、咪唑斯汀、喷他脒、司帕沙星、莫西沙星、静脉用长春胺	联合应用增加室性心律失常的危险性，尤其是引起扭转型室性心动过速（低钾血症是一个危险因素）	在联合用药之前，应监测血钾，必要时应纠正。应进行临床体征、血浆电解质水平和心电图的监测。一旦出现低钾血症，选择不导致扭转型室速的药物
血管紧张素转换酶（ACE）抑制剂	在先前存在缺钠的情况下（特别见于肾动脉狭窄时），吲达帕胺与血管紧张素转换酶抑制剂合用，存在引起突发低血压和（或）急性肾衰的危险性	慎重合用
非甾体抗炎药	可能会降低吲达帕胺抗高血压的作用	脱水病人存在急性肾功能衰竭的危险性（肾小球滤过率降低）。在治疗前给病人补充水分，并监测其肾功能
巴氯芬	加强降血压作用	给病人补液；在治疗开始时监测肾脏功能
洋地黄类药物	低钾血症易于诱发洋地黄类药物的毒性作用	应注意监测血钾、心电图，必要时重新调整治疗
保钾利尿剂（阿米洛利、螺内酯、氨苯蝶啶）	这种联合用药对某些病人有益，但不能排除低钾血症或高钾血症的可能性，特别是对于肾衰和糖尿病患者，更易出现高钾血症	需要监测血钾、心电图，必要时重新调整治疗
二甲双胍	利尿剂（特别是髓袢利尿剂）所诱发的功能性肾功能不全，能够增加二甲双胍引起的乳酸性酸中毒的危险	注意监测

续表

合用药物	相互作用	合用注意
环孢素	在不增加循环中环孢素水平，甚至在没有水／钠缺失的情况下，仍存在血肌酐升高的危险性	注意监测
钙盐	尿中排钙减少导致高血钙的危险	
锂	在无钠饮食时（尿中锂的排出减少），吲达帕胺增加血锂浓度并导致锂盐过量的表现	如果同时应用利尿剂，应当严格监测血锂水平，并且调整用药量
碘造影剂	在利尿剂造成的脱水情况下，碘造影剂增加急性肾衰的危险性，特别是应用大剂量时	在给予碘化合物前，必须先进行补液治疗
丙米嗪抗抑郁药（三环类抗抑郁药）、精神安定药	具有抗高血压作用，增加直立性低血压的危险性（协同作用）	注意监测

第 2 节　治疗慢性心功能不全药

地高辛 [药典（二）；基（基）；医保（甲、乙）]

【主要作用】由毛花洋地黄中提纯制得的中效强心苷。能选择性地直接作用于心脏，治疗剂量时可增强心肌收缩力、减慢心率、抑制心脏传导系统，使心搏出量和心输出量增加，改善肺循环及体循环，从而慢性心功能不全时的各种临床表现（如呼吸困难及水肿等）得以减轻或消失。排泄较快而蓄积性小，临床使用比洋地黄毒苷安全。

【适应证】用于各种急性和慢性心功能不全以及室上性心动过速、心房颤动和扑动等。通常口服，对严重心力衰竭患者则采用静脉注射。

【用法用量】全效量：成人口服 1~1.5mg；于 24 小时内分次服用。小儿 2 岁以下 0.06~0.08mg/kg，2 岁以上 0.04~0.06mg/kg。不宜口服者亦可静脉注射，临用前，以 10% 或 25% 葡萄糖注射液稀释后应用，常用量静脉注射一次 0.25~0.5mg；极量，一次 1mg。维持量：成人每日 0.125~0.5mg，分 1~2 次服用；小儿为全效量的 1/4。病情不急而又易中毒者，开始不必给予全效量，可逐日按 5.5μg/kg 给药，减少中毒发生率。

【相互作用与使用注意】见药物相互作用与使用注意表。

药物相互作用与使用注意表

合用药物	相互作用	合用注意
普罗帕酮	导致心律失常	观察地高辛的毒性。如有需要，检查地高辛水平，必要时降低地高辛剂量（建议 15%~75%）
胺碘酮	胺碘酮可能升高地高辛的水平（在某些情况下四倍），引起严重心动过缓	降低地高辛的剂量 1/3~1/2。监测地高辛水平、观察地高辛的毒性，特别是在开始或调整胺碘酮治疗后的 4 周

续表

合用药物	相互作用	合用注意
ACEI 类	在心力衰竭（Ⅱ类或更严重）或肾功能不全的情况下，联合使用卡托普利时，血浆中地高辛的浓度升高	监测地高辛水平，观察地高辛的毒性
血管紧张素Ⅱ受体拮抗剂	替米沙坦可能会增加地高辛浓度	观察地高辛的毒性，监测地高辛的水平
β 受体阻断药	增加心动过缓和房室传导阻滞的风险	密切监测血压、心率、心电图
卡维地洛	卡维地洛可能会增高地高辛的浓度，尤其是儿童	降低地高辛 25% 剂量，观察地高辛毒性的迹象并监测地高辛的水平
维拉帕米	维拉帕米升高血清地高辛水平，有造成显著毒性的案例报告；会引起房室传导阻滞	建议开始给予维拉帕米时降低地高辛剂量 33%~50%，监测地高辛水平，观察其毒性症状 / 体征。联合用药时密切监测心电图，尤其是维拉帕米非肠道给药时
钙通道阻滞剂——地尔硫䓬、硝苯地平、非洛地平、拉西地平、乐卡地平、尼卡地平、尼索地平	这些钙通道阻滞剂被认为会降低地高辛的肾排泄，增加地高辛浓度	监测地高辛水平
普鲁卡因胺	有同时服用洋地黄素和普鲁卡因胺的毒性个案报告	监测地高辛毒性
利福平	利福平可增加地高辛肝脏代谢，使地高辛血药浓度减半	监测地高辛治疗不足
抗癫痫药——巴比妥类，卡马西平，苯妥英钠	可增加地高辛肝脏代谢，降低地高辛浓度	
调脂药物——阴离子交换树脂	考来替泊和考来烯胺都是离子交换树脂，可与胆汁钠结合，防止肠道再吸收，打破洋地黄素的肝肠循环。降低地高辛水平	在给予地高辛至少 1.5 小时后给药
他汀类药物	高剂量（80mg）阿托伐他汀可能增加地高辛的水平	监测地高辛毒性
氨基水杨酸盐	柳氮磺吡啶可能会降低地高辛水平	监测地高辛浓度
非甾体抗炎药——双氯芬酸、吲哚美辛、苯布芬、布洛芬、噻洛芬酸	增加地高辛浓度，有诱发心脏衰竭和肾功能不全的风险	密切监测肾功能。监测地高辛水平，观察地高辛的毒性
阿片类	曲马多可使地高辛浓度增加	观察地高辛的毒性，监测地高辛水平，必要时降低地高辛剂量
氨基苷类抗生素	庆大霉素可能增加血浆地高辛浓度；新霉素可降低血浆地高辛浓度	监测地高辛浓度，尤其是糖尿病和肾功能不全的患者
大环内酯类	可能增加地高辛浓度	观察地高辛的毒性，监测地高辛水平
甲氧苄啶、复方新诺明	可能增加地高辛浓度，尤其是老年患者	
细胞毒素	细胞毒素会引起肠黏膜损伤，当地高辛以片剂形式给药时，浓度降低（高达 50%）	监测地高辛水平，如果地高辛效应有下降迹象，可考虑更换剂型
环孢素	增加地高辛浓度及毒性。地高辛可能会增加环孢素生物利用度（15%~20%）	观察地高辛的毒性。监测血浆地高辛和环孢素水平
糖皮质激素	增加低钾血症引起地高辛中毒的危险	密切监测钾水平。监测地高辛水平，注意地高辛中毒

续表

合用药物	相互作用	合用注意
干扰素 γ	干扰素可引起血浆中地高辛的浓度升高	监测地高辛水平，注意地高辛中毒
青霉胺	可引起血浆中地高辛的浓度下降	监测地高辛治疗不足
他克莫司	可能是由于他克莫司引起的高钾血症和低镁血症导致地高辛中毒	观察地高辛的毒性。监测钾和镁的水平
曲唑酮	报告两例患者服用曲唑酮后地高辛血药浓度升高	观察地高辛的毒性，监测地高辛水平，必要时降低地高辛剂量
降糖药——阿卡波糖	阿卡波糖可能降低血浆地高辛的水平	监测地高辛治疗不足
高岭土	能降低血浆地高辛的水平	间隔至少 2 小时给予
抗癫痫药	苯妥英钠可能降低血浆地高辛的水平	监测地高辛水平
两性霉素 B	两性霉素可引起低钾血症，进而使地高辛的毒性风险增加	密切监测钾水平。监测地高辛水平，观察地高辛的毒性
伊曲康唑	伊曲康唑可能导致血浆地高辛的水平增高，有地高辛毒性病例报道	监测地高辛水平，观察地高辛的毒性
α受体阻断药	有增加血浆地高辛浓度的可能性，多沙唑嗪或哌唑嗪均未见毒性病例报告	监测地高辛水平
氯喹、羟氯喹、奎宁	可能增加地高辛血药浓度	监测地高辛水平，观察地高辛的毒性
甲氟喹	心动过缓风险	密切监测心电图
奎尼丁	可使地高辛血药浓度提高约一倍，提高程度与奎尼丁用量相关，甚至可达到中毒浓度	两药合用时应酌减地高辛用量 1/3~1/2（严重）
溴丙胺太林	增加地高辛水平（30%~40%），但仅使用缓释制剂时	使用地高辛的替代药物
利托那韦	可能增加血浆地高辛浓度	监测地高辛水平，观察地高辛的毒性
抗焦虑药和催眠药	阿普唑仑和安定可能增加地高辛的水平，特别是在 65 岁以上患者	
支气管扩张剂——β₂受体激动剂	①低钾血症可加重地高辛中毒；②在同时治疗 10 天后，沙丁胺醇可降低地高辛水平（16%~22%）	①密切监察钾含量；②临床意义尚不明确。如果有临床症状，监测地高辛水平
钙	静脉注射大剂量钙有发生心律失常的危险	建议服用地高辛的患者应避免非肠道补钙。如必须要用，缓慢小剂量地给药
碳酸酐酶抑制剂，袢利尿剂，噻嗪类	低钾血症可加重地高辛中毒	密切监测钾水平。监测地高辛水平，观察地高辛的毒性
螺内酯	志愿者研究出现矛盾结果：有 1/3 志愿者地高辛的半衰期增加；有 1/5 志愿者地高辛的半衰期降低	观察地高辛的毒性或治疗不足，尤其是开始服用螺内酯后的第一个月
去极化肌松药	服用地高辛的患者服用琥珀胆碱有室性心律失常的危险	如果服用地高辛的患者需要使用琥珀胆碱，应谨慎使用并密切监测心电图
非去极化肌松药	给予地高辛患者同时给予泮库溴铵有 ST 段 / T 波变化及窦 / 房性心动过速 1 例报告	避免服用地高辛的病人服用泮库溴铵
替扎尼定	替扎尼定具有负性肌力作用与地高辛合用有心动过缓的危险	密切监测心率
拟副交感神经药	地高辛与依酚氯铵合用导致房室传导阻滞和心动过缓	同时服用地高辛的心律失常患者应避免服用依酚氯铵

续表

合用药物	相互作用	合用注意
质子泵抑制剂	可能增加地高辛血药浓度	认为没有临床意义，除非 CYP2C19 代谢不良。没有具体的建议，不同的质子泵抑制剂可能相互作用不同—监测是否治疗或剂量监测
抗酸药	可能降低地高辛的吸收，降低地高辛浓度	监测地高辛治疗不足
硫糖铝	地高辛血药浓度可能下降	

注：葡萄柚汁可能增加本品的疗效和不良反应，引起意外的心动过缓或心脏阻滞

去乙酰毛花苷 [药典（二）；基（基）；医保（甲）]

【主要作用】为毛花苷 C 的脱乙酰基衍生物，一种速效强心苷，作用同地高辛，但其较地高辛快，但比毒毛花苷 K 稍慢。比较稳定，作用迅速，常以注射给药用于快速饱和，然后用其他慢速、中速类强心苷作维持治疗。

【适应证】用于急性心力衰竭及心房颤动、扑动等。

【用法用量】静脉注射 1 次 0.4~0.8mg，用葡萄糖注射液稀释后缓慢注射。全效量 1~1.6mg，于 24 小时内分次注射。儿童每日 20~40μg/kg，分 1~2 次给药。然后改用口服毛花苷 C 维持治疗。

【相互作用与使用注意】见药物相互作用与使用注意表。

药物相互作用与使用注意表

合用药物	相互作用	合用注意
两性霉素 B、皮质激素或失钾利尿剂布美他尼、依他尼酸	可引起低血钾而致洋地黄中毒	密切监测钾水平。监测去乙酰毛花苷水平，观察去乙酰毛花苷的毒性
制酸药（尤其三硅酸镁）或止泻吸附药如白陶土、果胶、考来烯胺和其他阴离子交换树脂、柳氮黄吡啶或新霉素、对氨基水杨酸	可抑制洋地黄强心苷吸收而导致强心苷作用减弱	监测去乙酰毛花苷治疗不足
抗心律失常药、钙盐注射剂、可卡因、泮库溴胺、萝芙木碱、琥珀胆碱或拟肾上腺素类药	可因作用相加而导致心律失常	避免合用。如合用应谨慎使用并密切监测心电图
奎尼丁	可使本品血药浓度提高约一倍，提高程度与奎尼丁用量相关，甚至可达到中毒浓度，即使停用去乙酰毛花苷，其血药浓度仍继续上升	两药合用时应酌减去乙酰毛花苷用量 1/3~1/2
维拉帕米、地尔硫草、胺碘酮	由于降低肾及全身对去乙酰毛花苷的清除率而提高其血药浓度，可引起严重心动过缓	监测去乙酰毛花苷水平，观察去乙酰毛花苷的毒性
血管紧张素转换酶抑制剂及其受体拮抗剂	可使本品血药浓度增高	
依酚氯胺	与本品合用可致明显心动过缓	
吲哚美辛	可减少本品的肾清除率，使本品半衰期延长，有中毒危险	需监测血药浓度及心电图

续表

合用药物	相互作用	合用注意
洋地黄化时静脉用硫酸镁	尤其是也静注钙盐时，可发生心脏传导阻滞	避免合用，如合用监测去乙酰毛花苷水平
红霉素	由于改变胃肠道菌群，可增加本品在胃肠道的吸收	监测地高辛水平，观察去乙酰毛花苷的毒性
甲氧氯普胺	因促进肠道运动而减少去乙酰毛花苷的生物利用度约 25%	监测去乙酰毛花苷治疗不足
噻嗪类利尿剂	同用时，常需给予钾盐，以防止低钾血症	注意监测血钾
β受体拮抗剂	有导致房室传导阻滞发生严重心动过缓的可能，应重视	密切监测血压、心率、心电图
肝素	可能部分抵消肝素抗凝作用	需调整肝素用量

米力农[医保（乙）]

【主要作用】是一种非苷、非儿茶酚类强心药，兼有正性肌力作用和血管扩张做作用，但其作用较强，为氨力农的 10~30 倍，耐受性较好。其增加心脏指数优于氨力农，对动脉和心率无明显影响。

【适应证】用于对洋地黄、利尿药、血管舒张药治疗无效或效果欠佳的各种原因引起的急性、慢性顽固性充血性心力衰竭的短期治疗。

【用法用量】静脉注射，每分钟 12.5~75μg/kg。一般开始 10 分钟以 50μg/kg，然后以每分钟 0.375~0.75μg/kg 维持。每日最大剂量不超过 1.13mg/kg。

【相互作用与使用注意】见药物相互作用与使用注意表。

药物相互作用与使用注意表

合用药物	相互作用	合用注意
丙吡胺	与丙吡胺同用可导致血压过低	慎重合用
硝酸异山梨酯	与硝酸异山梨酯合用有相加效应	

氨力农[药典（二）]

【主要作用】兼有正性肌力和血管扩张作用。抑制磷酸二酯酶Ⅲ和增加环磷酸腺苷（CAMP）的浓度，使细胞内钙浓度增高，从而增强心肌的收缩力；血管舒张作用可能是直接松弛血管平滑肌的结果。尚可使房室结传导功能增强，故对伴有室内传导阻滞的患者较安全。

【适应证】用于对洋地黄、利尿药、血管舒张药治疗无效或效果欠佳的各种原因引起的急性、慢性稳固性充血性心力衰竭的短期治疗。

【用法用量】静脉注射，负荷剂量 0.75mg/kg，2~3 分钟缓慢静注，继之以每分钟 5~10μg/kg 维持静滴，单次剂量最大不超过 2.5mg/kg。每日用量小于 10mg/kg，疗程不超过 2 周。

【相互作用与使用注意】见药物相互作用与使用注意表。

药物相互作用与使用注意表

合用药物	相互作用	合用注意
丙吡胺	与丙吡胺同用可导致血压过低	慎重合用
硝酸异山梨酯	与硝酸异山梨酯合用有相加效应	

第 3 节　抗心律失常药

普鲁卡因胺（140）　　　胺碘酮（143）　　　伊布利特（147）
美西律（141）　　　　维拉帕米（145）　　莫雷西嗪（148）
普罗帕酮（142）　　　地尔硫草（146）

普鲁卡因胺 [药典（二）；医保（甲）]

【主要作用】属 I_a 类抗心律失常药。能延长心房的不应期，降低房室的传导性及心肌的自律性。

【适应证】用于阵发性心动过速、频发期前收缩（对室性期前收缩疗效较好）、心房颤动和心房扑动，常与奎尼丁交替使用。

【用法用量】①口服：一日 3~4 次，每次 0.5~0.75g，心率正常后逐渐减至一日 2~6 次，每次 0.25g。②静脉滴注：每次 0.5~1g，溶于 5%~10% 葡萄糖溶液 100ml 内，开始 10~30 分钟内点滴速度可适当加快，于 1 小时内滴完。无效者，1 小时后再给 1 次，24 小时内总量不超过 2g。静脉滴注仅限于病情紧急情况，如室性阵发性心动过速，尤其在并发急性心肌梗死或其他严重心脏病者，应经常注意血压、心率改变，心律恢复后，即可停止点滴。③静脉注射：每次 0.1~0.2g。④肌内注射：每次 0.25~0.5g。

【相互作用与使用注意】见药物相互作用与使用注意表。

药物相互作用与使用注意表

合用药物	相互作用	合用注意
其他抗心律失常药（胺碘酮，丙吡胺，普罗帕酮）	效应累加。这些药物延长了 Q-T 间期。此外，胺碘酮（不确定的机制）可使普鲁卡因胺水平增高。阿米替林、氯米帕明和奎宁抑制 CYP2D6 介导的普鲁卡因胺代谢	避免合用
大环内酯类（特别是阿奇霉素、克拉霉素、肠外红霉素、特利霉素）；喹诺酮类药物（特别是莫西沙星）、奎奴普丁 / 达福普汀		
抗癌和免疫调节药物—三氧化二砷		
抗抑郁药—TCAs，文拉法辛		
止吐药—多拉司琼		
抗真菌药—氟康唑，泊沙康唑，伏立康唑		
抗组胺药—特非那定，羟嗪，咪唑斯汀		
抗疟药—蒿甲醚苯芴醇、氯喹、羟基氯喹、甲氟喹、奎宁		

续表

合用药物	相互作用	合用注意
抗原生动物—喷他脒依西酸盐	效应累加。这些药物延长了 Q-T 间期。此外，胺碘酮（不确定的机制）可使普鲁卡因胺水平增高。阿米替林、氯米帕明和奎宁抑制 CYP2D6 介导的普鲁卡因胺代谢	避免合用
抗精神病药—非典型药物，吩噻嗪，吡莫齐德		
β 受体阻断药—索他洛尔		
支气管扩张器—肠外支气管扩张器		
CNS 兴奋剂—阿托莫西汀		

美西律^[药典（二）；基（基）；医保（甲）]

【主要作用】属 I_b 类抗心律失常药。具有抗心律失常、抗惊厥及局部麻醉作用。对心肌的抑制作用较小。

【适应证】用于急、慢性室性心律失常，如室性早搏、室性心动过速、心室颤动及洋地黄中毒引起的心律失常。

【用法用量】①口服，每次 50~200mg，一日 150~600mg，或每 6~8 小时 1 次。以后可酌情减量维持。②静脉注射、静脉滴注：开始量 100mg，加入 5% 葡萄糖注射液 20ml 中，缓慢静脉注射（3~5 分钟）。如无效，可在 5~10 分钟后再给 50~100mg 一次。然后以 1.5~2mg/min 的速度静脉滴注，3~4 小时后滴速减至 0.75~1mg/min，并维持 24~48 小时。

【相互作用与使用注意】见药物相互作用与使用注意表。

药物相互作用与使用注意表

合用药物	相互作用	合用注意
其他抗心律失常药	与其他抗心律失常药可能有协同作用，可用于顽固心律失常，不宜与 I_b 类药合用	监测血压、心率及心电图
普罗帕酮	美西律浓度增加	密切监测心电图
布比卡因、左布比卡因	血压降低风险增加	避免静脉给药，布比卡因硬膜外给药期间监测血压、心率和心电图
利多卡因	增加利多卡因浓度	观察利多卡因中毒的早期症状和体征（口腔周围感觉异常，增加肌肉张力）
阿片类	①吗啡或二乙酰吗啡联合用药可降低口服美西律吸收；②美沙酮可增美西律水平	①注意对美西律的治疗不足，考虑从更高的剂量开始或使用静脉注射；②密切监测血压、心率及心电图，观察美西律的毒性
利福平	降低美西律水平	监测美西律治疗不足
伊马替尼	伊马替尼可引起美西律血浆浓度升高，并有中毒作用的危险，如恶心、呕吐、便秘、味觉障碍、头晕和意识混乱	美西律用于治疗危及生命的室性心律失常。密切监测血压和心电图，并观察心力衰竭的迹象和症状
羟胺再摄取抑制剂	SSRIs 抑制 CYP2D6 介导的美西律代谢，增加美西律浓度	密切监控血压和心率，观察美西律的毒性
三环类抗抑郁药	这两种药物都可能引起心律失常。此外，阿米替林和氯米帕胺可抑制 CYP2D6 介导的美西列代谢，而美西列可抑制 CYP1A2 介导的阿米替林、氯米帕胺和咪帕胺的代谢	密切监控血压、心率和心电图

续表

合用药物	相互作用	合用注意
止吐药—5-HT3 拮抗剂	使用多拉司琼有发生心律失常的危险	避免合用
抗癫痫药苯妥英钠	加快本药代谢，降低血药浓度	监测美西律治疗不足
咪唑司汀	心律失常的风险	避免合用
奎宁	奎宁抑制 CYP2D6 介导的美西律代谢，增加美西律浓度	密切监控血压和心率
阿托品	阿托品可延迟本品的吸收，但不影响本品的吸收量，可能因胃排空迟缓所致	可能会减缓第一剂量吸收，但对常规给药没有临床意义（阿托品不降低总吸收剂量）
利托那韦	通过抑制美西律 CYP2D6 代谢，特别是在快速代谢者中（90% 的人群）。增加美西律的水平	密切监控血压、心率和心电图
β 受体阻断药	严重心动过缓风险（偶尔），降低血压、心脏衰竭	密切监控血压、心率和心电图。注意心力衰竭的发展
茶碱	茶碱水平升高，茶碱中毒的案例已有报道	减少茶碱的剂量（多达 50%）。监测茶碱水平，观察毒性
莫达非尼	莫达非尼是一种浓度依赖性的中度 CYP1A2 诱导剂。如果 CYP1A2 是美西律主要的代谢途径，而代谢途径基因缺陷或受影响的，则可能导致美西律水平下降	需注意
利尿剂—碳酸苷酶抑制剂、袢利尿剂、噻嗪类	低钾血症引起美西律效应降低	给予美西律前使钾水平恢复正常
西咪替丁	西咪替丁抑制 CYP2D6 介导的美西律代谢，可能增加美西律血药浓度	至少每周监控血压和心率直到稳定；警告患者报告低血压症状（头晕、站立时头晕等）；换用其他抑酸药

普罗帕酮 [药典（二）；基（基）；医保（甲）]

【主要作用】 I。类抗心律失常药，延长传导动作电位的持续时间，有效不应期也稍有延长，并可提高心肌细胞阈电位，明显减少心肌的自发兴奋性。抗心律失常作用与其膜稳定作用及竞争性 β 受体拮抗作用有关。尚有微弱的钙拮抗作用（比维拉帕米弱 100 倍），并能干扰钠快通道。尚有轻度的抑制心肌作用，增加末期舒张压，减少搏出量，其作用均与用药的剂量成正比。还有轻度降压和减慢心率作用。

【适应证】用于预防或治疗室性或室上性异位搏动，室性或室上性心动过速，预激综合征，电转复律后室颤发作等。经临床试用，疗效确切，起效迅速，作用时间持久，对冠心病、高血压所引起的心律失常有较好的疗效。

【用法用量】①口服，每次 100~200mg，一日 3~4 次。治疗量，一日 300~900mg，分 4~6 次服用。维持量，一日 300~600mg，分 2~4 次服用。由于其局部麻醉作用，宜在餐后与饮料或食物同时吞服，不得嚼碎。②必要时可在严密监护下缓慢静脉注射或静脉滴注，1 次 70mg，每 8 小时 1 次。一日总量不超过 350mg。

【相互作用与使用注意】见药物相互作用与使用注意表。

药物相互作用与使用注意表

合用药物	相互作用	合用注意
其他抗心律失常药（胺碘酮，丙吡胺，普鲁卡因胺）	效应累加。这些药物延长了Q-T间期。此外，阿米替林、氯米帕明可提高普罗帕酮水平，普罗帕酮和 TCAs 相互抑制 CYP2D6 介导的代谢	避免合用
大环内酯类（特别是阿奇霉素、克拉霉素、肠外红霉素、特利霉素）；喹诺酮类药物（特别是莫西沙星）、奎奴普丁/达福普汀		
抗癌和免疫调节药物—三氧化二砷		
抗抑郁药—TCAs，文拉法辛		
止吐药—多拉司琼		
抗真菌药—氟康唑，泊沙康唑，伏立康唑		
抗组胺药—特非那定，羟嗪，咪唑斯汀		
抗疟药—蒿甲醚苯芴醇、氯喹、羟基氯喹、甲氟喹、奎宁		
抗原生动物—喷他脒依西酸盐		
抗精神病药—非典型药物，吩噻嗪，吡莫齐德		
β 受体阻断药—索他洛尔		
支气管扩张器—肠外支气管扩张器		
CNS 兴奋剂—阿托莫西汀		
口服抗凝血药（如双香豆素、华法林）	合用时会增加这些药物的血浆浓度、延长凝血酶原时间	严密监测患者凝血状态，必要时要调整这些药物的剂量
茶碱	茶碱的血浆浓度是原来的两倍	如果出现药物过量的症状，必须检查血浆浓度，适当地减少药物剂量
苯巴比妥和（或）利福平	盐酸普罗帕酮的血浆浓度降低，降低抗心律失常作用	注意普罗帕酮的治疗不足

胺碘酮 [药典（二）；基（基）；医保（甲）]

【主要作用】原为抗心绞痛药，具有选择性冠脉扩张作用，能增加冠脉血流量，降低心肌耗氧量。近年发现具有抗心律失常作用，属Ⅲ类药物，能延长房室结、心房和心室肌纤维的动作电位时程和有效不应期，并减慢传导。

【适应证】用于室性和室上性心动过速和期前收缩、阵发性心房扑动和颤动、预激综合征等。也可用于伴有充血性心力衰竭和急性心肌梗死的心律失常患者。对其他抗心律失常药如丙吡胺、维拉帕米、奎尼丁、β 受体拮抗剂无效的顽固性阵发性心动过速常能奏效。还用于慢性冠脉功能不全和心绞痛。

【用法用量】口服，每次 0.1~0.2g，一日 1~4 次；或开始每次 0.2g，一日 3 次。餐后服。3 天后改用维持量，每次 0.2g，一日 1~2 次。

【相互作用与使用注意】见药物相互作用与使用注意表。

药物相互作用与使用注意表

合用药物	相互作用	合用注意
其他抗心律失常药（普鲁卡因胺、普罗帕酮、丙吡胺）	效应累加。这些药物延长了 Q-T 间期。此外，胺碘酮（不确定的机制）可使普鲁卡因胺水平增高。胺碘酮抑制 CYP2C9 和 CYP2D6，影响 TCAs 代谢	避免合用
大环内酯类（特别是阿奇霉素、克拉霉素、肠外红霉素、特利霉素）；喹诺酮类药物（特别是莫西沙星）、奎奴普丁/达福普汀		
抗癌和免疫调节药物—三氧化二砷		
抗抑郁药—TCAs，文拉法辛		
止吐药—多拉司琼		
抗真菌药—氟康唑，泊沙康唑，伏立康唑		
抗组胺药—特非那定，羟嗪，咪唑斯汀		
抗疟药—蒿甲醚苯芴醇、氯喹、羟基氯喹、甲氟喹、奎宁		
抗原生动物—喷他脒依西酸盐		
抗精神病药—非典型药物，吩噻嗪，吡莫齐德		
β受体阻断药—索他洛尔		
支气管扩张药—肠外支气管扩张器		
CNS 兴奋剂—阿托莫西汀		
华法林	增加华法林的抗凝作用，该作用可自加用本品后 4~6 天，持续至停药后数周或数月	合用时应密切监测凝血酶原时间，调整抗凝药的剂量
地高辛	增加血清地高辛浓度，亦可能增高其他洋地黄制剂的浓度达中毒水平	当开始用本品时洋地黄类药应停药或减少 50%，如合用应仔细监测其血药浓度
碳酸酐酶抑制剂，袢利尿剂，噻嗪类	与排钾利尿药合用，可增加低血钾所致的心律失常	每 4~6 周监测一次钾水平，直到稳定，然后至少每年监测一次
保钾利尿剂	胺碘酮增加依普利酮水平，高钾血症的风险与依普利酮血清水平直接相关	限制依普利酮的剂量为每天 25mg。密切监测血清钾浓度，观察高钾血症
环孢素	增加环孢素浓度	监测环孢素浓度和毒性症状。必要时减少环孢素剂量
苯妥英钠	胺碘酮可增加苯妥英钠水平；相反地，胺碘酮水平可能会被苯妥英钠降低	将苯妥英钠剂量降低 25%~30% 并监测其水平，观察胺碘酮的毒性。注意苯妥英钠和胺碘酮具有相似的毒性特征，如心律失常和共济失调
茶碱	胺碘酮可增加茶碱水平	观察茶碱的毒性，定期监控浓度直到稳定
钙通道阻滞剂	胺碘酮与地尔硫草或维拉帕米合用有心动过缓、房室传导阻滞和血压降低的危险	密切监测血压、心率、心电图，观察心脏衰竭

注：葡萄柚汁可能降低本品的作用，应避免饮用葡萄柚汁

维拉帕米 [药典（二）；基（基）；医保（甲、乙）]

【**主要作用**】为钙通道阻滞药。抑制钙内流降低心脏舒张期自动去极化速率，使窦房结的发放冲动减慢，也可减慢传导，消除房室结折返。对外周血管有扩张作用，使血压下降，但较弱，一般可引起心率减慢，但也可因血压下降而反射性心率加快。对冠状动脉有舒张作用，此外，尚有抑制血小板聚集的作用。

【**适应证**】用于抗心律失常及抗心绞痛。对于阵发性室上性心动过速最有效；对房室交界区心动过速疗效也很好；也可用于心房颤动、心房扑动、房性期前收缩。

【**用法用量**】①口服，一次 40~120mg，一日 3~4 次。维持剂量为一次 40mg，一日 3 次。②稀释后缓慢静脉注射或静脉滴注，0.075~0.15mg/kg，症状控制后改用片剂口服维持。

【**相互作用与使用注意**】见药物相互作用与使用注意表。

药物相互作用与使用注意表

合用药物	相互作用	合用注意
白消安	当与地尔硫䓬、硝苯地平或维拉帕米联合使用时，可增加白消安的血浆浓度，增加白消安中毒的风险，如静脉闭塞性疾病和肺纤维化	监测移植患者静脉闭塞性疾病和肺毒性。当 AUC 低于 1500mol/（L·min）时，监测白消安的血液水平有助于预防毒性
阿霉素	增加阿霉素血药浓度和疗效，但目前还没有阿霉素中毒的报道	观察毒性症状 / 体征（心动过速、心力衰竭及手足综合征）
表柔比星	增加骨髓抑制	监测全血计数
依托泊苷	维拉帕米抑制 CYP3A4 介导的依托泊苷代谢。增加依托泊苷患者的血药浓度和毒性风险	观察服用钙通道阻滞剂患者的中毒症状 / 体征（恶心、呕吐和骨髓抑制）
伊马替尼	增加伊马替尼浓度，毒性风险（下肢疼痛、便秘和呼吸困难等）和神经毒性（味觉障碍、头晕、头痛、感觉异常和周围神经病变等）	监测临床疗效和毒性症状。监测电解质和肝功能，以及心脏毒性
长春碱类	维拉帕米抑制 CYP3A4 介导的长春碱代谢，抑制肾 P-gp 导致长春碱外泄，增加长春碱类浓度，增加骨髓抑制，神经毒性和肠梗阻的风险	避免同时使用 CYP3A4 抑制剂和 P-gp 外排抑制剂，监测毒性症状和体征
环孢素	增加环孢素浓度	监测环孢素浓度
糖皮质激素类	糖皮质激素引起钠和水潴留，拮抗钙通道阻滞剂的降压作用	至少每周监测血压直到稳定
三环类抗抑郁药	增加三环类抗抑郁药浓度	开始或改变治疗时监测心电图
巴比妥类	苯巴比妥诱导钙通道阻滞剂的 CYP3A4 代谢，降低维拉帕米的血浆浓度	监测血压和心率
苯二氮䓬类	抑制 CYP3A4 介导咪达唑仑和三唑仑的代谢，升高咪达唑仑和三唑仑的血浆浓度	降低苯二氮䓬类剂量 50%，警告患者在服用苯二氮䓬，至少 10 小时后执行技术性的任务
卡马西平	维拉帕米抑制 CYP3A4 介导的卡马西平的代谢，增加卡马西平浓度。卡马西平反过来诱导钙通道阻滞剂经 CYP3A4 代谢，降低维拉帕米浓度	使用钙通道阻滞剂时监测卡马西平水平，密切监测血压和心率
苯妥英钠	苯妥英钠诱导钙通道阻滞剂经 CYP3A4 代谢，降低维拉帕米浓度	使用钙通道阻滞剂时监测苯妥英钠水平，密切监测血压和心率

续表

合用药物	相互作用	合用注意
抗真菌（氟康唑，伊曲康唑，酮康唑，泊沙康唑）	氟康唑、伊曲康唑和酮康唑增加了血浆中二氢吡啶钙通道阻滞剂的浓度。酮康唑和伊曲康唑有增加维拉帕米浓度的风险。伊曲康唑和泊沙康唑可能会增加地尔硫䓬的水平	监测血压、心率和心电图，注意心力衰竭的症状/体征
磺吡酮	显著降低维拉帕米浓度	至少每周监控血压和心率直到稳定。注意维拉帕米的治疗不足
达非那新	抑制 CYP3A4 介导的达非那新代谢	避免合用
氯氮平	维拉帕米抑制 CYP1A2 介导的氯氮平代谢，增加血浆氯氮平的浓度	观察氯氮平的副作用
氟西汀	抑制 CYP3A4 介导的代谢，增加氟西汀浓度	服用钙通道阻滞剂患者，氟西汀从小剂量开始（建议 2.5mg，每天两次）
西咪替丁	可能提高维拉帕米的生物利用度	监测血压
β 受体阻断药	与 β 受体阻断药联合使用，可增强对房室传导的抑制作用	服用 β 受体阻断药的患者肠外给予维拉帕米时有心脏骤停的风险。当两种药物都口服时，出现心动过缓的风险
地高辛	长期服用维拉帕米，使地高辛血药浓度增加 50%~75%。维拉帕米明显影响肝硬化病人地高辛的药代动力学，使地高辛的总清除率和肾外清除率分别减少 27% 和 29%	①建议在开始使用维拉帕米时将地高辛的剂量增加 33%~50%；监测地高辛水平，观察其毒性症状/体征；②地高辛和维拉帕米联合用药时密切监测心电图，尤其是维拉帕米非肠道给药时
血管扩张剂、血管紧张素转换酶抑制剂、利尿剂等抗高血压药	降压作用叠加，应适当监测联合降压治疗的病人	监测血压
胺碘酮	可能增加心脏毒性	密切监测血压、心率、心电图，观察心脏衰竭
氟卡尼	维拉帕米与氟卡尼合用，可使负性肌力作用叠加，房室传导延长	每周至少监测血压、心率和心电图直到稳定，观察心脏衰竭
茶碱	维拉帕米可增加茶碱的血药浓度	当开始使用钙通道阻滞剂时，要注意茶碱毒性的可能性，如果出现任何问题，应考虑减少茶碱的剂量或使用替代钙通道阻滞剂
锂剂	有报道维拉帕米增加病人对锂的敏感性（神经毒性）	密切监察副作用
吸入性麻醉剂	吸入性麻醉剂与维拉帕米同时使用时，抑制心脏	调整两药剂量
丙吡胺	合用时，尤其是在心脏衰竭的情况下，有出现心肌抑制和心律失常的风险	如果可能，避免联合使用。如果单药治疗无效，密切监测血压、心率和心电图，观察心脏衰竭
利福平	利福平可降低钙通道阻滞剂的血浆浓度	密切监测血压，观察钙通道阻滞剂的抑制作用

注：维拉帕米抑制乙醇的消除，导致血中乙醇浓度增加，延长其毒性作用，应避免饮酒

地尔硫䓬 ^[药典（二）；基（基）]

【主要作用】为苯噻氮䓬类钙拮抗剂。对心脏的电生理效应与维拉帕米类似，能阻断去极

化的蒲氏纤维放电，并消除电去极的心室肌的自动节律性，抑制房室结传导及延长其不应期。直接减慢心率的作用较强。可扩张冠状动脉及外周血管，使冠脉流量增加，血压下降。可减轻心脏工作负荷，减少心肌耗氧量，解除冠脉痉挛。

【适应证】用于室上性心律失常、典型心绞痛、变异型心绞痛、老年人高血压等。

【用法用量】①心律失常：口服，一次 30~60mg，一日 4 次；或起始剂量为 250μg/kg 于 2 分钟静脉注射，必要时 15 分钟后再给 350μg/kg。根据病人情况调整剂量。②房颤或房扑：最初输注速率 5~10mg/h，必要时可增至最大 15mg/h（增幅 5mg/h）。静脉输注最多可维持 24 小时。③心绞痛：每 6~8 小时 30~60mg。④高血压：口服，一日剂量 120~240mg，分 3~4 次服。

【相互作用与使用注意】见药物相互作用与使用注意表。

药物相互作用与使用注意表

合用药物	相互作用	合用注意
胺碘酮、β受体拮抗剂、地高辛和甲氟喹	增加对心脏传导的抑制，可导致心动过缓和房室传导阻滞	密切监测血压、心率、心电图，观察心脏衰竭。必要时调整剂量
其他抗高血压药或能引起血压降低的药	可增强其降压作用	监测血压
抗真菌（氟康唑，伊曲康唑，酮康唑，泊沙康唑）	氟康唑、伊曲康唑和酮康唑增加了血浆中二氢吡啶钙通道阻滞剂的浓度。伊曲康唑和泊沙康唑可能会增加地尔硫䓬的水平	监测血压、心率和心电图，注意心力衰竭的症状/体征
氯氮平	有抑制作用 CYP1A2 介导的氯氮平代谢，增加血浆氯氮平的浓度	观察氯氮平的副作用
苯二氮䓬类	抑制 CYP3A4 介导咪达唑仑和三唑仑的代谢，升高咪达唑仑和三唑仑的血浆浓度	降低苯二氮䓬类剂量 50%，警告患者在服用苯二氮䓬至少 10 小时后执行技术性的任务
氟西汀	抑制 CYP3A4 介导的代谢，增加氟西汀浓度	服用钙通道阻滞剂患者，氟西汀从小剂量开始（建议 2.5mg，每天两次）
CYP3A4 诱导剂	有相互作用	注意调整剂量
CYP3A4 抑制剂	有相互作用	
西咪替丁	使本品血药浓度、药时曲线下面积增加	需调整本品的剂量
雷尼替丁	虽可使本品血药浓度升高，但不明显	注意观察血压、心率
麻醉药	两药合用时，须仔细确定剂量	调整剂量
环孢素	增加环孢素浓度	监测环孢素浓度和毒性症状。必要时减少环孢素剂量
茶碱类（氨茶碱、胆茶碱、茶碱）	增加茶碱浓度	监测茶碱浓度。开始时根据需要调整茶碱的剂量或停用地尔硫䓬

伊布利特 [基（基）；医保（乙）]

【主要作用】能延长离体或在体心肌细胞的动作电位，延长心房和心室的不应期，即发挥

Ⅲ类抗心律失常药物的作用。

【适应证】用于近期发作的房颤或房扑逆转成窦性心律，长期房性心律不齐的病人对伊布利特不敏感。伊布利特对持续时间超过 90 天的心律失常患者的疗效还未确定。

【用法用量】首次注射（注射持续时间 10 分钟以上）：体重 ≥ 60kg，1mg；体重 < 60kg，0.01mg/kg。第二次注射：首次注射结束后 10 分钟，若心律失常未消失，可再次注射等量本品，注射时间持续 10 分钟。注射后，应连续心电图监测观察至少 4 小时，或者等到 Q-Tc 恢复到基线。可未经稀释直接给药，也可在 50ml 稀释液中稀释后给药。

【相互作用与使用注意】见药物相互作用与使用注意表。

药物相互作用与使用注意表

合用药物	相互作用	合用注意
地高辛，钙通道滞药和 β 受体拮抗剂	安全性和有效性没有明显影响	仍需注意
其他延长 Q-T 间期的药物如吩噻嗪类、三环类抗抑郁药、抗组胺药	增加致心律失常的可能性	注意监测心率

莫雷西嗪 [药典（二）；基（基）；医保（乙）]

【主要作用】属于Ⅰ类抗心律失常药。作用与奎尼丁相似，具有显著的抗心律失常作用。但其毒性小，不良反应轻微，耐受性好。治疗指数远比奎尼丁、普鲁卡因胺高，宜长期使用。主要作用是加速复极的第 2、3 相，从而缩短动作电位时间和延长有效不应期。也有与剂量有关而减低 0 相最大去极速率的作用，大剂量可减慢传导速度。

【适应证】用于治疗房性和室性早搏、阵发性心动过速、心房颤动或扑动。对冠心病、心绞痛、高血压等患者的心率失常疗效较好。

【用法用量】①口服：首次剂量 300mg，维持量每日 600mg，一般每次 200~300mg，一日 3 次。②肌内注射或静脉注射：以 2.5% 溶于 2ml，加于 0.5% 普鲁卡因 1~2ml 中肌内注射，或加于 10ml 氯化钠注射液或 5% 葡萄糖注射液中于 2~5 分钟内缓慢静脉注射，每日 2 次。对阵发性心动过速，可缓慢静脉注射 2.5% 溶液 4ml。

【相互作用与使用注意】见药物相互作用与使用注意表。

药物相互作用与使用注意表

合用药物	相互作用	合用注意
华法林	可改变华法林对凝血酶原时间的作用	在华法林稳定抗凝的病人开始用本品或停用本品时应进行监测
茶碱类药物	可使茶碱类药物清除增加，半衰期缩短	监测茶碱浓度
西咪替丁	可使本品血药浓度增加 1.4 倍	同时应用时本品应减少剂量

第 4 节　抗心绞痛药

硝酸甘油 [药典（二）；基（基）；医保（甲、乙）]

【主要作用】可直接松弛血管平滑肌特别是小血管平滑肌，使周围血管舒张，外周阻力减小，回心血量减少，心排血量降低，心脏负荷减轻，心肌氧耗量减少，因而心绞痛得到缓解。对其他平滑肌也有松弛作用，尚可用于解除胆绞痛、幽门痉挛、肾绞痛等，但作用短暂，临床意义不大。

【适应证】用于防治心绞痛。

【用法用量】①急性心绞痛：可舌下含服，舌下喷雾给药，或黏膜给药。片剂（每片0.3~0.6mg）置于舌下。必要时可重复含服。喷雾给药，可每次将 0.4~0.8mg（1~2 揿）喷至舌下，然后闭嘴，必要时可喷三次。硝酸甘油黏膜片应置于上唇和齿龈之间，一次1~2mg。②稳定性心绞痛长期治疗：常透皮剂形式给药。作用时间长，几乎可达 24 小时。③控制性降压或治疗心力衰竭：静脉滴注，开始剂量每分钟 5μg，可每 3~5 分钟增加5μg/min 以达到满意效果。如 20μg/mim 无效可以 10μg/min 递增，以后可 20μg/min，有效则剂量渐减小，给药间期延长。

【相互作用与使用注意】见药物相互作用与使用注意表。

药物相互作用与使用注意表

合用药物	相互作用	合用注意
普萘洛尔	可有协同作用，并互相抵消各自缺点。但普萘洛尔可引起血压下降，从而导致冠脉流量减少，有一定危险，须加注意	注意监测血压
阿司匹林	可减少舌下含服硝酸甘油的清除，并增强其血流动力学效应	慎重合用
乙酰胆碱、组胺、去甲肾上腺素、其他拟交感胺类药（去氧肾上腺素、麻黄碱或肾上腺素）	疗效可减弱	慎重合用
三环类抗抑郁药	可加剧抗抑郁药的低血压和抗胆碱效应	慎重合用
枸橼酸西地那非（万艾可）	加强有机硝酸盐的降压作用	慎重合用

注：乙醇与本品合用可导致低血压，应避免过度饮酒

硝酸异山梨酯 [药典（二）；基（基）；医保（甲、乙）]

【主要作用】作用与硝酸甘油相似，但较持久（能维持 4 小时以上），口服后 0.5 小时见效，含服 2~3 分钟见效。

【适应证】急性心绞痛发作的防治。

【用法用量】①片剂：急性心绞痛发作时缓解心绞痛，舌下给药，一次 5mg；预防心绞痛发作口服，一日 2~3 次，一次 5~10mg，一日 10~30mg；治疗心力衰竭，口服，一次5~20mg，6~8 小时一次。②外用乳膏：一次 0.6g，均匀涂布在心前区约 5cm×5cm，一日 1 次。③缓释片：每日 2 次，每次 1 片。④静脉滴注：每小时 2mg，剂量须根据患者反应而调节且必须密切监测患者脉搏、心率及血压。⑤喷雾吸入：每次 1.25~3.75mg。

【相互作用与使用注意】同硝酸甘油。

单硝酸异山梨酯[药典（二）；基（基）；医保（乙）]

【主要作用】在研究硝酸异山梨酯的体内代谢物时，发现经肝脱硝酸后生成 2- 或 5- 硝酸山梨酯，而 5- 硝酸化合物仍保持原有的作用，但无肝首过效应。

【适应证】用于冠心病的长期治疗和预防心绞痛发作，也用于心肌梗死后的治疗。

【用法用量】口服，一日 20mg，每日 2 次，必要时可增至每日 3 次，饭后服。缓释片，一次 1 片，一日 2 次，不宜嚼碎。

【相互作用与使用注意】同硝酸甘油。

曲美他嗪[医保（乙）]

【主要作用】为作用较强的抗心绞痛药，起效比硝酸甘油慢，但作用持续时间较长。具有对抗肾上腺素、去甲肾上腺素及加压素的作用，能降低血管阻力，增加冠脉血流量及周围循环血流量，促进心肌代谢及心肌能量的产生。同时能减低心脏工作负荷。降低心肌耗氧量及心肌能量的消耗，从而改善心肌氧的供需平衡。尚能增加对强心苷的耐受性。

【适应证】用于冠脉功能不全、心绞痛、陈旧性心肌梗死等。对伴有严重心功能不全者可与洋地黄苷并用。

【用法用量】①口服：一次 2~6mg，一日 3 次，饭后服；总剂量每日不超过 18mg。常用维持量为一次 1mg，一日 3 次。②静脉注射：一次 8~20mg，加于 25% 葡萄糖注射液 20ml 中。③静脉滴注：8~20mg，加于 5% 葡萄糖注射液 500ml 中。

【相互作用与使用注意】见药物相互作用与使用注意表。

药物相互作用与使用注意表

合用药物	相互作用	合用注意
地尔硫草	使抗心绞痛作用加强	需注意

尼可地尔[基（基）；医保（乙）]

【主要作用】属硝酸酯类化合物，具有阻止细胞内钙离子游离、增加细胞膜对钾离子的通透性、扩张冠状血管、持续性增加冠状动脉血流量、抑制冠状动脉痉挛的作用，在扩张冠状血管时，并不影响血压、心率、心肌收缩力以及心肌耗氧量。还具有抑制血小板聚集、防止血栓形成的作用。

【适应证】用于冠心病、心绞痛的治疗。

【用法用量】口服。成人一次 5mg，一日 3 次。根据症状轻重可适当增减。

【相互作用与使用注意】见药物相互作用与使用注意表。

药物相互作用与使用注意表

合用药物	相互作用	合用注意
具有磷酸二酯酶 5 阻断作用的勃起障碍治疗剂：枸橼酸西地那非（万艾可）、盐酸伐地那非水合物（艾力达）、他达拉非（Cialis）	合并使用而引起降压作用的增强	注意监测血压

第 5 节　周围血管舒张药

双氢麦角碱 [医保（乙）]

【主要作用】为乙烷（或甲烷）磺酸双氢麦角毒碱（包括 ergocristine 等三种生物碱）的双氢衍生物的混合物，属于 α 受体拮抗剂，能扩张周围血管、降低血压、减慢心率，并有中枢镇静作用。

【适应证】主要与异丙嗪、哌替啶等配成冬眠合剂应用。也可用于动脉内膜炎、肢端动脉痉挛症、血管痉挛性偏头痛等。

【用法用量】肌内注射或皮下注射，每日或隔日 1 次，每次 0.3~0.6mg；亦可舌下给药（含片），每 4~6 小时 1 次，每次 0.5~2mg。不宜口服。

【相互作用与使用注意】见药物相互作用与使用注意表。

药物相互作用与使用注意表

合用药物	相互作用	合用注意
抗凝药	可能会引起本品活性增强	
抗高血压药	可能会引起本品活性增强	慎重合用
其他麦角碱类	可能加重不良反应	

烟酸 [药典（二）；医保（乙）]

【主要作用】在体内变为烟酰胺，后者是辅酶 I 和辅酶 II 的组成部分，参与体内生物氧化过程，缺乏时产生糙皮病，其症状包括皮炎、舌炎、食欲不振、烦躁失眠、感觉异常等。

【适应证】可治疗糙皮病。此外，还有较强的周围血管扩张作用，口服后数分钟即见效，可维持数分钟至 1 小时，用于治疗血管性偏头痛、头痛、脑动脉血栓形成、肺栓塞、内耳眩晕症、冻伤、中心性视网膜脉络膜炎等。大剂量（1 日 2~6g）可降低血脂（主要是甘油三酯），适用于 III、IV、V 型高脂血症，亦可用于 II 型患者。烟酰胺无扩张血管及降血脂作用。

【用法用量】①口服：用于降血脂，一日 3~6g，分 3~4 次于餐后服。②静脉注射或肌内注射：一次 10~50mg，一日 1~3 次。用于脑血管疾病：一次 50~200mg，加于 5%~10% 葡萄糖注射液 100~200ml 中静脉滴注，一日 1 次。

【相互作用与使用注意】见药物相互作用与使用注意表。

药物相互作用与使用注意表

合用药物	相互作用	合用注意
吉非贝齐	肌病的发生率增加（约 5 倍）	
他汀类	烟酸剂量 ≥ 1g/d 与他汀类合用有发生横纹肌溶解症的罕见病例报道	慎重合用
阿司匹林	可能减少烟酸的代谢和消除	
胆酸螯合树脂	使烟酸吸收减少	当合用时，应与树脂隔开至少 4~6 小时

续表

合用药物	相互作用	合用注意
异烟肼	异烟肼可阻止烟酸与辅酶Ⅰ结合，引起烟酸缺乏	合用适当增加烟酸剂量
肾上腺素受体拮抗剂	烟酸与肾上腺素受体拮抗剂合用可使血管扩张作用增强，并可产生体位性低血压	合用需谨慎

罂粟碱 [药典(二); 医保(乙)]

【主要作用】对血管、支气管、胃肠道、胆管等平滑肌都有松弛作用，通过松弛血管平滑肌，使冠脉扩张、外周阻力及脑血管阻力降低。

【适应证】主要用于脑血栓形成、肺栓塞、肢端动脉痉挛症及动脉栓塞性疼痛等。对高血压、心绞痛、幽门痉挛、胆绞痛、肠绞痛、支气管哮喘等在一般剂量下疗效不显著。

【用法用量】①口服：常用量，每次30~60mg，一日3次；极量，一次200mg，一日600mg。②肌内注射或静脉滴注：每次30mg，一日90~120mg，一日量不宜超过300mg。

【相互作用与使用注意】见药物相互作用与使用注意表。

药物相互作用与使用注意表

合用药物	相互作用	合用注意
烟碱	可使本品疗效降低	慎重合用
左旋多巴	可拮抗多巴胺受体而使左旋多巴疗效降低	需避免合用

长春西汀 [医保(乙)]

【主要作用】可增进和改善大脑氧的供给，并对大脑血管有选择性作用，对心脏血管、血压等无影响。

【适应证】治疗由于大脑血液循环障碍而引起的精神性或神经性症状，如记忆力障碍、失语症、行动障碍、头昏、头痛等，高血压性脑病、大脑血管痉挛、大脑动脉内膜炎、进行性脑血管硬化。眼科用于因视网膜和脉络膜血管硬化及血管痉挛引起的斑点退化。耳科用于治疗老年性耳聋、眩晕等。

【用法用量】急性病例可用注射剂，每次10mg，一日3次，静脉滴注或静脉注射，用时以0.9%氯化钠注射液稀释到5倍体积。然后口服片剂，每日3次，每次1~2片。对慢性患者每日3次，每次1~2片。维持量为一次1片，每日3次。

【相互作用与使用注意】见药物相互作用与使用注意表。

药物相互作用与使用注意表

合用药物	相互作用	合用注意
甲基多巴	偶见其降压作用轻微增强	建议监测血压

酚妥拉明 [药典(二); 基(基)]

【主要作用】为 α_1、α_2 受体拮抗药，具有血管舒张作用。作用温和，维持时间短暂。

【适应证】用于血管痉挛性疾病，如肢端动脉痉挛症（即雷诺病）、手足发绀症、感染中毒性休克以及嗜铬细胞瘤的诊断试验等。用于室性早搏亦有效。

【用法用量】①血管痉挛性疾病：肌内注射或静脉注射，每次 5~10mg，20~30 分钟后可按需要重复给药。②抗休克：以 0.3 mg/min 的剂量进行静脉滴注。③室性早搏：开始两日，每次口服 50mg，一日 4 次；如无效，则以后两日将剂量增加至每次 75mg，一日 4 次；如仍无效，可增至一日 400mg；如再无效，即应停用。不论何种剂量，一旦有效，就按该剂量继续服用 7 日。④诊断嗜铬细胞瘤：静脉注射 5mg。注后每 30 秒钟测血压一次，可连续测 10 分钟，如在 2~4 分钟内血压降低 4.67/3.33kPa（35/25mmHg）以上时为阳性结果。⑤作阴茎海绵体内注射，可使阴茎海绵窦平滑肌松弛、扩张而勃起，可用于治疗勃起障碍，1 次注射 1mg。

【相互作用与使用注意】见药物相互作用与使用注意表。

药物相互作用与使用注意表

合用药物	相互作用	合用注意
胍乙啶	直立性低血压或心动过缓的发生率增高	慎重合用
苯巴比妥、格鲁米特等镇静催眠药，利血平等	加强本药品的降压作用	
强心苷	可能增加地高辛血浆浓度	监测地高辛浓度
拟交感胺类	使后者的周围血管收缩作用抵消或减弱	慎重合用
二氮嗪	使二氮嗪抑制胰岛素释放的作用受抑制	
硝酸甘油类药物	降低血压	禁止合用

酚苄明 [药典（二）；医保（乙）]

【主要作用】为 α_1、α_2 受体拮抗药，作用类似于酚妥拉明但较持久，用药 1 次其作用可持续 3~4 日。可拮抗 α 受体而抑制输精管、精囊及射精管的蠕动，使精液不排入尿道，从而使射精的副交感神经刺激延迟，因而性交时间延长，可用于治疗早泄。

【适应证】用于周围血管疾病，也可用于休克及嗜铬细胞瘤引起的高血压，还可用于早泄治疗。

【用法用量】①口服：用于血管痉挛性疾患，开始时每日 1 次 10mg，一日 2 次，隔日增加 10mg；维持量，一次 20mg，一日 2 次。用于早泄，一次 10mg，一日 3 次。②静脉注射：每日 0.5~1 mg/kg。③静脉滴注（抗休克）：0.5~1mg/kg，加入 5% 葡萄糖液 250~500ml 中静脉滴注（2 小时滴完），一日总量不超过 2mg/kg。

【相互作用与使用注意】见药物相互作用与使用注意表。

药物相互作用与使用注意表

合用药物	相互作用	合用注意
胍乙啶	直立性低血压或心动过缓的发生率增高	
左旋去甲肾上腺素	可阻断左旋去甲肾上腺素引起的体温升高	
利血平	阻断利血平引起的体温过低症	慎重合用
拟交感胺类	使后者的周围血管收缩作用抵消或减弱	
二氮嗪	使二氮嗪抑制胰岛素释放的作用受抑制	

第 6 节   抗休克的血管活性药

肾上腺素 [药典（二）；基（基）；医保（甲）]

【**主要作用**】对 α 和 β 受体都有激动作用，使心肌收缩力加强，心率加快，心肌耗氧量增加，使皮肤、黏膜及内脏小血管收缩，但冠状血管和骨骼肌血管则扩张。对血压的影响与剂量有关，在常用剂量下，收缩压上升而舒张压并不升高，剂量增大时，收缩压与舒张压均上升。此外还有松弛支气管和肠道平滑肌的作用。

【**适应证**】用于抢救过敏性休克、心脏骤停、支气管哮喘急性发作。与局麻药合用延长其药效。

【**用法用量**】常用量：皮下注射，一次 0.25~1mg；心室内注射，一次 0.25~1mg。极量：皮下注射，一次 1mg。①抢救过敏性休克：皮下注射或肌内注射 0.5~1mg，也可用 0.1~0.5mg 缓慢静脉注射（以 0.9% 氯化钠注射液稀释到 10ml）。如疗效不好，可改用 4~8mg 静脉滴注（溶于 5% 葡萄糖注射液 500~1000ml）。②抢救心脏骤停：以 0.25~0.5mg 心内注射，同时作心脏按压、人工呼吸和纠正酸血症。对电击引起的心脏骤停，亦可用本品配合电去颤器或利多卡因等进行抢救。③治疗支气管哮喘，皮下注射 0.25~0.5mg，3~5 分钟即见效，但仅能维持 1 小时。必要时可重复注射 1 次。④与局麻药合用：加少量（约 1：500000~1：200000）于局麻药（如普鲁卡因）内，可减少局麻药的吸收而延长其药效，并减少其毒副作用，亦可减少手术部位的出血。⑤制止鼻黏膜和齿龈出血：将浸有（1：20000~1：1000）溶液的纱布填塞出血处。⑥治荨麻疹、花粉症、血清反应等：皮下注射 1：1000 溶液 0.2~0.5ml，必要时再以上述剂量注射一次。

【**相互作用与使用注意**】见药物相互作用与使用注意表。

药物相互作用与使用注意表

合用药物	相互作用	合用注意
α 受体拮抗剂	可对抗本品的加压作用	注意监测血压
全麻药	可使心肌对拟交感胺类药反应更敏感，有发生严重室性心律失常的危险，必须同用时本品用量须减小；用于指（趾）部位做局麻时，药液中不宜加用肾上腺素，以免肢端组织供血不足导致坏死	使用尽可能小剂量的肾上腺素（当使用 10 万分之一的浸润来减少术中出血时，每 10 分钟注射不超过 10ml，每小时注射不超过 30ml）。在全身麻醉中使用其他瞳孔放大药
洋地黄类	使心肌对肾上腺素的反应更敏感	需严密注意心电监测
麦角胺、麦角新碱或缩宫素	加剧血管收缩，导致严重高血压或外围组织缺血	密切监测血压、心率及心电图，以较低的剂量开始
胍乙啶	降压作用减弱，而肾上腺素的效应增强，导致高血压及心动过速	开始时低剂量给药，密切监测血压和心率

续表

合用药物	相互作用	合用注意
降糖药	肾上腺素导致葡萄糖从肝脏释放，是一种重要的防御 / 体内平衡机制。由于拮抗作用而引起的高血糖	在使用肾上腺素期间，通常是在短期或紧急情况下，可能需要大剂量的胰岛素
β 受体拮抗剂（卡替洛尔、纳多洛尔、喷布洛尔、普萘洛尔、噻吗洛尔、吲哚洛尔）	两者的疗效相互抵消（最初为高血压发作，然后是反射性心动过缓）	如果可能，避免合用；如果可能，在使用肾上腺素前 3 天停止 β 受体拮抗剂。否则，监测生命体征，必要时使用静脉氯丙嗪、静脉肼屈嗪、静脉氨茶碱和（或）静脉阿托品
三环类抗抑郁药	可加强肾上腺素对心血管的作用，产生心律失常、高血压或心动过速	提醒患者注意三环类增量疗效的早期体征，如困倦、口干等。注意间接交感神经作用的不足
其他拟交感胺类药	两者的心血管作用加剧，容易出现不良反应	开始时低剂量给药，密切监测血压和心率
硝酸酯类药	本品升压作用被抵消，可发生低血压，硝酸酯类药的抗心绞痛效应也减弱	慎重合用

去甲肾上腺素 [药典（二）；基（基）；医保（甲）]

【主要作用】主要激动 α 受体，对 β 受体激动作用很弱，具有很强的血管收缩作用，使全身小动脉与小静脉都收缩（但冠状血管扩张），外周阻力增高，血压上升。兴奋心脏及抑制平滑肌的作用都比肾上腺素弱。

【适应证】临床上主要利用它的升压作用，静脉滴注用于各种休克（出血性休克禁用），以升高血压，保证对重要器官（如脑）的血液供应。

【用法用量】①静脉滴注：临用前稀释，每分钟滴入 4~10μg，根据病情调整用量。可用 1~2mg 加入 0.9 氯化钠注射液或 5% 葡萄糖注射液 100ml 内静脉滴注。对危急病例可用 1~2mg 稀释到 10~20ml，徐徐注射入静脉，同时根据血压以调节其剂量，待血压回升后，再用滴注法维持。②治上消化道出血：口服，每次服注射液 1~3ml（1~3mg），一日 3 次，加入适量冷盐水服下。

【相互作用与使用注意】见药物相互作用与使用注意表。

药物相互作用与使用注意表

合用药物	相互作用	合用注意
全麻药	可使心肌对拟交感胺类药反应更敏感。吸入麻醉同时使用肾上腺素或去甲肾上腺素有发生心律失常的危险	使用最小剂量的肾上腺素（当使用 10 万分之一的浸润来减少术中出血时，每 10 分钟注射不超过 10ml，每小时注射不超过 30ml）。在全身麻醉中使用其他瞳孔放大药
β 受体拮抗剂	各自的疗效降低，β 受体拮抗后 α 受体作用突出，可发生高血压，心动过缓	如果可能，避免合用；如果可能，在使用肾上腺素前 3 天停止 β 受体拮抗剂。否则，监测生命体征，必要时使用静脉氯丙嗪、静脉肼屈嗪、静脉氨茶碱和（或）静脉阿托品
降压药	降压效应被抵消或减弱，与甲基多巴同用还使本品加压作用增强	注意监测血压

续表

合用药物	相互作用	合用注意
洋地黄类	易致心律失常	需严密注意心电监测
其他拟交感胺类	心血管作用增强	开始时低剂量给药，密切监测血压和心率
麦角类药如麦角胺、麦角新碱或缩宫素	促使血管收缩作用加强，引起严重高血压，外周血管的血容量锐减	密切监测血压、心率及心电图，以较低的剂量开始
三环类抗抑郁药	引起心律失常、心动过速、高血压或高热	如必须合用，则开始本品用量要小，并严密监测
甲状腺激素	同用使二者作用均增强	注意监测
妥拉唑林	可引起血压下降，继以血压过度反跳上升	故妥拉唑林逾量时不宜用本品

异丙肾上腺素 [药典（二）；基（基）；医保（甲）]

【**主要作用**】是一种拟交感神经药，几乎只作用于β肾上腺素受体，对心脏有强大的刺激作用，可增加心排出量、兴奋性和心率，可舒张外周血管，降低舒张压，并且可维持或轻微升高收缩压。

【**适应证**】治疗心源性或感染性休克。治疗完全性房室传导阻滞、心搏骤停。

【**用法用量**】救治心脏骤停，心腔内注射 0.5~1mg。Ⅲ度房室传导阻滞，心率每分钟不及 40 次时，可以本品 0.5~1mg 加在葡萄糖注射液 200~300ml 内缓慢静滴。

【**相互作用与使用注意**】见药物相互作用与使用注意表。

药物相互作用与使用注意表

合用药物	相互作用	合用注意
其他拟肾上腺素药	可增效，但不良反应增多	避免合用
普萘洛尔	本品作用受到拮抗	
三环类抗抑郁药丙米嗪、丙卡巴肼	加重不良反应	
洋地黄类药物	加剧心动过速	
钾盐	血钾升高、增加本品对心肌的兴奋作用，易致心律失常	禁止合用
茶碱	降低茶碱的心药浓度	避免合用

间羟胺 [药典（二）；基（基）；医保（甲）]

【**主要作用**】主要激动α受体，升压效果比去甲肾上腺素稍弱、但较持久，有中度加强心脏收缩的作用，无局部刺激，可供各种注射。可增加脑及冠状动脉的血流量，肌内注射后，5 分钟内血压升高，可维持 1.5~4 小时之久。静脉滴注 1~2 分钟即可显效。

【**适应证**】用于各种休克及手术时低血压。在一般用量下，不致引起心律失常，因此也可用于心肌梗死性休克。

【**用法用量**】（1）肌内注射或静脉滴注：①常用量：肌内注射，一次 10~20mg；静脉滴注，一次 10~40mg，稀释后缓慢滴注，如以 15~100mg 加入 0.9% 氯化钠注射液或 5%~10% 葡萄糖注射液 250~500ml 中静脉滴注，每分钟 20~30 滴，用量及滴速随血压情况而定。②极量：静脉滴注，一次 100mg（每分钟 0.2~0.4mg）。（2）局部鼻充血可用 0.25%~0.5% 的等渗缓冲液（pH 6）每小时喷入或滴入 2~3 滴，每天不超过 4 次，7 天为一疗程。

【相互作用与使用注意】 见药物相互作用与使用注意表。

药物相互作用与使用注意表

合用药物	相互作用	合用注意
环丙烷、氟烷或其他卤化羟类麻醉药	合用易引起心律失常	慎重合用
单胺氧化酶抑制剂	使升压作用增强，引起严重高血压	
洋地黄或其他拟肾上腺素药	可致异位心律	
麦角类药如麦角胺、麦角新碱或缩宫素	促使血管收缩作用加强，引起严重高血压，外周血管的血容量锐减	密切监测血压、心率及心电图，以较低的剂量开始

多巴胺 [药典（二）；基（基）；医保（甲）]

【主要作用】 为体内合成肾上腺素的前体，具有 β 受体激动作用，也有一定的 α 受体激动作用。能增强心肌收缩力，增加心排血量，加快心率作用较轻微（不如异丙肾上腺素明显），对周围血管有轻度收缩作用，升高动脉压，对内脏血管（肾、肠系膜、冠状动脉）则使之扩张，增加血流量；使肾小球滤过率均增加，从而促使尿量及钠排泄量增多。能改善末梢循环。对心率则无显著影响，为其优越之处。

【适应证】 用于各种类型休克，包括中毒性休克、心源性休克、出血性休克、中枢性休克，特别对伴有肾功能不全、心排出量降低、周围血管阻力增高而已补足血容量的患者更有意义。

【用法用量】 静脉滴注，常用量一次 20mg，稀释后缓慢滴注；极量，每分钟 20 μg/kg。将 20mg 加入 5% 葡萄糖注射液 200~300ml 中静脉滴注，开始每分钟 20 滴左右（即每分钟滴入 75~100 μg），以后根据血压情况，可加快速度或加大浓度。

【相互作用与使用注意】 见药物相互作用与使用注意表。

药物相互作用与使用注意表

合用药物	相互作用	合用注意
硝普钠、异丙肾上腺素、多巴酚丁胺	注意心排血量的改变比单用本品时有异	慎重合用
α 受体拮抗剂	大剂量多巴胺与 α 受体拮抗剂同用，后者的扩血管效应可被本品的外周血管收缩作用拮抗	
全麻药	可使心肌对多巴胺异常敏感，引起室性心律失常	
β 受体拮抗剂	可拮抗多巴胺对心脏的 β₁ 受体作用	
硝酸酯类	可减弱硝酸酯的抗心痛及多巴胺的升压效应	
利尿药	由于本品作用于多巴胺受体，扩张肾血管，使肾血流增加，可增加利尿作用；另一方面本品自身还有直接的利尿作用	
胍乙啶	可加强多巴胺的升压效应，使胍乙啶的降压作用减弱，导致高血压及心律失常	开始时低剂量给药，密切监测血压和心率

续表

合用药物	相互作用	合用注意
三环类抗抑郁药	可增强多巴胺的心血管作用，引起心律失常、心动过速、高血压	避免合用
单胺氧化酶抑制剂	可延长及加强多巴胺的效应	在给多巴胺前 2~3 周曾接受单胺氧化酶抑制剂的病人，初量至少减到常用剂量的 1/10
苯妥英钠	同时静脉注射可产生低血压与心动过缓	在用多巴胺时，如必须用苯妥英钠抗惊厥，治疗时则须考虑两药交替使用

多巴酚丁胺[药典（二）；基（基）；医保（甲）]

【**主要作用**】为选择性心脏 β_1 受体激动药，能增强心肌收缩力，增加心排血量，但对心率的影响远小于异丙肾上腺素，较少引起心动过速。临床对心肌梗死后或心脏外科手术时心排血量低的休克患者有较好疗效，优于异丙肾上腺素，较为安全。

【**适应证**】用于心排血量低和心率慢的心力衰竭患者，其改善左心室功能的作用优于多巴胺。

【**用法用量**】静脉滴注：250mg 加入 5% 葡萄糖注射液 250 或 500ml 中滴注，每分钟 2.5~10μg/kg。

【**相互作用与使用注意**】见药物相互作用与使用注意表。

药物相互作用与使用注意表

合用药物	相互作用	合用注意
全麻药(尤其环丙烷或氟烷等)	室性心律失常发生可能性增加	
β受体拮抗剂	可拮抗本品对 β_1 受体的作用，导致 α 受体作用占优势，外周血管的总阻力加大	慎重合用
硝普钠	可导致心排出量微增，肺嵌压略降	

第 7 节　调脂药

洛伐他汀[药典（二）；医保（乙）]

【**主要作用**】为第一个新型的调整血脂药——羟甲基戊二酸辅酶 A（β–hydmaxyl–β–methyl–glutaryl–CoA，HMG–CoA）还原酶抑制剂类药物。可使内源性胆固醇合成减少，触发肝脏代偿性地增加 LDL 受体的合成，因而增加 LDL 受体，增加肝脏对 LDL 的摄取，使血脂下降，从而降低血浆 TC、LDL 及 VLDL 的水平，也能降低 TG 的水平，增加 HDL，使 TG/HDL–C 及 LDL–C/HDL–C 比值下降。

【**适应证**】用于原发性高胆固醇血症（Ⅱa 及 Ⅱb 型）。也用于合并有高胆固醇血症和高甘油三酯血症，而以高胆固醇血症为主的患者。

【用法用量】口服，开始剂量一日 1 次 20mg，晚餐时服用。必要时于 4 周内调整剂量，最大剂量一日 80mg，1 次或分 2 次服。

【相互作用与使用注意】经肝脏 CYP3A4 酶代谢，CYP3A4 酶抑制剂均会与之产生相互作用。见药物相互作用与使用注意表。

药物相互作用与使用注意表

合用药物	相互作用	合用注意
环孢素	增加横纹肌溶解的风险	避免合用。报告不明原因的肌肉疼痛、压痛或无力
唑类抗真菌药（伊曲康唑、氟康唑、酮康唑、咪康唑、伏立康唑）	可增加肌溶解、急性肾功能衰竭发生的危险	如果可能，避免合用。否则，监测他汀类药物毒性的体征 / 症状。必要时减少他汀类药物的剂量。普伐他汀受相互作用的影响最小
大环内酯类抗生素（阿奇霉素、克拉霉素、红霉素）	增加肌病和横纹肌溶解的风险	避免合用。更换抗生素或换用不受影响的普伐他汀或氟伐他汀
法唑酮	增加横纹肌溶解的风险	避免合用。换用不受影响的普伐他汀或氟伐他汀
华法林	增强华法林作用	监测 INR。启动或停止 HMG-CoA 还原酶抑制剂时，根据需要调整华法林剂量
考来替泊、考来烯胺	可使本品的生物利用度降低	应在服用前者 4 小时后服用本品
地尔硫䓬	增加横纹肌溶解风险	如果有可能，避免合用。否则，监测他汀类药物毒性的体征 / 症状。使用不存在相互作用的他汀类药（如氟伐他汀、普伐他汀）
吉非贝齐	增加严重肌病和横纹肌溶解的风险	避免合用
利福霉素（利福布汀，利福平，利福喷汀）	降低他汀类药物的作用（普伐他汀除外）	监测临床反应。换用不受影响的普伐他汀
维拉帕米	增加横纹肌溶解的风险	避免合用。使用不存在互相作用的他汀类药（如氟伐他汀、普伐他汀）

注：西柚汁与本品合用可增加严重肌病和横纹肌溶解的风险，应避免合用

辛伐他汀 [药典（二）；基（基）；医保（甲、乙）]

【主要作用】同洛伐他汀。

【适应证】同洛伐他汀。

【用法用量】口服，一日 1 次，一次 10mg，晚餐时服用，必要时于 4 周内增量至 1 日 1 次，1 次 40mg。

【相互作用与使用注意】见药物相互作用与使用注意表。

药物相互作用与使用注意表

合用药物	相互作用	合用注意
环孢素	增加横纹肌溶解的风险	避免合用。报告不明原因的肌肉疼痛、压痛或无力
唑类抗真菌药（伊曲康唑、氟康唑、酮康唑、咪康唑、伏立康唑）	可增加肌溶解、急性肾功能衰竭发生的危险	如果可能，避免合用。否则，监测他汀类药物毒性的体征 / 症状。必要时减少他汀类药物的剂量。普伐他汀受相互作用的影响最小

续表

合用药物	相互作用	合用注意
大环内酯类抗生素（阿奇霉素、克拉霉素、红霉素）	增加肌病和横纹肌溶解的风险	避免合用。更换抗生素或换用不受影响的普伐他汀或氟伐他汀
法唑酮	增加横纹肌溶解的风险	避免合用。换用不受影响的普伐他汀或氟伐他汀
华法林	增强华法林作用	监测 INR。启动或停止 HMG-CoA 还原酶抑制剂时，根据需要调整华法林剂量
考来替泊、考来烯胺	可使本品的生物利用度降低	应在服用前者 4 小时后服用本品
地尔硫草	同时服用地尔硫草和辛伐他汀 80mg 的病人，其肌病发生的危险性会轻微增加	如果有可能，避免合用。否则，监测他汀类药物毒性的体征／症状。使用不存在互相作用的他汀类药（如氟伐他汀、普伐他汀）
吉非贝齐	增加严重肌病和横纹肌溶解的风险	避免合用
利福霉素（利福布汀，利福平，利福喷汀）	降低他汀类药物的作用（普伐他汀除外）	监测临床反应。换用不受影响的普伐他汀
胺碘酮或维拉帕米	增加横纹肌溶解的风险	避免合用。使用不存在相互作用的他汀类药（如氟伐他汀、普伐他汀）
夫西地酸	同时服用夫西地酸和辛伐他汀的病人，其肌病发生的危险性可能会增加	慎重合用

注：西柚汁与本品合用可增加严重肌病和横纹肌溶解的风险，应避免合用

阿托伐他汀[基（基）；医保（乙）]

【主要作用】同洛伐他汀。

【适应证】用于原发性高胆固醇血症、混合型高脂血症或饮食控制无效杂合于家族型高胆固醇血症患者。

【用法用量】口服：每日 10mg，如需要，4 周后可增至每日 80mg。

【相互作用与使用注意】见药物相互作用与使用注意表。

药物相互作用与使用注意表

合用药物	相互作用	合用注意
纤维素衍生物、烟酸、环孢素或细胞色素 P450 3A4 的抑制药（克拉霉素、人免疫缺陷病毒蛋白抑制剂及伊曲康唑）	肌病危险增加	如果可能，避免合用
环孢素、人免疫缺陷病毒蛋白抑制剂（替拉那韦＋利托那韦）、丙型肝炎蛋白酶抑制剂（特拉匹韦）	肌病危险增加	避免使用阿托伐他汀
人免疫缺陷病毒蛋白抑制剂（洛匹那韦＋利托那韦）	肌病危险增加	谨慎使用并使用最低必要剂量
克拉霉素、伊曲康唑、人免疫缺陷病毒蛋白抑制剂（沙奎那韦＋利托那韦、地瑞那韦＋利托那韦、福沙那韦、福沙那韦＋利托那韦）	肌病危险增加	阿托伐他汀每日剂量不超过 20mg

续表

合用药物	相互作用	合用注意
人免疫缺陷病毒蛋白抑制剂（奈非那韦）、丙肝蛋白酶抑制剂（波西那韦）	肌病危险增加	阿托伐他汀每日剂量不超过 40mg
利福平和其他 P450 3A4 诱导剂	使阿托伐他汀血药浓度产生不同水平降低	慎重合用
吉非贝齐	肌病、横纹肌溶解风险增高	避免联合使用
其他贝特类药物	肌病、横纹肌溶解风险增高	慎重合用
烟酸	骨骼肌造成影响的风险增高	减低阿托伐他汀剂量
地高辛	地高辛稳态血药浓度增加 20%	监测地高辛浓度
口服避孕药	炔诺酮和炔雌醇浓度增高	慎重合用
华法林	凝血酶原时间在最初几日内轻度减少，15 日后恢复正常	
含有氢氧化铝和氢氧化镁的口服抗酸药	阿托伐他汀及其活性代谢产物的血药浓度下降约 35%	
考来替泊	阿托伐他汀及其活性代谢产物的血药浓度下降约 25%	
秋水仙碱	合用时有肌病报道	

注：葡萄柚汁可增加本品的血药浓度，应避免合用

瑞舒伐他汀[基（基）；医保（乙）]

【主要作用】为 HMG–CoA 还原酶抑制剂，IC_{50} 为 5.4nmol/L，比普伐他汀（44.1nmol/L）、氟伐他汀（27.6nmol/L）、辛伐他汀（11.2nmol/L）、阿托伐他汀（8.2nmol/L）均强，抑制时间也较长。其抑制胆固醇合成的 IC_{50} 是 0.16nmol/L，明显强于其他他汀类药物（1.16~6.93nmol/L），是阿托伐他汀抑制强度的 7 倍。可降低 LDL–C，升高 HDL–C。降低 LDL–C 起效快，用药 2 周后，即可下降 10%。降低 LDL 的作用较强，在有效剂量（10~40mg）时，使 LDL 降低 55%~65%；而相应地，阿托伐他汀为 40%~50%，辛伐他汀为 30%~40%，普伐他汀为 20%~30%。

【适应证】用于高脂血症和高胆固醇血症［美国 FDA 批准本品用于成年人混合型血脂异常症（Fredrickson type Ⅱa/Ⅱb）、原发性高胆固醇血症、纯合子家族性高胆固醇血症和高甘油三酯血症］。

【用法用量】口服，一日 5~40mg。开始治疗时应从 10mg 开始，需要时增至 20~40mg，不宜开始时直接用 40mg。

【相互作用与使用注意】见药物相互作用与使用注意表。

药物相互作用与使用注意表

合用药物	相互作用	合用注意
唑类抗真菌药（伊曲康唑、氟康唑、酮康唑、咪康唑、伏立康唑）	可增加肌溶解、急性肾功能衰竭发生的危险	如果可能，避免合用。否则，监测他汀类药物毒性的体征／症状。必要时减少他汀类药物的剂量。普伐他汀受相互作用的影响最小

合用药物	相互作用	合用注意
大环内酯类抗生素（阿奇霉素、克拉霉素、红霉素）	增加肌病和横纹肌溶解的风险	避免合用。更换抗生素或换用不受影响的普伐他汀或氟伐他汀
蛋白酶抑制剂	在药代动力学研究中，健康志愿者同时服用本品 20mg 与两种蛋白酶抑制剂的复方产品（400mg 洛匹那韦 /100mg 利托那韦），结果显示瑞舒伐他汀的稳态 AUC（0~24）和 C_{max} 分别升高了约 2 倍和 5 倍	在接受蛋白酶抑制剂治疗的 HIV 患者中，不推荐同时使用本品
华法林	增强华法林作用	监测 INR。启动或停止 HMG-CoA 还原酶抑制剂时，根据需要调整华法林剂量
考来替泊、考来烯胺	可使本品的生物利用度降低	应在服用前者 4 小时后服用本品
地尔硫草	增加横纹肌溶解风险	如果有可能避免合用。否则，监测他汀类药物毒性的体征 / 症状。使用不存在互相作用的他汀类药（如氟伐他汀、普伐他汀）
吉非贝齐和其他降脂产品	与吉非贝齐同时使用，可使瑞舒伐他汀的 C_{max} 和 AUC 增加 2 倍	避免合用
利福霉素（利福布汀，利福平，利福喷汀）	降低他汀类药物的作用（普伐他汀除外）	监测临床反应。换用不受影响的普伐他汀
环孢素	增加横纹肌溶解的风险	避免合用。报告不明原因的肌肉疼痛、压痛或无力
维拉帕米	增加横纹肌溶解的风险	避免合用。使用不存在相互作用的他汀类药（如氟伐他汀、普伐他汀）
氢氧化铝镁（抗酸药）	可使瑞舒伐他汀的血浆浓度降低约 50%	如果在服用本品 2 小时后再给予抗酸药，这种影响可减轻。这种药物相互作用的临床意义尚未研究
口服避孕药，激素替代治疗（HRT）	同时使用本品和口服避孕药，使雌醇和炔诺孕酮的 AUC 分别增加 26% 和 34%	在选择口服避孕药剂量时应考虑这些血药浓度的升高

注：西柚汁与本品合用可增加严重肌病和横纹肌溶解的风险，应避免合用

普伐他汀 [医保（乙）]

【主要作用】机制与洛伐他汀相同。但作用较强，对减低胆固醇的作用较明显，对甘油三酯几乎无作用。

【适应证】同洛伐他汀。

【用法用量】口服，一日 10mg，分 2 次服用。可根据情况增至 1 日 20mg。

【相互作用与使用注意】见药物相互作用与使用注意表。

药物相互作用与使用注意表

合用药物	相互作用	合用注意
红霉素、烟酸、贝特类药物	会增加其他 HMG-CoA 还原酶抑制剂引起肌病的可能性	建议不与这些药物进行联合用药

续表

合用药物	相互作用	合用注意
细胞色素 P450 3A4 抑制剂，包括地尔硫草、伊曲康唑、酮康唑、钙通道阻滞剂咪拉地尔和红霉素	普伐他汀被细胞色素 P450 3A4 代谢的程度很低，没有临床意义	需注意
考来烯胺 / 考来替泊	与胆酸结合树脂（如考来烯胺、考来替泊）合用可增强降低总胆固醇和 LDL-C 的效果，但应注意，普伐他汀与此类药物同时服用可降低普伐他汀的平均 AUC 约 40%~50%	普伐他汀应在服用考来烯胺 1 小时前或 4 小时后服用；或者在服用考来替泊和进餐 1 小时前服用
华法林	华法林与 40 mg 普伐他汀同时服用对凝血酶原时间不会产生影响	需注意
西咪替丁	单用普伐他汀 0~12 小时的 AUC 和普伐他汀与西咪替丁合用时的 0~12 小时的 AUC 没有区别。单用普伐他汀或普伐他汀与西咪替丁合用的 AUC 与普伐他汀与抗酸药合用时的 AUC 具显著差异	慎重合用
地高辛	地高辛的生物利用度未发生改变；普伐他汀的 AUC 有增高趋势	
环孢素	在单剂量研究中发现，器官移植患者服用环孢素会增加普伐他汀的血药浓度	因此使用环孢素的患者，若与普伐他汀同时使用，应注意普伐他汀的起始剂量为 10 mg，每日睡前服用，并谨慎逐步递增至更高剂量。大多数进行这种联合用药的患者，普伐他汀的最大剂量为每日 20mg
吉非贝齐	CPK 水平升高和因骨骼肌肉症状而停药的发生率有升高的趋势，普伐他汀的尿排泄量及其蛋白结合均减少	建议不与吉非贝齐联合使用
秋水仙碱	有报道本品与秋水仙碱合用时发生肌病包括横纹肌溶解	慎重合用

氟伐他汀 [医保（乙）]

【**主要作用**】机制与洛伐他汀相同。同时具有直接抑制动脉平滑肌细胞增殖、延缓内膜增厚的功能。

【**适应证**】用于饮食控制无效的高胆固醇血症和原发性混合型血脂异常。

【**用法用量**】口服，一次 20mg 或 40mg，一日 1 次，晚餐时或睡前服用。

【**相互作用与使用注意**】见药物相互作用与使用注意表。

药物相互作用与使用注意表

合用药物	相互作用	合用注意
胆盐结合剂	氟伐他汀和树脂结合	服用树脂（如考来烯胺）后至少 4 小时才能服用氟伐他汀，减少氟伐他汀和树脂结合
贝特类药物和烟酸	氟伐他汀分别和苯扎贝特、吉非贝齐、环丙贝特或烟酸联合使用，氟伐他汀或其他降脂类药物的生物利用度无临床意义的变化	考虑到其他 HMG-CoA 还原酶抑制剂和上述药物联合应用时。发生肌病的风险增加，氟伐他汀和上述药物联合应用时亦需慎重

续表

合用药物	相互作用	合用注意
伊曲康唑和红霉素	氟伐他汀与细胞色素 P450（CYP）3A4 的强效抑制剂伊曲康唑和红霉素同时应用，对氟伐他汀生物利用度的影响很少	因为氟伐他汀与此酶的关系很小，因此推断其他的 CYP3A4 抑制剂如酮康唑、环孢素等不会影响氟伐他汀的生物利用度。CYP2C9 同工酶在氟伐他汀的代谢过程中起主要的作用（约 75%），而 CYP2C8 和 CYP3A4 起到的作用较小
氟康唑	在预先服用氟康唑（CYP2C9 抑制剂）的健康志愿者中使用氟伐他汀后，可导致氟伐他汀的暴露量和血药浓度峰值分别升高了约 84% 和 44%	尽管尚未发现服用氟伐他汀后在临床上的安全性发生改变，二者联合应用时亦需慎重
利福平	在预先使用了利福平的健康志愿者中使用氟伐他汀，可以发现氟伐他汀的生物利用度减少 50%	目前还没有对氟伐他汀降脂效果的影响经验，但是对于长期使用利福平治疗（如治疗结核）的患者，氟伐他汀的剂量应该作相应的调整以确保满意的降脂疗效
环孢素	对在稳定的环孢素治疗的肾移植患者中使用本品，氟伐他汀暴露量（AUC）和最大血药浓度（C_{max}）与健康受试者的历史数据相比增加了 2 倍	尽管这些增加并无显著临床意义，二者联合应用时应慎重
华法林	健康志愿者服用氟伐他汀和华法林（单剂），与单独服用华法林相比，对华法林的血浆浓度或凝血酶原时间无不良影响。但是，有同时服用本品和华法林或其他香豆素类衍生物的患者发生出血和（或）凝血酶原时间延长的个例报告	在使用华法林和其他香豆素类衍生物的患者中，在氟伐他汀开始、结束和调整剂量的时候，建议密切监测凝血酶原时间

普罗布考 [药典（二）；医保（乙）]

【主要作用】可降低血浆 LDL-C 和 HDL-C，对 TG 和 VLDL 基本无影响，同时具有强大的抗氧化作用，抑制 LDL 在体内的氧化修饰，抑制泡沫细胞形成，可促进实验动物和人体动脉粥样硬化病变的减轻和消退。

【适应证】用于Ⅱa 型高脂血症，与其他降脂药物合用可用于Ⅱb 和Ⅲ、Ⅳ型高脂血症。

【用法用量】口服，一次 500mg，一日 2 次，早、晚餐时服用。

【相互作用与使用注意】见药物相互作用与使用注意表。

药物相互作用与使用注意表

合用药物	相互作用	合用注意
如三环类抗抑郁药、Ⅰ类及Ⅲ类抗心律失常药和吩噻嗪类等可导致心律失常的药物	应注意不良反应发生的危险性增加	注意监测不良反应
香豆素类药物	能加强香豆素类药物的抗凝血作用	慎重合用
降糖药	能加强降糖药的作用	
环孢素	可明显降低环孢素的血药浓度	注意监测环孢素浓度

阿昔莫司 [医保（乙）]

【主要作用】为烟酸的衍生物，能抑制脂肪组织的分解，减少游离脂肪酸自脂肪组织释放，从而降低甘油三酯在肝中合成；抑制 LDL 及 VLDL 的合成，减少它们在血浆中的浓度。还可抑制肝脏脂肪酶的活性，减少 HDL 的分解。

【适应证】用于 Ⅱ ~ Ⅴ 型高脂血症的治疗。

【用法用量】口服，一次 250mg，一日 2~3 次。

【相互作用与使用注意】见药物相互作用与使用注意表。

药物相互作用与使用注意表

合用药物	相互作用	合用注意
他汀类或贝特类药物	本药结构与烟酸类似，烟酸与他汀类或贝特类降脂药联合应用时骨骼肌事件报道增加	慎重合用

非诺贝特 [药典（二）；基（基）；医保（乙）]

【主要作用】为氯贝丁酯类降血脂药，其药效较强，具有显著降胆固醇及甘油三酯的作用，而不良反应较小。用于高胆固醇血症、高甘油三酯血症及混合型高脂血症，疗效确切，且耐受性好。

【适应证】用于治疗成人饮食控制疗法效果不理想的高脂血症，其降甘油三酯及混合型高脂血症作用较胆固醇作用明显。

【用法用量】口服，一次 100mg，一日 2~3 次。

【相互作用与使用注意】见药物相互作用与使用注意表。

药物相互作用与使用注意表

合用药物	相互作用	合用注意
HMG-CoA 还原酶抑制剂	可引起肌痛、横纹肌溶解、血肌酸磷酸激酶增高等肌病	严重时应停药
考来烯胺	非诺贝特与胆汁酸结合树脂（如考来烯胺等）合用，因胆汁酸结合药物还可结合同时服用的其他药物，进而影响其他药的吸收	至少应在服用考来烯胺等药物之前 1 小时或 4~6 小时之后再服用非诺贝特
香豆素类抗凝剂	有增强香豆素类抗凝剂疗效的作用，同时使用可使凝血酶原时间延长	故合用时应减少口服抗凝药剂量，以后再按检查结果调整用量
环孢素或其他具肾毒性的药物	可能有导致肾功能恶化的危险	应减量或停药
高蛋白结合率药物（如甲苯磺丁脲及其他磺脲类降糖药、苯妥英钠、呋塞米等）	可使它们的游离型增加，药效增强	在降血脂治疗期间服用上述药物，则应调整降糖药及其他药的剂量

第4章 主要作用于呼吸系统的药物

溴己新 [药典（二）；基（基）；医保（甲、乙）]

【**主要作用**】本品具有较强的黏痰溶解作用。主要作用于气管、支气管黏膜的黏液产生细胞，抑制痰液中酸性黏多糖蛋白的合成，并可使痰中的黏蛋白纤维断裂，因此使气管、支气管分泌的流变学特性恢复正常，黏痰减少，痰液稀释易于咳出。本品的祛痰作用尚与其促进呼吸道黏膜的纤毛运动及具有恶心性祛痰作用有关。服药后约1小时起效，4~5小时作用达高峰，疗效维持6~8小时。

【**适应证**】用于慢性支气管炎、哮喘、支气管扩张、矽肺等有白色黏痰又不易咳出的患者。脓性痰患者需加用抗生素控制感染。

【**用法用量**】口服：成人一次8~16mg。肌内注射：一次4~8mg，一日2次。静脉滴注：一日4~8mg，加入5%葡萄糖氯化钠溶液500ml。气雾吸入：一次2ml，一日2~3次。

【**相互作用与使用注意**】见药物相互作用与使用注意表。

药物相互作用与使用注意表

合用药物	相互作用	合用注意
阿莫西林/氨苄西林/头孢呋辛/红霉素/多西环素	溴己新可增强这些抗生素在肺内的分布浓度，增强其抗菌效果	必要时可合用

氨溴索 [药典（二）；基（基）；医保（甲、乙）]

【**主要作用**】本品为溴己新在体内的活性代谢产物。能促进肺表面活性物质的分泌及气道液体分泌，使痰中的黏多糖蛋白纤维断裂，促进黏痰溶解，显著降低痰黏度，增强支气管黏膜纤毛运动，促进痰液排出。改善通气功能和呼吸困难状况。其祛痰作用显著超过溴己新，且毒性小，耐受性好。雾化吸入或口服后1小时内生效，作用维持3~6小时。

【**适应证**】用于急、慢性支气管炎及支气管哮喘、支气管扩张、肺气肿、肺结核、肺尘埃沉着病、手术后的咳痰困难等。注射给药可用于术后肺部并发症的预防及早产儿、新生儿呼吸窘迫综合征的治疗。

【**用法用量**】口服：成人及12岁以上儿童每次30mg，每日3次。长期使用（14天后）剂量可减半。静脉注射、肌内注射及皮下注射：成人每次15mg，每日2次。亦可加入0.9%氯化钠注射液或葡萄糖注射液中静脉点滴。

【**相互作用与使用注意**】见药物相互作用与使用注意表。

药物相互作用与使用注意表

合用药物	相互作用	合用注意
阿莫西林 / 氨苄西林 / 头孢呋辛 / 红霉素 / 多西环素	氨溴索可增强这些抗生素在肺内的分布浓度，增强其抗菌效果	必要时可合用
β₂ 受体激动剂及茶碱等支气管扩张剂	协同作用	

乙酰半胱氨酸 ^[药典（二）]

【主要作用】 本品具有较强的黏痰溶解作用，其分子中所含 –SH 基能使白色黏痰中的黏多糖蛋白多肽链中的二硫键（–S–S–）断裂，还可通过分解核糖核酸酶，使脓性痰中的 DNA 纤维断裂，从而降低痰的黏滞性，并使之液化，易于咳出，故不仅能溶解白色黏痰还能溶解脓性痰。此外，本品进入细胞后，可脱去乙酰基形成 L- 半胱氨酸，参与谷胱甘肽（GCH）的合成，有助于保护细胞免受氧自由基等毒性物质的损害。

【适应证】 ①用于手术后、急性和慢性支气管炎、支气管扩张、肺结核、肺炎、肺气肿等引起的黏稠分泌物过多所致的咳痰困难。②可用于对乙酰氨基酚中毒的解毒以及环磷酰胺引起的出血性膀胱炎的治疗。

【用法用量】 ①喷雾吸入：仅用于非应急情况下。10% 溶液，每次 1~3ml，一日 2~3 次。②气管滴入：急救时以 5% 溶液经气管插管或气管套管直接滴入气管内，每次 0.5~2ml，一日 2~4 次。③气管注入：急救时以 5% 溶液用 1ml 注射器自气管的甲状软骨环骨膜处注入气管腔内，每次 0.5~2ml（婴儿每次 0.5ml，儿童每次 1ml，成人每次 2ml）。④口服：成人一次 200mg，一日 2~3 次。

【相互作用与使用注意】 见药物相互作用与使用注意表。

药物相互作用与使用注意表

合用药物	相互作用	合用注意
青霉素 / 四环素 / 头孢菌素	减弱这些药物的抗菌活性	不宜同时应用；必要时间隔 4 小时交替使用
硝酸甘油	增加低血压和头痛的发生	尽量避免合用
异丙肾上腺素	合用或交替使用可提高药效，减少不良反应	必要时可合用或交替使用
碘化油、糜蛋白酶、胰蛋白酶	配伍禁忌	禁止配伍使用

羧甲司坦 ^[药典（二）；医保（乙）]

【主要作用】 黏液稀释剂，主要在细胞水平影响支气管腺体的分泌，使低黏度的唾液黏蛋白分泌增加，而高黏度的岩藻黏蛋白产生减少，因而使痰液的黏滞性降低，易于咳出。本品口服有效，起效快，服后 4 小时即可见明显疗效。

【适应证】 用于治疗慢性支气管炎、支气管哮喘等疾病引起的痰液黏稠、咳痰困难和痰阻气管等。亦可用于防治手术后咳痰困难和肺炎合并症。用于小儿非化脓性中耳炎，有预防耳聋效果。

【用法用量】 口服：成人一次 0.25~0.5g，一日 3 次。儿童一日 30mg/kg。

【相互作用与使用注意】 见药物相互作用与使用注意表。

药物相互作用与使用注意表

合用药物	相互作用	合用注意
强镇咳药	增加痰液阻塞气道风险	避免同时服用

可待因 [药典（二）；医保（乙）]

【主要作用】能直接抑制延脑的咳嗽中枢，止咳作用迅速而强大，其作用强度约为吗啡的 1/4。也有镇痛作用，约为吗啡的 1/12~1/7，但强于一般解热镇痛药。其镇静、呼吸抑制、便秘、耐受性及成瘾性等作用均较吗啡弱。

【适应证】①各种原因引起的剧烈干咳和刺激性咳嗽，尤适用于伴有胸痛的剧烈干咳。由于本品能抑制呼吸道腺体分泌和纤毛运动，故对有少量痰液的剧烈咳嗽，应与祛痰药并用。②可用于中等程度疼痛的镇痛。③局部麻醉或全身麻醉时的辅助用药，具有镇静作用。

【用法用量】①成人：常用量，口服或皮下注射，一次 15~30mg，一日 30~90mg。缓释片剂一次 1 片（45mg），一日 2 次；极量，一次 100mg，一日 250mg。②儿童：镇痛，口服，每次 0.5~1.0mg/kg，一日 3 次，或一日 3mg/kg；镇咳，为镇痛剂量的 1/3~1/2。

【相互作用与使用注意】见药物相互作用与使用注意表。

药物相互作用与使用注意表

合用药物	相互作用	合用注意
抗胆碱药	加重便秘或尿潴留	避免合用
美沙酮或其他吗啡类中枢抑制药	加重中枢性呼吸抑制作用	
肌肉松弛药	呼吸抑制作用更为显著	
齐多夫定	抑制齐多夫定代谢	
巴比妥类药物	加重中枢抑制作用	
西咪替丁	诱发精神错乱，定向力障碍及呼吸急促	

右美沙芬 [药典（二）；医保（乙）]

【主要作用】本品为吗啡类左吗喃甲基醚的右旋异构体，通过抑制延髓咳嗽中枢而发挥中枢性镇咳作用，其镇咳强度与可待因相等或略强，无镇痛作用，长期应用未见耐受性和成瘾性，治疗剂量不抑制呼吸。口服吸收好，15~30 分钟起放，作用可持续 3~6 小时。血浆中原型药物浓度很低。其主要活性代谢产物 3- 甲氧吗啡烷在血浆中浓度高，$t_{1/2}$ 为 5 小时。

【适应证】用于干咳，适用于感冒、急性或慢性支气管炎、支气管哮喘、咽喉炎、肺结核以及其他上呼吸道感染时的咳嗽。

【用法用量】口服，成人，每次 10~30mg，一日 3 次。一日最大剂量 120mg。

【相互作用与使用注意】见药物相互作用与使用注意表。

药物相互作用与使用注意表

合用药物	相互作用	合用注意
奎尼丁、胺碘酮	增高本品的血药浓度，出现中毒反应	避免合用
氟西汀、帕罗西汀	加重本品的不良反应	
单胺氧化酶抑制剂	高烧、昏迷	
其他中枢抑制药	加重中枢抑制作用	

注：乙醇加重中枢抑制作用，服药期间应避免饮酒

麻黄碱 [药典（二）；基（基）；医保（甲）]

【**主要作用**】可直接激动肾上腺素受体，也可通过促使肾上腺素能神经末梢释放去甲肾上腺素而间接激动肾上腺素受体，对 α 和 β 受体均有激动作用。①心血管系统：使皮肤、黏膜和内脏血管收缩，血流量减少；冠脉和脑血管扩张，血流量增加。用药后血压升高，脉压加大。使心收缩力增强，心输出量增加。由于血压升高反射性地兴奋迷走神经，故心率不变或稍慢。②支气管：松弛支气管平滑肌；其 α- 效应尚可使支气管黏膜血管收缩，减轻充血水肿，有利于改善小气道阻塞。但长期应用反致黏膜血管过度收缩，毛细血管压增加，充血水肿反加重。此外，α- 效应尚可加重支气管平滑肌痉挛。③中枢神经系统：兴奋大脑皮层和皮层下中枢，产生精神兴奋、失眠、不安和震颤等。

【**适应证**】①预防支气管哮喘发作和缓解轻度哮喘发作，对急性重度哮喘发作效果不佳。②用于蛛网膜下腔麻醉或硬膜外麻醉引起的低血压及慢性低血压症。③治疗各种原因引起的鼻黏膜充血、肿胀引起的鼻塞。

【**用法用量**】①支气管哮喘：口服，成人，常用量一次 15~30mg，一日 45~90mg；极量，一次 60mg，一日 150mg。皮下或肌内注射，成人，常用量一次 15~30mg，一日 45~60mg；极量，一次 60mg，一日 150mg。②蛛网膜下腔麻醉或硬膜外麻醉时维持血压：麻醉前皮下或肌内注射 20~50mg。慢性低血压症，每次口服 20~50mg，一日 2 次或 3 次。③解除鼻黏膜充血、水肿：以 0.5% ~1%溶液滴鼻。

【**相互作用与使用注意**】见药物相互作用与使用注意表。

药物相互作用与使用注意表

合用药物	相互作用	合用注意
巴比妥类、苯海拉明、氨茶碱	通过这些药物的中枢抑制、抗过敏、抗胆碱作用，解除支气管痉挛及减少腺体分泌	必要时合用
单胺氧化酶抑制剂	引起血压过高	避免合用

异丙肾上腺素 [药典（二）；基（基）；医保（甲）]

【**主要作用**】为非选择性肾上腺素 β 受体激动剂，对 $β_1$ 和 $β_2$ 受体均有强大的激动作用，对 α 受体几乎无作用。作用于支气管平滑肌 $β_2$ 受体，使支气管平滑肌松弛。

【**适应证**】适用于控制哮喘急性发作，常气雾吸入给药，作用快而强，但持续时间短。

【**用法用量**】支气管哮喘：舌下含服，成人常用量一次 10~15mg，一日 3 次；极量，一次 20mg，一日 60mg。气雾剂吸入，常用量一次 0.1~0.4mg；极量，一次 0.4mg，一日 2.4mg。

【相互作用与使用注意】详见第 3 章第 6 节异丙肾上腺素。

沙丁胺醇 [药典(二);基(基);医保(甲、乙)]

【主要作用】为选择性 β₂ 受体激动剂，能选择性激动支气管平滑肌的 β₂ 受体，有较强的支气管扩张作用。对于哮喘患者，其支气管扩张作用比异丙肾上腺素强约 10 倍。抑制肥大细胞等致敏细胞释放过敏反应介质亦与其支气管平滑肌解痉作用有关。对心脏的 β₁ 受体激动作用较弱，故其增加心率作用仅及异丙肾上腺素的 1/10。

【适应证】用于防治支气管哮喘，哮喘型支气管炎和肺气肿患者的支气管痉挛。制止发作多用气雾吸入，预防发作则可口服。

【用法用量】①口服：成人，每次 2~4mg，一日 3 次。②气雾吸入：每次 0.1~0.2mg（即喷吸 1~2 次），必要时每 4 小时重复 1 次，但 24 小时内不宜超过 8 次，粉雾吸入，成人每次吸入 0.4mg，一日 3~4 次。③静脉注射：一次 0.4mg，用 5% 葡萄糖注射液 20ml 或氯化钠注射液 2ml 稀释后缓慢注射。④静脉滴注：一次 0.4mg，用 5% 葡萄糖注射液 100ml 稀释后滴注。⑤肌内注射：一次 0.4mg，必要时间隔 4 小时可重复注射。

【相互作用与使用注意】见药物相互作用与使用注意表。

药物相互作用与使用注意表

合用药物	相互作用	合用注意
其他肾上腺素受体激动剂或茶碱类药物	支气管扩张作用增强，但不良反应也可能加重	避免合用
β 受体激动剂如普萘洛尔	拮抗本品的支气管扩张作用	
单胺氧化酶抑制剂、三环类抗抑郁药、抗组胺药、左甲状腺素	增加本品的不良反应	
甲基多巴	可致严重急性低血压反应	
洋地黄类药物	诱发心动过速	
产科手术中与氟烷合用	加重宫缩无力，引起大出血	禁止合用

特布他林 [药典(二);医保(乙)]

【主要作用】为选择性 β₂ 受体激动剂，其支气管扩张作用与沙丁胺醇相近。于哮喘患者，本品 2.5mg 的平喘作用与 25mg 麻黄碱相当。临床应用时，特别是大量或注射给药仍有明显心血管系统不良反应，这除与它直接激动心脏 β₁ 受体有关外，尚与其激动血管平滑肌 β₂ 受体，舒张血管，血流量增加，通过压力感受器反射地兴奋心脏有关。

【适应证】①用于支气管哮喘、哮喘型支气管炎和慢性阻塞性肺部疾患时的支气管痉挛。②连续静脉滴注本品可激动子宫平滑肌 β₂ 受体，抑制自发性子宫收缩和催产素引起的子宫收缩，预防早产。同样原理亦可用于胎儿窒息。

【用法用量】①口服：成人，每次 2.5~5mg，一日 3 次。一日中总量不超过 15mg。②静脉注射：一次 0.25mg，如 15~30 分钟无明显临床改善，可重复注射一次，但 4 小时中总量不能超过 0.5mg。③气雾吸入：成人，每次 0.25~0.5mg，一日 3~4 次。

【相互作用与使用注意】见药物相互作用与使用注意表。

药物相互作用与使用注意表

合用药物	相互作用	合用注意
其他肾上腺素受体激动剂	支气管扩张作用增强，但不良反应也可能加重	避免合用
茶碱类药物	降低茶碱的血药浓度	
β 受体激动剂如普萘洛尔	拮抗本品的支气管扩张作用	
单胺氧化酶抑制剂、三环类抗抑郁药、抗组胺药、左甲状腺素	增加本品的不良反应	

福莫特罗^[医保（乙）]

【主要作用】为长效选择性 β₂ 受体激动剂，对支气管的松弛作用较沙丁胺醇强且较持久，其作用机制可能是刺激肾上腺素能 β₂ 受体而使气管平滑肌中的 cAMP 上升。本品尚具有明显的抗炎作用，可明显抑制抗原诱发的嗜酸性粒细胞聚集与浸润、血管通透性增高以及速发性与迟发性哮喘反应，对血小板激活因子（PAF）诱发的嗜酸性粒细胞聚集亦能抑制，这是其他选择性 β₂ 受体激动剂所没有的。还能抑制人嗜碱性粒细胞与肺肥大细胞由过敏或非过敏因子介导的组胺释放。对吸入组胺引起的微血管渗漏与肺水肿也有明显保护作用。

【适应证】用于慢性哮喘与慢性阻塞性肺病的维持治疗与预防发作，因其为长效制剂，特别适用于哮喘夜间发作患者，疗效尤佳。能有效地预防运动性哮喘的发作。

【用法用量】口服：成人，每次 40~80 μg，一日 2 次。气雾吸入：成人，每次 4.5~9 μg，一日 2 次。

【相互作用与使用注意】见药物相互作用与使用注意表。

药物相互作用与使用注意表

合用药物	相互作用	合用注意
其他肾上腺素受体激动剂	易导致心律不齐，甚至引起心脏骤停	避免合用
茶碱类药物、肾上腺皮质激素、利尿药	低血钾引起心律不齐	
泮库溴铵、维库溴铵	神经肌肉阻滞作用增强	
单胺氧化酶抑制剂	增加室性心律失常的发生率，并可加重高血压	
洋地黄类药物	诱发心动过速	

甲氧那明^[医保（乙）]

【主要作用】主要激动 β 受体，对 α 受体作用极弱。平喘作用较麻黄碱强，心血管系统不良反应较少。

【适应证】用于支气管哮喘，特别是不能耐受麻黄碱者。尚用于咳嗽、过敏性鼻炎和荨麻疹。

【用法用量】口服，每次 50~100mg，一日 3 次。5 岁以上儿童，每次 25~50mg。片剂：50mg。复方甲氧那明胶囊：盐酸甲氧那明 12.5mg，那可丁 7mg，氨茶碱 25mg，马来酸氯苯那敏 2mg。

【相互作用与使用注意】 见药物相互作用与使用注意表。

药物相互作用与使用注意表

合用药物	相互作用	合用注意
其他肾上腺素受体激动剂或茶碱类药物	支气管扩张作用增强，但不良反应也可能加重	
β受体激动剂如普萘洛尔	拮抗本品的支气管扩张作用	避免合用
单胺氧化酶抑制剂、三环类抗抑郁药、抗组胺药、左甲状腺素	增加本品的不良反应	

异丙托溴铵 [医保（乙）]

【主要作用】 是对支气管平滑肌 M 受体有较高选择性的强效抗胆碱药，松弛支气管平滑肌作用较强，对呼吸道腺体和心血管系统的作用较弱。其扩张支气管的剂量仅为抑制腺体分泌和加快心率剂量的 1/20~1/10。气雾吸入本品 40μg 或 80μg 对哮喘患者的疗效相当于气雾吸入 2mg 阿托品、70~200μg 异丙肾上腺素或 200μg 沙丁胺醇的疗效。用药后痰量和痰液的黏滞性均无明显改变，但国外报道，本品可促进支气管黏膜的纤毛运动，利于痰液排出。

【适应证】 ①用于缓解慢性阻塞性肺病（COPD）引起的支气管痉挛、喘息症状。②防治哮喘、尤适用于因用 β 受体激动药产生肌肉震颤、心动过速而不能耐受此类药物的患者。

【用法用量】 气雾吸入：成人，一次 40~80μg，每日 3~4 次。雾化吸入：成人，一次 100~500μg（14 岁以下儿童 50~250μg），用 0.9% 氯化钠注射液稀释到 3~4ml，置雾化器中吸入。

【相互作用与使用注意】 见药物相互作用与使用注意表。

药物相互作用与使用注意表

合用药物	相互作用	合用注意
β受体激动药（沙丁胺醇、非诺特罗）、茶碱、色甘酸钠	合用可相互增强疗效	
金刚烷胺、吩噻嗪类抗精神病药、三环类抗抑郁药、单胺氧化酶抑制剂及抗组胺药	增加本品的作用	避免合用

氨茶碱 [药典（二）；基（基）；医保（甲）]

【主要作用】 本品为茶碱和乙二胺的复合物，约含茶碱 77%~83%。乙二胺可增加茶碱的水溶性，并增强其作用。主要作用如下：①松弛支气管平滑肌，抑制过敏介质释放。在解痉的同时还可减轻支气管黏膜的充血和水肿。②增强呼吸肌如膈肌、肋间肌的收缩力，减少呼吸肌疲劳。③增强心肌收缩力，增加心输出量，低剂量一般不加快心率。④舒张冠状动脉、外周血管和胆管平滑肌。⑤增加肾血流量，提高肾小球滤过率，减少肾小管对钠和水的重吸收，具有利尿作用。⑥中枢神经兴奋作用。

【**适应证**】①用于治疗支气管哮喘和喘息性支气管炎，与 β 受体激动剂合用可提高疗效。在哮喘持续状态，常选用本品与肾上腺皮质激素配伍进行治疗。②治疗急性心功能不全和心源性哮喘。③胆绞痛。

【**用法用量**】①口服：成人，常用量，每次 0.1~0.2g，一日 0.3~0.6g；极量，一次 0.5g，一日 1g。②肌内注射或静脉注射：成人，常用量，每次 0.25~0.5g，一日 0.5~1g；极量，一次 0.5g。以 50% 葡萄糖注射液 20~40ml 稀释后缓慢静脉注射（不得少于 10 分钟）。③静脉滴注：以 5% 葡萄糖注射液 500ml 稀释后滴注。④直肠给药：栓剂或保留灌肠，每次 0.3~0.5g，每日 1~2 次。

【**相互作用与使用注意**】见药物相互作用与使用注意表。

药物相互作用与使用注意表

合用药物	相互作用	合用注意
稀盐酸	减少其在小肠吸收	
西咪替丁、红霉素、克林霉素、林可霉素、四环素	降低氨茶碱在肝脏的清除率，使其 $t_{1/2}$ 延长，因此血药浓度可高于正常水平，易致中毒	避免合用
苯妥英钠	使其代谢加速，血药浓度降低	如果合用，可酌情增加茶碱剂量
普萘洛尔	氨茶碱的支气管扩张作用可能受到抑制	避免合用
锂	可加速肾脏对锂的排出，因而锂的疗效下降	
利福平、去甲肾上腺素、巴比妥类	增强茶碱清除	如果合用，可酌情增加茶碱剂量
泼尼松龙	二者血药浓度均减低	
先锋霉素	合用可产生戒酒硫反应	避免合用
维拉帕米	干扰氨茶碱在肝脏的代谢，增加血药浓度和毒性	
维生素 C、促皮质激素、去甲肾上腺素、四环素族盐酸盐	配伍禁忌	避免配伍

注：乙醇与本品合用可产生戒酒硫反应，服药期间应避免饮酒

多索茶碱 ［医保（乙）］

【**主要作用**】本品对磷酸二酯酶有显著抑制作用。其支气管平滑肌松弛作用较氨茶碱强 10~15 倍，并有镇咳作用，且作用时间长，无依赖性。本品为非腺苷受体拮抗剂，因此无类似茶碱所致的中枢和胃肠道等肺外系统的不良反应，也不影响心功能。但大剂量给药后可引起血压下降。

【**适应证**】用于支气管哮喘、喘息性支气管炎及其他伴支气管痉挛的肺部疾病。

【**用法用量**】口服：每日 2 片或每 12 小时 1~2 粒胶囊，或每日 1~3 包散剂冲服。急症可先注射 100mg，然后每 6 小时静脉注射 1 次，也可每日静脉点滴 300mg。

【**相互作用与使用注意**】见药物相互作用与使用注意表。

药物相互作用与使用注意表

合用药物	相互作用	合用注意
稀盐酸	减少其在小肠吸收	
红霉素、克林霉素、林可霉素、四环素及喹诺酮类	降低氨茶碱在肝脏的清除率，使其 $t_{1/2}$ 延长，因此血药浓度可高于正常水平，易致中毒	
苯妥英钠、卡马西平、西咪替丁、咖啡因及其他黄嘌呤	增强本品的作用和毒性	避免合用
普萘洛尔	氨茶碱的支气管扩张作用可能受到抑制	
锂	可加速肾脏对锂的排出，因而锂的疗效下降	

茶碱 [药典（二）；基（基）；医保（甲）]

【主要作用】本品主要作用如下：①松弛支气管平滑肌，抑制过敏介质释放。在解痉的同时还可减轻支气管黏膜的充血和水肿。②增强呼吸肌如膈肌、肋间肌的收缩力，减少呼吸肌疲劳。③增强心肌收缩力，增加心输出量，低剂量一般不加快心率。④舒张冠状动脉、外周血管和胆管平滑肌。⑤增加肾血流量，提高肾小球滤过率，减少肾小管对钠和水的重吸收，具有利尿作用。⑥中枢神经兴奋作用。

【适应证】①用于治疗支气管哮喘和喘息性支气管炎，与 β 受体激动剂合用可提高疗效。在哮喘持续状态，常选用本品与肾上腺皮质激素配伍进行治疗。②治疗急性心功能不全和心源性哮喘。③胆绞痛。

【用法用量】茶碱控释片：含无水茶碱 100mg。早晚各服一次，成人每次 200~400mg，儿童 8~10mg/kg。复方茶碱片：每片含茶碱 25mg，盐酸麻黄碱 10mg，非那西丁 100mg，苯巴比妥 10mg，氨基比林 100mg，咖啡因 15mg，可可碱 25mg，颠茄浸膏 2mg。口服，每次 1 片，一日 2 次。

【相互作用与使用注意】见药物相互作用与使用注意表。

药物相互作用与使用注意表

合用药物	相互作用	合用注意
稀盐酸	减少其在小肠吸收	
红霉素、克林霉素、林可霉素、四环素及喹诺酮类	降低氨茶碱在肝脏的清除率，使其 $t_{1/2}$ 延长，因此血药浓度可高于正常水平，易致中毒	
苯妥英钠、卡马西平、西咪替丁、咖啡因及其他黄嘌呤	增强本品的作用和毒性	避免合用
普萘洛尔	氨茶碱的支气管扩张作用可能受到抑制	
锂	可加速肾脏对锂的排出，因而锂的疗效下降	

色甘酸钠 [药典（二）；医保（乙）]

【主要作用】本品无松弛支气管平滑肌作用和 β 受体激动作用，亦无直接拮抗组胺、白三烯等过敏介质作用和抗炎症作用。但在抗原攻击前给药，可预防速发型和迟发型过敏性哮喘，亦可预防运动和其他刺激诱发的哮喘。目前认为其平喘作用机制可能是通过：①稳定肥大细胞膜，阻止肥大细胞释放过敏介质，可抑制肺组织肥大细胞中磷酸二酯酶活性，致使肥大细胞中 cAMP 水平增高，减少 Ca^{2+} 向细胞内转运，从而稳定肥大细胞膜，抑制肥大细胞裂解、脱颗粒，阻止组胺、白三烯、5- 羟色胺、缓激肽及慢反应物质等过敏介质释放，从而预防过敏反应的发生。②直接抑制由于兴奋刺激感受器而引起的神经反射，抑制反射性支气管痉挛。③抑制非特异性支气管高反应性（BHR）。④抑制血小板活化因子（PAF）引起的支气管痉挛。

【适应证】①支气管哮喘：可用于预防各型哮喘发作。对外源性哮喘疗效显著，特别是对已知抗原的年轻患者疗效更佳。对内源性哮喘和慢性哮喘亦有一定疗效。②过敏性鼻炎、季节性花粉症，春季角膜结膜炎，过敏性湿疹及某些皮肤瘙痒症。③溃疡性结肠炎和直肠炎：本品灌肠后可改善症状，内镜检和活检均可见炎症及损伤减轻。

【用法用量】①支气管哮喘：粉雾吸入，每次 20mg，一日 4 次；症状减轻后，一日 40~60mg；维持量，一日 20mg。气雾吸入，每次 3.5~7mg，一日 3~4 次，每日最大剂量 32mg。②过敏性鼻炎：干粉吸入或吹入鼻腔，每次 10mg，一日 4 次。③季节性花粉症和春季角膜、结膜炎：滴眼，2% 溶液，每次 2 滴，一日数次。④过敏性湿疹、皮肤瘙痒症：外用 5%~10% 软膏。⑤溃疡性结肠炎、直肠炎：灌肠，每次 200mg。

【相互作用与使用注意】见药物相互作用与使用注意表。

药物相互作用与使用注意表

合用药物	相互作用	合用注意
β 肾上腺素受体激动剂	合用可提高疗效	必要时可合用并注意监测毒性反应

倍氯米松 [药典（二）；医保（乙）]

【主要作用】本品是局部应用的强效肾上腺糖皮质激素。因其亲脂性强，气雾吸入后，可迅速透过呼吸道和肺组织而发挥平喘作用。其局部抗炎、抗过敏疗效是泼尼松的 75 倍，是氢化可的松的 300 倍。每日 200~400μg 即能有效地控制哮喘发作，平喘作用可持续 4~6小时。

【适应证】①本品吸入给药可用于慢性哮喘患者。②鼻喷用于过敏性鼻炎。③外用治疗过敏所致炎症性皮肤病，如湿疹神经性或接触性皮炎、瘙痒症等。

【用法用量】气雾吸入，成人开始剂量每次 50~200μg，一日 2 次或 3 次，每日最大剂量 1mg。儿童用量依年龄酌减，每日最大剂量 0.8mg。长期吸入的维持量应个体化，以减至最低剂量又能控制症状为准。粉雾吸入，成人每次 200μg，一日 3~4 次。儿童每次 100μg，一日 2 次或遵医嘱。

【相互作用与使用注意】见药物相互作用与使用注意表。

药物相互作用与使用注意表

合用药物	相互作用	合用注意
碘	可能对人甲状腺对碘的摄取、清除和转换率有影响	甲减患者慎用
胰岛素	与本品产生拮抗作用	糖尿病患者应注意调整胰岛素剂量

布地奈德[医保（乙）]

【**主要作用**】本品是局部应用的不含卤素的肾上腺糖皮质激素类药物。因与糖皮质激素受体的亲和力较强，故局部抗炎作用更强，约为丙酸倍氯米松的 2 倍，氢化可的松的 600 倍。其肝脏代谢清除率亦高，成人消除约为 2 小时，儿童约 1.5 小时，因而无全身肾上腺皮质激素作用。

【**适应证**】①用于肾上腺皮质激素依赖性或非依赖性支气管哮喘及喘息性支气管炎患者，可有效地减少口服肾上腺皮质激素的用量，有助于减轻肾上腺皮质激素的不良反应。②用于慢性阻塞性肺病。

【**用法用量**】气雾吸入：成人，开始剂量每次 200~800μg，一日 2 次，维持量因人而异，通常为每次 200~400μg，一日 2 次；儿童，开始剂量每次 100~200μg，一日 2 次，维持量亦应个体化，以减至最低剂量又能控制症状为准。

【**相互作用与使用注意**】见药物相互作用与使用注意表。

药物相互作用与使用注意表

合用药物	相互作用	合用注意
酮康唑	增加布地奈德的血药浓度	注意临床监测

氟替卡松[医保（乙）]

【**主要作用**】本品为局部用强效肾上腺糖皮质激素药物。其脂溶性在目前已知吸入型糖皮质激素类药物中为最高，易于穿透细胞膜与细胞内糖皮质激素受体结合，与受体具有高度亲和力。本品在呼吸道内浓度和存留时间较长，故其局部抗炎活性更强。

【**适应证**】雾化吸入用于慢性持续性哮喘长期治疗，亦可治疗过敏性鼻炎。

【**用法用量**】①支气管哮喘：雾化吸入，成人和 16 岁以上青少年起始剂量：轻度持续，一日 200~500μg，分 2 次给予；中度持续，一日 500~1000μg，分 2 次给予；重度持续，一日 1000~2000μg，分 2 次给予。16 岁以下儿童起始剂量，根据病情及身体发育情况酌情给予，一日 100~400μg；5 岁以下一日 100~200μg。维持量亦应个体化，以减至最低剂量又能控制症状为准。②过敏性鼻炎：鼻喷，一次 50~200μg，一日 2 次。

【**相互作用与使用注意**】见药物相互作用与使用注意表。

药物相互作用与使用注意表

合用药物	相互作用	合用注意
酮康唑	增加氟替卡松的血药浓度	注意临床监测

扎鲁司特[医保（乙）]

【**主要作用**】本品为长效口服的高度选择性半胱氨酰白三烯（Cys-LTs）受体拮抗剂，能与 LTC_4、LTD_4、LTE_4 受体选择性结合而拮抗其作用。本品既可拮抗白三烯的促炎症活性，也可拮抗白三烯引起的支气管平滑肌收缩，从面减轻哮喘有关症状和改善肺功能。使用本

品不改变平滑肌对 β_2 受体的反应，对抗原、阿司匹林、运动及冷空气等所致的支气管收缩痉挛均有良好疗效，可减少激素与 β 受体激动剂用量。

【适应证】①用于慢性轻至中度支气管哮喘的预防和治疗，尤其适于对阿司匹林敏感或有阿司匹林哮喘的患者或伴有上呼吸道疾病（如鼻息肉、过敏性鼻炎）者，但不宜用于治疗急性哮喘。②激素抵抗型哮喘或拒绝使用激素的哮喘患者。③严重哮喘时加用本品以维持控制哮喘发作或用以减少激素用量。

【用法用量】口服：成人及 12 岁以上儿童，每次 20mg，每日 2 次，餐前 1 小时或餐后 2 小时服。用于预防哮喘时，应持续用药。

【相互作用与使用注意】见药物相互作用与使用注意表。

药物相互作用与使用注意表

合用药物	相互作用	合用注意
CYP2C9 抑制剂如抗真菌药物氟康唑、他汀类调血脂药氟伐他汀	抑制 CYP2C9 活性，升高其他 CYP2C9 抑制剂血药浓度	注意临床监测
阿司匹林	使扎鲁司特血药浓度升高	
华法林	增高华法林的血药浓度，使凝血酶原时间延长	
红霉素、茶碱及特非那定	降低本品的血药浓度	酌情调整剂量

孟鲁司特钠

【主要作用】本品为长效口服的高度选择性半胱氨酰白三烯（Cys–LTs）受体拮抗剂，能与 LTC_4、LTE_4 受体选择性结合而拮抗其作用。可缓解白三烯介导的支气管炎症和痉挛状态，减轻白三烯所致的激惹症状，改善肺功能。

【适应证】用于预防支气管哮喘和支气管哮喘的长期治疗。也用于治疗阿司匹林敏感的哮喘，预防运动性哮喘。对激素已耐药的患者本品亦有效。

【用法用量】口服：成人 10mg，一日 1 次，每晚睡前服。6~14 岁儿童 5mg，一日 1 次。2~6 岁儿童 4mg，一日 1 次。

【相互作用与使用注意】见药物相互作用与使用注意表。

药物相互作用与使用注意表

合用药物	相互作用	合用注意
经 CYP3A 肝药酶代谢的药特非那定、阿司咪唑、西沙必利、咪达唑仑或三唑仑	孟鲁司特钠经肝脏 CYP3A 药酶代谢，使经该肝药酶代谢的药物血药浓度升高或毒性增加	注意临床监测
依非韦伦、茚地那韦	依非韦伦、茚地那韦可诱导 CYP3A 活性，合用时可降低本品血药浓度	
克拉霉素、红霉素、酮康唑、齐多夫定、沙奎那韦	抑制 CYP3A 活性，合用时升高本品血药浓度或毒性	

第 5 章　主要作用于消化系统的药物

第 1 节　治疗消化性溃疡和胃食管反流药

一、抗酸药

复方氢氧化铝 [药典（二）；基（基）；医保（甲）]

【**主要作用**】①中和过多胃酸；②抑制胃液分泌，解除胃平滑肌痉挛，使胃排空延缓。

【**适应证**】缓解胃酸过多引起的胃痛、胃灼热感（烧心）、反酸；也可用于慢性胃炎。

【**用法用量**】口服。成人一次 2~4 片，一日 3 次。饭前半小时或胃痛发作时嚼服。

【**相互作用与使用注意**】见药物相互作用与使用注意表。

药物相互作用与使用注意表

合用药物	相互作用	合用注意
其他药物	复方氢氧化铝可与其他药物结合而降低吸收，影响疗效	1 小时内应避免服用其他药物
肠溶片	复方氢氧化铝使肠溶片加快溶解	避免同时服用

铝碳酸镁 [药典（二）；基（基）；医保（乙）]

【**主要作用**】迅速中和胃酸并保持长时间、可逆性、选择性地结合胆酸，持续阻止胃蛋白酶对胃的损伤，增强胃黏膜保护因子。

【**适应证**】胆酸相关性疾病，急、慢性胃炎，反流性食管炎，胃、十二指肠溃疡，与胃酸有关的胃部不适症状，如胃痛、胃灼热、酸性嗳气、饱胀等；预防非甾体类药物的胃黏膜损伤。

【**用法用量**】成人饭后 1~2 小时，睡前或胃部不适时嚼服 1~2 片。推荐服法：一次 1~2 片，一日 3~4 次，嚼服。治疗胃和十二指肠溃疡时，一次 2 片，一日 4 次，嚼服。在症状缓解后，至少维持 4 周。

【**相互作用与使用注意**】见药物相互作用与使用注意表。

药物相互作用与使用注意表

合用药物	相互作用	合用注意
四环素类、铁制剂、地高辛、脱氧胆酸、法莫替丁、雷尼替丁、西咪替丁和香豆素衍化物等	铝碳酸镁影响这些药物的吸收及摄取	这些药物应提前或推后 1~2 小时服用
脂溶性维生素，特别是维生素 A	铝剂可吸附胆盐而减少脂溶性维生素的吸收	脂溶性维生素应提前或推后 1~2 小时服用
苯二氮草类	使苯二氮草类吸收率降低	避免同时服用
异烟肼类	使异烟肼类吸收延迟或减少	
左旋多巴	可能使左旋多巴吸收增加	

大黄碳酸氢钠[药典（二）；基（非）；医保（甲）]

【主要作用】健胃、制酸。

【适应证】用于食欲缺乏、胃酸过多。

【用法用量】口服，一次 1~3 片，一日 3 次。

【相互作用与使用注意】见药物相互作用与使用注意表。

药物相互作用与使用注意表

合用药物	相互作用	合用注意
肠溶片	本药可能使肠溶片在胃内崩解	不能与肠溶片同时服用
维生素 C、胃蛋白酶合剂	可使各自疗效降低	避免同时服用
氨基糖苷类	因尿 pH 增高，药效增强	
抗毒蕈碱药	使抗毒蕈碱药的吸收减少，疗效减弱	
奎尼丁	使奎尼丁随尿排出受到抑制，可能小量即导致毒性反应	
利尿药	促使出现低氯化物碱中毒的危险性	
铁制剂	会影响铁的吸收	应尽量隔开两药服药时间
水杨酸制剂	尿液碱化可导致水杨酸经肾的排出量增加，血清水杨酸浓度因而降低	避免同时服用
四环素类	因胃液 pH 升高，致四环素吸收减少	应避免同时服用

碳酸氢钠[药典（二）；基（基）；医保（甲）]

【主要作用】制酸。

【适应证】①治疗轻至中度代谢性酸中毒，以口服为宜。②碱化尿液。用于尿酸性肾结石的预防，减少磺胺类药物的肾毒性，及急性溶血防止血红蛋白沉积在肾小管。③制酸药，治疗胃酸过多。④静脉滴注对某些药物中毒有非特异性的治疗作用，如巴比妥类、水杨酸类药物及甲醇等中毒。

【用法用量】代谢性酸中毒，静脉滴注，所需剂量按下式计算：补碱量（mmol）＝（−2.3−实际测得的 BE 值）×0.25× 体重（kg），或补碱量（mmol）＝正常的 CO_2CP− 实际测得的 CO_2CP（mmol）×0.25× 体重（kg）。除非体内丢失碳酸氢盐，一般先给计算剂量的

1/3~1/2，4~8 小时内滴注完毕。心肺复苏抢救时，首次 1mmol/kg，以后根据血气分析结果调整用量（每 1g 碳酸氢钠相当于 12mmol 碳酸氢根）。碱化尿液，成人：静脉滴注，2~5mmol/kg，4~8 小时内滴注完毕。

【相互作用与使用注意】见药物相互作用与使用注意表。

药物相互作用与使用注意表

合用药物	相互作用	合用注意
肾上腺皮质激素（尤其是具有较强盐皮质激素作用者）、促肾上腺皮质激素、雄激素	易发生高钠血症	注意监测钠离子水平
苯丙胺、奎尼丁	苯丙胺、奎尼丁经肾排泄减少，易出现毒性作用	适当减少苯丙胺、奎尼丁的用量
抗凝药如华法林和 M 胆碱酯酶药	抗凝药如华法林和 M 胆碱酯酶药吸收减少	增加抗凝药如华法林和 M 胆碱酯酶药的用量
含钙药物	可致乳 - 碱综合征	避免同时服用
西咪替丁、雷尼替丁等 H_2 受体拮抗剂	西咪替丁、雷尼替丁等 H_2 受体拮抗剂的吸收减少	调整西咪替丁、雷尼替丁等 H_2 受体拮抗剂的剂量
排钾利尿药	增加发生低氯性碱中毒的危险性	避免同时服用
麻黄碱	使尿液碱化，影响肾对麻黄碱的排泄	麻黄碱剂量应减小
锂制剂	钠负荷增加使肾脏排泄锂增多	锂制剂的用量应酌情调整
乌洛托品	碱化尿液能抑制乌洛托品转化成甲醛，从而抑制后者治疗作用	不主张两药合用
水杨酸制剂	碱化尿液可增加肾脏对水杨酸制剂的排泄	增加水杨酸制剂的用量

注：牛奶及乳制品与本品同服可致乳 - 碱综合征，应避免同时服用

复方铝酸铋 [药典（二）；基（非）；医保（乙）]

【主要作用】缓解胃酸过多引起的胃痛、胃烧灼感、反酸。

【适应证】胃溃疡、十二指肠溃疡、慢性浅表性胃炎、胃酸过多和十二指肠球炎等。

【用法用量】口服。一次 1~2 袋，一日 3 次，饭后服用（将颗粒倒入口中，用水送服），疗程 1~2 月。

【相互作用与使用注意】见药物相互作用与使用注意表。

药物相互作用与使用注意表

合用药物	相互作用	合用注意
四环素类	干扰四环素类的吸收	避免同时使用

注：牛奶会干扰复方铝酸铋的吸收，避免同时服用

二、胃酸分泌抑制剂

西咪替丁 [药典（二）；基（非）；医保（非）]

【主要作用】H_2 受体拮抗剂，抑制胃酸分泌。

【适应证】十二指肠溃疡、胃溃疡、反流性食管炎、应激性溃疡及卓 – 艾（Zollinger–Ellison）综合征。

【用法用量】成人：治疗十二指肠溃疡或病理性高分泌状态，一次 0.2g~0.4g，一日 2~4 次，餐后及睡前服，或一次 0.8g，睡前一次服；预防溃疡复发，一次 0.4g，睡前服。肾功能不全患者用量减为一次 0.2g，12 小时 1 次。老年患者用量酌减。

【相互作用与使用注意】见药物相互作用与使用注意表。

药物相互作用与使用注意表

合用药物	相互作用	合用注意
制酸药	对十二指肠溃疡有缓解疼痛之效，但西咪替丁的吸收可能减少	一般不提倡合用。如必须合用，两者应至少相隔 1 小时服
甲氧氯普胺（胃复安）	使西咪替丁的血药浓度降低	西咪替丁的剂量需适当增加
硫糖铝	需经胃酸水解后才能发挥作用，西咪替丁抑制胃酸分泌，两者合用可能使硫糖铝疗效降低	两者至少间隔 1 小时服用
苯二氮䓬类药长期合用	肝内代谢可被抑制，导致此类药物的血药浓度升高，加重镇静及其他中枢神经抑制作用，并可发展为呼吸及循环衰竭。但是其中劳拉西泮、奥沙西泮、替马西泮似乎不受影响	减少苯二氮䓬类药的用量
与华法林及其他香豆素类抗凝血药合用时	凝血酶原时间可进一步延长	须密切注意病情变化，并调整抗凝血药用量
与苯妥英钠或其他乙内酰脲类合用	可能使这些药物的血药浓度增高，导致苯妥英钠中毒	必须合用时，应在 5 天后测定苯妥英钠血药浓度以便调整剂量，并注意定期复查外周血象
与普萘洛尔、美托洛尔、甲硝唑合用	这些药物的血药浓度可能增高	调整普萘洛尔、美托洛尔、甲硝唑的用量
与茶碱、咖啡因、氨茶碱等黄嘌呤类药合用	肝代谢降低，可导致清除延缓，血药浓度升高，可能发生中毒反应	减少茶碱、咖啡因、氨茶碱等黄嘌呤类药的用量
维拉帕米	本品可使维拉帕米的绝对生物利用度由 $26.3\% \pm 16.8\%$ 提高到 $49.3\% \pm 23.6\%$，由于维拉帕米可发生少见但很严重的副作用，因此应引起注意	密切注意病情变化，并调整维拉帕米用量
地高辛和奎尼丁	本品可抑制奎尼丁代谢，患者同时服用地高辛和奎尼丁时，不宜再用本品。因为奎尼丁可将地高辛从其结合部位置换出来，结果奎尼丁和地高辛的血药浓度均升高	应对血药浓度进行监测
与其他肝内代谢药合用，如：利多卡因、三环类抗抑郁药	抑制细胞色素 P450 催化的氧化代谢途径，并能降低肝血流量，故与其他药物合用时本品可降低另一些药的代谢，致其药理活性或毒性增强	应慎用，并调整用药剂量
阿片类药物	在慢性肾衰竭患者身上可产生呼吸抑制、精神错乱、定向力丧失等不良反应	应减少阿片类制剂的用量
四环素类	由于本品使胃液 pH 值升高，与四环素合用时，可致四环素的溶解速率下降，吸收减少，作用减弱（但本品的肝药酶抑制作用却可能增加四环素的血药浓度）；若与阿司匹林合用，则出现相反的结果，可使阿司匹林的作用增强	注意病情变化，调整用药剂量

续表

合用药物	相互作用	合用注意
酮康唑	可干扰酮康唑的吸收，降低其抗真菌活性	同服一些酸性饮料可避免上述变化
卡托普利	有可能引起精神症状	密切观察病情变化
氨基糖苷类抗生素	由于本品有与氨基糖苷类抗生素相似的肌神经阻断作用，这种作用不被新斯的明所对抗，只能被氯化钙所对抗。因此，与氨基糖苷类合用时可能导致呼吸抑制或呼吸停止	避免合用

雷尼替丁 [药典（二）；基（基）；医保（甲）]

【主要作用】H_2 受体拮抗剂，抑制胃酸分泌。

【适应证】十二指肠溃疡、胃溃疡、反流性食管炎、卓–艾综合征及其他高胃酸分泌疾病。

【用法用量】口服，一次 150mg，一日 2 次，或一次 300mg，睡前 1 次。维持治疗：口服，一次 150mg，每晚 1 次。严重肾病患者，雷尼替丁的半衰期延长，剂量应减少，一次 75mg，一日 2 次。治疗卓–艾综合征，宜用大量，一日 600~1200mg。

【相互作用与使用注意】见药物相互作用与使用注意表。

药物相互作用与使用注意表

合用药物	相互作用	合用注意
华法林、利多卡因、地西泮、普萘洛尔	经肝代谢的药物伍用时，雷尼替丁的血药浓度不会升高而出现毒副反应	避免合用
普鲁卡因胺	使普鲁卡因胺的清除率降低	调整用量
普萘洛尔、利多卡因等代谢受肝血流量影响大的药物	可减少肝脏血流量，因而与普萘洛尔、利多卡因等代谢受肝血流量影响大的药物合用时，可延缓这些药物的作用	注意病情变化

法莫替丁 [药典（二）；基（基）；医保（甲）]

【主要作用】H_2 受体拮抗剂，抑制胃酸分泌。

【适应证】消化性溃疡（胃、十二指肠溃疡），急性胃黏膜病变，反流性食管炎以及胃泌素瘤。

【用法用量】口服，一次 20mg，一日 2 次，早、晚餐后或睡前服。4~6 周为一疗程。溃疡愈合后的维持量减半。

【相互作用与使用注意】见药物相互作用与使用注意表。

药物相互作用与使用注意表

合用药物	相互作用	合用注意
丙磺舒	会抑制法莫替丁从肾小管的排泄	减少法莫替丁用量

尼扎替丁 [药典（二）；基（非）；医保（非）]

【主要作用】H_2 受体拮抗剂，抑制胃酸分泌。

【适应证】预防和缓解因膳食引发的发作性烧心和胃食管反流性疾病（GERD）以及因 GERD 出现的烧心（灼热感）等症状；治疗内镜诊断的食道炎（包括糜烂和溃疡性食道炎）、良性胃溃疡、活动性十二指肠溃疡以及十二指肠溃疡愈合后的维持治疗。

【用法用量】膳食引发的发作性烧心等：一日 1 次，一次 75mg，用餐前 0.5~1 小时口服；可增加至一天 2 次，一次 75mg，连续服用最好不超过两周。

【相互作用与使用注意】见药物相互作用与使用注意表。

药物相互作用与使用注意表

合用药物	相互作用	合用注意
大剂量阿司匹林（3900mg）	患者血清水杨酸盐浓度升高	调整阿司匹林的用量

拉呋替丁

【主要作用】H_2 受体拮抗剂。持续地抑制胃酸分泌，作用于胃黏膜辣椒素敏感的传入神经元，发挥胃黏膜保护、促进黏膜修复、增加胃黏膜血流量及增加黏液分泌的作用。

【适应证】胃溃疡和十二指肠溃疡。

【用法用量】口服。成人一次 10mg，一日 2 次。餐后或睡前服用。

【相互作用与使用注意】见药物相互作用与作用注意表。

药物相互作用与使用注意表

合用药物	相互作用	合用注意
华法林、苯妥英钠、茶碱、苯巴比妥、地西泮、普萘洛尔	尚不明确，H_2 受体拮抗剂能与细胞色素 P450 结合，从而降低合用药物肝微粒体药物代谢酶活性	合用时需注意

奥美拉唑 [药典（二）；基（基）；医保（甲、乙）]

【主要作用】质子泵抑制剂。脂溶性弱碱性药物，高酸的环境中可转化为活性形式与质子泵不可逆的结合，抑制该酶的活性，阻断胃酸的分泌。对各种原因引起的胃酸分泌具有强大而持久的抑制作用。

【适应证】胃溃疡、十二指肠溃疡、应激性溃疡、反流性食管炎和卓 – 艾综合征（胃泌素瘤）。

【用法用量】口服或静脉滴注，肠溶制剂不可咀嚼。①消化性溃疡：一次 20mg，一日 1~2 次。胃溃疡疗程 4~8 周，十二指肠溃疡 2~4 周。②反流性食管炎：一次 20~60mg，一日 1~2 次，疗程为 4~8 周。

【相互作用与使用注意】见药物相互作用与使用注意表。

合用药物	相互作用	合用注意
地西泮、苯妥英钠、华法林、硝苯地平	可延缓经肝脏代谢药物在体内的消除	减少这些药物的剂量

兰索拉唑^[药典（二）；医保（乙）]

【主要作用】质子泵抑制剂。在酸性的环境中可转化为活性形式与质子泵结合，抑制该酶的活性，能抑酸胃酸的分泌。

【适应证】胃溃疡、十二指肠溃疡、反流性食管炎、卓－艾综合征（胃泌素瘤）和吻合口溃疡。

【用法用量】口服或静脉滴注，肠溶制剂不可咀嚼。①胃溃疡、十二指肠溃疡、吻合口溃疡、卓－艾综合征：成人每日 1 次，口服 30mg，连续服 4~6 周；胃溃疡和吻合口溃疡，连续服用 8 周，十二指肠溃疡连续服用 6 周。②反流性食管炎：通常成人每日 1 次，口服 30mg，连续服用 8 周。

【相互作用与使用注意】见药物相互作用与使用注意表。

药物相互作用与使用注意表

合用药物	相互作用	合用注意
硫酸阿扎那韦	可能降低硫酸阿扎那韦的疗效	不可同时使用
茶碱类	使茶碱血药浓度下降	
他克莫司水合物	可能会造成他克莫司血药浓度增加	
地高辛、甲基地高辛	可能会增强这些药物的作用	慎重合用，并调整合用药物的用量
依曲康唑、吉非替尼	可能会减弱这些药物的作用	
苯妥英钠、安定	使这些药物的代谢和排泄延迟	

艾司奥美拉唑^[药典（二）；医保（乙）]

【主要作用】质子泵抑制剂。奥美拉唑的 S－异构体，在高酸环境中浓集并转化为活性形式，从而抑制质子泵的活性，对基础胃酸分泌和受刺激后胃酸分泌均能产生抑制。

【适应证】①胃食管反流性疾病；②与适当的抗菌疗法联合用药根除幽门螺杆菌。

【用法用量】口服或静脉滴注，肠溶制剂不可咀嚼。①胃食管反流病，40mg，每日 1 次，连服四周；对于已经治愈的食管炎患者预防复发的长期治疗 20mg，每日 1 次。②用于清除幽门螺杆菌时 20mg，每日 2 次。

【相互作用与使用注意】见药物相互作用与使用注意表。

药物相互作用与使用注意表

合用药物	相互作用	合用注意
阿扎那韦	可能导致阿扎那韦血药浓度下降	不建议使用
奈非那韦	可能导致奈非那韦血药浓度下降	禁忌合用
氯吡格雷	可降低氯吡格雷活性代谢产物的血药浓度	避免合用
他克莫司	可导致血药浓度增加	慎重合用
西洛他唑	可增加西洛他唑及活性代谢物的浓度	减少西洛他唑的剂量

泮托拉唑[药典（二）；医保（乙）]

【**主要作用**】质子泵抑制剂。苯并咪唑衍生物，特异性与胃壁细胞上的质子泵结合，抑制胃酸分泌。抑酸效应呈剂量依赖性，能够有效抑制基础、夜间胃酸分泌。

【**适应证**】①消化道溃疡：胃溃疡、十二指肠溃疡；②中、重度反流性食管炎；③与适当的抗菌疗法联合用药根除幽门螺杆菌；④胃泌素瘤。

【**用法用量**】口服或静脉滴注，肠溶制剂不可咀嚼。①十二指肠溃疡、胃溃疡和反流性食管炎每次 40mg，每日 1 次；②用于清除幽门螺杆菌时每次 40mg，每日 2 次。

【**相互作用与使用注意**】见药物相互作用与使用注意表。

药物相互作用与使用注意表

合用药物	相互作用	合用注意
酮康唑	同时使用可能影响酮康唑的吸收	避免同时服用
茶碱、苯妥英钠、卡马西平、地高辛、地西泮、硝苯地平	泮托拉唑的活性成分在肝脏经 P450 酶系代谢，因此凡通过该酶系代谢的其他药物均不能排除与之有相互作用的可能性，然而在检测中却未发现泮托拉唑与上述药物有明显临床意义的相互作用	监测病情变化

雷贝拉唑[药典（二）；医保（乙）]

【**主要作用**】质子泵抑制剂。特异性地与胃壁细胞上的质子泵结合，显示出强大的抑制胃酸分泌的作用。

【**适应证**】①消化道溃疡：胃溃疡、十二指肠溃疡、吻合口溃疡；②反流性食管炎；③卓 - 艾综合征。

【**用法用量**】口服或静脉滴注，肠溶制剂不可咀嚼。成人每日口服 1 次 10mg，也可每日口服 1 次 20mg。一般情况下，胃溃疡、吻合口溃疡、反流性食管炎的疗程为 8 周、十二指肠溃疡的疗程为 6 周。

【**相互作用与使用注意**】见药物相互作用与使用注意表。

药物相互作用与使用注意表

合用药物	相互作用	合用注意
酮康唑	酮康唑的吸收受 pH 影响，雷贝拉唑可降低其吸收	可能需要监测确定是否需要调整剂量
地高辛	雷贝拉唑增加地高辛的吸收	
华法林	雷贝拉唑与上述药物无明显的临床相互作用	注意观察病情变化
苯妥英钠		
茶碱		
安定		

艾普拉唑[医保（乙）]

【**主要作用**】质子泵抑制剂。特异地与胃壁细胞上的质子泵结合，有抑制胃酸分泌的作用。

【适应证】十二指肠溃疡。

【用法用量】口服或静脉滴注，肠溶制剂不可咀嚼。成人十二指肠溃疡，每日晨起空腹吞服（不可咀嚼），一次 10mg，一日 1 次，疗程为 4 周。

【相互作用与使用注意】见药物相互作用与使用注意表。

药物相互作用与使用注意表

合用药物	相互作用	合用注意
酮康唑	影响酮康唑的生物利用度	合用时应注意调整剂量或避免合用
伊曲康唑	影响伊曲康唑的生物利用度	
地西泮	艾普拉唑与上述药物无明显的临床相互作用	注意观察病情变化
西酞普兰		
丙米嗪		
苯妥英钠		
氯米帕明		

哌仑西平

【主要作用】抑酸药。选择性抗胆碱能药物，对胃壁细胞的毒蕈碱受体有高度亲和力，而对平滑肌、心肌和唾液腺等的毒蕈碱受体的亲和力低，故应用一般治疗剂量时，仅能抑制胃酸分泌，使胃液（包括胃蛋白酶原和胃蛋白酶）分泌量减少，从而使胃最大酸分泌和最高分泌下降。

【适应证】用于各种酸相关性疾患，如十二指肠溃疡、胃溃疡、胃－食管反流症、高酸性胃炎、应激性溃疡、急性胃黏膜出血、胃泌素瘤等。

【用法用量】口服，成人，一次 25~50mg，一日 2 次，早晚饭前半小时服用。

【相互作用与使用注意】见药物相互作用与使用注意表。

药物相互作用与使用注意表

合用药物	相互作用	合用注意
H_2 受体拮抗剂	增强哌仑西平的作用	慎重合用，调整剂量

注：乙醇和咖啡会减弱哌仑西平的作用，应慎重合用

丙谷胺 [药典（二）]

【主要作用】胃泌素受体拮抗剂，酰胺基能特异性和胃泌素竞争壁细胞上的胃泌素受体，明显抑制胃泌素引起的胃酸和胃蛋白酶的分泌，对组胺和迷走神经刺激引起的胃酸分泌作用不明显；增加胃黏膜氨基己糖的含量，对胃黏膜有保护和促进愈合作用，改善消化性溃疡的症状，促使溃疡愈合。

【适应证】胃和十二指肠溃疡，慢性浅表性胃炎，十二指肠球炎。

【用法用量】口服。成人：每次 0.4g，每日 3~4 次，餐前 15 分钟服用，连续服用 30~60 天，亦可根据胃镜或 X 线检查结果决定用药时间。小儿，每次 10~15mg/kg，每日 3 次，疗程视病情而定。

【相互作用与使用注意】见药物相互作用与使用注意表。

药物相互作用与使用注意表

合用药物	相互作用	合用注意
H_2 受体拮抗剂	合用可加强抑制胃酸分泌作用而加快溃疡的愈合	注意观察病情变化

三、胃黏膜保护剂

胶体果胶铋[药典（二）；基（基）；医保（乙）]

【主要作用】新型的胶体铋制剂，保护胃肠黏膜、直接杀灭幽门螺杆菌并止血，可促进溃疡愈合、炎症好转，降低溃疡的复发率。其作用机制在于胶体果胶铋具有较强的胶体特性。在酸性介质中能形成高黏度溶胶，此溶胶与溃疡面及炎症表面有很强的亲和力，可在胃黏膜表面形成一层牢固的保护膜，增强胃黏膜的屏障作用。

【适应证】胃及十二指肠溃疡，也可用于慢性浅表性胃炎、慢性萎缩性胃炎和消化道出血的治疗。与抗生素合用，可根除幽门螺杆菌。

【用法用量】①消化性溃疡和慢性胃炎：每次 3 粒，每天 4 次，分别于三餐前 1 小时及临睡前服用，疗程一般为 4 周。②并发消化道出血：将日服剂量 1 次服用。方法为：将胶囊内药物取出，用水冲开搅匀后服用。

【相互作用与使用注意】见药物相互作用与使用注意表。

药物相互作用与使用注意表

合用药物	相互作用	合用注意
强力制酸药	影响疗效	避免合用

米索前列醇[药典（二）无；基（基）；医保（甲）]

【主要作用】前列腺素 E_1 衍生物，具有强大的抑制胃酸分泌的作用，对妊娠子宫有收缩作用。

【适应证】十二指肠溃疡和胃溃疡，包括关节炎患者由于服用非甾体抗炎药（NSAID）所引起的十二指肠溃疡和胃溃疡，保障其仍可继续使用 NSAID 治疗。还可用于预防使用 NSAID 所引起的溃疡。

【用法用量】成人：治疗十二指肠溃疡、胃溃疡及由 NSAID 引起的消化性溃疡，每日 0.8mg，在早饭和（或）中饭、晚饭时及睡前（分 2 或 4 次）服用。即使症状很快得到缓解，治疗应最少持续 4 周。

【相互作用与使用注意】见药物相互作用与使用注意表。

药物相互作用与使用注意表

合用药物	相互作用	合用注意
NSAIDs	导致氨基转移酶水平升高和外周水肿	
普萘洛尔	AUC 平均约上升 20%，C_{max} 平均约上升 30%	避免合用
含镁的抗酸剂	可能加重米索前列醇引起的腹泻	

硫糖铝 [药典（二）；非基药；医保（乙）]

【**主要作用**】蔗糖硫酸酯的碱式铝盐，具有保护溃疡面、促进溃疡愈合的作用。硫糖铝在酸性环境下，可离解为带负电荷的八硫酸蔗糖，并聚合成不溶性胶体，保护胃黏膜；能与溃疡或炎症处的带正电荷的渗出蛋白质结合，在溃疡面或炎症处形成一层薄膜，保护溃疡或炎症黏膜抵御胃酸的侵袭，促进溃疡愈合。

【**适应证**】常用于胃及十二指肠溃疡

【**用法用量**】①活动性胃及十二指肠溃疡：每次 1g，每天 3~4 次，用药 4~6 周。②预防十二指肠溃疡的复发：每次 1g，每天 2 次。

【**相互作用与使用注意**】见药物相互作用与使用注意表。

药物相互作用与使用注意表

合用药物	相互作用	合用注意
脂溶性维生素（维生素 A、D、E 和 K）	干扰吸收	避免合用
口服抗凝药（如华法林）、地高辛、喹诺酮类药（如环丙沙星、洛美沙星、诺氟沙星、司帕沙星）、苯妥英钠、布洛芬、吲哚美辛、氨茶碱、甲状腺素	干扰吸收	
四环素类	干扰吸收	
阿米替林	干扰吸收	
多酶片	两者疗效均降低	
制酸药	干扰吸收	
西咪替丁	干扰吸收	
碱性药	干扰吸收	
抗胆碱药	干扰吸收	

替普瑞酮 [药典（二）无；非基药；医保（乙）]

【**主要作用**】萜烯类化合物，具有组织修复作用，特别能强化抗溃疡作用。其具体作用如下：①广谱的抗溃疡作用；②促进高分子糖蛋白、磷脂的生物合成；③维持胃黏膜增生区细胞的稳定；④提高胃黏膜中前列腺素的生物合成能力。

【**适应证**】①胃溃疡。对临床上认为难治的溃疡病，如 70 岁以上患者，或溃疡大于 21mm 者，或溃疡第二次复发者均有效。②急性胃炎。③慢性胃炎的急性加重期。

【**用法用量**】口服给药：每次 1 粒胶囊（50mg）或颗粒剂 0.5g（含本药 50mg），每天 3 次，均于饭后 30 分钟内服用。可根据年龄、症状酌情适当增减。

【**相互作用与使用注意**】见药物相互作用与使用注意表。

药物相互作用与使用注意表

合用药物	相互作用	合用注意
H_2 受体拮抗剂	疗效增加	可以合用

碱式硝酸铋 [药典（二）；非基药；非医保]

【主要作用】碱式硝酸铋，又名次硝酸铋。具有收敛、保护胃黏膜及抗菌作用。

【适应证】主要用于消化性溃疡、腹泻、肠炎等。

【用法用量】口服，一次 0.3~2g，一日 3 次。饭前服用。

【相互作用与使用注意】见药物相互作用与使用注意表。

药物相互作用与使用注意表

合用药物	相互作用	合用注意
微生态制剂如乳酸杆菌、乳酶生等	影响疗效	
地高辛	减少吸收	避免合用
四环素类、土霉素、诺氟沙星、环丙沙星等口服抗菌药	降低抗菌活性	

次水杨酸铋 [药典（二）无；非基药；非医保]

【主要作用】本品的活性成分覆盖于胃黏膜表面，保护胃黏膜，减少胃的不良刺激；抗分泌作用；吸附细菌素（如大肠埃希菌产生的毒素或霍乱弧菌产生的肠毒素）；对病原性微生物有直接抗菌活性。

【适应证】①治疗各种腹泻（包括旅行者腹泻），缓解由此引起的腹部绞痛；②迅速有效地缓解上腹饱胀、烧心、反酸等消化不良等症状。

【用法用量】口服，具体服用方式为在水、果汁或牛奶中分散后口服，也可直接吞服或嚼碎后服用。成人：一次 2 片，一日 3 次；9~12 岁儿童：一次 1 片，一日 3 次；6~9 岁儿童：一次 2/3 片，一日 3 次；3~6 岁儿童：一次 1/3 片，一日 3 次。

【相互作用与使用注意】见药物相互作用与使用注意表。

药物相互作用与使用注意表

合用药物	相互作用	合用注意
微生态制剂如乳酸杆菌、乳酶生等	影响疗效	
地高辛	减少吸收	避免合用
四环素类、土霉素、诺氟沙星、环丙沙星等口服抗菌药	降低抗菌活性	

甘草锌 [药典（二）无；非基药；非医保]

【主要作用】甘草锌有类似前列腺素的细胞保护作用，促进黏液分泌、促进上皮细胞更新，且锌的不足会妨碍溃疡愈合。

【适应证】①由于锌缺乏症引起的儿童厌食、异食癖、生长发育不良。②口腔溃疡症。

【用法用量】口服。5 岁以上一次 1 粒，一日 3 次。饭后服用。

【相互作用与使用注意】见药物相互作用与使用注意表。

药物相互作用与使用注意表

合用药物	相互作用	合用注意
铝盐、钙盐、碳酸盐、鞣酸	影响疗效	避免合用
青霉胺、四环素类	影响疗效	

第 2 节　胃肠解痉药

丁溴东莨菪碱 [药典（二）；医保（乙）]

【主要作用】M 胆碱受体阻滞药。①能选择性地缓解胃肠道、胆道及泌尿道平滑肌痉挛和抑制其蠕动，亦可用于解除血管平滑肌痉挛及改善微循环。②对心脏、眼平滑肌（散瞳及调节麻痹）和唾液腺等腺体分泌的抑制作用较阿托品较小。③对呼吸中枢具有兴奋作用；抗眩晕及抗震颤麻痹作用较阿托品强，但对中枢神经系统具有显著的镇静作用，应用较大剂量后多可产生催眠作用。

【适应证】①用于急性胃肠道、胆道和泌尿道痉挛，包括胆绞痛和肾绞痛；②辅助用于可能引发痉挛的诊断或治疗，例如胃、十二指肠镜及影像学检查。

【用法用量】肌内注射、缓慢静脉注射给药。目前推荐成人每次 10~20mg，或一次用 10mg，间隔 20~30 分钟后再用 10mg。口服。成人每次 10~20mg，每日 3 次；或每次 10mg，每日 3~5 次；小儿每日 0.4mg/kg，分 4 次口服。建议本品作为短期对症治疗。对肾功能衰竭或肝功能衰竭的患者不要求减量。

【相互作用与使用注意】见药物相互作用与使用注意表。

药物相互作用与使用注意表

合用药物	相互作用	合用注意
抗胆碱能药	本品毒性增加	避免合用或调整剂量
吩噻嗪类	本品毒性增加	
甲氧氯普胺	拮抗甲氧氯普胺的促胃动力作用	慎重合用
多潘立酮	拮抗多潘立酮的促胃动力作用	
抗心律失常药（如奎尼丁、丙吡胺等）	因抗心律失常药具有阻滞迷走神经作用，增强本品的抗胆碱能效应，导致口干、视力模糊、排尿困难	合用要谨慎，老年人尤其应当注意
拟肾上腺素能药物（如右旋苯丙胺 5 mg）	可增强本品止吐作用，减少本品的嗜睡作用，但口干更显著	慎重合用
三环类抗抑郁药（阿米替林等）	由于两者均具有抗胆碱能效应，故可增强口干、便秘、视力模糊等不良反应、使老年患者发生尿潴留，诱发急性青光眼及麻痹性肠梗阻等	禁止这两种药物合用
地高辛	增强地高辛的吸收	调整剂量
呋喃妥因	增强呋喃妥因的吸收	
维生素 B_2	增强维生素 B_2 的吸收	
硝酸甘油	舌下含化硝酸甘油预防或治疗心绞痛时，因唾液减少使其崩解减慢，从而影响其吸收，作用有可能推迟及（或）减弱	慎重合用

屈他维林

【**主要作用**】特异性平滑肌解痉药，对血管、支气管、胃肠道及胆道等平滑肌均有松弛作用；对心脏 β 受体有选择性阻断作用。

【**适应证**】①肠道平滑肌痉挛，应激性肠道综合征。②胆绞痛和胆道痉挛，胆囊炎，胆囊结石，胆道炎。③肾绞痛和泌尿道痉挛，肾结石，输尿管结石，肾盂肾炎，膀胱炎。④子宫痉挛，痛经，先兆流产，子宫强直。

【**用法用量**】①口服：每次 40~80mg，每天 2~3 次。②皮下注射：每次 40~80mg，每天 1~3 次。③肌内注射：同皮下注射。④静脉滴注：用于痉挛持续状态时，屈他维林 40~80mg 用葡萄糖注射剂稀释后缓慢静脉滴注。

【**相互作用与使用注意**】见药物相互作用与使用注意表。

药物相互作用与使用注意表

合用药物	相互作用	合用注意
左旋多巴	合用可能会加重强直和震颤	慎重合用

阿尔维林

【**主要作用**】人工合成的罂粟碱衍生物，是一种选择性平滑肌松弛药。可选择性作用于胃肠道及泌尿生殖器官的平滑肌。主要通过影响离子通道的电位敏感度及磷酸肌醇代谢途径而发挥解痉作用，也可抑制由组胺所致的平滑肌收缩反应。

【**适应证**】用于胃肠系统的易激痛、胆道痉挛；痛经、子宫痉挛；泌尿道结石或感染引发的痉挛性疼痛、下泌尿道感染引起的尿频、膀胱痉挛及其泌尿系手术后的痉挛性疼痛。

【**用法用量**】成人 1~2 粒/次，一日 3 次；8~12 岁儿童，1 粒/次，一日 3 次；8 岁以下剂量尚未定。对于手术患者，应在术前 1 小时开始给药。整粒吞服。

【**相互作用与使用注意**】见药物相互作用与使用注意表。

药物相互作用与使用注意表

合用药物	相互作用	合用注意
三环类抗抑郁药	可加强本品的作用	
普鲁卡因或衍生物	可加强本品的作用	
抗组胺药	可加强本品的作用	注意调整剂量
氟康唑	可降低本品的作用	
咪康唑	可降低本品的作用	
全身性胆碱能药	可降低本品的作用	

溴丙胺太林 [药典（二）；医保（乙）]

【**主要作用**】具有与阿托品相似的 M 受体阻断作用，但是对胃肠道 M 受体的选择性较高，解痉和抑制胃酸分泌的作用较强而持久。

【适应证】胃肠痉挛性疼痛。

【用法用量】口服：每次 15mg，每日 3 次，餐前 30~60 分钟服，睡前口服 30mg；治疗遗尿症，睡前口服 15~45mg。

【相互作用与使用注意】见药物相互作用与使用注意表。

药物相互作用与使用注意表

合用药物	相互作用	合用注意
甲氧氯普胺	使胃运动功能亢进，胃排空加快，两药疗效均受影响	不能同用
多潘立酮	会减弱多潘立酮的作用	
红霉素	本品可使红霉素在胃内停留过长而受到胃酸分解，降低疗效	慎重合用
对乙酰氨基酚	对乙酰氨基酚的吸收可被延迟，血浆峰浓度降低	
地高辛	地高辛的血药浓度提高	慎重合用，调整剂量

溴甲阿托品

【主要作用】季铵盐抗胆碱药，散瞳与调节麻痹作用强、快、恢复时间较短，与阿托品比较，不易通过胎盘，能够解除胃肠痉挛，抑制胃酸分泌。

【适应证】胃及十二指肠溃疡、胃酸过多症、胃炎、慢性下痢及痉挛性结肠炎等。

【用法用量】口服：一日 4 次，每次 1~2mg，饭后 0.5 小时及睡前 0.5 小时服用。若病情需要剂量可增至一日 12mg。肌内注射：每日 1 次，每次 0.5~1mg。滴眼：0.5%~2% 的溶液与 1% 的可卡因合用于散瞳，治疗虹膜炎。

【相互作用与使用注意】见药物相互作用与使用注意表。

药物相互作用与使用注意表

合用药物	相互作用	合用注意
碱性药物	不能与碱性药物、碘、银盐及鞣酸配伍	不能合用
碘		
银盐		
鞣酸		

山莨菪碱 [药典（二）；基（基）；医保（甲）]

【主要作用】莨菪碱有明显的外周抗胆碱作用，能对抗乙酰胆碱引起的肠及膀胱平滑肌收缩和血压下降，并能使在体肠张力降低，作用强度与阿托品近似。

【适应证】解除平滑肌痉挛，胃肠绞痛、胆道痉挛以及急性微循环障碍及有机磷中毒等。

【用法用量】①片剂：口服。成人：每次 5~10mg，每日 3 次。小儿：每次 0.1~0.2mg/kg，每日 3 次。②注射剂：常用量，成人每次肌内注射 5~10mg，小儿 0.1~0.2mg/kg，每日 1~2 次。抗休克及有机磷中毒：静脉注射，成人每次 10~40mg，小儿每次 0.3~2mg/kg，必要时每隔 10~30 分钟重复给药，也可增加剂量。病情好转后应逐渐延长给药间隔，至停药。

③滴眼剂：滴后闭眼 1 分钟，一日 2 次，一次 1~2 滴，一个月为 1 疗程。

【相互作用与使用注意】见药物相互作用与使用注意表。

药物相互作用与使用注意表

合用药物	相互作用	合用注意
金刚烷胺	合用可使本品不良反应增加	
吩噻嗪类药	合用可使本品不良反应增加	
三环类抗抑郁药	合用可使本品不良反应增加	
扑米酮	合用可使本品不良反应增加	
普鲁卡因胺	合用可使本品不良反应增加	慎重合用
其他抗胆碱药	合用可使本品不良反应增加	
单胺氧化酶制剂（包括呋喃唑酮和丙卡巴肼）	可加强本品抗毒蕈碱作用的副作用	
红霉素	使红霉素在胃内停留过久降低疗效	
对乙酰氨基酚	使对乙酰氨基酚吸收延迟	
地高辛	使地高辛药物的吸收增加	
呋喃妥因	使呋喃妥因药物的吸收增加	

东莨菪碱 [药典（二）；医保（乙）]

【主要作用】作用与阿托品相似，其散瞳及抑制腺体分泌作用比阿托品强，对呼吸中枢具兴奋作用，但对大脑皮质有明显的抑制作用，还有扩张毛细血管、改善微循环以及抗晕船、晕车等作用。

【适应证】麻醉前给药，震颤麻痹，晕动病，躁狂性精神病，胃肠胆肾平滑肌痉挛，胃酸分泌过多，感染性休克，有机磷农药中毒。

【用法用量】皮下或肌内注射，一次 0.3~0.5mg，极量一次 0.5mg，一日 1.5mg。口服，每次 10~20mg，每日 3 次；或每次 10mg，每日 3~5 次；小儿每日 0.4mg/kg，分 4 次口服。

【相互作用与使用注意】见药物相互作用与使用注意表。

药物相互作用与使用注意表

合用药物	相互作用	合用注意
抗抑郁药	出现镇静、幻觉和行为怪癖的可能性增加	不能合用
抗精神病药物		
抗帕金森病药物	会增加毒性	

罂粟碱 [药典（二）；医保（乙）]

【主要作用】对血管、支气管、胃肠道、胆管等平滑肌都有松弛作用，通过松弛血管平滑肌，使冠脉扩张、外周阻力及脑血管阻力降低。

【适应证】主要用于脑血栓形成、肺栓塞、肢端动脉痉挛症及动脉栓塞性疼痛等。对高血压、心绞痛、幽门痉挛、胆绞痛、肠绞痛、支气管哮喘等在一般剂量下疗效不显著。

【用法用量】①口服：常用量，每次 30~60mg，一日 3 次；极量，一次 200mg，一日 600mg。②肌内注射或静脉滴注：每次 30mg，一日 90~120mg，一日量不宜超过 300mg。

【相互作用与使用注意】详见第 3 章第 5 节罂粟碱。

间苯三酚 ^[药典（二）；医保（乙）]

【主要作用】直接作用于胃肠道和泌尿生殖道的平滑肌，是亲肌性、非阿托品、非罂粟碱类平滑肌解痉药。

【适应证】①消化系统和胆道功能障碍引起的急性痉挛性疼痛；②急性痉挛性尿道、膀胱、肾绞痛；③妇科痉挛性疼痛。

【用法用量】肌内或静脉注射：每次 40~80mg，每日 40~120mg。静脉滴注：每日剂量可达 200mg，稀释于 5% 或 10% 葡萄糖注射液中。

【相互作用与使用注意】见药物相互作用与使用注意表。

药物相互作用与使用注意表

合用药物	相互作用	合用注意
吗啡及其衍生物	有致痉挛作用	避免合用

颠茄 ^[药典（二）；基（基）；医保（甲）]

【主要作用】抗胆碱药，镇痉，镇痛，止分泌，扩瞳。

【适应证】解除平滑肌痉挛，抑制腺体分泌。用于胃及十二指肠溃疡，胃肠道、肾、胆绞痛等。

【用法用量】口服。常用量，一次 10~30 mg，一日 30~90 mg；极量，一次 50 mg，一日 150 mg。

【相互作用与使用注意】见药物相互作用与使用注意表。

药物相互作用与使用注意表

合用药物	相互作用	合用注意
尿碱化药（碳酸氢钠）	本品的排泄延迟，疗效和毒性都可因此而加强	慎重合用
碳酸酐酶抑制药（乙酰唑胺）	本品的排泄延迟，疗效和毒性都可因此而加强	
金刚烷胺	本品的不良反应可加剧	
美克洛嗪	本品的不良反应可加剧	
吩噻嗪类药（氯丙嗪、奋乃静）	本品的不良反应可加剧	
阿托品类药	本品的不良反应可加剧	
普鲁卡因胺	本品的不良反应可加剧	
三环类抗抑郁药	本品的不良反应可加剧	
抗酸药	本品的吸收减少，疗效减弱	必需同用时可间隔一小时以上
吸附性止泻药	本品的吸收减少，疗效减弱	
甲氧氯普胺	本品可减弱甲氧氯普胺的作用	慎重合用，调整剂量
多潘立酮	本品可减弱多潘立酮的作用	

第 3 节　助消化药

胃蛋白酶 [药典（二）]

【主要作用】消化性蛋白酶，由胃部中的胃黏膜主细胞所分泌，功能是将食物中的蛋白质分解为小的肽片段。

【适应证】用于胃蛋白酶缺乏或消化功能减退引起的消化不良症。

【用法用量】口服，成人一次 15~30mg，一日 3 次，饭前服。

【相互作用与使用注意】见药物相互作用与使用注意表。

药物相互作用与使用注意表

合用药物	相互作用	合用注意
抗酸药	在碱性环境中活性降低	不宜同服
铝制剂	与本品形成螯合物	不宜合用
碱性药物	使本品活性降低	慎重合用

胰酶 [药典（二）；医保（乙）]

【主要作用】助消化药。主要含胰蛋白酶、胰淀粉酶和胰脂肪酶等，胰蛋白酶能使蛋白转化为蛋白脉，胰淀粉酶使淀粉转化为糊精与糖，胰脂肪酶则使脂肪分解为甘油和脂肪酸。

【适应证】治疗儿童和成人的胰腺外分泌不足。胰腺外分泌功能不足常见于（但不限于）囊性纤维化、慢性胰腺炎、胰腺切除术后、胃切除术后、胰腺癌、胃肠道旁路重建术后（如毕 Ⅱ 式胃大部切除术后）、胰管或胆总管阻塞（如肿瘤所致）、西蒙 – 席汉氏综合征。

【用法用量】口服，一次 0.3~1g，一日 3 次，餐前服。

【相互作用与使用注意】见药物相互作用与使用注意表。

药物相互作用与使用注意表

合用药物	相互作用	合用注意
阿卡波糖	由于胰酶为糖类裂解剂，因此与阿卡波糖合用时，可能加速其降解，从而降低其疗效	应避免同时使用
米格列醇	由于胰酶为糖类裂解剂，因此与米格列醇合用时，可能加速其降解，从而降低其疗效	慎重合用
H_2 受体拮抗剂（西咪替丁、雷尼替丁、法莫替丁、尼扎替丁等）	由于这些抑酸药均可升高胃内 pH 值，抑制胃液对胰酶的破坏作用，可能增加口服胰酶的疗效	可能需要降低其剂量
酸性药物	在酸性条件下易被破坏	不宜与酸性药物同服
锌	胰酶可能会促进锌的吸收	注意减量

续表

合用药物	相互作用	合用注意
铁	同时服用胰酶和铁补剂可能会引起铁吸收的降低	慎重合用
叶酸	胰酶可能妨碍叶酸的吸收	

米曲菌胰酶片 [药典(二);医保(乙)]

【主要作用】是含有标准的植物性酶和胰酶的化合物，可以替代人体自身的消化酶。米曲菌蛋白酶在胃中通过有刺激的胃液及胰腺分泌物，将食物蛋白降解为氨基酸。

【适应证】消化酶减少引起的消化不良。

【用法用量】整片吞服，不可咀嚼服用。成人和12岁以上的儿童请于饭中或饭后服用1片。

【相互作用与使用注意】尚不明确。

复方消化酶

【主要作用】促进食物消化、驱除肠内气体和利胆的作用，可提高胆汁分泌，加强消化吸收。

【适应证】食欲缺乏、消化不良，包括腹部不适、嗳气、早饱、餐后腹胀、恶心、排气过多、脂肪便，也可用于胆囊炎和胆结石以及胆囊切除患者的消化不良。

【用法用量】口服，一次1片，一日3次，饭后服。

【相互作用与使用注意】见药物相互作用与使用注意表。

药物相互作用与使用注意表

合用药物	相互作用	合用注意
铝制剂	影响本品疗效	慎重合用

干酵母 [药典(二);医保(乙)]

【主要作用】参与体内糖、蛋白质、脂肪等的代谢过程和生物转化过程，促进机体各系统、器官的功能活动，并可补充B族维生素的缺乏。

【适应证】用于营养不良、消化不良、食欲不振及B族维生素缺乏症。

【用法用量】口服。儿童一次2~4片，成人一次4~8片，一日3次。饭后嚼碎服。

【相互作用与使用注意】见药物相互作用与使用注意表。

药物相互作用与使用注意表

合用药物	相互作用	合用注意
碱性药物	维生素可被破坏	不能合用

乳酶生 [药典(二);基(基);医保(甲)]

【主要作用】活肠球菌的干燥制剂，在肠内分解糖类生成乳酸，使肠内酸度增高，从而抑制腐败菌的生长繁殖，并防止肠内发酵，减少产气，促进消化和止泻。

【适应证】消化不良、腹胀及小儿饮食失调所引起的腹泻、绿便等。

【用法用量】口服。12 岁以上儿童及成人一次 1~3 片，一日 3 次，饭前服。儿童用量见下表：

年龄（岁）	体重（kg）	一次用量（片）	一日次数
1~3	10~15	1~2	
4~6	16~21	2~3	一日 3 次，饭前服
7~9	22~27	2~4	
10~12	28~32	3~4	

【相互作用与使用注意】见药物相互作用与使用注意表。

药物相互作用与使用注意表

合用药物	相互作用	合用注意
制酸药、磺胺类或抗生素	可减弱乳酶生疗效	应分开服用（间隔 3 小时）
铋剂、鞣酸、活性炭、酊剂等	能抑制、吸附或杀灭活肠球菌	不能合用

第 4 节　胃肠动力药

甲氧氯普胺 [药典（二）；基（基）；医保（甲）]

【主要作用】拮抗多巴胺受体而作用于延脑催吐化学感应区，具有强大的中枢性镇吐作用。可加强胃及上部肠段的运动，抑制胃平滑肌松弛，使胃肠平滑肌对胆碱能的反应增加，促进胃、小肠蠕动和排空。

【适应证】各种病因所致恶心、呕吐、嗳气、消化不良、胃部胀满、胃酸过多等症状的对症治疗；反流性食管炎、胆汁反流性胃炎、功能性胃滞留、胃下垂等；残胃排空延迟症、迷走神经切除后胃排空延缓；糖尿病性胃轻瘫、尿毒症、硬皮病等胶原疾患所致胃排空障碍。

【用法用量】口服给药：成人每次 5~10mg，每日 3 次。糖尿病性胃排空功能障碍患者，于症状出现前 30 分钟口服 10mg；或于餐前及睡前服 5~10mg，每日 4 次。成人总剂量每日不得超过 0.5mg/kg。小儿常用量，5~14 岁每次用 2.5~5mg，每日 3 次，餐前 30 分钟服，宜短期服用。小儿总剂量每日不得超过 0.1mg/kg。

【相互作用与使用注意】见药物相互作用与使用注意表。

药物相互作用与使用注意表

合用药物	相互作用	合用注意
对乙酰氨基酚	胃内排空增快，使对乙酰氨基酚在小肠内吸收增加	慎重合用，注意调整剂量
左旋多巴	胃内排空增快，使左旋多巴在小肠内吸收增加	

续表

合用药物	相互作用	合用注意
锂化物	胃内排空增快，使锂化物在小肠内吸收增加	慎重合用，注意调整剂量
四环素类	胃内排空增快，使四环素类在小肠内吸收增加	
氨苄青霉素	胃内排空增快，使氨苄青霉素在小肠内吸收增加	
安定	胃内排空增快，使安定在小肠内吸收增加	
中枢抑制药	镇静作用增强	
抗胆碱能药物	有拮抗作用	避免合用
麻醉止痛药物	有拮抗作用	
抗毒蕈碱麻醉性镇静药	甲氧氯普胺对胃肠道的能动性效能可被抵消	慎重合用
单胺氧化酶抑制剂	可释放儿茶酚胺，升高血压	使用时应注意监控
阿扑吗啡	阿扑吗啡的中枢性与周围性效应均可被抑制	慎重合用
吩噻嗪类药	锥体外系反应发生率与严重性均可有所增加	
西咪替丁	西咪替丁的胃肠道吸收减少	间隔 2 小时服用
慢溶型剂型地高辛	地高辛的胃肠道吸收减少；增加地高辛的胆汁排出，从而改变其血浓度	

注：服药期间应避免饮酒

多潘立酮 [药典（二）；基（基）；医保（乙）]

【主要作用】苯并咪唑衍生物，为外周性多巴胺受体拮抗剂，可直接阻断胃肠道的多巴胺 D_2 受体而起到促胃肠运动的作用。

【适应证】消化不良、腹胀、嗳气、恶心、呕吐、腹部胀痛。

【用法用量】①口服：每次 10~20mg 或混悬液 10ml，每天 3~4 次，餐前 15~30 分钟服用。②肌内注射：每次 10mg，每天 1 次。必要时可重复给药。一般 7 天为一个疗程。③静脉注射：防止偏头痛发作及治疗发作时的恶心、呕吐时，可静脉注射多潘立酮8~10mg。④直肠给药：每天 2~4 个栓剂（每栓 60mg）。

【相互作用与使用注意】见药物相互作用与使用注意表。

药物相互作用与使用注意表

合用药物	相互作用	合用注意
唑类抗真菌药如酮康唑、伊曲康唑	多潘立酮主要经过 CYP3A4 酶代谢，与显著抑制 CYP3A4 酶的药物合用会导致多潘立酮血药浓度增加	不能合用
大环内酯类抗生素如红霉素		
HIV 蛋白酶抑制剂类抗艾滋病药物		
奈法唑酮		
抗胆碱能药品如痛痉平、溴丙胺太林、山莨菪碱、颠茄片等	减弱本品的作用	不宜与本品同服
抗酸药和抑制胃酸分泌的药物	可降低本品的生物利用度	

西沙必利

【**主要作用**】胃肠道动力药，可加强并协调胃肠运动，防止食物滞留及反流。其作用机制是选择性促进肌层神经丛节后处乙酰胆碱的释放，从而增强胃肠的运动。

【**适应证**】对其他治疗不耐受或疗效不佳的严重胃肠道动力性疾病，如慢性特发性或糖尿病性胃轻瘫、慢性假性肠梗阻、胃食管反流病。

【**用法用量**】口服治疗：饭前 15 分钟或睡前（如需第 4 次给药）服用。成人：每日总量 15~30mg，分 2~3 次给药，每次 5mg（剂量可以加倍）。每日最高服药剂量为 30mg。体重为 25~50kg 的儿童：最大剂量为 5mg，每日 4 次。日剂量不应超过 0.8mg/kg。体重在 25kg 以下的儿童：每次 0.2mg/kg 体重，每日 3~4 次。日剂量不应超过 0.8mg/kg。在肝肾功能不全时，建议减半日用量。

【**相互作用与使用注意**】见药物相互作用与使用注意表。

药物相互作用与使用注意表

合用药物	相互作用	合用注意
I$_a$类抗心律失常药（奎尼丁、二氢奎尼丁、丙吡胺、普鲁卡因胺）	增加 Q-T 间期延长和严重心律失常的危险性	慎重合用，注意监测心电图
III类抗心律失常药（胺碘酮、索他洛尔）		
苄普地尔		
卤泛群		
喹诺酮类抗生素（尤其是斯帕沙星、格雷沙星、加替沙星、莫西沙星）		
三环类抗抑郁药（如阿米替林）		
四环类抗抑郁药（如马普替林）		
精神安定剂（如吩噻嗪、匹莫齐特、舍吲哚、氟哌啶醇，氟哌利多、舒托必利、齐哌西酮）		
长春胺		
二苯马尼		
抗组胺药（如阿司咪唑、特非那丁）		
苯二氮䓬类	镇静作用可增加	慎重合用，调整用量
三唑类抗真菌药（如酮康唑、伊曲康唑、咪康唑、氟康唑）	可导致血浆西沙必利浓度升高，从而增加 Q-T 间期延长和严重心律失常的危险性，心律失常包括室性心动过速、室颤和尖端扭转型室速	禁止同时服用
大环内酯类抗生素（如阿奇霉素、红霉素、克拉霉素、醋竹桃霉素）		
利托那韦、茚地那韦、沙奎那韦		
奈法唑酮		

注：①西柚汁可使本品口服生物利用度增加约 50%，应避免同服；
　　②乙醇与本品同服可使镇静作用增加，应避免饮酒

伊托必利 [药典（二）；医保（乙）]

【**主要作用**】具多巴胺 D_2 受体阻滞和乙酰胆碱酯酶抑制的双重作用，通过刺激内源性

乙酰胆碱释放并抑制其水解而增强胃与十二指肠运动，促进胃排空，并具有中度镇吐作用。

【适应证】胃肠促动力药，适用于功能性消化不良引起的各种症状，如上腹不适、餐后饱胀、早饱、食欲不振、恶心、呕吐等。

【用法用量】成人每次 1 片，每日 3 次，饭前服用，根据年龄症状适量酌减。

【相互作用与使用注意】见药物相互作用与使用注意表。

药物相互作用与使用注意表

合用药物	相互作用	合用注意
抗胆碱药、具有肌肉松弛作用的药物（安定类、氯唑沙宗等）	联合应用，可相互抵消作用	避免合用

莫沙必利^[药典（二）；基（基）；医保（乙）]

【主要作用】选择性 5-HT$_4$ 受体激动药，能促进乙酰胆碱的释放，刺激胃肠道而发挥促动力作用，从而改善功能性消化不良患者的胃肠道症状。

【适应证】消化道促动力剂，主要用于功能性消化不良伴有胃灼热、嗳气、恶心、呕吐、早饱、上腹胀等消化道症状；也可用于胃食管反流性疾病、糖尿病性胃轻瘫及部分胃切除患者的胃功能障碍。

【用法用量】口服，一次 5mg，一日 3 次，饭前服用。

【相互作用与使用注意】见药物相互作用与使用注意表。

药物相互作用与使用注意表

合用药物	相互作用	合用注意
抗胆碱药物（如硫酸阿托品、溴化丁基东莨菪碱等）	合用可能减弱莫沙必利的作用	慎重合用

第 5 节 止吐及催吐药

一、止吐药

昂丹司琼^[药典（二）；医保（甲、乙）]

【主要作用】强效、高度选择性的 5-HT$_3$ 受体拮抗剂，能有效地抑制或缓解由细胞毒性化疗药物和放疗引起的恶心呕吐；对一些强致吐作用的化疗药（如顺铂、环磷酰胺、阿霉素等）引起的呕吐有迅速而强大的抑制作用。

【适应证】止吐药。用于细胞毒性药物化疗和放射治疗引起的恶心呕吐；预防和治疗手术后的恶心呕吐。

【**用法用量**】①对于高度催吐的化疗药引起的呕吐：化疗前 15 分钟、化疗后 4 小时、8 小时各静脉注射盐酸昂丹司琼注射液 8mg，停止化疗以后每 8~12 小时口服盐酸昂丹司琼片 8mg，连用 5 天。②对催吐程度不太强的化疗药引起的呕吐：化疗前 15 分钟静脉注射盐酸昂丹司琼注射液 8mg，以后每 8~12 小时口服盐酸昂丹司琼片 8mg，连用 5 天。③对于放射治疗引起的呕吐：首剂须于放疗前 1~2 小时口服片剂 8mg，以后每 8 小时口服 8mg，疗程视放疗的疗程而定。④对于预防手术后的恶心呕吐：在麻醉前 1 小时口服片剂 8mg，随后每隔 8 小时口服片剂 8mg，共 2 次。

【**相互作用与使用注意**】见药物相互作用与使用注意表。

药物相互作用与使用注意表

合用药物	相互作用	合用注意
地塞米松	合用可加强止吐效果	慎重合用，调整用量

托烷司琼 [药典（二）；医保（乙）]

【**主要作用**】高效性和选择性的 $5-HT_3$ 受体拮抗剂。可选择性抑制外周神经原突触 $5-HT_3$ 受体而抑制呕吐反射。对化疗及放疗引起的呕吐有治疗作用。

【**适应证**】预防和治疗癌症化疗引起的恶心和呕吐。

【**用法用量**】儿童：一般不推荐用于儿童，如必须使用时，可参照下列剂量，2 岁以上儿童 0.1mg/kg，最高可达 5mg/d。成人：推荐剂量为 5mg/d，每天 1 次，疗程为 6 天。

【**相互作用与使用注意**】见药物相互作用与使用注意表。

药物相互作用与使用注意表

合用药物	相互作用	合用注意
肝酶诱导药物（如利福平、苯巴比妥）	可导致盐酸托烷司琼的血药浓度降低	因此代谢正常者需增加剂量（代谢不良者不需增加）
细胞色素 P450 酶抑制剂如西咪替丁	对盐酸托烷司琼的血药浓度有影响	在正常使用的情况下无需调整剂量

格拉司琼 [药典（二）；医保（乙）]

【**主要作用**】高选择性的 $5-HT_3$ 受体拮抗剂，对因放疗、化疗及手术引起的恶心和呕吐具有良好的预防和治疗作用。

【**适应证**】放射治疗、细胞毒类药物化疗引起的恶心和呕吐。

【**用法用量**】①口服：成人通常用量为 1mg，一日 2 次，第一次于化疗前 1 小时服用，第二次于第一次服药后 12 小时服用。②静脉注射：成人用量 3mg，用 20~50ml 5% 葡萄糖注射液或 0.9% 氯化钠注射液稀释后，于治疗前 30 分钟静脉注射，给药时间应超过 5 分钟。

【**相互作用与使用注意**】见药物相互作用与使用注意表。

药物相互作用与使用注意表

合用药物	相互作用	合用注意
肝药酶诱导或抑制剂	可以改变格拉司琼的清除率和半衰期	慎重合用，调整剂量

阿扎司琼

【主要作用】选择性 5-HT$_3$ 受体拮抗剂，对顺铂等抗癌药物引起的恶心及呕吐有明显抑制作用。

【适应证】细胞毒类药物化疗引起的呕吐。

【用法用量】①口服：每日一次 1 片，化疗前 60 分钟口服。对高度催吐的化疗药物引起的严重催吐，可于化疗后 8~12 小时加服 5~10mg。②静脉注射：一日 1 次，一次 10mg，用适量 0.9% 氯化钠注射液稀释后，于化疗前 30 分钟缓慢静脉注射。

【相互作用与使用注意】见药物相互作用与使用注意表。

药物相互作用与使用注意表

合用药物	相互作用	合用注意
碱性注射液（呋塞米、甲氨蝶呤、氟尿嘧啶、吡咯他尼或依托泊苷）	混用有时会出现白浊或析出结晶	应与 0.9% 氯化钠注射液混合后方可配伍
依托泊苷	配伍时有可能降低本品含量	配伍后应在 6 小时内使用
氟氧头孢钠		

雷莫司琼

【主要作用】雷莫司琼为选择性 5-HT$_3$ 受体拮抗型止吐药，能有效地抑制化疗药物（如顺铂）诱发的呕吐。

【适应证】预防和治疗抗恶性肿瘤治疗所引起的恶心、呕吐等消化道症状。

【用法用量】成人静脉注射给药 0.3mg，一日 1 次，另外可根据年龄、症状不同适当增减用量。效果不明显时，可以追加给药，相同剂量，但日用量不可超过 0.6mg。

【相互作用与使用注意】见药物相互作用与使用注意表。

药物相互作用与使用注意表

合用药物	相互作用	合用注意
甘露醇注射液		
布美他尼注射液	可发生配伍反应	不要混合使用
呋塞米注射液		

多拉司琼 [药典（二）；医保（乙）]

【主要作用】选择性 5-HT$_3$ 受体拮抗剂，作用类似于昂丹司琼和格拉司琼。

【适应证】预防初次和重复使用致吐性肿瘤化疗（包括高剂量顺铂）引起的恶心和呕吐；预防手术后恶心和呕吐。

【用法用量】预防肿瘤化疗引起的恶心和呕吐。成人：化疗前 30 分钟静脉注射单剂量 1.8mg/kg 甲磺酸多拉司琼注射液。儿童患者：2~16 岁儿童患者建议在化疗前 30 分钟静脉注射单剂量 1.8mg/kg 甲磺酸多拉司琼注射液，最大量不超过 100mg。2 岁以下儿童用药的安全性和疗效尚未确立。

【相互作用与使用注意】见药物相互作用与使用注意表。

药物相互作用与使用注意表

合用药物	相互作用	合用注意
西咪替丁	合用 7 天时，氢化多拉司琼的血浓度升高 24%	调整本品剂量
利福平	合用 7 天时，氢化多拉司琼的血浓度降低 28%	
阿替洛尔	氢化多拉司琼的清除率降低约 27%	

二、催吐药

阿扑吗啡[药典（二）]

【主要作用】强效 DA 受体激动剂。部分合成的强效中枢性催吐药，其结构与多巴胺相似，能直接刺激延脑的催吐化学感受区，反射性兴奋呕吐中枢，产生强烈的催吐作用。

【适应证】中枢性催吐药。主要用于抢救意外中毒及不能洗胃的患者；常用于治疗石油蒸馏液吸入患者，如煤油、汽油、煤焦油、燃料油或清洁液等，以防止严重的吸入性肺炎。

【用法用量】皮下注射。成人一次 2~5mg；小儿按体重 0.07~0.1mg/kg；极量为每次 5mg。不得重复使用。

【相互作用与使用注意】见药物相互作用与使用注意表。

药物相互作用与使用注意表

合用药物	相互作用	合用注意
止吐药	可降低阿扑吗啡的催吐效应	慎重合用
吩噻嗪类镇吐药	可导致严重的呼吸和循环抑制，产生不良反应或延长睡眠	避免合用
口服避孕药	可使本品镇静作用减弱	慎重合用

氯波必利

【主要作用】高选择性的苯甲酰胺类多巴胺受体拮抗剂。可促进胃肠道动力，加速胃肠蠕动，加强并协调胃肠运动；具有保护、修复胃黏膜、增强胃组织细胞供氧量和耗氧量、有效抑制胃壁己糖胺的减少、促使溃疡愈合、抑制恶心和止吐的作用。

【适应证】胃食管反流、功能性消化不良，糖尿病性胃轻瘫和恶心呕吐时的对症治疗。

【用法用量】首次服用半片（0.34mg），每日 2~3 次，一次 0.68mg。早晚或餐前 30 分钟服用。

【相互作用与使用注意】见药物相互作用与使用注意表。

药物相互作用与使用注意表

合用药物	相互作用	合用注意
抗胆碱药物	可能减弱本品作用	不能同时应用

第6节 泻药及止泻药

一、泻药

硫酸镁 [药典（二）；基（基）；医保（甲）]

【主要作用】①导泻作用：内服在肠内形成一定的渗透压，使肠内保有大量水分，刺激肠道蠕动而排便。②利胆作用：口服高浓度（33%）硫酸镁溶液，或用导管直接灌入十二指肠，可刺激十二指肠黏膜，反射性地引起胆总管括约肌松弛、胆收缩，促进胆囊排空，产生利胆作用。③消炎去肿：本品50%溶液外用热敷患处，有消炎去肿的作用。口服后约20%被吸收，并随尿液排出。约1小时发挥作用，疗效维持1~4小时。

【适应证】①导泻，肠内异常发酵，亦可与驱虫剂并用；与药用炭合用，可治疗食物或药物中毒。②阻塞性黄疸及慢性胆囊炎。③外用热敷消炎去肿。

【用法用量】①导泻：每次口服5~20g，清晨空腹服，同时饮100~400ml水，也可用水溶解后服用。②利胆：每次2~5g，一日3次，餐前或两餐间服。也可服33%溶液，每次10ml。

【相互作用与使用注意】见药物相互作用与使用注意表。

药物相互作用与使用注意表

合用药物	相互作用	合用注意
硫酸多黏菌素B、硫酸链霉素、葡萄糖酸钙、盐酸多巴酚丁胺、盐酸普鲁卡因、四环素、青霉素和萘夫西林（乙氧萘青霉素）	硫酸镁注射液与这些药物合用存在配伍禁忌	禁止合用

比沙可啶 [药典（二）]

【主要作用】口服很少被吸收，直接作用于大肠，刺激其感觉神经末梢，引起直肠反射性蠕动增加而导致排便。

【适应证】急、慢性便秘和习惯性便秘。

【用法用量】口服，6岁以上儿童，一次5mg；成人一次5~10mg；一日1次。

【相互作用与使用注意】见药物相互作用与使用注意表。

药物相互作用与使用注意表

合用药物	相互作用	合用注意
阿片类止痛剂	导致癌痛患者对本品耐受性差，可能会造成腹痛、腹泻和大便失禁	不宜合用
抗酸药	影响本品药效	不应同时服用

酚酞 ^[药典（二）；医保（甲）]

【主要作用】 主要作用于结肠，口服后在小肠分解，从而刺激肠壁内神经丛，直接作用于肠平滑肌。使肠蠕动增加，同时又能抑制肠道内水分的吸收，使水和电解质在结肠蓄积，产生缓泻作用。其作用缓和，很少引起肠道痉挛。

【适应证】 习惯性顽固便秘。

【用法用量】 口服，成人一次 50~200 mg，2~5 岁儿童每次 15~20 mg，6 岁以上儿童每次 25~50 mg，睡前服。

【相互作用与使用注意】 见药物相互作用与使用注意表。

药物相互作用与使用注意表

合用药物	相互作用	合用注意
碳酸氢钠及氧化镁等碱性药	能引起粪便变色	提醒患者，如粪便变色，不必惊慌

多库酯钠 ^[医保（乙）]

【主要作用】 阴离子表面活性剂，口服后在肠道内促进水和脂肪类物质浸入粪便，通过物理性润滑肠道排便。

【适应证】 慢性功能性便秘。

【用法用量】 口服。成人一天 100~300mg，首次排便之前服用高剂量，维持阶段服用较低剂量，1~3 天后起效。

【相互作用与使用注意】 见药物相互作用与使用注意表。

药物相互作用与使用注意表

合用药物	相互作用	合用注意
矿物油	促其吸收而产生不良反应	禁止合用

聚卡波非钙 ^[医保（乙）]

【主要作用】 亲水的聚丙烯酸树脂，为肠道吸水剂，能吸收自身重量 60 倍的水。治疗腹泻时可吸收排泄物中的游离水分，使之形成胶胨状，产生成形大便。

【适应证】 用于便秘，如慢性便秘、肠易激综合征、肠憩室疾病及孕妇、老人、康复期患者的便秘，也能用于水性腹泻。

【用法用量】 口服。成人常用量为一次 1.0g，一日 3 次。饭后用足量水送服。疗程一般 2 周以上。

【相互作用与使用注意】 见药物相互作用与使用注意表。

药物相互作用与使用注意表

合用药物	相互作用	合用注意
活性维生素 D 制剂（如阿尔法骨化醇、骨化醇）	合用易发生高钙血症	监测血钙水平

续表

合用药物	相互作用	合用注意
钙制剂（如 L- 天冬氨酸钙、乳酸钙等）	合用会导致钙摄取过量，并导致本品脱钙状态下与钙离子发生再结合，减弱本品的药效	慎重合用，调整用量
地高辛	增强地高辛作用，导致心律不齐	
四环素类抗生素（四环素、米诺环素等）、喹诺酮类抗生素（诺氟沙星、盐酸培氟沙星、甲苯磺酸妥舒沙星等）	形成螯合物，影响抗生素的吸收，降低疗效	避免合用
质子泵阻断剂（奥美拉唑、兰索拉唑等）、H_2 受体拮抗剂（法莫替丁、雷尼替丁等）、制酸剂（氢氧化铝、氢氧化镁等）	导致胃内 pH 值上升，抑制本品脱钙从而降低药效	慎重合用，调整用量

普芦卡必利 [医保（乙）]

【主要作用】通过 5-HT_4 受体激活作用来增强肠道中蠕动反射和推动作用。

【适应证】成年女性患者中通过轻泻剂难以充分缓解的慢性便秘症状。

【用法用量】成人每日 1 次，每次 2 mg。老年患者（ > 65 岁）起始剂量为每日 1 次，每次 1mg，如有需要，可增加至每日 1 次，每次 2 mg。不建议儿童及小于 18 岁的青少年使用。

【相互作用与使用注意】见药物相互作用与使用注意表。

药物相互作用与使用注意表

合用药物	相互作用	合用注意
阿托品类药物	可能会降低普芦卡必利对 5-HT4 受体的介导作用	慎重合用

复方聚乙二醇电解质 [医保（乙）]

【主要作用】口服后几乎不吸收，不分解，以氢键结合水分子，有效增加肠道体液成分，刺激肠蠕动，引起水样腹泻，达到清洗肠管的目的。处方中无机盐成分与服用的适量水分，保证了肠道与体液之间的水、电解质交换平衡。

【适应证】用于大肠内窥镜检查和大肠手术前处置时的肠道内容物的清除。

【用法用量】配制方法：将本品全部溶解于水，搅拌均匀。规格Ⅰ（68.56 g/ 袋）配制成 1L 的溶液。规格Ⅱ（137.15 g/ 袋）配制成 2L 的溶液。用法：大肠手术前处置，手术前日午餐后禁食（可以饮水），午餐 3 小时后开始给药。

【相互作用与使用注意】服用本品前 1 小时口服的其他药物可能经消化道泻出，从而影响人体对该药物的吸收。

二、止泻药

地芬诺酯 [药典（二）医保（甲）]

【主要作用】哌替啶的衍生物，代替阿片制剂。直接作用于肠平滑肌，通过抑制肠黏膜感受器，消除局部黏膜的蠕动反射而减弱蠕动，同时可增加肠的节段性收缩，从而延长肠内容物与肠黏膜的接触，促进肠内水分的重吸收。配以抗胆碱药阿托品，协同加强对肠管蠕动的抑制作用。

【适应证】急、慢性功能性腹泻及慢性肠炎。

【用法用量】口服。成人：每次 2.5~5mg，一日 2~4 次。首剂加倍，饭后服。至腹泻控制时，应即减少剂量。小儿：2~5 岁，每次 2.5mg，每日 2 次；6~8 岁，每次 2.5mg，每日 3 次；8~12 岁，每次 2.5mg，每日 4 次。

【相互作用与使用注意】见药物相互作用与使用注意表。

药物相互作用与使用注意表

合用药物	相互作用	合用注意
巴比妥类、阿片类、水合氯醛、格鲁米特或其他中枢抑制药	地芬诺酯本身具有中枢神经系统抑制作用，因其可加强中枢抑制药的作用	不宜合用
单胺氧化酶抑制剂	可能有发生高血压危象的潜在危险	慎重合用
呋喃妥因	可使其吸收加倍	调整用量

注：乙醇可加强中枢神经系统抑制作用，服药期间不宜饮酒

复方地芬诺酯 [药典（二）；基（基）；医保（甲）]

【主要作用】代替阿片制剂，直接作用于肠平滑肌，通过抑制肠黏膜感受器，消除局部黏膜的蠕动反射而减弱蠕动，同时可增加肠的节段性收缩，从而延长肠内容物与肠黏膜的接触，促进肠内水分的重吸收。

【适应证】急慢性功能性腹泻及慢性肠炎。

【用法用量】口服。成人：每次 1~2 片，每日 2~3 次，首剂加倍，饭后服。至腹泻控制时，应即减少剂量。小儿：2~5 岁，每次 1 片，每日 2 次；6~8 岁，每次 1 片，每日 3 次；8~12 岁，每次 1 片，每日 4 次。

【相互作用与使用注意】见药物相互作用与使用注意表。

药物相互作用与使用注意表

合用药物	相互作用	合用注意
中枢抑制药（巴比妥类、阿片类、水合氯醛、格鲁米特等）	加强中枢抑制药的作用	不宜合用
单胺氧化酶抑制剂	合用可能有发生高血压危象的潜在危险	慎重合用
呋喃妥因	合用可使呋喃妥因的吸收加倍	调整用量

注：乙醇可加强中枢神经系统抑制作用，服药期间不宜饮酒

洛哌丁胺 [药典（二）；基（基）；医保（乙）]

【主要作用】可抑制肠道平滑肌的收缩，减少肠蠕动。还可减少肠壁神经末梢释放乙酰胆碱，通过胆碱能和非胆碱能神经元局部的相互作用直接抑制蠕动反射。

【适应证】止泻药，用于控制急、慢性腹泻的症状。用于回肠造瘘术病人可减少排便量及次数，增加大便稠硬度。

【**用法用量**】适用于成人和 5 岁以上的儿童。急性腹泻：起始剂量，成人 2 粒。5 岁以上儿童 1 粒，以后每次不成形便后服用 1 粒。慢性腹泻：起始剂量，成人 2 粒。5 岁以上儿童 1 粒，以后可调节每日剂量以维持每日 1~2 次正常大便。一般维持剂量每日 1~6 粒。每日最大剂量：成人不超过 8 粒，儿童每 20kg 体重不超过 3 粒。

【**相互作用与使用注意**】见药物相互作用与使用注意表。

药物相互作用与使用注意表

合用药物	相互作用	合用注意
奎尼丁	合用可导致洛哌丁胺血药浓度增加 2~3 倍	减少本药用量
利托那韦		

药用炭 [药典（二）；医保（甲）]

【**主要作用**】本品具有巨大的比表面积，能有效地从胃肠道中吸附肌酐、尿酸等有毒物质，使这些毒性物质不在体内循环，而从肠道中排出体外，使体内肌酐、尿酸积存量降低。

【**适应证**】吸附药。用于食物及生物碱等引起的中毒及腹泻、腹胀气等。

【**用法用量**】口服。成人一次 0.9~3g，一日 3 次。

【**相互作用与使用注意**】见药物相互作用与使用注意表。

药物相互作用与使用注意表

合用药物	相互作用	合用注意
维生素、抗生素、洋地黄、生物碱类、乳酶生及其他消化酶类等	被吸附而影响疗效	不宜合用

碱式碳酸铋 [药典（二）]

【**主要作用**】有保护胃肠黏膜及收敛、止泻作用。

【**适应证**】适用于腹泻、慢性胃肠炎、胃及十二指肠溃疡。

【**用法用量**】一日 3 次，每次 0.3~0.9g，餐前服。

【**相互作用与使用注意**】见药物相互作用与使用注意表。

药物相互作用与使用注意表

合用药物	相互作用	合用注意
乳酸杆菌、乳酶生	降低微生态制剂的疗效	不宜同服
地高辛	可减少地高辛口服的吸收	
四环素、土霉素、诺氟沙星、环丙沙星	可降低抗菌活性	

消旋卡多曲 [药典（二）；医保（乙）]

【**主要作用**】脑啡肽酶抑制剂，选择性、可逆性的抑制脑啡肽酶，从而保护内源性脑啡肽免受降解，延长消化道内源性脑啡肽的生理活性，减少水和电解质的过度分泌。

【**适应证**】适用于成人急性腹泻。用于 1 月以上婴儿和儿童的急性腹泻，必要时与口服补液或静脉补液联合使用。

【用法用量】口服，每日 3 次，每次按每公斤体重服用 1.5mg；单日总剂量应不超过每公斤体重 6mg。连续服用不得超过 7 天。婴儿服用剂量：1~9 月龄（体重＜9kg），每次 10mg，每日 3 次；9~30 月龄（体重 9~13kg），每次 20mg，每日 3 次。儿童服用剂量：30 月龄~9 岁（13~27kg），每次 30mg，每日 3 次；9 岁以上（体重＞27kg），每次 60mg，每日 3 次。成人服用剂量：口服，每日 100mg，每日 3 次，最好餐前服用。

【相互作用与使用注意】见药物相互作用与使用注意表。

药物相互作用与使用注意表

合用药物	相互作用	合用注意
红霉素、酮康唑等细胞色素酶 P4503A4 抑制剂	可能减少消旋卡多曲的代谢，增加毒性	慎重合用
利福平等细胞色素酶 P4503A4 诱导剂	可能降低消旋卡多曲的抗腹泻作用	

第 7 节　微生态药

地衣芽孢杆菌活菌 [基（基）；医保（甲）]

【主要作用】本品以活菌进入肠道后，对葡萄球菌、酵母样菌等致病菌有拮抗作用，而对双歧杆菌、乳酸杆菌、拟杆菌、消化链球菌有促进生长作用，从而可调整菌群失调达到治疗目的。促使机体产生抗菌活性物质、杀灭致病菌。此外通过夺氧生物效应使肠道缺氧，有利于大量厌氧菌生长。

【适应证】细菌或真菌引起的急、慢性肠炎、腹泻。也用于其他原因引起的胃肠道菌群失调的防治。

【用法用量】口服，成人一次 0.5 g；儿童一次 0.25 g；一日 3 次；首次加倍。

【相互作用与使用注意】见药物相互作用与使用注意表。

药物相互作用与使用注意表

合用药物	相互作用	合用注意
抗菌药	合用时可降低抗菌药物疗效	不应同用，必要时间隔 3 小时服用
铋剂、鞣酸、药用炭、酊剂等	抑制、吸附活菌	不能并用

嗜酸乳杆菌

【主要作用】体外及动物实验证明，嗜酸乳杆菌代谢过程中产生的乳酸及结构未明的抗生素有直接的抑菌作用。

【适应证】用于肠道菌群失调引起的肠功能紊乱，如急、慢性腹泻等。

【用法用量】口服。成人一次 0.5~1.0g，一日 3 次。

【相互作用与使用注意】见药物相互作用与使用注意表。

药物相互作用与使用注意表

合用药物	相互作用	合用注意
抗酸药，抗菌药	减弱嗜酸乳杆菌疗效	应分开服用（间隔 3 小时）
铋剂，鞣酸，药用炭，酊剂等	吸附活菌	不能合用

复合乳酸菌

【主要作用】含有乳酸乳杆菌、嗜酸乳杆菌和乳酸链球菌三种活乳酸菌。活乳酸菌能在肠内繁殖，产生乳酸，抑制肠道内腐败细菌的繁殖，调整肠道菌群，防止肠内发酵，减少胀气，促进消化和止泻。

【适应证】肠道菌群失调引起的肠功能紊乱，如急、慢性腹泻等。

【用法用量】口服。成人一次 0.33~0.66g，一日 3 次。

【相互作用与使用注意】见药物相互作用与使用注意表。

药物相互作用与使用注意表

合用药物	相互作用	合用注意
青霉素类、头孢菌素类、大环内酯类、氨基糖苷类、四环素类、喹诺酮类等	多种抗菌药与本品合用时，并不影响本品疗效	可以合用
铋剂、鞣酸、药用碳、酊剂等	抑制、吸附活菌	不能合用

双歧杆菌嗜酸乳杆菌肠球菌三联活菌[基（基）；医保（乙）]

【主要作用】双歧杆菌、嗜酸乳杆菌、肠球菌为健康人肠道正常菌群。给药后，通过重建宿主肠道菌群间的微生态平衡，抑制肠内有害菌及其产生的各种有毒害物质，清除自由基及过氧化脂质，治疗由内源性或外源性微生物引起的感染，维持正常肠蠕动，缓解便秘。

【适应证】用于肠道菌群失调引起的腹泻、腹胀等，也用于慢性腹泻和轻、中型急性腹泻，以调节肠道功能；对缓解便秘也有较好疗效，还可作为肝硬化、急慢性肝炎及肿瘤化疗等的辅助用药。

【用法用量】口服，每次 420~630mg，一日 2~3 次，餐后服用。小于 1 岁儿童，每次 105mg；1~6 岁，每次 210mg；6~13 岁，每次 210~420mg。婴幼儿可取胶囊内药粉用温开水调服。

【相互作用与使用注意】见药物相互作用与使用注意表。

药物相互作用与使用注意表

合用药物	相互作用	合用注意
抗酸药、抗菌药	合用可减弱双歧杆菌嗜酸乳杆菌肠球菌三联活菌疗效	分开服用
铋剂、鞣酸、药用炭、酊剂等	抑制、吸附或杀灭活菌	不应合用

双歧杆菌[医保（乙）]

【主要作用】双歧杆菌与其他厌氧菌一起共同占据肠黏膜的表面，阻止病菌的定植与入侵，产生乳酸与醋酸，降低肠道内 pH 值，抑制致病菌的生长。

【**适应证**】用于肠菌群失调引起的肠功能紊乱，如急、慢性腹泻、便秘等。

【**用法用量**】餐后口服。早晚各服一次，每次 1 包。儿童酌减。用凉开水调服。

【**相互作用与使用注意**】见药物相互作用与使用注意表。

药物相互作用与使用注意表

合用药物	相互作用	合用注意
抗酸药、抗菌药	合用时可减弱双歧杆菌疗效	分开服用
铋剂、鞣酸、药用炭、酊剂等	抑制、吸附或杀灭活菌	不能合用

第 8 节　肝胆疾病辅助用药

一、治疗肝性脑病药物

乳果糖口服液 [基（基）；医保（乙）]

【**主要作用**】①乳果糖在结肠中被消化道菌丛转化成有机酸，导致肠道内 pH 值下降，并通过保留水分，增加粪便体积。刺激结肠蠕动，缓解便秘，同时恢复结肠的生理节律。②在肝性脑病（PSE）、肝昏迷和昏迷前期，上述作用促进肠道嗜酸菌（如乳酸杆菌）的生长，抑制蛋白分解菌，使氨转化为离子状态；通过降低结肠 pH 值，发挥渗透效应，并改善细菌氮代谢，从而发挥导泻作用。

【**适应证**】①慢性或习惯性便秘：调节结肠的生理节律。②肝性脑病（PSE）：用于治疗和预防肝昏迷或昏迷前状态。

【**用法用量**】①便秘或临床需要保持软便的情况，成人起始剂量每日 30ml，维持剂量每日 10~25ml；7~14 岁儿童，起始剂量每日 15ml，维持剂量每日 10~15ml；1~6 岁儿童，起始剂量每日 5~10ml，维持剂量每日 5~10ml；婴儿每日 5ml，维持剂量每日 5ml。治疗几天后，可根据患者情况酌情减剂量。本品宜在早餐时一次服用。②肝昏迷及昏迷前期，起始剂量 30~50ml，一日 3 次。维持剂量应调至每日最多 2~3 次软便，大便 pH 5.0~5.5。

【**相互作用与使用注意**】见药物相互作用与使用注意表。

药物相互作用与使用注意表

合用药物	相互作用	合用注意
噻嗪类	本品加剧合用药物引起的钾流失	注意监测血钾水平
类固醇		
两性霉素		

合用药物	相互作用	合用注意
强心苷	本品与强心苷合用时，可因为钾丢失而加强强心苷的作用	慎重合用
5- 氨基水杨酸（5-ASA）	随本品剂量增加，结肠内 pH 值下降，在结肠内依赖 pH 值释放的药物可能会失活	避免合用

谷氨酸钠[药典（二）]

【主要作用】①与血中过多的氨结合成为无害的谷氨酰胺，由尿排出，可减轻肝性脑病症状。②本品为碱性，可用于酸血症。③与抗癫痫药合用，治疗癫痫小发作。

【适应证】用于血氨过多所致的肝性脑病、肝昏迷及其他精神症状。

【用法用量】静脉滴注一次 11.5g，一日不超过 23g，用 5% 葡萄糖注射液稀释后缓慢滴注。

【相互作用与使用注意】见药物相互作用与使用注意表。

药物相互作用与使用注意表

合用药物	相互作用	合用注意
谷氨酸钾	用于肝昏迷	二者（谷氨酸钠∶谷氨酸钾）比例一般为 3∶1 或 2∶1，钾低时为 1∶1

谷氨酸钾[药典（二）]

【主要作用】①与血中过多的氨结合，减轻肝性脑病症状。②用于酸血症。③与抗癫痫药合用，治疗癫痫小发作。

【适应证】血氨过多所致的肝性脑病、肝昏迷及其他精神症状。

【用法用量】治疗肝昏迷。静脉滴注：将谷氨酸钾 18.9g 溶于 5% 或 10% 葡萄糖注射液 500~1000ml 中缓慢滴注，1 日 1~2 次。低血钾患者适用。为维持电解质平衡，谷氨酸钾常与谷氨酸钠合用，以 1∶3 或 1∶2 混合应用。

【相互作用与使用注意】见药物相互作用与使用注意表。

药物相互作用与使用注意表

合用药物	相互作用	合用注意
抗胆碱药物	本品可能减弱抗胆碱药物的药理作用	注意调整用量

谷氨酸[药典（二）]

【主要作用】降低及消除血氨，从而改善脑病症状。

【适应证】本品系肝昏迷和某些精神 – 神经系统疾病（如精神分裂症和癫痫小发作）治疗的辅助用药。

【用法用量】口服，一次 2~3g，一日 3 次。

【相互作用与使用注意】见药物相互作用与使用注意表。

药物相互作用与使用注意表

合用药物	相互作用	合用注意
碱性药物	会减弱谷氨酸的治疗作用	避免合用
抗胆碱药物	本品可能减弱抗胆碱药物的药理作用	慎重合用

二、肝炎辅助用药

联苯双酯 [药典(二);基(基);医保(甲)]

【主要作用】治疗肝炎的降酶药物，是合成五味子丙素时的中间体，具有保护肝细胞生物膜结构和功能的作用。亦可降低泼尼松诱导所致的肝脏 ALT 升高，促进部分肝切除肝脏再生。对部分肝炎病人有改善蛋白代谢作用，使白蛋白升高，球蛋白降低。

【适应证】用于慢性迁延型肝炎伴有丙氨酸氨基转移酶（ALT）升高异常者；也可用于化学药物引起的 ALT 升高。

【用法用量】口服。片剂，一次 25~50mg，一日 3 次。滴丸剂，5 粒 / 次，每日 3 次，必要时在医生指导下可增加到 6~10 粒 / 次，每日 3 次，连服 3 个月，ALT 正常后改为 5 粒 / 次，每日 2 次，连服 3 个月。儿童口服：0.5mg/kg，每日 3 次，连用 3~6 个月。

【相互作用与使用注意】见药物相互作用与使用注意表。

药物相互作用与使用注意表

合用药物	相互作用	合用注意
肌苷	减少本品的降酶反跳现象	可以合用

门冬氨酸钾镁 [医保(乙)]

【主要作用】①电解质补充药。②门冬氨酸是体内草酰乙酸的前体，在三羧酸循环中起重要作用。③降低血中氨和二氧化碳的含量。④促进细胞除极化和细胞代谢，维持其正常功能。⑤镁可增强门冬氨酸钾盐的治疗作用。

【适应证】电解质补充药。可用于低钾血症、洋地黄中毒引起的心律失常（主要是室性心律失常）以及心肌炎后遗症、充血性心力衰竭、心肌梗死的辅助治疗。

【用法用量】静脉滴注或口服。静脉滴注，一次 10~20ml，加入 5% 葡萄糖注射液 250ml 或 500ml 中缓慢滴注。口服剂，餐后服用，常规用量为每次 1~2 片，每日 3 次；根据具体情况剂量可增加至每次 3 片，每日 3 次。

【相互作用与使用注意】见药物相互作用与使用注意表。

药物相互作用与使用注意表

合用药物	相互作用	合用注意
四环素	本品抑制四环素的吸收	增加合用药物的用量
铁盐	本品抑制铁盐的吸收	
氟化钠	本品抑制氟化钠的吸收	
保钾利尿剂	可能发生高钾血症	注意监测血钾水平
血管紧张素转化酶抑制剂	可能发生高钾血症	

核糖核酸 Ⅱ

【主要作用】提高机体细胞免疫功能和抑瘤作用。

【适应证】免疫调节药。适用于胰腺癌、肝癌、胃癌、肺癌、乳腺癌、软组织肉瘤及其他癌症的辅助治疗，对乙型肝炎的辅助治疗有较好的效果。本品亦可用于其他免疫机能低下引起的各种疾病。

【用法用量】静脉注射或肌内注射。以 5% 葡萄糖注射液或 0.9% 氯化钠注射液溶解后静脉注射，100~300mg，一日 1 次；以 2ml 0.9% 氯化钠注射液或无菌注射用水溶解后肌内注射，50~100mg，一日 1 次。

【相互作用与使用注意】见药物相互作用与使用注意表。

药物相互作用与使用注意表

合用药物	相互作用	合用注意
甲磺酸培氟沙星注射液		
硫酸依替米星	序贯使用时，可出现浑浊现象	两种药物使用时间隔一段时间
依诺沙星注射液		

牛磺酸 [药典（二）]

【主要作用】中枢抑制性递质，能调节神经组织兴奋性，亦能调节体温，故有解热、镇静、镇痛、抗炎、抗风湿、抗惊厥等作用。此外，可提高机体非特异性免疫功能。

【适应证】用于缓解感冒初期的发热。

【用法用量】口服，一次用量：1~2 岁 0.4g，3~8 岁 0.8g，9~13 岁 1.2g，14 岁以上儿童及成人 1.2~1.6g，一日 3 次。

【相互作用与使用注意】见药物相互作用与使用注意表。

药物相互作用与使用注意表

合用药物	相互作用	合用注意
脂溶性维生素	本品可增强脂溶性维生素的吸收	调整用量
激素	本品可增强激素的吸收	

异甘草酸镁 [医保（乙）]

【主要作用】为肝细胞保护剂，具有抗炎、保护肝细胞膜以及改善肝功能的作用。

【适应证】病毒性肝炎和急性药物性肝损伤。改善肝功能异常。

【用法用量】一日 1 次，一次 0.1g，以 10% 葡萄糖注射液 250ml 稀释后静脉滴注，四周为一疗程或遵医嘱。如病情需要，每日可用至 0.2g。

【相互作用与使用注意】见药物相互作用与使用注意表。

药物相互作用与使用注意表

合用药物	相互作用	合用注意
依他尼酸		
呋塞米		
噻嗪类药物	合用可增强本品排钾作用，易导致血清钾值下降	检测血清钾值
三氯甲噻嗪		
氯噻酮		

复方甘草酸苷

【主要作用】①抗炎症作用。②免疫调节作用。③保护肝细胞作用。④抑制病毒增殖和对病毒的灭活作用。

【适应证】治疗慢性肝病，改善肝功能异常。可用于治疗湿疹、皮肤炎、斑秃。

【用法用量】①片剂，每日 3 次，成人每次 2~3 片，小儿每次 1 片，饭后服用。②注射剂，成人通常一日 1 次，每次 10~40mg（以甘草酸苷计）。

【相互作用与使用注意】见药物相互作用与使用注意表。

药物相互作用与使用注意表

合用药物	相互作用	合用注意
袢利尿剂		
依他尼酸		
噻嗪类	利尿剂可增强本品种所含甘草酸的排钾作用，而使血清钾进一步低下	充分注意血清钾值
三氯甲噻嗪		
氯噻酮		

注射用硫普罗宁 [医保（乙）]

【主要作用】①保护肝脏组织及细胞。②防止乙硫氨酸、对乙酰氨基酚等造成的肝脏损害，并对慢性肝损伤的甘油三酯的蓄积具有抑制作用。③保护肝线粒体结构，改善肝功能。④清除自由基。

【适应证】①用于改善各类急慢性肝炎的肝功能。②用于脂肪肝、酒精肝、药物性肝损伤及重金属的解毒。③用于降低放化疗的不良反应，并可预防放化疗所致的外周白细胞减少。④用于老年性早期白内障和玻璃体混浊。

【用法用量】静脉滴注，一次 0.2g，每日 1 次，连续 4 周。配制方法：临用前每支注射用硫普罗宁（0.1g）先用 5% 的碳酸氢钠（pH 7.5~8.5）溶液 2ml 溶解。再扩容至 5%~10% 的葡萄糖溶液或 0.9% 氯化钠注射液 250~500ml 中，按常规静脉滴注。

【相互作用与使用注意】见药物相互作用与使用注意表。

药物相互作用与使用注意表

合用药物	相互作用	合用注意
具氧化作用的药物	硫罗普宁具有巯基，不得与具有氧化作用的药物配伍使用	避免合用

硫普罗宁肠溶片^[医保（乙）]

【主要作用】①对硫代乙酰胺等造成急性肝损伤中血清 AST、ALT 升高有降低作用，对慢性肝损伤引起的甘油三酯的蓄积有抑制作用。②可以促进肝糖元合成，抑制胆固醇增高，有利于血清白蛋白 / 球蛋白比值回升。

【适应证】恢复肝脏功能，用于慢性肝炎的辅助治疗。

【用法用量】口服，一次 100~200 mg，一日 3 次，疗程 2~3 月，或遵医嘱。

【相互作用与使用注意】见药物相互作用与使用注意表。

药物相互作用与使用注意表

合用药物	相互作用	合用注意
具氧化作用的药物	不得与具有氧化作用的药物配伍使用	避免合用

辅酶 A

【主要作用】体内乙酰化反应的辅酶，参与体内乙酰化反应。

【适应证】辅酶类。用于白细胞减少症、原发性血小板减少性紫癜及功能性低热的辅助治疗。

【用法用量】静脉滴注。一次 50~200 单位，一日 50~400 单位，临用前用 5% 葡萄糖注射液 500ml 溶解后静脉滴注。肌内注射，一次 50~200 单位，一日 50~400 单位，临用前用氯化钠注射液 2ml 溶解后注射。

【相互作用与使用注意】见药物相互作用与使用注意表。

药物相互作用与使用注意表

合用药物	相互作用	合用注意
三磷腺苷	辅酶 A 与三磷酸腺苷、细胞色素 C 合用可增强疗效	可以合用，效果增强
细胞色素 C		

多烯磷脂酰胆碱胶囊^[医保（乙）]

【主要作用】①肝脏保护作用。②抑制脂肪变性和纤维化作用。③加速膜的再生和稳定，抑制脂质过氧化，抑制胶原合成。

【适应证】辅助改善中毒性肝损伤（如药物、毒物、化学物质和乙醇引起的肝损伤等）以及脂肪肝和肝炎患者的食欲不振、右上腹压迫感。

【用法用量】2 岁以上的儿童、青少年和成年人开始时每日 3 次，每次 456mg。每日服用量最大不能超过 1368mg。一段时间后，剂量可减至每日 3 次，每次 228mg 维持剂量。需随餐服用，用足够量的液体整粒吞服，不要咀嚼。

【相互作用与使用注意】见药物相互作用与使用注意表。

药物相互作用与使用注意表

合用药物	相互作用	合用注意
抗凝药物	与抗凝药物之间的相互作用无法排除	调整抗凝药物用量

还原型谷胱甘肽[医保(乙)]

【主要作用】①参与体内三羧酸循环及糖代谢。②激活体内 SH 酶等。③与体内自由基结合,对部分外源性毒性物质具有减毒作用。

【适应证】①化疗患者:包括用顺氯铵铂、环磷酰胺、阿霉素、柔红霉素、博来霉素化疗,尤其是大剂量化疗时。②放射治疗患者。③各种低氧血症:如急性贫血,成人呼吸窘迫综合征,败血症等。④肝脏疾病:包括病毒性、药物毒性、酒精毒性(包括酒精性脂肪肝、酒精性肝纤维化、酒精性肝硬化、急性酒精性肝炎)及其他化学物质毒性引起的肝脏损害。⑤亦可用于有机磷、胺基或硝基化合物中毒的辅助治疗。⑥解药物毒性(如肿瘤化疗药物、抗结核药物、精神神经科药物、抗抑郁药物、对乙酰氨基酚等)。

【用法用量】①化疗患者:给化疗药物前 15 分钟内将 $1.5g/m^2$ 本品溶解于 100ml 0.9%氯化钠注射液中,于 15 分钟内静脉输注,第 2~5 天每天肌内注射本品 0.6g。②肝脏疾病的辅助治疗。对于病毒性肝炎:1.2g,每日 1 次,30 天;重症肝炎:1.2~2.4g,每日 1 次,30 天;活动性肝硬化:1.2g,每日 1 次,30 天;脂肪肝:1.8g,每日 1 次,30 天;酒精性肝炎:1.8g,每日 1 次,14~30 天;药物性肝炎:1.2~1.8g,每日 1 次,14~30 天;静脉滴注,滴注时间为 1~2 小时。③用于放疗辅助用药,照射后给药,剂量 $1.5g/m^2$,或遵医嘱。④其他疾病:如低氧血症,可将 $1.5g/m^2$ 本品溶解于 100ml 0.9%氯化钠注射液中静脉输注,病情好转后每天肌内注射 0.3~0.6g 维持。

【相互作用与使用注意】见药物相互作用与使用注意表。

药物相互作用与使用注意表

合用药物	相互作用	合用注意
维生素 B_{12}		
维生素 K_3		
甲萘醌		
泛酸钙	还原型谷胱甘肽不能与这些药物混合使用	禁止混合使用
乳清酸		
抗组胺制剂		
磺胺药		
四环素		

甲硫氨酸维 B_1[医保(乙)]

【主要作用】①促进肝细胞膜磷脂甲基化,减少肝内胆汁淤积,加强转硫基作用。②促进黄疸消退及肝功能恢复。

【适应证】本品用于改善肝脏功能,对肝脏疾病,如急慢性肝炎、肝硬化,尤其是脂肪肝有较明显的疗效。能改善肝内胆汁淤积;可用于酒精中毒、巴比妥类、磺胺类药物中毒时的辅助治疗。

【用法用量】临用前加灭菌注射用水溶解至 20mg/ml（以甲硫氨酸计）。肌内注射：每次 40~100mg（以甲硫氨酸计），每日 1~2 次。静脉注射：每次 100~200mg（以甲硫氨酸计），每日 1 次，以 5% 葡萄糖溶液或 0.9% 氯化钠溶液 250~500mg 稀释后使用。

【相互作用与使用注意】见药物相互作用与使用注意表。

药物相互作用与使用注意表

合用药物	相互作用	合用注意
碱性液体	本品不可与碱性液体或含钙离子液体混合使用	禁止混合使用
含钙离子液体		

三、利胆药

熊去氧胆酸[药典（二）；基（基）；医保（甲）]

【主要作用】①降低胆汁中胆固醇的饱和度。②相对地替代毒性胆汁酸。③促进肝细胞的分泌及免疫调节。

【适应证】①胆囊胆固醇结石，必须是 X 射线能穿透的结石，同时胆囊收缩功能须正常。②胆汁淤积性肝病（如原发性胆汁性肝硬化）。③胆汁反流性胃炎。

【用法用量】①胆囊胆固醇结石和胆汁淤积性肝病，按时用少量水送服。按体重每日剂量为 10mg/kg，即：

体重	每日剂量	服药时间			
		胆结石	胆汁淤积性肝病		
		晚	早	中	晚
60kg	500mg	500mg	250mg	—	250mg
80kg	750mg	750mg	250mg	250mg	250mg
100kg	1000mg	1000mg	250mg	250mg	500mg

溶石治疗一般需 6~24 个月，服用 12 个月后结石未见变小者，停止服用，治疗结果根据每 6 个月进行超声波或 X 射线检查判断。②胆汁反流性胃炎：晚上睡前用水吞服，必须定期服用，一次 250mg，一日 1 次。一般服用 10~14 天，遵从医嘱决定是否继续服药。

【相互作用与使用注意】见药物相互作用与使用注意表。

药物相互作用与使用注意表

合用药物	相互作用	合用注意
考来烯胺	可与本品结合，阻碍吸收，影响疗效	与本品服用间隔 2 小时
考来替泊		
含有氢氧化铝和（或）蒙脱石（氧化铝）等抗酸药		
环孢素	本品可以增加环孢素在肠道的吸收	检测环孢素血药浓度，必要时调整环孢素服用剂量
环丙沙星	降低环丙沙星的吸收	避免同时服用

续表

合用药物	相互作用	合用注意
经代谢酶细胞色素 P4503A4 代谢的药物	本品可能诱导药物代谢酶细胞色素 P4503A4	必要时调整给药剂量
尼群地平	本品可以降低尼群地平的血浆峰浓度和曲线下面积	

亮菌甲素

【**主要作用**】①促进胆汁分泌，对胆道口括约肌有明显的解痉作用。②降低十二指肠紧张度，调节胆道系统压力，促进胆道内容物排泄。③调节并促进免疫功能，增强吞噬细胞的作用而产生抑菌作用，并能改善蛋白质代谢，调节肝功能。

【**适应证**】用于急性胆囊炎、慢性胆囊炎发作，其他胆道疾病并发急性感染及慢性浅表性胃炎、萎缩性胃炎。

【**用法用量**】①肌内注射：一次 1mg（每 1mg 以 1ml 0.9% 氯化钠注射液溶解），一日 2~4 次，或遵医嘱。②静脉滴注：一次 2.5~5mg（5% 葡萄糖注射液或 0.9% 氯化钠注射液稀释后使用），一日 1 次或遵医嘱。③口服：用于急性胆囊炎、慢性胆囊炎的急性发作，一次 10~40mg，一日 4 次，7 天 ~14 天为一疗程。

【**相互作用与使用注意**】尚不明确。

第 9 节　治疗炎性肠病药

美沙拉嗪 [基(基)；医保(乙)]

【**主要作用**】本品在包肠衣后于肠中崩解，大部分药物可抵达结肠，作用于炎症黏膜，抑制引起炎症的前列腺素合成和炎症介质白三烯的形成，对肠壁炎症有显著的消炎作用，对发炎的肠壁结缔组织效用尤佳。

【**适应证**】适用于结肠溃疡、结肠炎的治疗。

【**用法用量**】口服，成人一般用量一次 0.4~0.8g，一日 3 次。对于轻、中度的急症可增加到一日 12 片，或遵医嘱。

【**相互作用与使用注意**】见药物相互作用与使用注意表。

药物相互作用与使用注意表

合用药物	相互作用	合用注意
氰钴胺片	同时服用，将影响氰钴胺片的吸收	慎重合用

柳氮磺吡啶 [药典(二)；基(基)；医保(甲)]

【**主要作用**】为磺胺类抗菌药。属口服不易吸收的磺胺药，吸收部分在肠微生物作用下分解成 5- 氨基水杨酸和磺胺吡啶。5- 氨基水杨酸与肠壁结缔组织络合后较长时间停留在肠壁组织中起到抗菌消炎和免疫抑制作用，如减少大肠埃希菌和梭状芽孢杆菌，同时抑制前列腺素的合成以及其他炎症介质白三烯的合成。

【适应证】主要用于炎症性肠病，即克罗恩病和溃疡性结肠炎；类风湿关节炎。

【用法用量】口服成人常用量：初剂量为一日 2~3g，分 3~4 次口服，无明显不适，可渐增至一日 4~6g，待肠病症状缓解后逐渐减量至维持量，一日 1.5~2g。小儿初剂量为一日 40~60mg/kg，分 3~6 次口服，病情缓解后改为维持量一日 30mg/kg，分 3~4 次口服。

【相互作用与使用注意】见药物相互作用与使用注意表。

药物相互作用与使用注意表

合用药物	相互作用	合用注意
尿碱化药	增强磺胺药在碱性尿中的溶解度，使排泄增多	慎重合用
氨基苯甲酸	可代替磺胺被细菌摄取，与磺胺药的抑菌作用发生拮抗	不宜合用
口服抗凝药、口服降血糖药、甲氨蝶呤、苯妥英钠和硫喷妥钠	可取代这些药物的蛋白结合部位，或抑制其代谢，以致药物作用时间延长或毒性发生	应用磺胺药之后使用时需调整其剂量
骨髓抑制药	可能增强此类药物对造血系统的不良反应	严密观察可能发生的毒性反应
避孕药	长时间合用可导致避孕的可靠性减少，并增加经期外出血的机会	慎重合用
溶栓药物	可能增大其潜在的毒性作用	
肝毒性药物	可能引起肝毒性发生率的增高	应监测肝功能
光敏药物	可能发生光敏的相加作用	慎重合用
乌洛托品	在酸性尿中可分解产生甲醛，与磺胺形成不溶性沉淀物，使发生结晶尿的危险性增加	不宜合用
保泰松	磺胺药可取代保泰松的血浆蛋白结合部位，当两者合用时可增强保泰松的作用	慎重合用
磺吡酮	减少磺胺类药物自肾小管的分泌，致使磺胺血药浓度升高且持久，从而产生毒性	调整磺胺药的剂量；对磺胺药的血药浓度宜进行监测
洋地黄类或叶酸	洋地黄类或叶酸吸收减少，血药浓度降低	随时观察洋地黄类的作用和疗效
丙磺舒	降低肾小管磺胺排泄量，致磺胺的血药浓度上升，作用延长，容易中毒	慎重合用
新霉素	新霉素抑制肠道菌群，影响本品在肠道内分解，使作用降低	

奥沙拉嗪

【主要作用】本品以活性成分 5- 氨基水杨酸替代柳氮磺吡啶中无活性的磺胺吡啶，即通过偶氮键连接两分子 5- 氨基水杨酸，提高了疗效，降低了不良反应发生率。

【适应证】用于轻中度急慢性溃疡性结肠炎的治疗。

【**用法用量**】口服治疗，开始一日 1g，分次服用，以后逐渐提高剂量至一日 3g，分 3~4 次服用。儿童剂量为每天 20~40mg/kg。长期维持治疗成人 0.5g，一日 2 次，儿童为每天 15~30mg/kg，或遵医嘱。本品应在进餐时伴服。

【**相互作用与使用注意**】见药物相互作用与使用注意表。

药物相互作用与使用注意表

合用药物	相互作用	合用注意
华法林	增加凝血酶原时间	监测病情变化，调整用量

第 10 节　其他消化系统用药

奥曲肽（221）　　　　　抑肽酶（222）　　　　　利福昔明（223）
生长抑素（221）　　　　小檗碱（222）

奥曲肽 [药典（二）；医保（乙）]

【**主要作用**】奥曲肽是人工合成的八肽化合物，为人生长抑素类似物。奥曲肽的药理作用与天然生长抑素相似，但其抑制生长激素、胰高血糖素和胰岛素的作用较强。

【**适应证**】①肝硬化所致食管 – 胃静脉曲张出血的紧急治疗，与特殊治疗（如内窥镜硬化剂治疗）合用。②预防胰腺术后并发症。③缓解与胃肠内分泌肿瘤有关的症状和体征。④经手术、放射治疗或多巴胺受体激动剂治疗失败的肢端肥大症患者，可控制症状，降低生长激素（GH）及生长素介质 C 的浓度。

【**用法用量**】①食管 – 胃静脉曲张出血：持续静脉滴注 0.025mg/h。②预防胰腺术后的并发症：0.1mg 皮下注射，每天 3 次，持续治疗 7 天。③胃肠胰内分泌肿瘤：初始剂量为 0.05mg 皮下注射，每天 1~2 次。

【**相互作用与使用注意**】见药物相互作用与使用注意表。

药物相互作用与使用注意表

合用药物	相互作用	合用注意
环孢素	减少对环孢素的吸收	增加环孢素用量
西咪替丁	延缓对西咪替丁的吸收	慎重合用

生长抑素 [药典（二）；医保（乙）]

【**主要作用**】人工合成的环状十四氨基酸肽，其与天然的生长抑素在化学结构和作用方面完全相同。本品可抑制生长激素、甲状腺刺激激素、胰岛素和胰高血糖素的分泌，并抑制胃酸的分泌。

【**适应证**】严重急性食道静脉曲张出血。严重急性胃或十二指肠溃疡出血，或并发急性糜烂性胃炎或出血性胃炎。胰、胆和肠瘘的辅助治疗。胰腺术后并发症的预防和治疗。糖尿病酮症酸中毒的辅助治疗。

【**用法用量**】本品采用静脉给药，通过慢速冲击注射（3~5 分钟）250μg 或以每小时

250 μg 的速度连续滴注（约相当于每公斤体重，每小时 3.5 μg）给药。对严重急性上消化道出血(包括食道静脉曲张出血)治疗，建议首先缓慢静脉注射 250 μg 本品，作为负荷剂量，而后立即进行每小时 250 μg 的静脉点滴给药。当两次输液给药间隔大于 3~5 分钟时，应重新静脉注射 250 μg 本品，以确保给药的连续性。当止住大出血后(一般在 12~24 小时内)，治疗应继续 48~72 小时，以防止再次出血。对于上述病例，通常的治疗时间是 120 小时。

【相互作用与使用注意】 见药物相互作用与使用注意表。

药物相互作用与使用注意表

合用药物	相互作用	合用注意
环己烯巴比妥	延长环己烯巴比妥引起的睡眠时间，且加剧戊烯四唑的作用	不应同时使用

抑肽酶 [药典（二）]

【主要作用】 广谱蛋白酶抑制剂，可用于调节心脏体外循环（CPB）手术引起的机体炎性反应（SIR）。SIR 可以激活相关的出血、纤溶以及细胞和体液炎症系统。而抑肽酶通过其对多种介质的抑制作用（如舒血管素、纤维蛋白溶酶）可以降低炎性反应、纤溶反应和凝血酶的产生。

【适应证】 本品为预防用药，用于体外循环下实施冠状动脉旁路移植术的病人，以减少手术过程中的出血，并相应降低输血需求。

【用法用量】 第 1~2 日，每日 8 万 ~12 万 U，首剂用量应大些，缓慢静脉注射（每分钟不超过 2ml）。维持剂量宜采用静脉滴注，每日 2 万 ~4 万 U。由纤维蛋白溶解引起的出血，应立即静脉注射 8 万 ~12 万 U，以后每 2 小时 1 万 U，直至出血停止。预防剂量：手术前一日开始，每日 2 万 U，共 3 日。治疗肠瘘及连续渗血也可局部应用。预防术后肠粘连，在手术切口闭合前，腹腔直接注入 2 万 ~4 万 U，注意勿与伤口接触。

【相互作用与使用注意】 见药物相互作用与使用注意表。

药物相互作用与使用注意表

合用药物	相互作用	合用注意
纤维蛋白溶解剂	抑肽酶具有抗纤溶活性，因此能够抑制纤维蛋白溶解剂的作用	避免合用
卡托普利	在对 9 名未经治疗的高血压患者的研究中，静注抑肽酶 1111.1 单位，对 100mg 卡托普利急剧降低血压的阻断作用超过两小时	慎重合用

小檗碱 [药典（二）；基（基）；医保（甲）]

【主要作用】 本品对细菌只有微弱的抑菌作用，但对痢疾杆菌、大肠埃希菌引起的肠道感染有效。

【适应证】 用于肠道感染，如胃肠炎。

【用法用量】 见下表。

年龄（岁）	体重（kg）	一次用量（片）	次数
1~3	10~15	0.5~1	
4~6	16~21	1~1.5	一日 3 次，饭前服
7~9	22~27	1.5~2	
10~12	28~32	2~2.5	

【相互作用与使用注意】见药物相互作用与使用注意表。

药物相互作用与使用注意表

合用药物	相互作用	合用注意
含鞣质的中药	由于鞣质是生物碱沉淀剂，二者结合，生成难溶性鞣酸盐沉淀，降低疗效	避免合用

利福昔明 [药典（二）；医保（乙）]

【主要作用】广谱肠道抗生素。它是利福霉素 SV 的半合成衍生物。通过与细菌 DNA- 依赖 RNA 聚合酶的 β - 亚单位不可逆的结合而抑制细菌 RNA 的合成，最终抑制细菌蛋白质的合成。

【适应证】对利福昔明敏感的病原菌引起的肠道感染，包括急性和慢性肠道感染、腹泻综合征、夏季腹泻、旅行性腹泻和小肠结膜炎等。

【用法用量】成人：口服。每次 0.2g，每日 3~4 次。6~12 岁儿童：口服。每次 0.1~0.2g，每日 4 次。12 岁以上儿童，剂量同成人。可根据医嘱调节剂量和服用次数。除非是医嘱的情况下，每一疗程不超过 7 天。

【相互作用与使用注意】口服利福昔明只有 1% 口服剂量经胃肠道吸收，所以利福昔明不会引起因药理的相互作用导致的全身问题。

第6章　影响血液及造血系统的药物

第1节　促凝血药

亚硫酸氢钠甲萘醌 [药典（二）；医保（甲、乙）]

【主要作用】维生素K为肝脏合成凝血酶原（因子Ⅱ）的必需物质，还参与因子Ⅶ、Ⅸ、Ⅹ的合成。缺乏维生素K可致上述凝血因子合成障碍，影响凝血过程而引起出血。本品尚具镇痛作用，其镇痛作用机制可能与阿片受体和内源性阿片样物质介导有关。

【适应证】①止血：用于阻塞性黄疸、胆瘘、慢性腹泻、广泛肠切除所致肠吸收功能不全患者，早产儿、新生儿低凝血酶原血症，香豆素类或水杨酸类过量以及其他原因所致凝血酶原过低等引起的出血。②镇痛：用于胆石症、胆道蛔虫症引起的胆绞痛。③解救杀鼠药"敌鼠钠"（diphacin）中毒：此时宜用大剂量。

【用法用量】①止血：成人口服，一次2~4mg，一日6~20mg；肌内注射，每次2~4mg，一日4~8mg。防止新生儿出血，可在产前1周给妊娠期妇女肌内注射，每日2~4mg。②胆绞痛：肌内注射，每次8~16mg。

【相互作用与使用注意】见药物相互作用与使用注意表。

药物相互作用与使用注意表

合用药物	相互作用	合用注意
口服抗凝药（如双香豆素类）	可干扰维生素K代谢，合用时作用相互抵消	避免合用
碱性药物或还原剂	肌内注射给药时，如遇碱性药物或还原剂可使亚硫酸氢钠甲萘醌失效	肌内注射时避免合用
较大剂量水杨酸类药、磺胺类药、奎宁、奎尼丁	会影响维生素K的疗效	避免合用

氨基己酸 [医保（乙）]

【主要作用】能抑制纤维蛋白溶解原的激活因子，使纤维蛋白溶酶原不能激活为纤维蛋白溶酶，从而抑制纤维蛋白的溶解，产生止血作用。高浓度时，本品对纤维蛋白溶酶还有直接抑制作用，对于纤维蛋白溶酶活性增高所致的出血症有良好疗效。

【适应证】用于纤溶性出血，如脑、肺、子宫、前列腺、肾上腺、甲状腺等外伤或手术出血。术中早期用药或术前用药，可减少手术中渗血，并减少输血量。亦用于肺出血、肝硬化出血及上消化道出血。

【用法用量】静脉滴注，初用量4~6g，以5%~10%葡萄糖注射液或0.9%氯化钠注射液100ml稀释，15~30分钟内滴完，维持量为每小时1g，维持时间依病情而定，一日量不超过20g，可连用3~4日。口服，成人，每次2g，依病情服用7~10日或更久。

【相互作用与使用注意】见药物相互作用与使用注意表。

药物相互作用与使用注意表

合用药物	相互作用	合用注意
避孕药或雌激素	增加血栓形成的可能	避免合用
高浓度激活的凝血酶原复合物和抗纤维蛋白溶解药		
链激酶、尿激酶	减弱其作用	

氨甲苯酸 [基(基)；医保(甲、乙)]

【主要作用】具有抗纤维蛋白溶解作用，其作用机制与氨基己酸相同，但其作用较之强 4~5 倍。

【适应证】用于纤维蛋白溶解过程亢进所致的出血，对一般慢性渗血效果较显著，但对癌症出血以及创伤出血无止血作用。此外，尚可用于链激酶或尿激酶过量引起的出血。

【用法用量】静脉注射，每次 0.1~0.3g，用 5% 葡萄糖注射液或 0.9% 氯化钠注射液 10~20ml 稀释后缓慢注射，一日最大用量 0.6g。

【相互作用与使用注意】见药物相互作用与使用注意表。

药物相互作用与使用注意表

合用药物	相互作用	合用注意
口服避孕药、雌激素或凝血因子 I 复合物浓缩剂	增加血栓形成的危险	避免合用

酚磺乙胺 [医保(乙)]

【主要作用】本品能使血管收缩，降低毛细血管通透性，也能增强血小板聚集性和黏附性，促进血小板释放凝血活性物质，缩短凝血时间，达到止血效果。

【适应证】用于防治各种手术前后的出血，也可用于血小板功能不良、血管脆性增加而引起的出血。亦可用于呕血、尿血等。

【用法用量】①肌内注射或静脉注射一次 0.25~0.5g，一日 0.5~1.5g。静脉滴注一次 0.25~0.75g，一日 2~3 次，稀释后滴注。②预防手术后出血，术前 15~30 分钟静脉滴注或肌内注射 0.25~0.5g，必要时 2 小时后再注射 0.25g。

【相互作用与使用注意】见药物相互作用与使用注意表。

药物相互作用与使用注意表

合用药物	相互作用	合用注意
氨基己酸	混合注射时，可引起中毒	禁止合用
右旋糖酐	同用时，可降低本品疗效。如必须联用，应间隔一段时间（尽量先使用本品）	合用时注意时间间隔

卡巴克络 [医保(乙)]

【主要作用】能增强毛细血管对损伤的抵抗力，降低毛细血管的通透性，促进受损毛细血管端回缩而止血。

【适应证】用于毛细血管通透性增加所致的出血，如特发性紫癜、视网膜出血、慢性肺出血、胃肠出血、鼻出血、咯血、血尿、痔出血、子宫出血、脑出血等。

【用法用量】①卡络柳钠片：口服，每次 2.5~5mg，一日 3 次。卡络柳钠注射液：肌内注射，每次 5~10mg，一日 2~3 次。不可静脉注射。②注射用卡络磺钠：肌内注射，每次 20mg，一日 2 次；静脉注射，每次 25~50mg，一日 1 次；静脉滴注，每次 60~80mg，加入输液中滴注。

【相互作用与使用注意】见药物相互作用与使用注意表。

药物相互作用与使用注意表

合用药物	相互作用	合用注意
抗组胺药、抗胆碱药	影响本品的止血效果	避免合用
抗癫痫药和氟哌啶醇等抗精神病药物	卡巴克络可降低合用药物的疗效	

艾曲波帕

【主要作用】本品是一种口服非肽类血小板生成素受体激动剂，临床研究显示刺激本品可升高血小板的骨髓巨核细胞的增生和分化。

【适应证】用于治疗经糖皮质激素类药物、免疫球蛋白治疗无效或脾切除术后慢性特发性血小板减少性紫癜（ITP）患者的血小板减少。

【用法用量】口服，起始剂量 50 mg，每日 1 次，然后逐渐调整剂量，直至血小板 > 50×10^9/L。每天最大剂量不得超过 75mg。亚洲人或肝功能严重受损患者应减量，起始剂量 25mg，每日 1 次。

【相互作用与使用注意】见药物相互作用与使用注意表。

药物相互作用与使用注意表

合用药物	相互作用	合用注意
多价阳离子（铁离子、钙离子、铝离子、硒离子、锌离子）	可减少本品吸收	避免合用
OATP1B1 代谢底物（瑞舒伐他汀）	对 OATP1B1 转运体有抑制作用	

第 2 节　抗凝血药

肝素钠 [药典（二）；基（基）；医保（甲）]

【主要作用】在体内外均有抗凝血作用，可延长凝血时间、凝血酶原时间和凝血酶时间。现认为肝素钠通过激活抗凝血酶Ⅲ（AT Ⅲ）而发挥抗凝血作用。肝素钠与 AT Ⅲ结合后，可加速 AT Ⅲ的抗凝血作用。

【适应证】①预防血栓形成和栓塞，如深部静脉血栓、心肌梗死、肺栓塞、血栓性静脉炎及术后血栓形成等。②治疗各种原因引起的弥散性血管内凝血（DIC），但蛇咬伤所致的DIC 除外。早期应用可防止纤维蛋白原和其他凝血因子的消耗。③其他体内外抗凝血，如心导管检查、心脏手术体外循环血液透析等。

【用法用量】①静脉滴注：成人首剂 5000U 加入 100ml 0.9% 氯化钠注射液中，在 30~60分钟内滴完。需要时可每隔 4~6 小时重复静脉滴注 1 次，每次 5000U，总量可达 25000U/d。②静脉注射或深部肌内注射（或皮下注射）：每次 5000~10000U。

【相互作用与使用注意】见药物相互作用与使用注意表。

药物相互作用与使用注意表

合用药物	相互作用	合用注意
香豆素及其衍生物、阿司匹林及非甾体消炎镇痛药、双嘧达莫、右旋糖酐、肾上腺皮质激素、促肾上腺皮质激素、组织纤溶酶原激活物、尿激酶、链激酶等	加重出血危险	避免合用
纠正酸中毒的药物（如碳酸氢钠、乳酸钠）	促进肝素的抗凝作用	警惕潜在的出血危险
透明质酸酶	肝素可抑制透明质酸酶活性	应临时配伍使用，药物混合后不宜久置
胰岛素受体	改变胰岛素的结合和作用	避免合用
碱性药物	与碱性药物合用失去抗凝效应	不能合用
华法林	可能存在药效学的协同作用	慎重合用

肝素钙[医保（乙）]

【主要作用】与肝素钠相似。

【适应证】用于预防和治疗血栓 – 栓塞性疾病以及血栓形成，亦适于人工肾、人工肝和体外循环使用。

【用法用量】①用于血栓 – 栓塞意外：皮下注射，首次 0.01ml/kg，5~7 小时后以 APTT 检测剂量是否合适，12 小时 1 次，每次注射后 5~7 小时进行新的检查，连续 3~4 日。②用于内科预防：皮下注射，首剂 0.005ml/kg，注射后 5~7 小时以 APTT 调整合适剂量。一次 0.2ml，每日 2~3 次，或一次 0.3 ml，每日 2 次。③用于外科预防：皮下注射，术前 0.2ml，术后每 12 小时 0.2ml，至少持续 10 日。

【相互作用与使用注意】见药物相互作用与使用注意表。

药物相互作用与使用注意表

合用药物	相互作用	合用注意
香豆素及其衍生物、阿司匹林及非甾体消炎镇痛药、双嘧达莫、右旋糖酐、肾上腺皮质激素、促肾上腺皮质激素、组织纤溶酶原激活物、尿激酶、链激酶等	加重出血危险	避免合用
纠正酸中毒的药物（如碳酸氢钠、乳酸钠）	促进肝素的抗凝作用	警惕潜在的出血危险
透明质酸酶	肝素可抑制透明质酸酶活性	应临时配伍使用，药物混合后不宜久置

续表

合用药物	相互作用	合用注意
胰岛素受体	改变胰岛素的结合和作用	避免合用
碱性药物	与碱性药物合用失去抗凝效应	禁止合用

低分子量肝素[医保（乙）]

【主要作用】具有明显而持久的抗血栓作用，其抗血栓形成活性强于抗凝血活性。

【适应证】①预防深部静脉血栓形成和肺栓塞。②治疗已形成的急性深部静脉血栓。③在血液透析或血液滤过时，防止体外循环系统中发生血栓或血液凝固。④治疗不稳定性心绞痛及非 ST 段抬高心肌梗死。

【用法用量】依诺肝素钠（克赛），Enoxaparin Sodium（CLEXANE），ATC 编码 B01AB05，分子量 3500~5500。疗程一般为 10 天，应在适当时候开始口服抗凝剂治疗。如预防静脉血栓栓塞性疾病：外科患者有中度的血栓形成危险时，皮下注射 2000U 或 4000U，每日 1 次，首次注射于术前 2 小时给予；有高度血栓形成倾向的外科患者，可于术前 12 小时开始给药，每日 1 次，每次 4000U，皮下注射；内科患者预防应用，每日 1 次皮下注射 4000 U，连用 6~14 天。

【相互作用与使用注意】见药物相互作用与使用注意表。

药物相互作用与使用注意表

合用药物	相互作用	合用注意
香豆素及其衍生物、阿司匹林及非甾体消炎镇痛药、双嘧达莫、右旋糖酐、肾上腺皮质激素、促肾上腺皮质激素、组织纤溶酶原激活物、尿激酶、链激酶等	加重出血危险	避免合用
纠正酸中毒的药物（如碳酸氢钠、乳酸钠）	促进肝素的抗凝作用	警惕潜在的出血危险
透明质酸酶	肝素可抑制透明质酸酶活性	应临时配伍使用，药物混合后不宜久置
胰岛素受体	改变胰岛素的结合和作用	避免合用
碱性药物	碱性药物与强酸性的肝素发生中和反应	禁止合用

华法林[药典（二）；医保（甲）]

【主要作用】为香豆素类口服抗凝血药，化学结构与维生素 K 相似。本品对已合成的凝血因子Ⅱ、Ⅶ、Ⅸ、Ⅹ无对抗作用，在体内需待已合成的上述四种凝血因子耗竭后，才能发挥作用，故起效缓慢，用药早期可与肝素并用。

【适应证】①防治血栓栓塞性疾病，可防止血栓形成与发展，如治疗血栓栓塞性静脉炎，降低肺栓塞的发病率和死亡率，减少外科大手术、风湿性心脏病、髋关节固定术、人工置换心脏瓣膜手术等的静脉血栓发生率。②心肌梗死的治疗辅助用药。

【用法用量】口服，第 1 日 5~20mg，次日起用维持量，一日 2.5~7.5mg。

【相互作用与使用注意】见药物相互作用与使用注意表。

药物相互作用与使用注意表

合用药物	相互作用	合用注意
阿司匹林、水杨酸钠、胰高血糖素、奎尼丁、吲哚美辛、保泰松、奎宁、依他尼酸、甲苯磺丁脲、甲硝唑、别嘌呤醇、红霉素、氯霉素、某些氨基苷类抗生素、头孢菌素类、苯碘达隆、西咪替丁、氯贝丁酯、右旋甲状腺素、对乙酰氨基酚等	增强华法林的抗凝作用	警惕潜在的出血危险
苯妥英钠、巴比妥类、口服避孕药、雌激素、考来烯胺、利福平、维生素 K 类、氯噻酮、螺内酯、扑痛素、皮质激素等	降低华法林的抗凝作用	警惕潜在血栓的形成
盐酸肾上腺素、阿米卡星、维生素 B$_{12}$、间羟胺、缩宫素、盐酸氯丙嗪、盐酸万古霉素等	影响华法林的抗凝作用	不能合用
水合氯醛	华法林的药效和毒性均增强	减量慎用
丙戊酸	两者都是酸性药物，丙戊酸能竞争血浆蛋白结合而导致华法林的游离浓度升高	应该慎重合用
胺碘酮	长期应用胺碘酮导致甲状腺功能紊乱，可能影响华法林的代谢	根据需要可以短期合用，长期应用需监测 INR

重组水蛭素

【主要作用】是一种来源于酵母细胞的重组水蛭素，由 65 个氨基酸组成，同凝血酶形成非共价化合物，直接抑制凝血酶的作用。除抑制肝素诱导的血小板活化外，对血小板功能无直接影响。

【适应证】用于治疗 II 型肝素诱导的血小板减少症。

【用法用量】静脉给药，起始剂量为 0.4mg/kg，弹丸式注射，缓慢给药（15 秒以上）。溶液浓度为 5mg/ml，最大注射剂量为 8.8ml。维持剂量为 0.15 mg/（kg·h），连续静脉输注 2~10 日。

【相互作用与使用注意】见药物相互作用与使用注意表。

药物相互作用与使用注意表

合用药物	相互作用	合用注意
口服抗凝药	抗凝效果增加，发生出血的风险会增加	警惕潜在的出血危险

比伐卢定

【主要作用】本品为凝血酶直接的、特异的、可逆性抑制剂。其作用不依赖于抗凝血酶IV（AT2 IV）、肝素辅因子 II 等，能够使可溶性凝血酶、血块结合凝血酶失活，其作用是暂时的。

【适应证】与阿司匹林联用，在不稳定型心绞痛患者的冠状动脉血管成形术中作抗凝药，可预防局部缺血性并发症的发生。

【用法用量】在血管成形术即将开始前注射 1mg/kg，然后以 2.5mg/（kg·h）连续静脉滴注 4 小时，再以 0.2mg/（kg·h）滴注 14~20 小时。应同时给予阿司匹林 300~325mg。

【相互作用与使用注意】见药物相互作用与使用注意表。

药物相互作用与使用注意表

合用药物	相互作用	合用注意
肝素、华法林或溶栓药物	增加患者出血的可能性	警惕潜在的出血危险

阿加曲班[医保（乙）]

【主要作用】为选择性的直接凝血酶抑制剂，具有抑制凝血酶作用、抗凝血作用和抑制血管收缩作用。

【适应证】用于改善慢性动脉闭塞症（Buerger 病，闭塞性动脉硬化症）患者的四肢溃疡、静息痛及冷感等。

【用法用量】成人常用量：每次 1 支（10mg），每日 2 次。每次用输液稀释后进行 2~3 小时的静脉滴注，可依年龄、症状酌情增减药量。

【相互作用与使用注意】见药物相互作用与使用注意表。

药物相互作用与使用注意表

合用药物	相互作用	合用注意
抗凝剂（如肝素、华法林等）		
抑制血小板凝集的药物（如阿司匹林、奥扎格雷钠、盐酸噻氯匹定、双嘧达莫等）	引起出血倾向增加	注意减量
血栓溶解剂（如尿激酶、链激酶等）		
去纤酶		

达比加群酯[医保（乙）]

【主要作用】本品为一种小分子前体药物，在体内经过代谢后形成活性分子达比加群。后者为强效的、竞争性的、可逆性的凝血酶直接抑制剂。

【适应证】用于髋关节或膝关节置换手术的成年患者，以预防静脉血栓形成（VTE）。

【用法用量】口服，220mg，每日 1 次。如伤口已止血，首次用药为 110mg，应于手术后 1~4 小时之间服用，以后每次 220mg，每日 1 次。膝关节置换术维持 10 天，髋关节置换术维持 28~35 天。

【相互作用与使用注意】见药物相互作用与使用注意表。

药物相互作用与使用注意表

合用药物	相互作用	合用注意
抗凝、抗血小板药物、NSAIDs 类药物双氯芬酸	增加出血风险	警惕潜在的出血危险
胺碘酮	增加达比加群酯血药浓度	
P 糖蛋白抑制剂利福平、维拉帕米、克拉霉素等	降低达比加群酯疗效	警惕潜在血栓的形成

磺达肝癸钠[医保（乙）]

【主要作用】是一种化学合成的高亲和力戊糖结构，选择性间接抑制 Xa 因子，进而减少凝血酶产生和纤维蛋白形成。本品不能灭活凝血酶（活化因子Ⅱ），并对血小板没有作用。

【适应证】用于进行下肢重大骨科手术如髋关节骨折、膝关节手术或者髋关节置换术等患者，预防静脉血栓栓塞事件的发生。

【用法用量】2.5mg，每日 1 次，术后皮下注射给药。初始剂量应在手术结束后 6 小时给予，并且需在确认已止血的情况下。治疗应持续到静脉血栓栓塞风险消失以后，通常到患者可以下床活动，至少在手术后 5~9 天。

【相互作用与使用注意】见药物相互作用与使用注意表。

药物相互作用与使用注意表

合用药物	相互作用	合用注意
有出血危险性的药物	增加出血风险	警惕潜在的出血危险

利伐沙班 [医保（乙）]

【主要作用】是一种高选择性、剂量依赖性直接抑制因子 Xa 的口服药物。通过抑制因子 Xa 可以中断凝血瀑布的内源性和外源性途径，抑制凝血酶的产生和血栓形成。

【适应证】①用于髋关节或膝关节置换手术成年患者，以预防静脉血栓形成（VTE）。②用于治疗成人深静脉血栓形成（DVT），降低急性 DVT 后 DVT 复发和肺栓塞（PE）的风险。③用于具有一种或多种危险因素（例如充血性心力衰竭、高血压、年龄 ≥ 75 岁、糖尿病、卒中或短暂性脑缺血发作病史）的非瓣膜性房颤成年患者，以降低卒中和全身性栓塞的风险。

【用法用量】口服，利伐沙班 10mg，每日 1 次，可与食物同服，也可以单独服用。如伤口已止血，首次用药时间应于手术后 6~10 小时之间进行。利伐沙班 15mg 或 20mg 片剂应与食物同服。

【相互作用与使用注意】见药物相互作用与使用注意表。

药物相互作用与使用注意表

合用药物	相互作用	合用注意
吡咯 - 抗真菌剂（如酮康唑、伊曲康唑、伏立康唑和泊沙康唑）或 HIV 蛋白酶抑制剂	使利伐沙班血药浓度升高	警惕潜在的出血危险
抗凝药物如非甾体抗炎药、血小板聚集抑制剂或其他抗血栓药	增加出血风险	

链激酶 [药典（二）；医保（甲）]

【主要作用】具有促进体内纤维蛋白溶解系统活性的作用。能使纤维蛋白溶酶原激活因子前体物转变为激活因子，后者再使纤维蛋白原转变为有活性的纤维蛋白溶酶，使血栓溶解。

【适应证】用于治疗血栓栓塞性疾病，如深静脉栓塞、周围动脉栓塞、急性肺栓塞、血管外科手术后的血栓形成、导管给药所致血栓形成、新鲜心肌梗死、中央视网膜动静脉栓塞等。

【用法用量】①给药前半小时，先肌内注射异丙嗪 25mg、静脉注射地塞米松 2.5~5mg 或氢化可的松 25~50mg，以预防不良反应（出血倾向、感冒样寒战、发热等）发生。②初导剂量：将本品 50 万 U 溶于 0.9% 氯化钠注射液 100ml 或 5% 葡萄糖注射液 100ml 中，静脉滴注（30分钟左右滴注完毕）。③维持剂量：将本品 60 万 U 溶于 5% 葡萄糖注射液 250~500ml 中，加入氢化可的松 25~50mg 或地塞米松 1.25~2.5mg，静脉滴注 6 小时，保持每小时 10 万 U水平。按此疗法一日 4 次，治疗持续 24~72 小时或至血栓溶解或病情不再发展为止。疗程根据病情而定。治疗结束时，可用低分子右旋糖酐作为过渡，以防血栓再度形成。

【相互作用与使用注意】见药物相互作用与使用注意表。

药物相互作用与使用注意表

合用药物	相互作用	合用注意
华法林、阿司匹林、吲哚美辛、双嘧达莫、保泰松、右旋糖酐、依替非巴肽等	有加重出血的危险	合用时注意减量
肝素	可部分拮抗肝素的抗凝作用	避免合用

尿激酶^[药典（二）；医保（甲）]

【主要作用】本品直接作用于内源性纤维蛋白溶解系统，能催化裂解纤溶酶原成纤溶酶，后者不仅能降解纤维蛋白凝块，亦能降解血循环中的纤维蛋白原、凝血因子 V 和凝血因子 Ⅷ 等，从而发挥溶栓作用。

【适应证】本品主要用于血栓栓塞性疾病的溶栓治疗。包括急性广泛性肺栓塞、胸痛 6~12 小时内的冠状动脉栓塞和心肌梗死、症状短于 3~6 小时的急性期脑血管栓塞、视网膜动脉栓塞和其他外周动脉栓塞症状严重的髋 – 股静脉血栓形成者。也用于人工心瓣膜手术后预防血栓形成，保持血管插管和胸腔及心包腔引流管的通畅等。溶栓的疗效需要后继的肝素抗凝加以维持。

【用法用量】本品临用前应以 0.9% 氯化钠注射液或 5% 葡萄糖溶液配制。①肺栓塞：初次剂量 4400U/kg，以 0.9% 氯化钠注射液或 5% 葡萄糖溶液配制，以 90ml/h 速度在 10 分钟内滴完，其后以 4400U/h 的给药速度，连续静脉滴注 2 小时或 12 小时。②心肌梗死：建议以 0.9% 氯化钠注射液配制后，按 6000U/min 速度冠状动脉内连续滴注 2 小时，滴注前应先行静脉给予肝素 2500~10000U。③外周动脉血栓：以 0.9% 氯化钠注射液配制本品（浓度 2500U/ml）4000U/min 速度经导管注入血凝块，每 2 小时夹闭导管 1 次；可调整注入速度为 1000U/min，直至血块溶解。④防治心脏瓣膜替换术后的血栓形成：可用本品 4400U/kg，0.9%氯化钠注射液配制后 10~15 分钟滴完。然后以 4400U/（kg·h）静脉滴注维持。当瓣膜功能正常后即停止用药，如用药 24 小时仍无效或发生严重出血倾向应停药。

【相互作用与使用注意】见药物相互作用与使用注意表。

药物相互作用与使用注意表

合用药物	相互作用	合用注意
肝素和口服抗凝血药	增加出血危险	警惕潜在的出血危险
阿司匹林	可增加出血的危险	慎重合用

阿替普酶^[医保（乙）]

【主要作用】为糖蛋白，含 526 个氨基酸。它可通过其赖氨酸残基与纤维蛋白结合，并激活与纤维蛋白结合的纤溶酶原转变为纤溶酶，这一作用较其激活循环中的纤溶酶原显著为强。

【适应证】用于急性心肌梗死和肺栓塞的溶栓治疗。

【用法用量】①静脉注射：将本品 50mg 溶于灭菌注射用水中，使溶液浓度为 1mg/ml，给予静脉注射。②静脉滴注：将本品 100mg 溶于 0.9% 氯化钠注射液 500ml 中，在 3 小时内按以下方式滴完，即前 2 分钟先注入 10mg，以后 60 分钟内滴入 50mg，最后剩余时间内滴完所余 40mg。

【相互作用与使用注意】见药物相互作用与使用注意表。

药物相互作用与使用注意表

合用药物	相互作用	合用注意
其他影响凝血功能的药物	增加出血危险	警惕潜在的出血危险
硝酸甘油	可加快阿替普酶消除率，使血药浓度下降，冠状动脉的再灌注减少、再灌注时间延长、血管再闭塞的可能性增加	

瑞替普酶

【主要作用】通过水解纤溶酶原肽链上第 560 位（精氨酸）和第 561 位（缬氨酸）之间的肽链，使无活性的纤溶酶原转化为有活性的纤溶酶，后者使不溶性成网状的纤维蛋白单体转变为可溶性的纤维蛋白降解产物，从而发挥溶栓作用。除溶解纤维蛋白外，纤溶酶还可使纤维蛋白原及凝血因子 V 和Ⅷ降解。

【适应证】用于成人由冠状动脉梗死引起的急性心肌梗死的溶栓疗法，能改善心功能。

【用法用量】10MU 缓慢静脉注射 2~3 分钟以上，间隔 30 分钟后可重复给药（10MU）1 次，目前尚无 2 次以上重复给药的经验。

【相互作用与使用注意】见药物相互作用与使用注意表。

药物相互作用与使用注意表

合用药物	相互作用	合用注意
肝素、维生素 K 拮抗剂及抗血小板药（阿司匹林、双嘧达莫等）	增加出血的危险	警惕潜在的出血危险

东菱精纯抗栓酶

【主要作用】可分解纤维蛋白原，抑制血栓形成；诱发组织型纤维蛋白溶解酶原激活剂（t-PA）的释放，减弱纤维蛋白溶解酶原激活剂的抑制因子（PAI）的活性，促进纤维蛋白溶酶原转变成纤维蛋白溶解酶，促使纤维蛋白溶解；降低血液黏度，增加血液流动性，加快血液流速，防止血栓形成；降低血管阻力。

【适应证】用于急性缺血性脑血管疾病，突发性耳聋，慢性动脉闭塞症如闭塞性血栓脉管炎、闭塞性动脉硬化症和末梢循环障碍等。

【用法用量】静脉滴注：成人首次 10 巴曲酶单位（BU），以后隔日 1 次，5BU。使用前用 100~200ml 的 0.9% 氯化钠注射液，静脉滴注 1 小时以上。通常疗程为 1 周，必要时可增至 3~6 周。

【相互作用与使用注意】见药物相互作用与使用注意表。

药物相互作用与使用注意表

合用药物	相互作用	合用注意
水杨酸类药、其他抗凝药、抗血小板药	增加出血风险	警惕潜在的出血危险
溶栓药	引起血栓栓塞	合用应谨慎

蚓激酶[医保（乙）]

【主要作用】临床试验表明本品可降低纤维蛋白原含量、缩短优球蛋白溶解时间、降低全血黏度及血浆黏度、t-PA 活性增加。纤维蛋白溶酶原激活物抑制物活性降低、纤维蛋白降解产物增加等。

【适应证】用于缺血性脑血管病中纤维蛋白原增高及血小板聚集率增高的患者。

【用法用量】口服：一次 2 粒，一日 3 次，餐前半小时服用。3~4 周为一疗程，也可连续服用。

【相互作用与使用注意】见药物相互作用与使用注意表。

药物相互作用与使用注意表

合用药物	相互作用	合用注意
抑制血小板功能的药物	有协同作用，使合用药的抗凝作用增强	警惕潜在的出血危险

去纤酶

【主要作用】具有纤维蛋白溶解活性、能使血浆纤维蛋白原和纤维蛋白溶解，故能溶解血栓。此外，还能降低血液黏度，延长凝血酶原时间和凝血时间，但对其他凝血因子及血小板数量无明显影响，对出血时间无影响。

【适应证】用于治疗血栓栓塞性疾病，如脑血栓形成、脑栓塞、四肢动静脉血栓形成、视网膜静脉栓塞等，对冠心病、心绞痛、心肌梗死也有一定疗效，能使心绞痛症状缓解或消失。

【用法用量】①皮试：将去纤酶注射液 0.1ml 用 0.9% 氯化钠注射液稀释至 1ml，皮内注射 0.1ml，15 分钟后观察，注射局部丘疹直径不超过 1cm，伪足在 3 个以下者为阴性。皮试阴性者方可用药。②静脉滴注：成人一般首次量为 10BU，维持量为 5BU，隔日 1 次，用 100~200ml 0.9% 氯化钠注射液稀释，1~2 小时滴完。

【相互作用与使用注意】见药物相互作用与使用注意表。

药物相互作用与使用注意表

合用药物	相互作用	合用注意
与抗凝血药、抗血小板药	增加出血倾向，使止血时间延长	警惕潜在的出血危险
抗纤溶药	拮抗去纤酶的作用	避免合用

第 3 节　血浆及血浆代用品

右旋糖酐 40 [药典（二）；基（基）；医保（甲）]

【主要作用】能提高血浆胶体渗透压，吸收血管外的水分而补充血容量，维持血压；使已经聚集的红细胞和血小板解聚，降低血液黏滞性，从而改善微循环和组织灌流，防止休克后期的血管内凝血；抑制凝血因子 Ⅱ 的激活，使凝血因子 Ⅰ 和Ⅷ活性降低以及其抗血小板作用均可防止血栓形成。尚具渗透性利尿作用。

【适应证】①各种休克：可用于失血、创伤、烧伤及中毒性休克，还可早期预防因休克引起的弥散性血管内凝血。②体外循环时，还可代替部分血液预充心肺机。③血栓性疾病如脑血栓形成、心绞痛和心肌梗死、血栓闭塞性脉管炎、视网膜动静脉血栓、皮肤缺血性溃疡等。④肢体再植和血管外科手术，可预防术后血栓形成，并可改善血液循环，提高再植成功率。

【用法用量】静脉滴注（10% 溶液），每次 250~500ml，成人和儿童每日不超过 20ml/kg。抗休克时滴注速度为 20~40ml/min，在 15~30 分钟注入 500ml。对冠心病和脑血栓患者应缓慢静脉滴注。疗程视病情而定，通常每日或隔日 1 次，7~14 次为一疗程。

【相互作用与使用注意】见药物相互作用与使用注意表。

药物相互作用与使用注意表

合用药物	相互作用	合用注意
肝素	有协同作用，可增加出血风险	警惕潜在的出血危险
卡那霉素、庆大霉素、巴龙霉素	增强合用药物的肾毒性	避免合用

右旋糖酐 70 [药典（二）；基（基）；医保（甲）]

【主要作用】作用基本同上右旋糖酐 40，但其扩充血容量、维持血压作用和抗血栓作用较前者强，几无改善微循环及渗透性利尿作用。

【适应证】用于防治低血容量休克如出血性休克、手术中休克、烧伤性休克。也可用于预防手术后血栓形成和血栓性静脉炎。

【用法用量】静脉滴注，每次 500ml，每分钟注入 20~40ml。每日最大量不超过 1000~1500ml。

【相互作用与使用注意】见药物相互作用与使用注意表。

药物相互作用与使用注意表

合用药物	相互作用	合用注意
肝素	有协同作用，可增加出血倾向	警惕潜在的出血危险
血浆制品和抗血小板药	增强右旋糖酐 70 作用	
卡那霉素、庆大霉素、巴龙霉素	增强合用药物的肾毒性	避免合用

中分子羟乙基淀粉 200/0.5

【主要作用】本品有较强的容量扩充效应和较长的维持时间。

【适应证】用于预防和治疗各种原因引起的血容量不足和休克，如手术、创伤、感染、烧伤等；急性等容血液稀释，减少手术中对供血的需要，节约用血；治疗性血液稀释，改善血液流变学指标，使红细胞聚集减少，血细胞和血液黏稠度下降，改善微循环。

【用法用量】静脉滴注。由于可能有过敏反应发生，开始的 10~20ml 应缓慢滴注，每日用量和滴注速度取决于失血量、血液浓缩程度，每日总量不应大于 33ml/kg（6% 浓度），在心肺功能正常的患者，其血细胞比容应不低于 30%。

【相互作用与使用注意】见药物相互作用与使用注意表。

药物相互作用与使用注意表

合用药物	相互作用	合用注意
卡那霉素、庆大霉素、巴龙霉素	增强合用药物的肾毒性	避免合用

中分子羟乙基淀粉 130/0.4

【主要作用】作用与中分子羟乙基淀粉 200/0.5 相似，但本品在此基础上作了进一步改良处理，使其安全性、耐受性、提高胶体渗透压的作用均有所增加。

【适应证】用于治疗和预防血容量不足、急性等容血液稀释（ANH）。

【用法用量】同中分子羟乙基淀粉 200/0.5，每日最大剂量按体重 33ml/kg，据患者需要可持续使用数日，治疗持续时间取决于低血容量程度及血流动力学参数和稀释效果。在欧洲已批准用于 0~2 岁儿童，每日最大剂量 50ml/kg。国内儿童用药正在研究中。

【相互作用与使用注意】见药物相互作用与使用注意表。

药物相互作用与使用注意表

合用药物	相互作用	合用注意
卡那霉素、庆大霉素、巴龙霉素	增强合用药物的肾毒性	避免合用

第 4 节　抗贫血药

硫酸亚铁 [药典（二）；基（基）；医保（甲）]

【主要作用】铁是红细胞合成血红素必不可少的物质，吸收到骨髓的铁，进入骨髓幼红细胞，聚集到线粒体中，与原卟啉结合形成血红素，后者再与珠蛋白结合而成为血红蛋白，进而发育为成熟红细胞。铁盐以 Fe^{2+} 形式在十二指肠和空肠上段吸收，进入血液循环后，Fe^{2+} 被氧化为 Fe^{3+}，再与转铁蛋白结合成血浆铁，转运到肝、脾、骨髓等贮铁组织中去，与这些组织中的去铁铁蛋白结合成铁蛋白而贮存。

【适应证】用于慢性失血（月经过多、慢性消化道出血、子宫肌瘤出血、钩虫病失血等）、营养不良、妊娠、儿童发育期等引起的缺铁性贫血。用药后贫血症状迅速改善，用药一周左右即见网织红细胞增多，血红蛋白每日可增加 0.1%~0.3%，约 4~8 周可恢复至正常。

【用法用量】口服，成人，每次 0.3g，一日 3 次，餐后服用。

【相互作用与使用注意】见药物相互作用与使用注意表。

药物相互作用与使用注意表

合用药物	相互作用	合用注意
制酸药、磷酸盐类、含鞣酸的药物或饮料、西咪替丁、去铁胺、二巯丙醇、胰酶、胰脂肪酶	影响铁的吸收	注意补铁
稀盐酸、维生素 C	有助于铁的吸收	可以合用
四环素类、氟喹诺酮药、青霉胺、锌制剂	影响合用药物的吸收	应避免合用
卡托普利	合用可能在胃肠道产生卡托普利二硫化物二聚体而降低卡托普利的生物利用度	
左旋多巴	肠道中的碱性 pH 条件和左旋多巴存在的情况下，Fe^{2+} 很容易被氧化为 Fe^{3+}，然后后 Fe^{3+} 与左旋多巴强力结合而抑制了左旋多巴的吸收	避免合用

葡萄糖酸亚铁 ^[药典（二）；医保（乙）]

【主要作用】口服后经十二指肠吸收，对胃肠道刺激性小，作用温和、铁利用率高，起效快。

【适应证】用于各种原因引起的缺铁性贫血，如营养不良、慢性失血、月经过多、妊娠、儿童生长期等所致的缺铁性贫血。

【用法用量】口服。预防，成人，每次 0.3g，一日 1 次；儿童，每次 0.1g，一日 2 次。治疗，成人，每次 0.3~0.6g，一日 3 次；儿童，每次 0.1~0.2g，一日 3 次。

【相互作用与使用注意】见药物相互作用与使用注意表。

药物相互作用与使用注意表

合用药物	相互作用	合用注意
制酸药、磷酸盐类、含鞣酸的药物或饮料、西咪替丁、去铁胺、二巯丙醇、胰酶、胰脂肪酶	影响铁的吸收	注意补铁
稀盐酸、维生素 C	有助于铁的吸收	可以合用
四环素类、氟喹诺酮药、青霉胺、锌制剂	影响合用药物的吸收	观察合用药物的药效，适量增加药量

蔗糖铁 ^[医保（乙）]

【主要作用】本品以非离子型的氢氧化铁为多核核心，其外包绕大量非共价键蔗糖分子，组成了氢氧化铁蔗糖复合物，平均分子量为 43k。不易直接由肾脏排出（经肾排出在 5% 以下），几乎全部被利用且对肾脏无害。

【适应证】主要用于治疗口服铁不能有效缓解的缺铁性贫血。

【用法用量】常用剂量：根据血红蛋白水平而定。①成年人和老年人：一周 2~3 次，一次 5~10ml（100~200mg 铁）。②儿童：一周 2~3 次，一次 0.15ml/kg（3mg/kg 铁）。

【相互作用与使用注意】见药物相互作用与使用注意表。

药物相互作用与使用注意表

合用药物	相互作用	合用注意
口服铁剂	减少口服铁剂的吸收	停用蔗糖铁 5 天后再服用口服铁剂

多糖铁复合物[医保（乙）]

【主要作用】作用与硫酸亚铁相同，由于是有机复合物，不含游离铁离子，对胃肠黏膜无刺激性，可连续给药。

【适应证】用于慢性失血所致的缺铁性贫血，如月经过多、痔出血、子宫肌瘤出血等。也可用于营养不良、妊娠末期、儿童发育期等引起的缺铁性贫血。

【用法用量】口服，成人每次 0.15~0.3g，每日 1 次。

【相互作用与使用注意】见药物相互作用与使用注意表。

药物相互作用与使用注意表

合用药物	相互作用	合用注意
磷酸盐类、制酸剂、四环素	抑制多糖铁复合物吸收	避免合用
维生素 C	有利于多糖铁复合物吸收	可以合用
左旋多巴、卡比多巴、甲基多巴及喹诺酮类药物	减少合用药的吸收	注意调整合用药的剂量

叶酸[药典（二）；基（基）；医保（甲、乙）]

【主要作用】本品是由蝶啶、对氨基苯甲酸和谷氨酸组成的一种 B 族维生素，为细胞生长和分裂所必需的物质，在体内被叶酸还原酶及二氢叶酸还原酶还原为四氢叶酸。后者与多种一碳单位结合成四氢叶酸类辅酶，传递一碳单位，参与体内核酸和氨基酸的合成，并与维生素 B_{12} 共同促进红细胞的增殖和成熟。

【适应证】用于各种巨幼红细胞性贫血，尤适用于由于营养不良或婴儿期、妊娠期叶酸需要量增加所致的巨幼红细胞贫血。用于治疗恶性贫血时，虽可纠正异常血象，但不能改善神经损害症状，故应以维生素 B_{12} 为主，叶酸为辅。也用于妊娠期和哺乳期妇女的预防用药。

【用法用量】口服：成人，每次 5~10mg，一日 5~30mg。肌内注射：每次 10~20mg。妊娠期和哺乳期妇女的预防用药：口服一次 0.4mg，一日 1 次。

【不良反应】不良反应较少，罕见过敏反应，长期服用可出现厌食、恶心、腹胀等。

【相互作用与使用注意】见药物相互作用与使用注意表。

药物相互作用与使用注意表

合用药物	相互作用	合用注意
维生素 C	抑制叶酸吸收	避免同时服用
柳氮磺吡啶、胰酶	减少合用药物的吸收	注意合用药的剂量调整

续表

合用药物	相互作用	合用注意
苯妥英钠、苯巴比妥、扑米酮	减弱合用药物的抗癫痫作用，可使癫痫发作的临界值明显降低，并使敏感患者的发作次数增多	避免合用
甲氨蝶呤、乙胺嘧啶	药物疗效均可降低	慎重合用
锌	口服大剂量叶酸可以影响微量元素锌的吸收	注意补锌

维生素 B_{12} [药典（二）；医保（甲）]

【主要作用】为细胞合成核苷酸的重要辅酶，参与体内甲基转换及叶酸代谢，促进 5- 甲基四氢叶酸转变为四氢叶酸。缺乏时，可致叶酸缺乏，并因此导致 DNA 合成障碍，影响红细胞的发育与成熟。维生素 B_{12} 缺乏与叶酸缺乏所致贫血的血细胞形态学异常基本相似，两药可互相纠正血象的异常。本品还促使甲基丙二酸转变为琥珀酸，参与三羧循环。

【适应证】用于治疗恶性贫血；亦与叶酸合用用于治疗各种巨幼红细胞性贫血、抗叶酸药引起的贫血及脂肪泻、全胃切除或胃大部切除；尚用于神经系统疾病（如神经炎、神经萎缩等）、肝脏疾病（如肝炎、肝硬化）等。

【用法用量】肌内注射，成人，一日 0.025~0.1mg 或隔日 0.05~0.2mg。用于神经系统疾病时，用量可酌增。

【相互作用与使用注意】见药物相互作用与使用注意表。

药物相互作用与使用注意表

合用药物	相互作用	合用注意
氯霉素、考来烯胺	减少维生素 B_{12} 吸收	避免合用

腺苷钴胺 [药典（二）；医保（乙）]

【主要作用】是氰钴型维生素 B_{12} 的同类物，即其 CN 基被腺嘌呤核苷取代，成为 5'- 脱氧腺苷钴胺，它是体内维生素 B_{12} 的两种活性辅酶形式之一，是细胞生长繁殖和维持神经系统髓鞘完整所必需的物质。

【适应证】主要用于巨幼红细胞性贫血、营养不良性贫血、妊娠期贫血，亦用于神经性疾患如多发性神经炎、神经根炎、三叉神经痛、坐骨神经痛、神经麻痹、营养性神经疾患以及放射线和药物引起的白细胞减少症。

【用法用量】口服，成人，每次 0.5~1.5mg，一日 1.5~4.5mg。肌内注射，每日 0.5~1mg。

【相互作用与使用注意】见药物相互作用与使用注意表。

药物相互作用与使用注意表

合用药物	相互作用	合用注意
氯霉素	减少腺苷钴胺吸收	避免合用
考来烯胺	考来烯胺可结合维生素 B_{12} 减少腺苷钴胺吸收	

促红素 ^[医保（乙）]

【主要作用】 主要作用在于与红系祖细胞的表面受体结合，促进红系祖细胞增殖和分化，促进红母细胞成熟，增多红细胞数和血红蛋白含量；稳定红细胞膜，提高红细胞膜抗氧化酶功能。长期接受血液透析的患者应用本品后，血细胞比容增加。另外，本品还能改善血小板功能，对止血障碍有所改善。

【适应证】 用于慢性肾衰和晚期肾病所致的贫血，也用于多发性骨髓瘤相关的贫血和骨髓增生异常综合征（MDS）及骨癌引起的贫血。对结缔组织病（类风湿关节炎和系统性红斑狼疮）所致的贫血也有效。

【用法用量】 可静脉注射或皮下注射，剂量应个体化，一般开始剂量为 50~150 单位/kg，每周 3 次。治疗过程中需视血细胞比容或血红蛋白水平调整剂量或调节维持量。建议以血细胞比容 30%~33% 或血红蛋白 100~120g/L 为指标，调节维持量。

【相互作用与使用注意】 见药物相互作用与使用注意表。

药物相互作用与使用注意表

合用药物	相互作用	合用注意
抗高血压药物、肝素	合用药物的作用被减弱	避免合用

第 5 节　促白细胞增生药

沙格司亭（240）　　　　维生素 B₄（241）　　　　小檗胺（242）
非格司亭（241）　　　　茜草双酯（241）

沙格司亭

【主要作用】 能刺激粒细胞、单核细胞和 T 细胞的增殖和分化，而对 B 细胞增殖无影响。能诱导正常人骨髓细胞形成粒细胞集落形成单位（CFU-G）、巨噬细胞集落形成单位（CFU-M）和粒细胞－巨噬细胞集落形成单位（CFU-GM），使集落的大小和数目均增加。能促进早期的多能前体细胞生长和分化为集落形成单位（CFU）。主要促进单核细胞和粒细胞成熟，并可与红细胞生成因子（EPO）、M-CSF、G-CSF 等相互作用，促进巨核细胞生长。与高浓度 EPO 有协同作用，促进红细胞的增殖。

【适应证】 用于各种原因引起的白细胞或粒细胞减少症，包括肿瘤化疗引起的白细胞减少症、药物反应性引起的白细胞减少症、慢性周期性白细胞减少症、再生障碍性贫血。还可用于骨髓移植后造血功能的恢复和后期移植排异反应的治疗，外周血造血干细胞移植前的干细胞动员。

【用法用量】 静脉滴注：推荐量为每日 250μg/m²，连续给药 21 日，在自体骨髓移植后 2~4 小时即可给药，约 2 小时滴完。亦可每日静脉滴注 5~10μg/kg，在 4~6 小时内滴完。皮下注射：如骨髓增生异常综合征、再生障碍性贫血时，每日 3μg/kg，一般 2~4 日白细胞开始升高，以后调节剂量，使白细胞升至所希望水平。

【相互作用与使用注意】 见药物相互作用与使用注意表。

药物相互作用与使用注意表

合用药物	相互作用	合用注意
化疗药物	影响沙格司亭的疗效	沙格司亭宜在停止化疗的 24 小时后开始应用
血浆蛋白结合率高的药物	沙格司亭可引起血浆白蛋白降低	调整合用药的剂量

非格司亭

【主要作用】是由 DNA 重组技术制备的人粒细胞集落刺激因子（G–CSF），与天然的 G–CSF 的氨基酸序列和糖链完全相同，不同的是重组人 G–CSF 链的 N 端含有蛋氨酸。

【适应证】用于骨髓移植时促进中性粒细胞增加；癌症化疗时引起的中性粒细胞减少症；再生障碍性贫血伴随的中性粒细胞缺乏症；先天性、原发性中性粒细胞减少症。

【用法用量】皮下注射或静脉滴注，开始剂量每日 $2\sim5\,\mu g/kg$，或 $50\sim200\,\mu g/m^2$，以 5% 葡萄糖注射液稀释。根据中性粒细胞数升高的情况增减剂量或停止用药，用药期间宜定期检查血象。中性粒细胞回升达 $5000/mm^3$ 时，可考虑停药。

【相互作用与使用注意】见药物相互作用与使用注意表。

药物相互作用与使用注意表

合用药物	相互作用	合用注意
化疗药物	影响非格司亭的疗效	不宜与化疗药物联合应用

维生素 B_4 [医保（乙）]

【主要作用】是核酸的组成成分，在体内参与 RNA 和 DNA 合成。当白细胞缺乏时，它能促进白细胞增生。

【适应证】用于各种原因如放射治疗、苯中毒、抗肿瘤药和抗甲状腺药等引起的白细胞减少症，也用于急性粒细胞减少症。

【用法用量】口服，成人，每次 $10\sim20$ mg，一日 3 次。肌内注射或静脉注射，每日 $20\sim30$mg。

【相互作用与使用注意】见药物相互作用与使用注意表。

药物相互作用与使用注意表

合用药物	相互作用	合用注意
化疗药物	有促进肿瘤发展的可能性	不宜与化疗药物联合应用

茜草双酯

【主要作用】具有升高白细胞作用，同时还能促进小鼠骨髓造血干细胞增殖和分化，并能防治环磷酰胺引起的犬白细胞减少症。

【适应证】用于防治因肿瘤放射治疗和化疗以及苯中毒等各种原因引起的白细胞减少症。

【用法用量】口服，成人，每次 $300\sim400$mg，一日 $2\sim3$ 次。

【相互作用与使用注意】见药物相互作用与使用注意表。

药物相互作用与使用注意表

合用药物	相互作用	合用注意
利血生、鲨肝醇、维生素 B_4	协同作用	监测白细胞数量

小檗胺

【**主要作用**】能促进造血功能，增加末梢血白细胞。

【**适应证**】用于防治肿瘤患者由于化疗或放疗引起的白细胞减少症，苯中毒、放射性物质及药物等引起的白细胞减少症。

【**用法用量**】口服，成人，每次 50mg，一日 3 次，或遵医嘱。

【**相互作用与使用注意**】见药物相互作用与使用注意表。

药物相互作用与使用注意表

合用药物	相互作用	合用注意
氨硫脲	增强氨硫脲的抗结核疗效	合用时加以注意
环磷酰胺	对环磷酰胺的抗癌疗效有相加作用	

第6节　抗血小板药

阿司匹林 [药典（二）；基（基）；医保（甲）]

【**主要作用**】原为解热、镇痛抗炎药，后发现它还有抗血小板活性，可抑制血小板的释放反应（如肾上腺素、胶原、凝血酶等引起的释放）和聚集反应（第二相聚集）。在体内能延长出血时间，减少血栓的形成。

【**适应证**】可用于预防心、脑血管疾病的发作及人工心脏瓣膜或其他手术后的血栓形成。临床研究发现在男性患者预防脑卒中的效果似乎较女性患者为好，这可能与女性的血小板环氧酶对阿司匹林的耐受性较高有关。

【**用法用量**】用于防治短暂性脑缺血和卒中：成人常用量，每次 75~300mg，一日 1 次。预防用，一般一日 75~150mg；治疗用，一般一日 300mg。用于缺血性心脏病，可预防心肌梗死，减少心律失常的发生率和死亡率。

【**相互作用与使用注意**】详见第 2 章第 2 节阿司匹林。

磺吡酮

【**主要作用**】是保泰松的衍生物，它在体内和血管内具有类似阿司匹林的抑制血小板释放反应和聚集的作用，但较弱。它对血小板 PG 合成酶也有抑制作用，但是可逆性的。它可延长血小板寿命。此外，还有抑制血小板的黏附作用。也可抑制血栓形成，对出血时间无影响。

【适应证】用于缺血性心脏病；也用于脑血管疾病，可明显降低短暂性脑缺血的发作次数；还用于防治瓣膜性心脏病的动脉栓塞并发症及预防手术后静脉血栓形成的反复发作（使患者已缩短的血小板寿命恢复正常），如与抗凝剂合用效果更佳。在预防血液透析患者的血栓发生方面也有效。

【用法用量】预防心肌梗死后猝死，口服，一次 0.2g，一日 3~4 次。

【相互作用与使用注意】见药物相互作用与使用注意表。

药物相互作用与使用注意表

合用药物	相互作用	合用注意
水杨酸类、吡嗪酰胺、依他尼酸噻嗪类利尿药	合用具有拮抗作用	不宜合用
香豆素类抗凝血药、胰岛素、磺脲类降糖药	使磺吡酮的药物作用增强	合用时注意观察

双嘧达莫 [药典（二）；基（基）；医保（甲、乙）]

【主要作用】具有抗血栓形成及扩张冠脉作用。它可抑制血小板的第一相聚集和第二相聚集。高浓度时（50μg/ml）可抑制血小板的释放反应。

【适应证】用于血栓栓塞性疾病及缺血性心脏病。

【用法用量】单独应用疗效不及与阿司匹林合用者。单独应用时，每日口服 3 次，每次 25~100mg；与阿司匹林合用时其剂量可减少至每日 100~200mg。

【相互作用与使用注意】见药物相互作用与使用注意表。

药物相互作用与使用注意表

合用药物	相互作用	合用注意
阿司匹林	产生协同作用	合用时，剂量可减至一日 100~200mg
双香豆素抗凝药、头孢孟多、头孢替坦、普卡霉素或丙戊酸	可加重低凝血酶原血症或进一步抑制血小板聚集，有引起出血的危险	需加强观察
氟尿嘧啶	可能存在药效学的相加或协同作用	应慎重合用
甲氨蝶呤	不详，可能存在药效学的协同作用	

注：本品不宜与含咖啡因的饮料、食物同服

西洛他唑 [医保（乙）]

【主要作用】抑制血小板及平滑肌上磷酸二酯酶的活性、扩张血管抑制血栓素 A_2 引起的血小板聚集，但不影响血小板的花生四烯酸代谢，对于由二磷酸腺苷或肾上腺素诱导引起的初级聚集及二级聚集均有抑制作用。不干扰血管内皮细胞合成前列环素。对血小板聚集作用是可逆的，停药后可迅速恢复。

【适应证】用于慢性动脉闭塞症引起的溃疡、疼痛、冷感和间歇性跛行等缺血性症状。

【用法用量】口服，一日 2 次，每次 50~100mg。

【相互作用与使用注意】见药物相互作用与使用注意表。

药物相互作用与使用注意表

合用药物	相互作用	合用注意
前列腺素 E_1	前列腺素 E_1 增加细胞内环磷酸腺苷而增强疗效，起到协同作用	警惕出血风险
CYP3A4 抑制剂（地尔硫草、酮康唑、伊曲康唑、红霉素等）或 CYP2C19 抑制剂（奥美拉唑等）	升高西洛他唑血药浓度	注意减量

注：葡萄柚汁应与本品慎重合用

噻氯匹定[药典（二）；医保（乙）]

【主要作用】对二磷酸腺苷（ADP）诱导的血小板聚集有较强的抑制作用；它对胶原、凝血酶、花生四烯酸、肾上腺素及血小板活化因子等诱导的血小板聚集亦有不同程度的抑制作用。它对血小板聚集还有一定的解聚作用，并可抑制血小板的释放反应，因而可阻止血小板聚集，减少血栓形成。此外，本品能与红细胞膜结合，降低红细胞在低渗溶液中的溶血倾向，增加红细胞的变形性和可滤性。本品也具有降低血液黏滞度、改善微循环的作用。

【适应证】用于预防脑血管、心血管及周围动脉硬化伴发的血栓栓塞性疾病。亦可用于体外循环心外科手术以预防血小板丢失，慢性肾透析以增加透析器的功能。

【用法用量】口服，一次 0.25g，一日 1~2 次。宜就餐时服用。

【相互作用与使用注意】见药物相互作用与使用注意表。

药物相互作用与使用注意表

合用药物	相互作用	合用注意
血小板聚集抑制药、溶栓药及导致低凝血酶原血症或血小板减少的药物	加重出血	若临床确有必要联合用药，应密切观察并进行实验室监测
茶碱	茶碱血药浓度升高	使用噻氯匹定期间及之后应调整茶碱用量，必要时进行茶碱血药浓度监测
环孢素	环孢素血药浓度降低	定期进行环孢素血药浓度监测，应慎重合用
双氢麦角碱	推测双氢麦角碱通过抑制 OATP-B 而降低噻氯匹定的生物利用度	应慎重合用

吲哚布芬[医保（乙）]

【主要作用】可抑制某些血小板激活因子（如 ADP、5-HT、血小板因子 4、β-血小板球蛋白等）引起的释放反应以及影响花生四烯酸代谢而抗血小板聚集，但不影响 PGI_2 的血浓度。对血液凝固的各种参数无影响，但能中等程度地延长出血时间，停药后即可恢复。

【适应证】用于动脉硬化所致的缺血性心、脑血管和周围血管疾病，静脉血栓形成、血脂代谢障碍等；也可用于体外循环手术时防止血栓形成。

【用法用量】每日剂量 200~400mg，分 2 次口服或肌内注射或静脉注射。老人及肾功能不全者宜减半。

【相互作用与使用注意】见药物相互作用与使用注意表。

药物相互作用与使用注意表

合用药物	相互作用	合用注意
水合氯醛、保泰松、非甾体抗炎药	吲哚布芬的游离血药浓度升高	警惕出血风险
阿司匹林	增强抗凝效应	避免同时服用
扩血管药物	增强疗效	警惕出血风险

氯吡格雷[医保（乙）]

【主要作用】是血小板聚集抑制剂，选择性地抑制 ADP 与血小板受体的结合及抑制 ADP 介导的糖蛋白 GP Ⅱb/Ⅲa 复合物的活化，而抑制血小板聚集。也可抑制非 ADP 引起的血小板聚集。对血小板 ADP 受体的作用是不可逆的。

【适应证】用于预防和治疗因血小板高聚集引起的心、脑及其他动脉循环障碍疾病，如近期发作的脑卒中、心肌梗死和确诊的外周动脉疾病。

【用法用量】每日 1 次，每次 75 mg。

【相互作用与使用注意】见药物相互作用与使用注意表。

药物相互作用与使用注意表

合用药物	相互作用	合用注意
阿司匹林、萘普生、华法林、肝素、溶栓药、月见草油、姜黄素、辣椒素、黑叶母菊、银杏属植物、大蒜、丹参	增加氯吡格雷出血风险	合用时应注意观察
CYP2C19 酶抑制药，如奥美拉唑、埃索美拉唑、氟伏沙明、氟西汀、吗氯贝胺、伏立康唑、氟康唑、氯苄匹啶、环丙沙星、西咪替丁、卡马西平、奥卡西平、氯霉素	降低氯吡格雷血药浓度	避免合用

依替巴肽[医保（乙）]

【主要作用】是血小板糖蛋白（GP）Ⅱb/Ⅲa 受体拮抗剂。GP Ⅱb/Ⅲa 是多种因素引起血小板聚集的最终共同通路。它可选择地、竞争阻断 GP Ⅱb/Ⅲa 受体，拮抗多种因素引起的血小板聚集和血栓形成，可逆转因血栓形成而导致的缺血状态。

【适应证】用于急性冠脉综合征及经皮冠状动脉介入治疗（PCI）。

【用法用量】①急性冠脉综合征：静脉注射 180 µg/kg，然后以 2 µg/（kg·min）速度持续静滴，直至患者出院或开始进行冠状动脉旁路移植手术（CABG），最多持续 72 小时。如使用阿司匹林，起始用量为 160mg，然后一日 75~325mg。如使用肝素，APTT 宜达 50~70秒，对 70kg 以上者，先给 5000U 静脉注射，然后以 1000U/h 速度静滴。70kg 以下者，先给 60U/kg 静脉注射，然后以 12U/（kg·h）静滴。②急性 Q 波型心肌梗死：静脉注射 180 µg/kg，然后以 0.75 µg/（kg·min）速度持续静滴，同时使用常规剂量纤溶酶原激活物。用药时间少于 6 小时。

【相互作用与使用注意】见药物相互作用与使用注意表。

药物相互作用与使用注意表

合用药物	相互作用	合用注意
阿加曲班、噻氯匹定、双嘧达莫、低分子肝素、维生素 A、非甾体抗炎药、抗凝药、溶栓药	增加出血的危险	合用时应注意观察

替罗非班[医保（乙）]

【**主要作用**】是一种非肽类血小板受体 GP Ⅱb/ Ⅲa 高选择性拮抗剂，它能够与该受体结合，而竞争性阻断纤维蛋白原及血管性血友病因子（vWF）与血小板受体的结合，阻止血小板聚集、黏附等活化反应，有效地抑制血小板介导的血栓形成并延长出血时间。

【**适应证**】用于急性冠脉综合征、不稳定型心绞痛和非 Q 波心肌梗死、急性心肌梗死和急性缺血性心脏猝死等，包括可用药控制的患者和需做 PTCA、血管成形术或动脉粥样硬化血管切除术的患者。替罗非班可减少急性冠脉综合征和冠脉内介入治疗后冠心病事件发生率，改善患者症状和预后。

【**用法用量**】与肝素合用，静脉给药。开始 30 分钟给药速度为 $0.4\,\mu g/（kg \cdot min）$，然后速度减为维持量 $0.1\,\mu g/（kg \cdot min）$。2~5 天为一疗程。患者至少给药 48 小时，此期间不进行手术治疗（除非患者发病为顽固性心肌缺血或新的心肌梗死）。

【**相互作用与使用注意**】见药物相互作用与使用注意表。

药物相互作用与使用注意表

合用药物	相互作用	合用注意
阿加曲班、阿司匹林、维生素 A、软骨素、低分子肝素、抗凝药、溶栓药	增加出血的危险	合用时应注意观察

沙格雷酯[医保（乙）]

【**主要作用**】为 5- 羟色胺（$5-HT_2$）受体选择性拮抗剂，其药理作用主要包括：①能选择性拮抗血小板的 5-HT 受体，抑制 5-HT 引起的血小板聚集及血小板内 5-HT 的释放。②可选择性拮抗血管平滑肌的 5-HT 受体，对抗 5-HT 引起的血管收缩和血小板聚集引起的血管收缩反应。③具有抗血栓形成作用，动物实验表明，本品可抑制动脉注入月桂酸引起的大鼠动脉血栓形成及动脉闭塞症的发生。④可改善外周循环，大鼠实验证实，本品对由 5-HT 引起的下肢侧支循环血流量的减少具有良好的改善作用。⑤对作为红细胞变形性指标的红细胞过滤速度有改善作用。

【**适应证**】用于改善慢性动脉闭塞症所引起的溃疡、疼痛及冷感等缺血性症状。

【**用法用量**】成人口服：一次 100 mg，一日 3 次，餐后服。可根据年龄、症状适当增减剂量。

【**相互作用与使用注意**】见药物相互作用与使用注意表。

药物相互作用与使用注意表

合用药物	相互作用	合用注意
抗凝药（如华法林等）或抑制血小板聚集药（如阿司匹林、西洛他唑）	加剧出血或延长出血时间	避免合用

奥扎格雷^[医保(乙)]

【**主要作用**】可抑制 TXA_2 合成酶，具有抗血小板聚集和解除血管痉挛的作用。能抑制脑血栓形成和脑血管痉挛。

【**适应证**】用于治疗急性血栓性脑梗死及伴发的运动障碍，改善蛛网膜下腔出血手术后血管痉挛及其并发的脑缺血症状。

【**用法用量**】常用制剂为奥扎格雷钠注射液，每支 20mg。以 0.9% 氯化钠注射液或葡萄糖注射液稀释后静脉滴注，一日 80mg。如与其他抗血小板药合用时，本品剂量宜酌减。

【**相互作用与使用注意**】见药物相互作用与使用注意表。

药物相互作用与使用注意表

合用药物	相互作用	合用注意
血小板药、溶栓药、抗凝血药	增强出血	避免合用

依前列醇

【**主要作用**】具有抗血小板和舒张血管作用，故可防止血栓形成。前者的作用机制可能在于激活腺苷酸环化酶，而使血小板内 cAMP 浓度上升所致。

【**适应证**】用于治疗某些心血管疾病（如心肺分流术、血液透析等）时作为抗血小板药以防止高凝状态。也用于严重外周血管性疾病（如雷诺病）、缺血性心脏病、原发性肺动脉高压和血小板消耗性疾病等。

【**用法用量**】静脉滴注，每分钟 5ng/kg，临用时配制，连续滴注时间根据病情而定。

【**相互作用与使用注意**】见药物相互作用与使用注意表。

药物相互作用与使用注意表

合用药物	相互作用	合用注意
抗血小板、抗凝药	出血危险	合用时应注意观察
利尿药、抗高血压药或其他扩血管药	血压明显下降	避免合用

第7章 主要作用于泌尿和生殖系统的药物

第1节 利尿药及脱水药

呋塞米 [药典（二）；基（基）；医保（甲）]

【**主要作用**】①利尿作用：主要抑制髓袢升支髓质部对 Na^+、Cl^- 的重吸收，对升支的皮质部也有作用，能增加水、钠、氯、钾、钙、镁、磷酸盐等的排泄。②对血流动力学的影响：呋塞米能抑制前列腺素分解酶的活性，使前列腺素 E_2 的含量升高，因而具有扩张血管的作用。

【**适应证**】水肿性疾病，高血压，预防急性肾衰竭，高钾血症及高钙血症，稀释性低钠血症，抗利尿激素分泌过多症（SIADH），急性药物中毒等。

【**用法用量**】成人：①口服，开始每日 20~40mg，一日 1~2 次，必要时 6~8 小时后追加 20~40mg，直至出现满意的利尿效果。②肌内注射或静脉注射，一次 20~40mg，隔日 1 次，根据需要亦可一日 1~2 次，必要时每 2 小时追加剂量。一日量视需要可增至 120mg。治疗急性肾衰，可用本品 250mg，静脉滴注 1 小时，一日总量不超过 1g。儿童口服：起始量按体重 2mg/kg，必要时每 4~6 小时追加 1~2mg/kg。静脉注射：起始量 1mg/kg，必要时每 2 小时追加 1mg/kg。一日最大剂量可达 6mg/kg。新生儿应延长用药间隔时间。

【**相互作用与使用注意**】见药物相互作用与使用注意表。

药物相互作用与使用注意表

合用药物	相互作用	合用注意
两性霉素、头孢菌素，氨基糖苷类、多黏菌素等抗生素	合用时肾毒性和耳毒性增加，尤其是原有肾损害时	如果同时使用，应监测患者听力和肾功
抗组胺药	合用时耳毒性增加，易出现耳鸣、头晕眩晕	注意监测
锂盐	合用肾毒性明显增加	
强心苷	引起的低钾可增强强心苷的毒性	合用时应补钾
非去极化肌松药（如氯化筒箭毒碱）	加强非去极化肌松药的作用，与血钾下降有关	手术中如用筒箭毒碱作肌松药，于术前一周应停用本品
糖皮质激素、盐皮质激素、促肾上腺皮质激素及雌激素	糖皮质激素、盐皮质激素、促肾上腺皮质激素及雌激素能降低本品的利尿作用，并增加电解质紊乱尤其是低钾血症的发生机会	注意监测血钾
非甾体抗炎镇痛药	能降低本品的利尿作用，肾损害机会也增加，此与非甾体抗炎镇痛药抑制前列腺素合成、减少肾血流量有关	注意监测
拟交感神经药及抗惊厥药	合用利尿作用减弱	慎重合用

续表

合用药物	相互作用	合用注意
苯妥英钠	可降低本品的利尿效应达 50%	需注意呋塞米的治疗不足
降压药	合用时，增强降压作用	降压药的剂量适当减少
氯贝丁酯（安妥明）	合用，两药的作用均增强，并可出现肌肉酸痛、强直等全身不适症状	注意监测
多巴胺	合用利尿作用加强	慎重合用
巴比妥类药物、麻醉药	易引起体位性低血压	
治疗痛风的药物	可使尿酸排泄减少，血尿酸升高	与治疗痛风的药物合用时，后者的剂量应做适当调整
降血糖药物	降低降血糖药物的疗效	慎重合用
抗凝药物（如肝素、链激酶、尿激酶等）和抗纤溶药物	降低抗凝药物（如肝素、链激酶、尿激酶等）和抗纤溶药物的作用，其原因主要与利尿后血容量下降，致血中凝血因子浓度升高，以及利尿使肝血液供应改善，肝脏合成凝血因子增多有关	
水合氯醛	服用水合氯醛后静脉注射本品，可致出汗、面色潮红和血压升高，此与甲状腺素由结合状态转为游离状态增多，导致分解代谢加强有关	
碳酸氢钠	发生低氯性碱中毒机会增加	
美托拉宗（利尿药）	合用可引起严重的电解质紊乱	避免合用
阿司匹林	与阿司匹林相互竞争肾小管分泌，故两者合用可使阿司匹林排泄减少	慎重合用
丙磺舒	可减弱本品的利尿作用	
华法林、非诺贝特	与华法林、非诺贝特合用，可竞争性地与血浆蛋白结合，使后两者的血浆内游离药物浓度增加，作用加强，从而导致不良反应增加	

托拉塞米 [医保（乙）]

【**主要作用**】①作用于肾小管髓袢升支粗段及远曲小管，抑制 $Na^+-K^+-2Cl^-$ 协同转运体系对 Na^+、K^+、Cl^- 的重吸收，使尿中钠、氯和水的排泄量增加，发挥利尿作用，而不影响肾小球滤过率。还可抑制远曲小管上皮细胞醛固酮与其受体结合，进一步增加其利尿排钠效果，且使其排钾作用明显弱于其他强效髓袢利尿药。②扩张血管，可抑制前列腺素分解酶活性，增加血浆中 PGE_2、PGI_2 浓度，竞争性拮抗 TXA_2、TXB_2 的缩血管作用，因而有扩张血管作用。

【**适应证**】①各原因所致水肿。②急、慢性心力衰竭。③原发或继发性高血压。④急、慢性肾衰，本品可增加尿量，促进尿钠排出。⑤肝硬化腹水。⑥急性毒物或药物中毒，通过强效、迅速的利尿作用，配合充分的液体补充，不仅可加速毒性物质和药物的排泄，而且由于其肾脏保护作用，还可减轻有毒物质对近曲小管上皮细胞的损害。

【**用法用量**】①心力衰竭：口服或静脉注射（用 5% 葡萄糖注射液或氯化钠注射液稀释），初始剂量一般一次 5~10mg，一日 1 次，递增至一次 10~20mg，一日 1 次。②急性或慢性肾衰竭：口服，开始 5mg，可增加至 20mg，均为一日 1 次。需要时可静脉注射，一次 0~20mg，一日 1 次。必要时可由初始剂量逐渐增加为每日 100~200mg。③肝硬化腹水：口服，开始 5~10mg，一日 1 次；后可增加至一次 20mg，一日 1 次，最多不超过 40mg。静脉注射同口服。④高血压：开始每日 2.5mg 或 5mg，需要时可增至每日 10mg，单用或与其他降压药合用。

【相互作用与使用注意】本品相互作用基本同呋塞米。此外尚有其他情况，见药物相互作用与使用注意表。

药物相互作用与使用注意表

合用药物	相互作用	合用注意
水杨酸盐	合用时可能增加水杨酸盐的毒性	慎重合用
ACEI	合用时可引起体位性低血压	
考来烯胺	使口服托拉塞米的吸收率下降	不推荐合用
氯吡格雷	可能干扰托拉塞米的代谢，其机制在于氯吡格雷高浓度时可抑制 P4502C9 系统，而本品部分被 P4502C9 代谢	慎重合用

氢氯噻嗪 [药典（二）；基（基）；医保（甲）]

【主要作用】①利尿作用：主要作用于肾小管髓袢升支的皮质段和远曲小管的前段，抑制 Na^+、Cl^- 在该处的重吸收，从而起到排钠利尿作用。属中效能利尿药。②降压作用：有温和而确切的降压作用，对立位、卧位的收缩压、舒张压均可下降，也可增强其他降压药的降压作用。其作用机制与增加 Na^+ 从尿中排泄有关，但慢性肾衰竭无尿患者用此药也有一定的降压作用，因此认为还有肾外作用机制参与，可能与通过促使 Na^+ 从肠道排泄有关。③抗利尿作用：能减少肾原性尿崩症的尿量，有时达 50%，作用机制尚不十分清楚。

【适应证】①各种水肿性疾病。②高血压。③肾性尿崩症、中枢性尿崩症。④肾结石。

【用法用量】成人口服：①治疗水肿性疾病：一次 25~50mg，一日 1~2 次，或隔日治疗，或每周连服 3~5 日。宜从小剂量（12.5~25mg/d）用起，以后根据利尿情况逐渐加量。②心源性水肿：开始用小剂量，一日 12.5~25mg，以免因盐及水分排泄过快而引起循环障碍或其他症状。③肝性腹水：最好与螺内酯合用，以防血钾过低诱发肝性脑病。④高血压：常与其他药合用。开始一日 50~100mg，分 1~2 次服用，并按降压效果调整剂量，一周后减为每日 25~50mg 的维持量。⑤尿崩症：一次 25mg，一日 3 次；或一次 50mg，一日 2 次。儿童：口服，1~2mg/（kg·d），或按体表面积 30~60mg/m²，分 1~2 次服用，并按疗效调整剂量。小于 6 个月的婴儿，剂量可达一日 3mg/kg。

【相互作用与使用注意】见药物相互作用与使用注意表。

药物相互作用与使用注意表

合用药物	相互作用	合用注意
洋地黄类	本品引起的低血钾可增强洋地黄类药物的毒性	注意监测血钾
糖皮质激素、促肾上腺皮质激素、雌激素、两性霉素 B（静脉用药）	能降低本品的利尿作用，增加发生电解质紊乱的机会，尤其是低钾血症	
抗痛风药或降血糖药	可升高尿酸及血糖水平	同用抗痛风药或降血糖药时应注意调整剂量

续表

合用药物	相互作用	合用注意
非甾体抗炎药	非甾体抗炎药尤其是吲哚美辛或交感神经节阻断药可减弱本品的利尿作用	慎重合用
多巴胺	合用利尿降压作用均加强	
抗凝药	可使抗凝药作用减弱，主要是由于利尿后机体血浆容量下降，血中凝血因子水平升高，加上利尿使肝脏血液供应改善，合成凝血因子增多	
锂盐	合用时，因本品可减少肾脏对锂的清除，从而增加锂的肾毒性	监测锂的浓度
考来烯胺（消胆胺）	考来烯胺（消胆胺）能减少胃肠道对本品的吸收	口服考来烯胺 1 小时前或 4 小时后服用本品
乌洛托品	与氢氯噻嗪合用时，乌洛托品转化为甲醛受抑制，因而疗效下降	慎重合用
可激动 α 受体的拟肾上腺素类药物	合用利尿作用减弱	
强心苷、胺碘酮	与本品合用时，应慎防因低钾血症引起的不良作用	注意监测血钾
非去极化型肌松药	增强非去极化型肌松药的肌松作用，与血钾下降有关	
碳酸氢钠	发生低氯性碱中毒机会增加	慎重合用

螺内酯 [药典（二）；基（基）；医保（甲）]

【主要作用】与醛固酮有类似化学结构，两者在远曲小管和集合管的皮质段部位起竞争作用，是在细胞质膜的盐皮质激素受体的水平上发生直接的拮抗作用，从而干扰醛固酮对上述部位钠重吸收的促进作用，促进 Na^+、Cl^- 的排出而产生利尿，因 Na^+–K^+ 交换机制受抑，钾的排出减少，故为留钾利尿药，属于低效能利尿药。

【适应证】①治疗与醛固酮升高有关的顽固性水肿，故对肝硬化和肾病综合征的患者较有效，而对充血性心力衰竭效果较差（除非因缺钠而引起继发性醛固酮增多者外）。也可用于特发性水肿的治疗。单用本品时利尿作用往往较差，故常与噻嗪类、髓袢利尿药合用，既能增强利尿效果，又可防止低血钾。②治疗高血压，可作为原发性或继发性高血压的辅助用药，尤其是应用于有排 K^+ 作用的利尿药时。③原发性醛固酮增多症的诊断与治疗。④低钾血症的预防，与噻嗪类利尿药合用，增强利尿效果并预防低钾血症。

【用法用量】成人口服。①治疗水肿：一次 20~40mg，一日 3 次。用药 5 日后，如疗效满意，继续用原量。②治疗高血压：开始每日 40~80mg，分 2~4 次服用，至少 2 周，以后酌情调整剂量。本品不宜与血管紧张素转换酶抑制剂合用，以免增加发生高钾血症的机会。③治疗原发性醛固酮增多症：手术前患者一日用量 100~400mg，分 2~4 次服用。不宜手术的患者，则选用较小剂量维持。④诊断原发性醛固酮增多症：长期试验，一日 400mg 分 2~4 次服用，连续 3~4 周。短期试验，一日 400mg，分 2~4 次服用，连续 4 日。老年人对本药较敏感，开始用量宜偏小。儿童口服，治疗水肿性疾病，开始一日按体重 1~3mg/kg 或按体表面积 30~90mg/m^2，单次或分 2~4 次服用，连服 5 日后酌情调整剂量。最大剂量为一日 3~9mg/kg 或 90~270mg/m^2。

【相互作用与使用注意】见药物相互作用与使用注意表。

药物相互作用与使用注意表

合用药物	相互作用	合用注意
氢氯噻嗪	两者取长补短；本品虽然作用慢、弱，但维持时间较长，被氢氯噻嗪作用较快、较强的特点所弥补，而氢氯噻嗪的排钾作用被螺内酯所抵消	合用，疗效增加，不良反应减轻
降压药	本品与引起血压下降的药物合用，可增强利尿和降压作用	与此类药物同用时应注意调整剂量
多巴胺	可加强螺内酯的利尿作用	慎重合用
含钾药物、库存血、血管紧张素转换酶抑制剂、血管紧张素Ⅱ受体拮抗剂、环孢素A以及其他保钾利尿药	合用时，发生高钾血症的机会增加	慎重合用，监测血钾
雌激素	雌激素能引起水钠潴留，从而减弱本品的利尿作用	慎重合用
甘珀酸钠、甘草类制剂	甘珀酸钠、甘草类制剂具有醛固酮样作用，可降低本品的利尿作用	
拟交感神经药物	降低螺内酯的降压作用	
肾上腺皮质激素及促肾上腺皮质激素	能减弱螺内酯的利尿作用，而拮抗本品的潴钾作用	
非甾体抗炎镇痛药	能降低螺内酯的利尿作用，且合用时肾毒性增加	
锂盐	使锂排出减少，血锂浓度增高	注意监测血锂
肾毒性药物	合用时，肾毒性增加	慎重合用
氯化铵	合用时，易发生代谢性酸中毒	
华法林、双香豆素等抗凝血药	合用降低抗凝作用	
抗糖尿病药	可使血糖升高	不宜与抗糖尿病药合用
地高辛	使地高辛半衰期延长，可引起中毒	慎重合用
葡萄糖胰岛素注射液、碱剂、钠型降钾交换树脂	合用发生高钾血症的机会减少	需注意

氨苯蝶啶 ^[药典（二）；基（基）；医保（甲）]

【主要作用】为保钾利尿药，其保钾排钠作用与螺内酯相似，但其作用机制与后者不同。它不是醛固酮拮抗剂，而是直接抑制肾脏远曲小管和集合管的 Na^+ 进入上皮细胞，进而改变跨膜电位，而减少 K^+ 的分泌；Na^+ 的重吸收减少，从而使 Na^+、Cl^- 及水排泄增多，而 K^+ 排泄减少。作用较迅速，但较弱，属低效能利尿药，其留钾作用较螺内酯弱。

【适应证】用于治疗各类水肿，如心力衰竭、肝硬化及慢性肾炎引起的水肿或腹水，以及糖皮质激素治疗过程中发生的水钠潴留。常与排钾利尿药合用。亦用于对氢氯噻嗪或螺内酯无效的病例。

【用法用量】口服：成人，开始1次25~50mg，一日2次，餐后服，最大剂量每日不宜超过300mg。维持阶段可改为隔日疗法。与其他利尿剂合用时，两者均应减量。儿童，开始一日按体重2~4mg/kg或按体表面积120mg/m²，分2次服，每日或隔日疗法。以后酌情调整剂量。最大剂量不超过每日 6mg/kg 或 300mg/m²。

【相互作用与使用注意】本品相互作用基本同螺内酯。此外尚有其他相互作用，见药物相互作用与使用注意表。

药物相互作用与使用注意表

合用药物	相互作用	合用注意
噻嗪类和袢利尿剂	本药可使血尿酸升高，合用时可进一步使血尿酸升高	应与治疗痛风的药物合用
氯磺丙脲	合用可导致严重低钠血症	避免合用
吲哚美辛	可发生可逆性急性肾衰	应避免同时应用
潴钾利尿剂	使血钾升高	应避免与其他潴钾利尿剂合用

乙酰唑胺 [药典（二）；基（基）；医保（甲、乙）]

【主要作用】为碳酸酐酶抑制剂。主要功能是促进 CO_2 和 H_2O 结合为碳酸，并使碳酸再解离为 H^+ 与 HCO_3^-。当碳酸酐酶的功能被抑制时，任何需要 H^+ 和 HCO_3^- 大量而连续供应的功能活动均受到影响，如：①肾小管近曲小管内的碳酸酐酶被抑制，H^+ 的产生减少，H^+ 与 Na^+ 的交换减慢，Na^+ 重吸收减少，Na^+、H_2O 与重碳酸盐排出增加，因而产生利尿作用，排出碱性尿。但利尿作用很弱，且长期服用会导致耐受性的发生，故目前很少单独用于利尿，然而，它对于伴有水肿的子痫患者则有良好的利尿降压作用。②眼内各部组织（如睫状体、视网膜、晶体）均有碳酸酐酶的存在，患青光眼时，睫状体上皮内碳酸酐酶的活性增高，眼压上升。本品抑制睫状体上皮细胞内碳酸酐酶的活性，使眼压下降。

【适应证】用于治疗青光眼、心脏性水肿、脑水肿，亦用于癫痫小发作。

【用法用量】（1）青光眼：一般口服给药。①开角型青光眼，首量 0.25g，一日 1~3 次。维持量根据患者对药物的反应而定。②继发性青光眼和术前降眼压，一次 0.25g，一般一日 2~3 次。③闭角型青光眼急性发作，首次 0.5g，以后一次 0.125~0.25g，一日 2~3 次维持。④青光眼急性发作时的抢救或某些恶心、呕吐不能口服的患者，可静脉或肌内注射本品。将本品 0.5g 溶于 5~10ml 灭菌注射用水静脉注射，或溶于 2.5ml 灭菌注射用水肌内注射；也可静脉注射 0.25g 或肌内注射 0.25g 交替使用。对于一些急性发作的青光眼患者，可在 2~4 小时内重复上述剂量，但继续治疗则应根据患者情况改为口服给药。（2）脑水肿：口服，一次 0.25g，一日 2~3 次。（3）心源性水肿：口服，一次 0.25~0.5g，一日 1 次，早餐后服用药效最佳。（4）癫痫小发作：口服，一次 0.5~1g，一日 1 次。与其他药物合用时则不超过 0.25g。儿童：①青光眼：口服，一日 5~10mg/kg，分 2~3 次服用；②青光眼急性发作：静脉或肌内注射，一次 5~10mg/kg，每 6 小时 1 次。

【相互作用与使用注意】见药物相互作用与使用注意表。

药物相互作用与使用注意表

合用药物	相互作用	合用注意
拉坦前列腺素	口服本品和拉坦前列腺素滴眼有相加作用	需注意
碳酸氢钠	合用能够减轻患者的感觉异常和胃肠道症状，还能缓冲电解质失衡，减轻酸中毒和低钾血症的发生	

续表

合用药物	相互作用	合用注意
枸橼酸钾	合用不仅能控制眼压，而且能防止尿结石的发生和复发	需注意
甘露醇或尿素	联合应用，在增强降眼压作用的同时可增加尿量	
缩瞳药	同时应用，可使本品作用增强（因本品使眼内压降低所致）	慎重合用
促皮质激素、糖皮质激素、盐皮质激素	可导致严重低血钾，并造成骨质疏松	合用应注意监测血钾的浓度及心脏功能
洋地黄苷	可增加洋地黄的毒性，发生低钾血症	注意监测
抗糖尿病药（如胰岛素）	联合应用，可减少低血糖反应	因本品可造成高血糖和尿糖，注意调整剂量
排钾利尿药（如噻嗪类）	增加低钾血症的发生	慎重合用
锂盐	减少锂盐在近曲小管的重吸收，降低锂的血浓度	监测血锂浓度
钙、碘及广谱抗生素	可增强碳酸酐酶的活力而减弱乙酰唑胺的作用	
苯巴比妥、卡马西平或苯妥英	联合应用，可使骨软化发病率上升	
氯化铵	氯化铵为酸性盐，可减弱本品的效力	慎重合用
奎尼丁	在碱性尿中增加奎尼丁在肾小管的再吸收量，使奎尼丁的血浓度增高，增强奎尼丁的毒性	
水杨酸类及呋喃妥因、诺氟沙星、巴比妥、磺胺等弱酸性药物	乙酰唑胺可使尿液碱化，使弱酸性药物排泄增多，影响疗效	

甘露醇 [药典（二）；基（基）；医保（甲）]

【主要作用】为单糖，在体内不被代谢。其高渗溶液（20%），静脉滴注后具有使组织脱水和利尿作用。①组织脱水作用：静脉滴注后，不易由毛细血管渗入组织，提高了血浆胶体渗透压，导致组织（包括眼、脑、脑脊液等）细胞内水分向细胞外转运，使组织脱水，减轻水肿，降低眼压、颅内压以及脑脊液容量和压力。②利尿作用：一方面可增加血容量，并促进前列腺素（PGI_2）分泌，从而扩张肾血管，增加肾血流量（包括肾髓质血流量）；另一方面自肾小球滤过后极少由肾小管重吸收，提高肾小管内液渗透压，减少肾小管对水及 Na^+、Cl^-、K^+、Ca^{2+}、Mg^{2+} 和其他溶质的重吸收，导致水和电解质经肾脏排出体外。除上述作用外，由于输注甘露醇后肾小管液流量增加，当某些药物或毒物中毒时，这些物质在肾小管内浓度下降，对肾脏的毒害作用减小，而且经肾脏排泄加快。

【适应证】①治疗各种原因引起的脑水肿，降低颅内压，防止脑疝。②降低眼压：当在应用其他降眼压药无效或青光眼的术前准备时应用。③预防急性肾小管坏死。④作为其他利尿药的辅助药，治疗某些伴有低钠血症的顽固性水肿（因本品排水多于排钠，故不适用于全身性水肿的治疗）。⑤鉴别肾前性因素或急性肾衰竭引起的少尿。⑥对于因某些药物过量或毒物引起的中毒，可促进上述物质的排泄，防止肾毒性。⑦术前肠道准备。⑧作清洗剂，应用于经尿道内作前列腺切除术。

【用法用量】①利尿：静脉滴注，按体重 1~2g/kg，一般为 20% 溶液 250~500ml，并调整剂量使尿量维持在每小时 30~50ml。②脑水肿、颅内高压和青光眼：静脉滴注，按体重 1.5~2g/kg，配成 15%~20% 浓度于 30~60 分钟内滴完（当病人衰弱时，剂量可减为 0.5g/kg）。③预防急性肾小管坏死：先给予 12.5~25g，10 分钟内静脉滴注，若无特殊情况，再给 50g，1 小时内静脉滴注，若尿量能维持在每小时 50ml 以上，则可继续应用 5% 溶液静滴；若无效则立即停药。同时需注意补足血容量。④鉴别肾前性少尿和肾性少尿：按体重 0.2g/kg，以 20% 浓度于 3~5 分钟内静脉滴注。如用药 2~3 小时以后尿量仍低于 30~50ml/h，最多再试用 1 次，若仍无反应则应停药。心功能减退或心力衰竭者，慎用或不宜使用。⑤药物或毒物中毒：50g 以 20% 溶液静脉滴注，调整剂量使尿量维持在每小时 100~500ml。⑥术前肠道准备：口服，于术前 4~8 小时以 10% 溶液 1000ml 于 30 分钟内口服完毕。

【相互作用与使用注意】见药物相互作用与使用注意表。

药物相互作用与使用注意表

合用药物	相互作用	合用注意
利尿药及碳酸酐酶抑制剂	增加利尿药及碳酸酐酶抑制剂的利尿和降眼压作用	与这些药物合用时应注意调整剂量
强心苷	增加强心苷的不良反应，与低钾血症有关	注意监测血钾，监测强心苷浓度

第 2 节　子宫收缩药及引产药

垂体后叶素 [基（基）；医保（甲）]

【主要作用】本品含有催产素，小剂量可增强子宫的节律性收缩，大剂量能引起强直性收缩，使子宫肌层内血管受压迫而起止血作用。其作用较麦角快，而维持时间短（约 0.5 小时），故常与麦角合用（其作用可持续 1 小时以上）。所含加压素有抗利尿和升压作用。由于有升高血压作用，现产科已少用。加压素直接收缩小动脉及毛细血管（尤其对内脏血管），可降低门静脉压和肺循环压力，有利于血管破裂处血栓形成而止血，还能使肾小管和集合管对水分的重吸收增加。

【适应证】产后出血、产后子宫复原不全、促进宫缩引产（由于有升高血压作用，现产科已少用）、肺出血、食管及胃底静脉曲张破裂出血和尿崩症等。

【用法用量】①一般应用：肌内注射，每次 5~10U。②肺出血：静脉滴注，将本品 5~10U 加氯化钠注射液或 5% 葡萄糖注射液 500ml 稀释后慢滴；静脉注射，将本品 5~10U 加 5% 葡萄糖注射液 20ml 稀释后慢注。极量为每次 20U。大量肺咯血，静脉注射 10U。③产后出血：必须在胎儿和胎盘均已娩出之后方可肌内注射 10U，如作预防性应用，可在胎儿前肩娩出后立即静脉注射 10U。④临产阵缩弛缓不正常者（偶亦用于催生，但须谨慎），将 5~10U 本品以 5% 葡萄糖注射液 500ml 稀释后缓慢静脉滴注，并严密观察宫缩情况，适时调整滴速。⑤尿崩症：肌内注射，常用量为每次 5U，1 日 2 次。⑥消化道出血：对食管静脉曲张出血及结肠憩室出血有效，对胃或小肠黏膜损伤出血效果较差。可用本品静脉滴注，其用量和溶媒同肺出血，每分钟 0.1~0.5U。

【相互作用与使用注意】见药物相互作用与使用注意表。

药物相互作用与使用注意表

合用药物	相互作用	合用注意
麦角制剂、麦角新碱	合用时，会增强子宫收缩作用	慎重合用
肾上腺素、硫喷妥钠、乙醚、氟烷、吗啡等	同用时，会减弱子宫收缩作用	

缩宫素 [药典（二）；基（基）；医保（甲）]

【主要作用】缩宫素与子宫平滑肌的相应受体结合，引起妊娠子宫节律性收缩，频率和强度增加；对非妊娠子宫则无此作用。人工合成的本品不含加压素故无升压作用。它还能刺激兴奋乳腺平滑肌，使乳腺导管收缩，促使乳汁从乳房排出，但不能增加乳汁分泌量，仅能促进排乳。

【适应证】用于引产、催产、产后出血和子宫复原不全；滴鼻用于促排乳；催产素激惹试验。

【用法用量】①引产或催产：静脉滴注，一次 2.5~5U，加入 5% 葡萄糖注射液 500ml 稀释后缓慢静脉滴注（10~30 滴 / 分钟，开始时更须慢滴，以 8~10 滴 / 分钟为宜），根据宫缩和胎儿情况随时调节。最快每分钟不超过 0.02U，通常为每分钟 0.002~0.005U。如静脉滴注太快，可使子宫收缩强直，而致胎死宫内、胎盘早期剥离或子宫破裂。②防治产后出血或促进子宫复原：将本品 5~10U 加于 5% 葡萄糖注射液中静脉滴注，每分钟滴注 0.02~0.04U，胎盘排出后可肌内注射 5~10U。③子宫出血：肌内注射，1 次 5~10U。肌内注射极量，1 次 20U。④催乳：在哺乳前 2~3 分钟，用滴鼻液，每次 3 滴或少量喷于一侧或两侧鼻孔内。⑤催产素激惹试验：试验剂量同引产，用稀释后的缩宫素作静脉滴注，直到 10 分钟内出现 3 次有效宫缩。此时注意胎心变化，若为阴性说明胎儿耐受力好，阳性者则应分析原因，尽早结束分娩。

【相互作用与使用注意】见药物相互作用与使用注意表。

药物相互作用与使用注意表

合用药物	相互作用	合用注意
麦角制剂、麦角新碱	合用时，会增强子宫收缩作用	慎重合用
环丙烷等碳氢化合物	使用缩宫素可导致产妇出现低血压、窦性心动过缓或（和）房室节律失常。恩氟烷浓度＞ 1.5%，氟烷浓度＞ 1% 吸入全麻时，子宫对缩宫素的效应减弱。恩氟烷浓度＞ 3%，可使本品效应消失，并可致子宫出血	
缩宫药	同时用，可使子宫张力过高产生子宫破裂或（和）宫颈撕裂	避免合用

麦角新碱 [药典（二）；基（基）；医保（甲）]

【主要作用】对子宫平滑肌有高度选择性，直接作用于子宫平滑肌，作用强而持久。其作用的强弱与子宫的生理状态和用药剂量有关。妊娠子宫较未妊娠子宫敏感，成熟子宫较未成熟子宫敏感，对临产前的子宫或分娩后的子宫最为敏感。不仅对子宫底而且对子宫颈部也有很强的收缩作用，剂量稍大即产生强直性收缩，故不适用于催产和引产；但由于子宫肌强直性收缩，机械压迫肌纤维中的血管，而阻止出血。

【适应证】用于治疗产后子宫出血、产后子宫复旧不全（加速子宫复原）、月经过多等。

【用法用量】口服，1 次 0.2~0.5mg，一日 2~3 次，共 2~3 日。多用于产后子宫复原不全。肌内或静脉注射，1 次 0.2~0.5mg，必要时 2~4 小时重复给药，最多 5 次。静脉注射时可用 25% 葡萄糖注射液 20ml 稀释。静脉滴注，1 次 0.2mg 加入 5% 葡萄糖注射液 500ml 稀释，缓慢滴入，至少 1 分钟。剖宫产时可直接注射子宫肌层 0.2mg；产后或流产后为了止血，可在子宫颈注射 0.2mg（注射子宫颈左右两侧）。极量：每次 0.5mg，每日 1mg。

【相互作用与使用注意】见药物相互作用与使用注意表。

药物相互作用与使用注意表

合用药物	相互作用	合用注意
缩宫素和其他麦角制剂	有协同作用，故不宜联用	避免合用
升压药	合用会使血压升高，引起剧烈头痛，甚至脑血管破裂危险	
麻醉乙醚、硫喷妥钠、氟烷以及吗啡	同用时，可减弱子宫收缩作用	在需要使用麦角新碱的手术中使用其他形式的麻醉
血管收缩药（包括局麻药液中的肾上腺素）	强烈收缩血管	避免合用

米非司酮 [药典（二）；基（基）；医保（乙）]

【主要作用】为强抗孕激素，能与孕酮受体及糖皮质激素受体结合，对子宫内膜孕酮受体的亲和力比黄体酮强 5 倍，对受孕动物各期妊娠均有引产效应，可作为非手术性抗早孕药。在有效剂量下对皮质醇水平无明显影响。由于该药不能引发足够的子宫活性，单用于抗早孕时不完全流产率较高，但能增加子宫对前列腺素的敏感性，故加用小剂量前列腺素后既可减少前列腺素的不良反应，又可使完全流产率显著提高（达 95% 以上）。本品同时具有软化和扩张子宫颈的作用。

【适应证】用于抗早孕、催经止孕、中期妊娠引产（与前列腺素合用）、死胎引产、扩宫颈。

【用法用量】（1）中期妊娠引产（在妊娠 13~24 周之间用人工方法终止妊娠）。①与米索前列醇配伍：先口服米非司酮，一次 100mg，一日 1 次，空腹，连服 2 天，第 3 天上午 8 时，用米索前列醇一次 600μg，置于阴道后穹隆，如果胎儿未排出，每 12 小时 1 次，不超过 3 次。②与卡前列甲酯配伍：先口服米非司酮 2 天，每天 100mg 或顿服 200mg，第 3 天在阴道内放卡前列甲酯栓（卡孕栓），每次 1mg，每 3 小时 1 次，最多 5 次。平均引流产时间为 13.17 小时。（2）宫内死胎引产：口服，一次 200mg，一日 2 次或每日 1 次 400~600mg，连服 2 日，一般在 72 小时后排出死胎。（3）扩宫颈：口服，1 次 100~200mg。宫内手术前软化和扩张宫颈：于术前 48 小时口服 600mg。

【相互作用与使用注意】见药物相互作用与使用注意表。

药物相互作用与使用注意表

合用药物	相互作用	合用注意
酮康唑、伊曲康唑、红霉素等CYP3A4 酶抑制剂	合用可能增加血清米司酮水平	慎重合用
利福平、肾上腺皮质激素和某些抗惊厥药（苯妥英钠、苯巴比妥、卡马西平等）等 CYP3A4 酶诱导剂	可诱导肝脏药物代谢酶活性，因而降低米非司酮血清水平	
灰黄霉素、非甾体抗炎	降低米非司酮功效	服用本品 1 周内，避免服用阿司匹林和其他非甾体抗炎药

米索前列醇 [基（基）；医保（乙）]

【主要作用】为 PGE₁ 类似物，具有抑制胃酸分泌和胃黏膜保护作用；可软化宫颈、增强子宫张力和宫内压，对妊娠子宫有明显收缩作用，与米非司酮合用可终止早孕。

【适应证】用于中期引产，单用效果不好，一般均与米非司酮联合应用。

【用法用量】中期妊娠引产：①先顿服米非司酮 200mg，36 小时后在阴道后穹隆放置米索前列醇 3 片。如 24 小时后无规律性宫缩或宫缩较弱，则再次阴道放置米索前列醇 600μg。②在服米非司酮 36~48 小时后，一次口服米索前列醇 500μg。自第一次应用米索前列醇后 48 小时内未排出胎儿者，属于引产失败，需改用其他方法。

【相互作用与使用注意】详见第 5 章第 1 节米索前列醇。

卡前列素氨丁三醇 [医保（乙）]

【主要作用】刺激妊娠子宫肌层收缩，类似足月妊娠末的分娩收缩，尚无法确定这些收缩是否由于卡前列素直接作用于子宫肌层而引起。尽管如此，大多数情况下，这些收缩均可使妊娠产物排出。产后妇女使用后，子宫肌肉收缩可在胎盘部位发挥止血作用。

【适应证】用于妊娠为 13~20 周的引产，亦可用于下述与中期流产有关的情况：①其他方法不能将胎儿排出；②采用宫内方法时，由于胎膜早破导致药物流失，子宫收缩乏力；③尚无存活能力的胎儿出现意外的或自发性胎膜早破，但无力将胎儿排出；④适用于常规处理方法［包括静脉注射催产素、子宫按摩以及肌内注射麦角类制剂（非禁忌）］无效的因子宫收缩弛缓引起的产后出血现象。

【用法用量】①引产及中期流产的有关适应证：开始剂量为 1ml 卡前列素氨丁三醇注射液（含相当于 250g 卡前列素），用结核菌注射器做深部肌内注射，此后依子宫反应情况，间隔 1.5~3.5 小时再注射 250μg。开始时亦可使用选择性的测试剂量 100μg（0.4ml）。数次注射 250μg（1ml）后于宫收缩力仍不足时，剂量可增至 500μg（2ml）。卡前列素氨丁三醇总剂量不得超过 12mg，且不建议连续使用超过 2 天以上。②难治性子宫出血：开始剂量为 250μg（1ml），做深部肌内注射。也有间隔 15~90 分钟多次注射的应用方法（应由专职医师根据病情来决定）总剂量不得超过 2mg（8 次剂量）。

【**相互作用与使用注意**】见药物相互作用与使用注意表。

药物相互作用与使用注意表

合用药物	相互作用	合用注意
其他宫缩药	加强其他宫缩药的活性	慎重合用

第8章 激素及其有关药物

第1节 肾上腺皮质激素及促肾上腺皮质激素

氢化可的松 [药典（二）；基（基）；医保（甲、乙）]

【主要作用】糖皮质激素，具有抗炎、免疫抑制、抗毒和抗休克作用等。此外，也有一定程度的盐皮质激素活性，具有留水、留钠及排钾作用。

【适应证】主要用于原发性或继发性（垂体性）肾上腺皮质功能减退症的替代治疗及先天性肾上腺皮质增生症的治疗，也可用于类风湿关节炎、风湿性发热、痛风、支气管哮喘、过敏性疾病，并可用于严重感染和抗休克治疗等。

【用法用量】口服：每日剂量 20~30mg，清晨服 2/3，午餐后服 1/3。小儿：按体表面积每日 20~25mg/m²，分 3 次服用。静脉注射：每次游离型 100mg 或氢化可的松琥珀酸钠 135mg 静脉滴注，可用至每日 300mg，疗程不超过 3~5 日。软组织或关节腔内注射：用于治疗类风湿关节炎、骨关节炎、腱鞘炎、肌腱劳损等。关节腔内注射，每次 1~2ml（25mg/ml）；鞘内注射每次 1ml。肌内注射：一日 50~100mg，分 4 次注射。

【相互作用与使用注意】见肾上腺皮质激素类药物相互作用与使用注意表。

泼尼松 [药典（二）；基（基）；医保（甲）]

【主要作用】具有抗炎、抗过敏、抗风湿和免疫抑制作用，能抑制结缔组织的增生，降低毛细血管壁和细胞膜的通透性，减少炎性渗出，并能抑制组胺及其他毒性物质的形成与释放。还能促进蛋白质分解转变为糖，减少葡萄糖的利用。因而使血糖及肝糖原都增加，可出现糖尿，同时增加胃液分泌，增进食欲。当严重中毒性感染时，与大量抗菌药物配合使用，可有良好的降温、抗毒、抗炎、抗休克及促进症状缓解作用。其水钠潴留及排钾作用比可的松小，抗炎及抗过敏作用较强，不良反应较少，故比较常用。

【适应证】用于结缔组织病、系统性红斑狼疮、严重的支气管哮喘、皮肌炎、血管炎等过敏性疾病，以及急性白血病、恶性淋巴瘤等病症。

【用法用量】口服：一次 5~10mg（1~2 片），一日 10~60mg（2~12 片）。静脉滴注：一次 10~20mg，必要时可重复。肌内注射或关节腔注射：一日 10~40mg，必要时可加量。

【相互作用与使用注意】见肾上腺皮质激素类药物相互作用与使用注意表。

泼尼松龙 [药典（二）；医保（乙）]

【主要作用】本品疗效与泼尼松相当，抗炎作用较强、水盐代谢作用很弱，故不适用于原发性肾上腺皮质功能不全症，因其不需经肝代谢而起作用故可用于肝功能不全者。口服易从胃肠道吸收，1~2 小时血药浓度达峰，$t_{1/2}$ 约为 4 小时，在血中大部分与血浆蛋白结合，游离和结合型代谢物自尿中排出，部分以原型排出，少量可经乳汁排出。生物半衰期介于氢化可的松和地塞米松之间。

【适应证】用于过敏性与自身免疫性疾病。

【用法用量】口服：成人开始一日 15~60mg 或一日 0.5~1mg/kg，发热患者分 3 次服用，体温正常者每日晨起一次顿服。病情稳定后逐渐减量，维持量 5~10mg，视病情而定。小儿开始用量 1mg/kg。肌内注射：一日 10~30mg。静脉滴注：一次 10~25mg。关节腔或软组织内注射（混悬液）：1 次 5~50mg，用量依关节大小而定，应在无菌条件下操作，以防引起感染。滴眼：一次 1~2 滴，一日 2~4 次，治疗开始的 24~48 小时，剂量可酌情加大至每小时 2 滴，注意不宜过早停药。

【相互作用与使用注意】见肾上腺皮质激素类药物相互作用与使用注意表。

甲泼尼龙 [医保（乙）]

【主要作用】抗炎作用较强，对钠潴留作用微弱，作用同泼尼松。

【适应证】用于抗炎治疗风湿性疾病、肌原疾病、皮肤疾病、过敏状态、眼部疾病、胃肠道疾病、呼吸道疾病、水肿状态、血液病；免疫抑制治疗、休克、内分泌失调等。

【用法用量】口服：根据不同疾病的治疗需要，甲泼尼龙片的初始剂量可在每天 4~48mg 之间调整。症状较轻者，通常给予较低剂量即可；某些患者则可能需要较高的初始剂量。

【相互作用与使用注意】见肾上腺皮质激素类药物相互作用与使用注意表。

可的松 [药典（二）；基（基）；医保（甲、乙）]、

【主要作用】同泼尼松，但疗效较差、不良反应较大。口服后在肝内转化为氢化可的松，$t_{1/2}$ 约为 30 分钟。

【适应证】主要用于肾上腺皮质功能减退症的替代治疗。

【用法用量】口服：治疗肾上腺皮质功能减退，成人一般每日剂量 25~37.5mg，清晨服 2/3，下午服 1/3。当患者有应激状况时（如发热、感染），应适当加量。有严重应激时，应改为氢化可的松静脉注射。

【相互作用与使用注意】见肾上腺皮质激素类药物相互作用与使用注意表。

地塞米松 [药典（二）；基（基）；医保（甲、乙）]

【主要作用】抗炎作用及控制皮肤过敏的作用比泼尼松更显著，而对水钠潴留和促进排钾作用较轻微，对垂体 - 肾上腺皮质轴的抑制作用较强。血浆蛋白结合率低，生物半衰期约为 190 分钟，组织半衰期约为 3 日。

【适应证】用于过敏性与自身免疫性炎症性疾病。多用于结缔组织病、活动性风湿病、类风湿关节炎、红斑狼疮、严重支气管哮喘、严重皮炎、溃疡性结肠炎、急性白血病等，也用于某些严重感染及中毒、恶性淋巴瘤的综合治疗。片剂还用于某些肾上腺皮质疾病的诊

断。

【用法用量】口服：成人开始剂量为一次 0.75~3.00mg（1~4 片），一日 2~4 次。维持量约一日 0.75mg（1 片），视病情而定。静脉注射：一般每次 2~20mg，但大剂量连续给药一般不超过 72 小时。鞘内注射：每次 5mg，间隔 1~3 周注射一次。关节腔内注射一般每次 0.8~4mg，按关节腔大小而定。

【相互作用与使用注意】见肾上腺皮质激素类药物相互作用与使用注意表。

倍他米松[医保（乙）]

【主要作用】作用与地塞米松同，但抗炎作用较地塞米松、曲安西龙均强。

【适应证】用于活动性风湿病、类风湿关节炎、红斑狼疮、严重支气管哮喘、严重皮炎、急性白血病等，也用于某些感染的综合治疗。

【用法用量】口服：成人开始每日 0.5~2mg，分次服用。维持剂量为每日 0.5~1mg。肌内注射、静脉注射或静脉滴注用倍他米松磷酸钠：用于危机患者的抢救。

【相互作用与使用注意】见肾上腺皮质激素类药物相互作用与使用注意表。

曲安西龙[药典（二）；医保（乙）]

【主要作用】抗炎作用较氢化可的松、泼尼松均强。水钠潴留作用则较轻微。口服易吸收。其双醋酸酯可肌内注射、皮下注射或关节腔内注射，以缓解局部炎症。注射作用缓慢持久，一般可维持疗效达 2~3 周以上。

【适应证】用于类风湿关节炎、其他结缔组织病、支气管哮喘、过敏性皮炎、神经性皮炎、湿疹等，尤适用于对皮质激素禁忌的伴有高血压或水肿的关节炎患者。

【用法用量】口服。初始剂量为每天 1~12 片（4~48mg），具体用量可根据病种和病情遵医嘱确定。最好于每天晨 8~9 时将全天剂量一次服用，以最大限度减少对患者体内下丘脑－垂体－肾上腺轴的干扰，病情控制后应按医嘱逐渐缓慢减量。部分患者需长期服用维持剂量，每日为 1~2 片（4~8mg）。肌内注射：每次 40~80mg，每 1~4 周 1 次。皮下注射：一次 5~20mg。关节腔内注射：每次 5~40mg，每 1~7 周 1 次。

【相互作用与使用注意】见肾上腺皮质激素类药物相互作用与使用注意表。

曲安奈德[药典（二）；医保（乙）]

【主要作用】作用与曲安西龙相似，其抗炎和抗过敏作用较强且持久。肌内注射后在数小时内生效，经 1~2 日达最大效应，作用可维持 2~3 周。

【适应证】用于各种皮肤病（如神经性皮炎、湿疹、牛皮癣等）、支气管哮喘、过敏性鼻炎、关节痛、肩周围炎、腱鞘炎、急性扭伤、慢性腰腿痛及眼科炎症等。鼻喷雾剂用于治疗常年性过敏性鼻炎或季节性过敏性鼻炎。

【用法用量】肌内注射，成人每次 1ml(40mg)，每 3 周 1 次，5 次为一疗程。穴位或局部注射，成人每次 10~40mg，局部注射，每周 1 次，5 次为一疗程，注射前先用少量普鲁卡因局麻。

【相互作用与使用注意】见肾上腺皮质激素类药物相互作用与使用注意表。

肾上腺皮质激素类药物相互作用与使用注意表

合用药物	相互作用	合用注意
非甾体抗炎药	增加糖皮质激素的致溃疡作用	监测药物反应
对乙酰氨基酚	增加对乙酰氨基酚的肝毒性	监测毒性反应，必要时使用替代药物
两性霉素 B 或碳酸酐酶抑制剂	加重低钾血症，长期与碳酸酐酶抑制剂合用易发生低血钙和骨质疏松	监测血钾和心脏功能，避免长期合用
蛋白同化激素	可增加水肿的发生率，使痤疮加重	监测毒性
抗胆碱能药如阿托品	长期合用，可致眼压增高	避免长期合用
三环类抗抑郁药	精神症状加重	避免合用
降糖药	减弱降糖药降糖效果	监测血糖
甲状腺激素	使糖皮质激素代谢清除率增加	适当增加糖皮质激素剂量
避孕药或雌激素制剂	可能增加糖皮质激素的血药浓度	监测药物反应
强心苷	可增加洋地黄毒性及心律失常的发生	监测毒性反应
排钾利尿药	可致严重低血钾，并由于水钠潴留而减弱利尿药的排钠利尿效应	避免联用
麻黄碱	可增强糖皮质激素代谢清除	适当增加糖皮质激素剂量
免疫抑制剂	可增加感染的危险性，并可能诱发淋巴瘤或其他淋巴细胞增生性疾病	监测药物反应和毒性
异烟肼	增加异烟肼在肝脏的代谢和排泄，降低异烟肼的血药浓度和疗效	监测治疗效果
美西律	可促进美西律在体内代谢，降低血药浓度	
水杨酸盐	可减少血浆水杨酸盐的浓度	
生长激素	可抑制生长激素的促生长作用	
骨化三醇	降低骨化三醇的治疗效果	
肝药酶抑制剂	增加糖皮质激素的治疗作用和不良反应	监测治疗效果和毒性反应
去氨加压素	可以增强去氨加压素的低钠血症作用	避免联用

第 2 节　性激素及促性腺激素

羟甲烯龙

【主要作用】蛋白同化作用为甲睾酮的 4 倍，雄激素活性为后者的 0.39 倍，分化指数为 10.5。能促进蛋白质合成和抑制蛋白质异生，并能降低血胆固醇、减少钙磷排泄和减轻骨髓抑制，促进发育，促进组织新生和肉芽形成。对肾上腺皮质激素长期使用引起的肾上腺皮质功能减退有预防和对抗作用。

【适应证】慢性消耗性疾病、年老体弱、重病及术后体弱消瘦、小儿发育不全、骨质疏松症、再生障碍性贫血、白细胞减少症、高血脂等。

【用法用量】口服：成人，每日 5~10mg，分 1~3 次服用。骨质疏松症，一次 2.5mg，每日 3 次，每日最高 20mg。儿童每日 1.25~5mg，遵医嘱分次服用。

【相互作用与使用注意】见雄激素类药物相互作用与使用注意表。

司坦唑醇^[药典（二）；医保（乙）]

【主要作用】蛋白同化作用为甲睾酮的 30 倍，雄激素活性仅为其 1/4，分化指数为 120。能促进蛋白质合成和抑制蛋白质异生，并能降低血胆固醇、减少钙磷排泄和减轻骨髓抑制，使体力增强、食欲增进、体重增加，而男性化不良反应甚微。

【适应证】预防和治疗遗传性血管神经性水肿；慢性消耗性疾病、重病及手术后体弱消瘦、年老体弱、骨质疏松症、小儿发育不良、再生障碍性贫血、白细胞减少症、血小板减少症、高脂血症等。还用于防治长期使用皮质激素引起的肾上腺皮质功能减退。

【用法用量】口服：成人，开始时每次 2mg，一日 2~3 次（女性酌减），如治疗效果明显，可每隔 1~3 个月减量，直至每日 2mg 维持量；儿童，每日 1~2mg，仅在发作时应用。

【相互作用与使用注意】见雄激素类药物相互作用与使用注意表。

达那唑^[药典（二）；医保（乙）]

【主要作用】弱雄激素，兼有蛋白同化作用和抗孕激素作用。作用于下丘脑－垂体－卵巢轴，能抑制促性腺激素的分泌和释放，并作用于卵巢影响性激素的合成，使体内雄激素水平下降，抑制子宫内膜及异位子宫内膜组织生长，使其失活萎缩。对纤维性乳腺炎能有效地预防疼痛和结节，这与其减少雌激素的结果有关。

【适应证】治疗子宫内膜异位症。尚用于纤维性乳腺炎、男性乳房发育、乳腺痛、痛经、腹痛等，可使肿块消失、软化或缩小，使疼痛消失或减轻。还用于性早熟、自发性血小板减少性紫癜、血友病和 Christmas 病（凝血因子Ⅸ缺乏）、遗传性血管性水肿、系统性红斑狼疮等。

【用法用量】口服。成人常用量：子宫内膜异位症，每日量 400~800mg，分次服用，连服 3~6 个月，如停药后症状再出现，可再给药一疗程（在肝功正常情况下）；纤维囊性乳腺病，于月经开始后第一天服药，一次 50~200mg，每日 2 次，如停药后一年内症状复发，可再给药；遗传性血管性水肿，开始一次 200mg，每日 2~3 次，直到疗效出现，维持量一般是开始量的 50% 或更少，在 1~3 个月或更长一段的间隔时间递减，根据治疗前发病的频率而定。

【相互作用与使用注意】见雄激素类药物相互作用与使用注意表。

雄激素类药物相互作用与使用注意表

合用药物	相互作用	合用注意
环孢素 A	增加环孢素 A 的毒性作用	监测毒性反应
他克莫司	增加他克莫司的毒性作用	
华法林	增加出血风险	
辛伐他汀	增加横纹肌溶解的风险	
降血糖药	可能增强降血糖药的降血糖作用，导致低血糖	

雌二醇 [药典（二）；医保（乙）]

【主要作用】本品是体内主要由卵巢成熟滤泡分泌的一种天然雌激素，能促进和调节女性性器官及副性征的正常发育。其主要药理作用为：①促使子宫内膜增生；②增强子宫平滑肌的收缩；③促使乳腺导管发育增生，但较大剂量能抑制垂体前叶催乳素的释放，从而减少乳汁分泌；④抗雄激素作用；⑤降低血中胆固醇，并能增加钙在骨中的沉着。

【适应证】卵巢功能不全或卵巢激素不足引起的各种症状，主要是功能性子宫出血、原发性闭经、绝经期综合征以及前列腺癌等。

【用法用量】肌内注射：每次 0.5~1.5mg，每周 2~3 次，替代治疗剂量平均为每日 0.2~0.5mg。用于功能性子宫出血，每日肌内注射 4~6mg，待血止后逐渐减量至每日或隔日 1mg，连用 3 周，继用黄体酮。用于退奶，在乳房未胀前，每日肌内注射 1 次 4mg，连用 3~5 日。口服：一天 1 片，如有子宫，应加用孕激素。

【相互作用与使用注意】见药物相互作用与使用注意表。

药物相互作用与使用注意表

合用药物	相互作用	合用注意
巴比妥类、卡马西平、利福平等	降低雌激素活性	监测治疗效果
依西美坦	可能会降低依西美坦的治疗效果	避免合用

己烯雌酚 [药典（二）；医保（甲）]

【主要作用】为合成的非甾体雌激素，口服作用为雌二醇的 2~3 倍，主要作用为：促使女性性器官及副性征正常发育；促使子宫内膜增生和阴道上皮角化；减轻妇女更年期或妇科手术后因性腺功能不足而产生的全身性紊乱；增强子宫收缩，提高子宫对催产素的敏感性；小剂量刺激、大剂量抑制垂体前叶促性腺激素及催乳激素的分泌；抗雄激素作用。

【适应证】卵巢功能不全或垂体功能异常引起的各种疾病、闭经、子宫发育不全、功能性子宫出血、绝经期综合征、老年性阴道炎等。也用于不能进行手术的晚期前列腺癌。

【用法用量】①闭经：口服小剂量刺激垂体前叶分泌促性腺激素，每日不超过 0.25mg。②用于人工月经周期：每日服 0.25mg，连用 20 天，待月经后再用同法治疗，共 3 个周期。③用于月经周期延长及子宫发育不全：每日服 0.1~0.2mg，持续半年，经期停服。④治疗功能性子宫出血：每晚服 0.5~1mg，连服 20 天。⑤用于绝经期综合征：每日服 0.25mg，症状控制后改为每日 0.1mg。⑥萎缩性阴道炎：阴道塞药，每晚塞入 0.2~0.4mg，共用 7 天。⑦配合手术用于前列腺癌：每日 3mg，分 3 次服，连用 2~3 个月。维持量每日 1mg。⑧用于因子宫发育不良及子宫颈分泌物黏稠所致不育症：于月经后每日服 0.1mg，共15 天，疗程 3~6 月。⑨用于稽留流产（妊娠 7 个月以内死胎，经 2 个月或以上仍未娩出）：每次服 5mg，每日 3 次，5~7 日为一疗程，停药 5 天，如无效可重复一疗程。

【相互作用与使用注意】见药物相互作用与使用注意表。

药物相互作用与使用注意表

合用药物	相互作用	合用注意
苯巴比妥、苯妥英钠、扑米酮、卡马西平、利福平等	降低雌激素活性	监测治疗效果
抗凝药	降低抗凝效果	
抗高血压药	降低高血压药的作用	
依西美坦	可能会降低依西美坦的治疗效果	避免合用

<h2 align="center">普罗瑞林</h2>

【**主要作用**】本品可刺激垂体前叶分泌促甲状腺激素，从而刺激甲状腺，使其合成并分泌甲状腺素 T_3 和 T_4，血循环中的甲状腺素对促甲状腺激素释放激素和促甲状腺激素的分泌又呈负（抑制性）反馈调节。本品还能刺激泌乳素的释放。

【**适应证**】用于诊断 Graves 病、甲状腺功能减退症以及促甲状腺素性突眼等。

【**用法用量**】静脉注射本品 200~500 μg，观察血中促甲状腺激素水平的变化，正常人于注射后 15~30 分钟达峰值，为基础值的 2~3 倍以上。辅助用于：诊断 Graves 病、鉴别诊断甲状腺功能低下的病变部位（原发性或继发性垂体功能不足）、判断下丘脑 – 垂体 – 甲状腺轴功能，测验垂体分泌的贮备功能。

【**相互作用与使用注意**】见药物相互作用与使用注意表。

药物相互作用与使用注意表

合用药物	相互作用	合用注意
多巴胺、溴隐亭、阿司匹林、糖皮质激素、孕激素、锂剂和雷尼替丁	降低普罗瑞林的作用	监测治疗效果
茶碱	增强普罗瑞林的作用	监测毒性反应
雌激素	可增加普罗瑞林在男性中的反应	监测治疗效果和毒性反应

<h1 align="center">第 3 节　避孕药</h1>

<h2 align="center">炔诺酮 ^[药典（二）；医保（乙）]</h2>

【**主要作用**】为 19– 去甲基睾酮衍生物，是一种口服有效的孕激素。其孕激素作用为炔孕酮的 5 倍，并有轻度雄激素和雌激素活性。能抑制下丘脑促黄体释放激素（LHRH）的分泌，并作用于垂体前叶，降低其对 LHRH 的敏感性，从而阻断促性腺激素的释放，产生排卵抑制作用，因此主要与炔雌醇合用作为短效口服避孕药。单独应用较大剂量时，能使宫颈黏液稠度增加，以防止精子穿透受精，同时抑制子宫内膜腺体发育生长，影响孕卵着床，可作为速效探亲避孕药。

【适应证】除作为口服避孕药外，还可用于治疗功能性子宫出血、妇女不育症、痛经、闭经、子宫内膜异位症、子宫内膜增生过长等。

【用法用量】口服，1 次 1.25~5mg，每日 1~2 次。①用作短效口服避孕药：包括复方炔诺酮片、膜或纸片以及口服避孕片（膜）0 号，从月经周期第 5 天开始服药，每天 1 片，晚餐后服用为宜（上夜班者早餐后服），连服 22 天，不能间断，服完等月经来后的第 5 天继续服药。②用作探亲避孕药：探亲避孕丸，于同居当晚开始服用，每晚 1 丸（5mg）同居 10 天之内，必须连服 10 丸；同居半个月，连服 14 丸；超过半个月者，服完 14 丸后接着改服短效口服避孕药，直至探亲期结束。③治疗功能性子宫出血：每 8 小时服 1 片炔诺酮片、膜或纸片（2.5mg）（紧急情况下每 3 小时服药一次，待流血明显减少后改为 8 小时 1 次），然后逐渐减量，直至维持量每天 1 次 1 片，再连服 20 天；也可在流血停止后，每天加服炔雌醇 0.05mg 或己烯雌酚 1mg，共 20 天。④不育症：口服炔诺酮 2.5mg 和炔雌醇 0.05mg，每天 1 次，连服 20 天，共 3 个周期。⑤痛经、子宫内膜异位症：于月经第 5~7 天开始，每日 1 次，每次 2.5mg，连服 20 天。

【相互作用与使用注意】见避孕药的相互作用与使用注意表。

去氧孕烯

【主要作用】为口服强效孕激素，其孕激素活性较炔诺酮强 18 倍、较炔诺孕酮强 1 倍。最大特点是无雄激素作用，还可升高高密度脂蛋白（HDL）。抗雌激素活性亦强于炔诺酮和左炔诺孕酮。具有显著的排卵抑制作用，尚能改变宫颈黏液稠度、抑制子宫内膜发育等。本品及其代谢物与子宫内膜孕酮受体的亲和力高于黄体酮和炔诺酮。

【适应证】避孕。

【用法用量】复方去氧孕烯片，口服，从月经第 1 天开始，每日 1 片，连服 21 天，然后停药 7 天，第 29 天开始服下一周期的药片。

【相互作用与使用注意】见避孕药的相互作用与使用注意表。

孕二烯酮

【主要作用】为迄今孕激素作用最强而使用剂量最低的一种避孕药。其孕激素活性为左炔诺孕酮的 2 倍，并无雄激素和雌激素活性，有抗雌激素作用。口服吸收迅速而完全，经 1~2 小时血浓度达峰值，生物利用度 100%，消除 $t_{1/2}$ 为 18 小时。

【适应证】与炔雌醇组成复合片或三相片用作短效口服避孕药。由于其避孕效果可靠、周期控制好，对脂代谢能产生有利影响，提高 HDL，故为目前最为理想的一种口服避孕药。

【用法用量】口服：从月经周期第 1 天开始，每天 1 片，连服 21 天。三相片，每 6 天、5 天和 10 天依次服用不同含量的药片，每天 1 片。

孕三烯酮 [医保（乙）]

【主要作用】为中等强度孕激素，具有较强的抗孕激素和抗雌激素活性，亦有很弱的雌激素和雄激素作用。

【适应证】子宫内膜异位症

【用法用量】口服 1 次 2.5mg，每周 2 次，第一次于月经第一天服用，3 天后服用第二次，以后每周相同时间服用；如果发生一次漏服，应立即补充 2.5mg，再继续按时用药；对于多次漏服者，应暂停用药，待下次月经周期第一天重新开始用药。本品疗程为 6 个月。

【相互作用与使用注意】见避孕药的相互作用与使用注意表。

避孕药的相互作用与使用注意表

合用药物	相互作用	合用注意
利福平、氯霉素、氨苄西林、苯巴比妥、苯妥英钠、扑米酮、氯氮䓬、对乙酰氨基酚等	可产生肝微粒体酶效应，加快炔诺酮和炔雌醇在体内的代谢，导致避孕失败、突破性出血发生率增加	避免联用
维生素 C	可增强口服避孕药作用	监测不良反应

第 4 节　胰岛素及其他影响血糖药

胰岛素 [药典（二）；基（基）；医保（甲）]

【主要作用】常规胰岛素根据来源可分为动物源性和人源性胰岛素，动物胰岛素由于氨基酸序列与人胰岛素有一定差异，过敏反应发生率比较高，而且剂量需要较大。动物胰岛素皮下注射，0.5~1 小时起效，2~4 小时达峰，作用维持 6~8 小时；人胰岛素皮下注射，0.5 小时内起效，1~3 小时达峰，作用持续时间大约 8 小时。人胰岛素较动物胰岛素起效快，作用时间长。不同部位皮下注射的吸收差别很大。静脉注射后 10~30 分钟起效，10~30 分钟达峰，持续 0.5~1 小时，在血液循环中 $t_{1/2}$ 为 5~10 分钟。

【适应证】用于糖尿病患者控制血糖，特别是餐后高血糖。

【用法用量】短效胰岛素用法一般为餐前 30 分钟皮下注射，用药后 30 分钟内须进食含碳水化合物的食物（以免给药后发生血糖过低症），1 日 3~4 次。本品还常与中效或长效胰岛素合并使用。

【相互作用与使用注意】见药物相互作用与使用注意表。

药物相互作用与使用注意表

合用药物	相互作用	合用注意
口服抗凝药、水杨酸盐、磺胺类药物、甲氨蝶呤	可与胰岛素竞争血浆蛋白，使血中游离胰岛素升高，增强胰岛素作用	监测血糖水平
罗格列酮	胰岛素可能会增强罗格列酮的不良作用。可能增加液体潴留，心力衰竭和低血糖的风险	避免联用

续表

合用药物	相互作用	合用注意
口服降糖药	协同作用，增加低血糖风险	监测血糖水平
蛋白同化激素	降低葡萄糖耐量，增强胰岛素作用	
氯霉素	加强胰岛素作用	
肾上腺皮质激素、甲状腺激素、生长激素	有升高血糖的作用，与胰岛素合用时能对抗胰岛素的降血糖作用	监测治疗效果
噻嗪类利尿药、口服避孕药及烟酸衍生物	降低胰岛素的降血糖作用	
β受体拮抗剂	可阻断肾上腺素的升高血糖反应，干扰机体调节血糖功能，与胰岛素合用易引起低血糖	监测血糖，必要时调整胰岛素剂量

注：乙醇可加强胰岛素作用，应注意监测血糖水平，避免饮酒

甲苯磺丁脲^[药典（二）]

【主要作用】磺脲类口服降糖药，主要选择性地作用于胰岛 B 细胞，促进胰岛素分泌。还能纠正 2 型糖尿病患者外周组织的胰岛素抵抗。

【适应证】一般用于成年后发病，单用饮食控制无效而胰岛功能尚存的轻、中度糖尿病患者。对胰岛素抵抗患者，可加用本品。对胰岛素依赖型患者及酸中毒昏迷者无效，不能完全替代胰岛素。

【用法用量】餐前服用效果较好，如有胃肠反应，进餐时服药可减少反应。口服，每日剂量 1~2g。分次服用，每日 2~3 次。从小剂量开始，每 1~2 周加量一次。

【相互作用与使用注意】见磺脲类降糖药相互作用与使用注意表。

格列本脲^[药典（二）；基（基）；医保（甲）]

【主要作用】第二代磺脲类口服降糖药。降糖作用机制同甲苯磺丁脲。作用较甲苯磺丁脲强 200~250 倍。

【适应证】用于饮食不能控制的轻、中度 2 型糖尿病。

【用法用量】开始时每日剂量 2.5~5mg，早餐前一次服；或一日 2 次，早晚餐前各 1 次，然后根据情况每周增加 2.5mg，一般每日量为 5~10mg，最大不超过 15mg。

【相互作用与使用注意】见磺脲类降糖药相互作用与使用注意表。

格列吡嗪^[药典（二）；基（基）；医保（甲、乙）]

【主要作用】第二代磺脲类口服降糖药。降糖作用机制同甲苯磺丁脲。

【适应证】用于单用饮食控制无效而胰岛功能尚存的轻、中度糖尿病患者。对胰岛素抵抗患者，可加用本品，但用量应在 30~40U 以下者。

【用法用量】一般一日 2.5~20mg，先从小量 2.5~5mg 开始，餐前 30 分钟服用。一日剂量超过 15mg 时，应分成 2~3 次餐前服用。控释片：一日 1 次，1 次 5~10mg，根据血糖指标调整剂量，部分患者需 15mg，最大日剂量 20mg。

【相互作用与使用注意】见磺脲类降糖药相互作用与使用注意表。

格列齐特[药典（二）；医保（乙）]

【主要作用】第二代磺脲类口服降糖药。降糖作用机制同甲苯磺丁脲。

【适应证】成人 2 型糖尿病。

【用法用量】一日 2 次，一日 40~80mg，早晚两餐前服用。可根据血糖调整剂量一日 80~240mg，最大日剂量不超过 240mg。

【相互作用与使用注意】见磺脲类降糖药相互作用与使用注意表。

格列喹酮[药典（二）；医保（乙）]

【主要作用】第二代磺脲类口服降糖药。本品起效和餐后血糖上升高峰时间比较一致，半衰期短，持续时间短，引起严重持久的低血糖危险性较小。

【适应证】2 型糖尿病合并轻至中度肾病者，但严重肾功能不全时应改用胰岛素治疗。

【用法用量】口服，开始时 15mg，应在餐前 30 分钟服用，1 周后按需调整，必要时逐步加量。一般日剂量为 15~120mg，日剂量为 30mg 以内者可于早餐前一次服用，更大剂量应分 3 次，分别于三餐前服用，最大日剂量不得超过 180mg。

【相互作用与使用注意】见磺脲类降糖药相互作用与使用注意表。

格列美脲[医保（乙）]

【主要作用】第三代磺脲类口服降糖药。作用机制与格列本脲相似，但与受体结合及解离的速度较格列本脲快，较少引起严重的低血糖。本品具有胰外作用，可增加葡萄糖的摄取。

【适应证】成人 2 型糖尿病。

【用法用量】开始用量一日 1mg，一次顿服。如不能满意控制血糖，每隔 1~2 周逐步增加剂量至每日 2mg、3mg、4mg，最大推荐剂量为每日 6mg。在达到满意疗效后，可试行减量，以采用最低有效量，避免低血糖。

【相互作用与使用注意】见磺脲类降糖药相互作用与使用注意表。

磺脲类降糖药相互作用与使用注意表

合用药物	相互作用	合用注意
丙磺舒、别嘌醇	抑制磺酰脲类药物随尿液排泄，增加降糖效果，合用可能引起低血糖	监测血糖水平
H$_2$ 受体拮抗剂、氯霉素、咪康唑、酮康唑	延缓磺酰脲类药物的代谢，增加降糖效果	
水杨酸盐、贝特类降血脂药	促使磺酰脲类药物与血浆蛋白解离，增加降糖效果	
胍乙啶、奎尼丁、单胺氧化酶抑制剂	本身具有致低血糖作用，合用增加低血糖风险	
其他降糖药	合用增加低血糖风险	

续表

合用药物	相互作用	合用注意
香豆素类抗凝药	合用增加低血糖发生率，且两者初始血药浓度均升高，但随后血药浓度均降低	监测血糖及毒性反应，根据情况调整两药的剂量
β受体阻断药	可干扰低血糖时机体的升血糖反应，阻碍肝糖原酵解，同时又可掩盖低血糖的警觉症状（如脉率加快、血压升高）	监测血糖水平
波生坦	合用可导致肝酶升高的发生率增加	避免合用
可莱赛兰	合用可导致磺脲类曲线下面积（AUC）和血药浓度峰值（C_{max}）降低，减弱降血糖作用	两药给药间隔至少 4 小时
肾上腺皮质激素、肾上腺素、甲状腺素、雌激素、噻嗪类利尿药、苯妥英钠、利福平	本身可使血糖升高，合用可减弱磺酰脲类的降血糖作用	监测治疗效果，必要时增加磺酰脲类剂量
氨基乙酰丙酸	磺酰脲类降糖药可以增强氨基乙酰丙酸（系统性）的光敏作用	避免合用

注：乙醇有致低血糖作用，服用本类药物期间不宜饮酒

二甲双胍 [药典（二）；基（基）；医保（甲、乙）]

【主要作用】双胍类口服降糖药。直接作用于糖的代谢过程，促进糖的无氧酵解，增加肌肉、脂肪等外周组织对葡萄糖的摄取和利用，从而保护已受损的胰岛 B 细胞功能免受进一步损害，有利于糖尿病的长期控制；抑制肠道吸收葡萄糖，并抑制肝糖原异生，减少肝糖输出，可使糖尿病患者血糖及糖化血红蛋白降低；无促使脂肪合成的作用，对正常人无明显降血糖作用。本品与磺酰脲类降糖药比较，不刺激胰岛素分泌，甚少引起低血糖症，而两者合用时可起到协同作用，以提高降血糖的疗效。

【适应证】二甲双胍片首选用于单纯饮食控制及体育锻炼治疗无效的 2 型糖尿病，特别是肥胖的 2 型糖尿病。本品与胰岛素合用，可减少胰岛素用量，防止低血糖的发生。可与磺酰脲类降血糖药合用，具有协同作用。

【用法用量】一次 0.25g，一日 2~3 次，可根据病情调整剂量。口服，一次 0.5g，一日1~1.5g。最大剂量不超过 2.55g。餐中服用，可减轻胃肠反应。

【相互作用与使用注意】见药物相互作用与使用注意表。

药物相互作用与使用注意表

合用药物	相互作用	合用注意
维生素 B_{12}	可减少肠道吸收维生素 B_{12}，使血红蛋白减少，产生巨红细胞贫血	适当补充维生素 B_{12}
双香豆素类抗凝药	可增强此类药物的抗凝作用，增加出血倾向	注意监测凝血指标
加压素	合用可使加压素升压作用增强	监测毒性反应
西咪替丁	合用增加二甲双胍血浆和全血 AUC	适当减少二甲双胍剂量
α-硫辛酸	α-硫辛酸可以增强抗糖尿病药的降血糖作用	监测血糖水平

续表

合用药物	相互作用	合用注意
噻嗪类药物或其他利尿药、糖皮质激素、吩噻嗪、甲状腺制剂、雌激素、口服避孕药、苯妥英钠、烟酸、拟交感神经药、钙离子通道阻滞剂、异烟肼	药物本身具有升血糖效应，合用减弱二甲双胍的降血糖效果	密切监测血糖，必要时增加二甲双胍剂量
碘化造影剂	碘化造影剂可以增强二甲双胍的不良 / 毒性作用。可能与碘化造影剂引起的肾功能不全导致二甲双胍相关的乳酸性酸中毒有关	避免合用

注：乙醇与本品合用可致乳酸性酸中毒，服药期间应避免饮酒

瑞格列奈 [药典（二）；医保（乙）]

【主要作用】为新型的非磺酰脲类短效口服促胰岛素分泌降糖药。刺激胰腺腺释放胰岛素使血糖水平快速降低，此作用依赖于胰岛中有功能的 B 细胞。与其他口服促胰岛素分泌降糖药的不同在于其通过与不同的受体结合以关闭 B 细胞膜中 ATP- 依赖性钾通道，使 B 细胞去极化，打开钙通道，使钙的流入增加，诱导 B 细胞分泌胰岛素。本品促胰岛素分泌作用较磺酰脲类快，降餐后血糖亦较快。

【适应证】用于饮食控制、降低体重与运动不能有效控制高血糖的 2 型糖尿病。与二甲双胍合用对控制血糖有协同作用。

【用法用量】应在餐前 30 分钟内服用。剂量依个人血糖而定，推荐起始剂量为 0.5mg，最大的推荐单次剂量为 4mg。但最大日剂量不应超过 16mg。

【相互作用与使用注意】见药物相互作用与使用注意表。

药物相互作用与使用注意表

合用药物	相互作用	合用注意
单胺氧化酶抑制剂、非选择性 β 受体拮抗剂、ACE 抑制剂、非甾体抗炎药、水杨酸盐、奥曲肽、促合成代谢的激素	降糖作用增强，可能导致低血糖	密切监测血糖水平
β 受体拮抗剂	合用可能掩盖低血糖症状	
口服避孕药、噻嗪类药物、肾上腺皮质激素、达那唑、甲状腺素、拟交感神经药	减弱瑞格列奈降糖效果	监测治疗效果和血糖水平
酮康唑、伊曲康唑、红霉素、氟康唑、米比法地尔	细胞色素 P450 酶抑制剂，使瑞格列奈血药浓度升高	监测血糖水平，适当调整瑞格列奈剂量
吉非贝齐	合用可导致瑞格列奈降糖作用增强及作用时间延长	避免合用。若必须合用，应密切监测血糖水平，必要时减少瑞格列奈剂量
甲氧苄啶	合用可使瑞格列奈曲线下面积（AUC）、血药峰浓度（C_{max}）和半衰期增加	避免合用
氯吡格雷	氯吡格雷可能会增加瑞格列奈的血药浓度	

注：乙醇可能导致低血糖，服药期间应避免饮酒

罗格列酮[医保（乙）]

【主要作用】属噻唑烷二酮类胰岛素增敏剂，其作用机制与特异性激活过氧化物酶体增殖因子激活的 γ 型受体（PPAR γ）有关。通过增加骨骼肌、肝脏、脂肪组织对胰岛素的敏感性，提高细胞对葡萄糖的利用而发挥降低血糖的疗效，可明显降低空腹血糖及胰岛素和 C 肽水平，对餐后血糖和胰岛素亦有降低作用。糖化血红蛋白（HbA1c）水平明显降低。但要求患者尚有一定的分泌胰岛素的能力。

【适应证】本品仅适用于其他降糖药无法到达血糖控制目标的 2 型糖尿病患者。

【用法用量】初始剂量为每日 4mg，单次或分 2 次口服，如空腹血糖下降不满意，剂量可加至每日 8mg，单次或分 2 次口服。

【相互作用与使用注意】见药物相互作用与使用注意表。

药物相互作用与使用注意表

合用药物	相互作用	合用注意
吉非贝齐	合用可升高罗格列酮血药浓度，增加低血糖和不良反应发生的风险	密切监测血糖水平和不良反应
利福平	合用可能降低罗格列酮的血药浓度	密切监测血糖水平
雄激素	雄激素可能增强罗格列酮的降血糖作用	

吡格列酮[医保（乙）]

【主要作用】属噻唑烷二酮类胰岛素增敏剂，为高选择性过氧化物酶增殖因子激活剂的 γ 型受体（PPAR γ）的激动剂。其主要作用机制为激活脂肪、骨骼肌和肝脏等胰岛素所作用组织的 PPAR 核受体，从而调节胰岛素应答基因的转录，控制血糖的生成、转运和利用。

【适应证】用于 2 型糖尿病，可与饮食控制和体育锻炼联合以改善血糖控制，可单独使用，当饮食控制、体育锻炼和单药治疗不能满意控制血糖时，也可与磺脲、二甲双胍或胰岛素合用。

【用法用量】单药治疗初始剂量可为 15mg 或 30mg，每日 1 次；反映不佳时可加量直至 45mg，每日 1 次。

【相互作用与使用注意】见药物相互作用与使用注意表。

药物相互作用与使用注意表

合用药物	相互作用	合用注意
吉非贝齐	合用可升高吡格列酮血药浓度，增加低血糖和不良反应发生的风险	密切监测血糖水平和不良反应
葡萄甘露聚糖	合用可能增加降糖效果	密切监测血糖水平
氯吡格雷	氯吡格雷可能会增加吡格列酮的血药浓度	

阿卡波糖[医保（乙）]

【主要作用】为一新型口服降血糖药，在肠道内竞争性抑制葡萄糖苷酶，可降低多糖及蔗糖分解生成葡萄糖，减少并延缓吸收，因此具有降低餐后高血糖和血浆胰岛素浓度的作用。

【适应证】可与其他口服降血糖药或胰岛素联合应用于胰岛素依赖型或非胰岛素依赖型的糖尿病。

【用法用量】口服剂量需个体化，一般维持量为一次 50~100mg，一日 3 次，餐前即刻吞服或与第一口主食一起咀嚼服用。开始时从小剂量 25mg，每日 3 次，6~8 周后加量至 50mg，必要时可加至 100mg，每日 3 次，一日量不宜超过 300mg。

【相互作用与使用注意】见药物相互作用与使用注意表。

药物相互作用与使用注意表

合用药物	相互作用	合用注意
磺脲类药物、二甲双胍、胰岛素	合用可使血糖降至低血糖水平，个别患者还可发生低血糖昏迷	合用时减少磺酰脲类、二甲双胍或胰岛素的剂量，适当合用
抗酸药、考来烯胺、肠道吸附剂、消化酶制剂	合用可能减弱阿卡波糖的降糖效果	避免合用
地高辛	个别患者中本药可影响地高辛的生物利用度	合用时若出现地高辛生物利用度改变，需调整地高辛的剂量
α-硫辛酸	α-硫辛酸可以增强阿卡波糖的降血糖作用	密切监测血糖水平

伏格列波糖 [医保（乙）]

【主要作用】选择性抑制肠道内双糖类水解酶 α-葡萄糖苷酶，延迟双糖水解、糖分的消化和吸收，使餐后血糖得到改善。

【适应证】改善糖尿病餐后血糖。

【用法用量】口服，成人 1 次 200μg，一日 3 次，餐前服。疗效不明显时根据临床观察可将一次量增至 300μg。

【相互作用与使用注意】见药物相互作用与使用注意表。

药物相互作用与使用注意表

合用药物	相互作用	合用注意
磺脲类药物、二甲双胍、胰岛素	合用可致低血糖风险更高	合用时应从低剂量开始谨慎给药
β肾上腺受体阻断药、水杨酸类药、单胺氧化酶抑制剂、氯贝丁酯类血脂调节药、华法林	合用可增强本药的降糖作用	密切监测血糖水平
肾上腺素、肾上腺皮质激素、甲状腺素	合用降低伏格列波糖的降糖效果	

西格列汀

【主要作用】为一种高选择性 DPP-4 抑制剂，通过选择性抑制 DPP-4 活性，可以升高内源性胰高血糖素样肽-1（GLP-1）浓度和活性，从而调节血糖。所以在发挥降糖作用同时不会引起因 GLP-1 含量过高而产生的恶心、呕吐等副作用，且不增加体重，低血糖发生率与安慰剂相似。

【适应证】用于经生活方式干预无法达标的 2 型糖尿病患者。可采用单药治疗或与其他口服降糖药联合治疗。

【用法用量】本品单药治疗的推荐剂量为 100mg，每日 1 次。本品可与或不与食物同服。

【**相互作用与使用注意**】见药物相互作用与使用注意表。

药物相互作用与使用注意表

合用药物	相互作用	合用注意
磺脲类降糖药	合用可致低血糖风险更高	合用时减少西格列汀剂量并监测血糖水平

艾塞那肽

【**主要作用**】是胰高血糖素样肽 –1（GLP–1）类似物，其氨基酸序列与人类 GLP–1 部分重叠。是人类 GLP–1 受体激动剂，可与之结合并模拟肠降血糖素发挥多种抗高血糖作用。在葡萄糖浓度升高的情况下，使葡萄糖依赖性胰岛素合成及分泌增加。抑制餐后胰高血糖素释放，降低血清胰高血糖素浓度，使肝葡萄糖输出量降低，减少胰岛素需求。减少食物摄取，减慢胃排空及食物中葡萄糖进入循环中的速度，可减轻体重。艾塞那肽能降低餐后血糖、空腹血糖及糖化血红蛋白水平，但在血糖水平较低时不抑制胰高血糖素的分泌。

【**适应证**】用于服用二甲双胍磺脲类、噻唑烷二酮类、二甲双胍和磺脲类联用、二甲双胍和噻唑烷二酮类联用不能有效控制血糖的 2 型糖尿病患者的辅助治疗或用于 2 型糖尿病患者的单药治疗。

【**用法用量**】本品仅用于皮下注射。应在大腿、腹部或上臂皮下注射给药。本品推荐起始剂量为 5 μg，每日 2 次，于早餐和晚餐（或每日 2 次正餐前，大约间隔 6 小时或更长时间）前 60 分钟内给药，餐后不可给药。治疗 1 个月后，可根据临床反应将剂量增加至 10 μg。每一次给药剂量都是固定的，不需要根据血糖水平作随时调整。

【**相互作用与使用注意**】见药物相互作用与使用注意表。

药物相互作用与使用注意表

合用药物	相互作用	合用注意
避孕药、抗菌药物、对乙酰氨基酚	艾塞那肽可减慢胃排空，可能降低口服药物吸收程度和速度	服用需胃肠道快速吸收的口服药物应至少在注射艾塞那肽前 1 小时服药
洛伐他汀	艾塞那肽可降低洛伐他汀的生物利用度	监测血脂变化
华法林	艾塞那肽不改变华法林的药代动力学特点，但有 INR 升高及出血的报道	关注出血的症状和指标
左甲状腺素	可能干扰艾塞那肽的降糖效果	监测血糖
磺酰脲类降糖药	艾塞那肽可以增强磺脲类药物的降血糖作用	避免合用

利拉鲁肽

【**主要作用**】利拉鲁肽是 GLP–1 类似物，与天然 GLP–1 有 95% 同源，其降糖机制同艾塞那肽（见艾塞那肽）。在临床研究中发现其抗体产生率较低，但对疗效的影响有待评价。

【**适应证**】可作为部分成人 2 型糖尿病的辅助用药，不推荐作为一线用药。

【**用法用量**】本品仅用于皮下注射。应在大腿、腹部或上臂皮下注射给药。每日 1 次，可在日间任意时间注射，但应维持每日用药时间恒定。注射时间与进食无关。开始剂量时每日 0.6mg，从小剂量开始是为了降低本品的胃肠道反应。一周后加量至 1.2mg，如血糖控制不佳还可加量至 1.8mg。

【相互作用与使用注意】见药物相互作用与使用注意表。

药物相互作用与使用注意表

合用药物	相互作用	合用注意
地高辛、赖诺普利、阿托伐他汀、对乙酰氨基酚、灰黄霉素、口服避孕药	利拉鲁肽可能降低口服药物吸收程度和速度	服用需胃肠道快速吸收的口服药物应至少在注射利拉鲁肽前 1 小时服药。注意观察口服药疗效
磺酰脲类降糖药	利拉鲁肽可以增强磺脲类药物的降血糖作用	避免合用

第 5 节　抗甲状腺药

丙硫氧嘧啶（276）　　　　　　甲巯咪唑（276）

丙硫氧嘧啶 [药典（二）；基（基）；医保（甲）]

【主要作用】能抑制过氧化酶系统，使被摄入到甲状腺细胞内的碘化物不能氧化成活性碘，从而酪氨酸不能碘化；同时，一碘酪氨酸和二碘酪氨酸的缩合过程受阻，以致不能生成甲状腺激素。由于本品不能直接对抗甲状腺激素，待已生成的甲状腺激素耗竭后才能产生疗效，故作用较慢。本品在甲状腺外能抑制 T_4 转化为 T_3，与其疗效亦有关系。

【适应证】①甲亢的内科治疗：适用于轻症和不适宜手术或放射性碘治疗者，如儿童、青少年及手术后复发而不适于放射性碘治疗者。也可作为放射性碘治疗时的辅助治疗。②甲状腺危象的治疗：除应用大剂量碘剂和采取其他综合措施外，大剂量本品可作为辅助治疗以阻断甲状腺素的合成。③术前准备：为了减少麻醉和术后并发症，防止术后发生甲状腺危象，术前应先服用本品使甲状腺功能恢复到正常或接近正常，然后术前两周左右加服碘剂。

【用法用量】用药剂量应个体化，根据病情、治疗反应及甲状腺功能检查结果随时调整。每日剂量分次口服，间隔时间尽可能平均。①成人甲亢：口服常用量，300~450mg/d，分 3 次口服，极量，一次 0.2g，一日 0.6g。1~3 周后可见症状缓解，1~2 月后症状可以得到控制，患者甲状腺功能正常后，应逐渐减量至维持量。通常每日 50~100mg。小儿开始剂量，每日按 4mg/kg，分次口服，维持量酌减。②甲状腺危象：一日 0.4~0.8g，分 3~4 次服用，疗程不超过 1 周，作为综合治疗措施之一。③甲亢的术前准备：术前服用本品，一次 100mg，一日 3~4 次，使甲状腺功能恢复到正常或接近正常，然后加服两周碘剂再进行手术。

【相互作用与使用注意】见抗甲状腺药物相互作用与使用注意表。

甲巯咪唑 [药典（二）；基（基）；医保（甲）]

【主要作用】作用较丙硫氧嘧啶强，且奏效快而代谢慢，维持时间较长。

【适应证】①甲亢的内科治疗：适用于轻症和不适宜手术或放射性碘治疗者，如儿童、青少年及手术后复发而不适于放射性碘治疗者。也可作为放射性碘治疗时的辅助治疗。②甲状腺危象的治疗：除应用大剂量碘剂和采取其他综合措施外，大剂量本品可作为辅助治疗以阻断甲状腺素的合成。③术前准备：为了减少麻醉和术后并发症，防止术后发生甲状腺危象，术前应先服用本品使甲状腺功能恢复到正常或接近正常，然后术前两周左右加服碘剂。

【用法用量】成人：开始时每天 30mg，可按病情轻重调节为每日 15~40mg，每日最大量 60mg，分次口服，病情控制后，逐渐减量，维持量：一日 5~15mg，一般疗程 12~18 个月。小儿：开始时剂量为每日按体重 0.4mg/kg，分 3 次口服。维持量约减半或根据病情轻重调节。

【相互作用与使用注意】见抗甲状腺药物相互作用与使用注意表。

抗甲状腺药物相互作用与使用注意表

合用药物	相互作用	合用注意
抗凝药	抗甲状腺药可增强抗凝药的抗凝血效果	密切监测凝血指标，适当调整抗凝药剂量
对氨基水杨酸、保泰松、巴比妥类、酚妥拉明、妥拉唑林、维生素 B_{12}、磺胺类、磺酰脲类等	合用可能出现甲状腺功能抑制和甲状腺肿大	合用需谨慎，监测甲状腺功能
茶碱类药物	抗甲状腺药物可以增加茶碱衍生物的血药浓度	合用监测毒性反应

第9章　主要影响变态反应和免疫功能的药物

第1节　抗变态反应药

一、抗组胺药

氯苯那敏 [药典（二）；基（基）；医保（甲、乙）]

【主要作用】为烃烷基胺类抗组胺药。其特点是抗组胺作用较强、用量小、具有中等程度的镇静作用和抗胆碱作用，适用于各种过敏性疾病。与解热镇痛药配伍用于治疗感冒。

【适应证】用于过敏性鼻炎、感冒和鼻窦炎及过敏性皮肤疾患如荨麻疹、过敏性药疹或湿疹、血管神经性水肿、虫咬所致皮肤瘙痒。

【用法用量】口服，成人一次量4mg，一日3次。肌内注射，一次5~20mg。

【相互作用与使用注意】见药物相互作用与使用注意表。

药物相互作用与使用注意表

合用药物	相互作用	合用注意
苯妥英钠	抑制苯妥英钠的肝脏代谢，增加其毒性	监测苯妥英钠浓度
金刚烷胺、抗胆碱药、氟哌啶醇、吩噻嗪类及拟交感神经药	增强合用药物的作用	不宜同用
中枢神经抑制药（如巴比妥酸盐类、催眠药、阿片类镇痛药、抗焦虑镇静药、抗癫痫药）	增强氯苯那敏的药效	避免合用
抗胆碱药物（如阿托品、三环类抗抑郁药、单胺氧化酶抑制剂）	增强合用药物的抗胆碱作用	不宜同用
过敏原性物质	抑制合用药物的皮试反应	皮试前一天应停止使用一切抗组胺药物

注：乙醇可增加本品药效，服药期间应避免饮酒

苯海拉明 [药典（二）；基（基）；医保（甲）]

【主要作用】为乙醇胺类抗组胺药。能对抗或减弱组胺对血管、胃肠和支气管平滑肌的作用，对中枢神经系统有较强的抑制作用，也有镇吐和抗胆碱（M受体）作用。

【适应证】①过敏性疾病：主要用于Ⅰ型和Ⅳ型变态反应，对毛细血管通透性增加所致渗出、水肿、分泌物增多的疾病疗效较好，尤其适用于皮肤黏膜的过敏性疾病，如过敏性药

疹、过敏性湿疹、血管神经性水肿和荨麻疹等。对平滑肌痉挛所致支气管哮喘的效果较差，须与氨茶碱、麻黄碱等合用。②镇静安眠和手术前给药。③抗帕金森病和药物所致锥体外系症状。④防晕止吐：可用于乘船乘车所致晕动病，以及放射病、手术后及药物引起的恶心呕吐。⑤乳膏外用，治虫咬、神经性皮炎、瘙痒症等。

【用法用量】可口服、肌内注射及局部应用。因有刺激性，不能皮下注射。成人：口服，一次 25~50mg，一日 2~3 次，饭后服；肌内注射，一次 20mg，一日 1~2 次。儿童：口服，体重超过 9.1kg，一次 12.5~25mg，一日 3~4 次；或一日 5mg/kg，分次给药；或一日 150mg/m²，分次给药。

【相互作用与使用注意】见药物相互作用与使用注意表。

药物相互作用与使用注意表

合用药物	相互作用	合用注意
口服抗凝药（如华法林）	干扰口服抗凝药的活性，降低其疗效	不宜同用
β受体拮抗剂（如美托洛尔）	抑制 β 受体拮抗剂代谢，增加其毒性	禁止合用
中枢神经抑制药	增强合用药物的作用	不宜同用
氨基糖苷类抗生素	掩盖氨基糖苷类的耳毒性	

注：服用本品时不宜饮酒

曲吡那敏

【主要作用】为乙二胺类抗组胺药。抗组胺作用比苯海拉明略强而持久，嗜睡等不良反应较少。

【适应证】用于过敏性皮炎、湿疹、过敏性鼻炎、哮喘等。

【用法用量】口服。成人：一次 25mg，一日 3 次；儿童：一日 5mg/kg，分 4~6 次服。服下时不宜嚼碎。

【相互作用与使用注意】见药物相互作用与使用注意表。

药物相互作用与使用注意表

合用药物	相互作用	合用注意
中枢神经抑制药（如巴比妥酸盐类、催眠药、阿片类镇痛药、抗焦虑镇静药、抗癫痫药）	增强曲吡那敏的中枢神经抑制作用	不宜同用
抗胆碱药物（如阿托品、三环类抗抑郁药、单胺氧化酶抑制剂）	增强合用药物的抗胆碱作用	
肝药酶抑制剂	增加曲吡那敏的不良反应	避免合用
过敏原性物质	抑制合用药物的皮试反应	皮试前一天应停止使用一切抗组胺药物

注：服用本品时不宜饮酒

异丙嗪 [药典（二）；基（基）；医保（甲）]

【主要作用】为吩噻嗪类抗组胺药。作用较苯海拉明持久，亦具有明显的中枢镇静作用，但比氯丙嗪弱；能增强麻醉药、催眠药、镇痛药和局麻药的作用，降低体温，有镇吐作用。

【适应证】①抗过敏：适用于各种过敏症（如哮喘、荨麻疹等）。②镇吐抗眩晕：可用于一些麻醉和手术后的恶心呕吐，乘车、船等引起的眩晕等。③镇静催眠：可在外科手术和分娩时与哌替啶合用，缓解患者紧张情绪，或用于晚间催眠药。亦可与氯丙嗪等配成冬眠注射液用于人工冬眠。

【用法用量】①抗过敏：成人，口服，一次 6.25~12.5mg，一日 3 次，饭后及睡前服用，必要时睡前 25mg；儿童，口服，每次按体重 0.125mg/kg 或按体表面积 7.5~15mg/m²，每 4~6 小时 1 次，或睡前按体重 0.25~0.5mg/kg 或按体表面积 7.5~15mg/m²；按年龄计算，每日量 5 岁 5~15mg，6 岁以上 10~15mg，可每日 1 次或分 2 次给予。肌内注射，每次按体重 0.125mg/kg 或按体表面积 3.75mg/m²，每 4~6 小时肌注 1 次。②止吐：成人，口服，开始时一次 12.5~25mg，必要时每 4~6 小时服 12.5~25mg，通常 24 小时不超过 100mg。③抗眩晕：成人，旅行前口服，一次 12.5~25mg，必要时每日 2 次；儿童，口服，剂量减半。④镇静催眠：成人，口服，一次 12.5~25mg，睡前服用。儿童，口服，5 岁 6.25mg，6~12 岁 6.25~12.5mg。

【相互作用与使用注意】见药物相互作用与使用注意表。

药物相互作用与使用注意表

合用药物	相互作用	合用注意
中枢神经抑制药（如巴比妥酸盐类、催眠药、阿片类镇痛药、抗焦虑镇静药、抗癫痫药）	增强异丙嗪的中枢神经抑制作用	不宜同用
抗胆碱药物（如阿托品、三环类抗抑郁药、单胺氧化酶抑制剂）	增强合用药物的抗胆碱作用	
过敏原性物质	抑制合用药物的皮试反应	皮试前一天应停止使用一切抗组胺药物
氨基糖苷类抗生素	掩盖氨基糖苷类的耳毒性	禁止合用
麻醉药、催眠药、镇痛药和局麻药	增强合用药的作用	避免与哌替啶、阿托品多次合用
溴苄胺或胍乙啶	降压作用增强	注意低血压的发生
茶碱及生物碱类药物	异丙嗪与茶碱及生物碱类药物呈配伍禁忌	不宜同时配伍注射

注：服用本品时不宜饮酒

去氯羟嗪 [医保（乙）]

【主要作用】为哌嗪类抗组胺药。有抗组胺作用，H₁ 受体作用较强，作用时间较长，并有平喘和镇静效果，抗 5- 羟色胺作用强。

【适应证】可用于支气管哮喘、急慢性荨麻疹、皮肤划痕症、血管神经性水肿、接触性皮炎、光敏性皮炎、季节性花粉症、过敏性鼻炎及结膜炎等。

【用法用量】口服：一日 3 次，一次 25~50mg。

【相互作用与使用注意】见药物相互作用与使用注意表。

药物相互作用与使用注意表

合用药物	相互作用	合用注意
中枢神经抑制药（如巴比妥酸盐类、催眠药、阿片类镇痛药、抗焦虑镇静药、抗癫痫药）	可相互增强中枢神经抑制作用	不宜同用

注：服用本品时不宜饮酒

阿司咪唑

【主要作用】为哌啶类抗组胺药，可选择性地拮抗组胺 H_1 受体，作用强而持久，每天服用1次即可抑制过敏反应症状24小时，无中枢镇静作用及抗毒蕈碱样胆碱作用。

【适应证】用于过敏性鼻炎、过敏性结膜炎、慢性荨麻疹和其他过敏反应症状。因本品引起多例不良反应，目前已趋向少用。

【用法用量】成人：口服，一次 3~6mg，一日 1 次，一日内最多用至 10mg。于空腹时服。儿童：口服，6 岁以下按体重 0.2mg/kg，6~12 岁每日 5mg，12 岁以上剂量同成人。

【相互作用与使用注意】见药物相互作用与使用注意表。

药物相互作用与使用注意表

合用药物	相互作用	合用注意
肝药酶抑制剂（如抗真菌药氟康唑、伊曲康唑、酮康唑、咪康唑；大环内酯类抗生素克拉霉素、红霉素；特非那定、5-羟色胺再摄取抑制药、HIV 蛋白酶抑制药等）	引发严重室性心律失常	不能合用
抗心律失常药、三环类抗抑郁药、抗疟药卤泛群、奎宁、抗精神病药、西沙必利、索他洛尔等	导致心律失常	避免合用
利尿药	引起低血钾	应注意电解质失衡

阿伐斯汀 [医保（乙）]

【主要作用】为曲普利啶（triprolidine）的衍生物，可选择性地拮抗组胺 H_1 受体的作用，具有良好的抗组胺作用。因不易通过血-脑屏障，故无镇静作用。也无抗毒蕈碱样胆碱作用。

【适应证】用于过敏性鼻炎及荨麻疹等。

【用法用量】成人及 12 岁以上儿童口服：1 次 8 mg，一日不超过 3 次。

【相互作用与使用注意】见药物相互作用与使用注意表。

药物相互作用与使用注意表

合用药物	相互作用	合用注意
中枢神经抑制药（如巴比妥酸盐类、催眠药、阿片类镇痛药、抗焦虑镇静药、抗癫痫药）	增强阿伐斯汀的中枢神经抑制作用	不宜同用
抗胆碱药物（如阿托品、三环类抗抑郁药、单胺氧化酶抑制剂）	增强合用药物的抗胆碱作用	不宜同用
过敏原性物质	抑制合用药物的皮试反应	皮试前一天应停止使用一切抗组胺药物
氨基糖苷类抗生素	掩盖氨基糖苷类的耳毒性	避免合用

注：服用本品时不宜饮酒

左卡巴斯汀 [药典（二）；医保（乙）]

【主要作用】为哌啶类衍生物，起效快、作用强而持久的抗组胺药，作用可维持数小时。

【适应证】用于局部治疗的滴眼剂和喷鼻剂，缓解过敏性鼻炎，预防包括鼻炎及结膜炎在内的过敏反应。

【用法用量】①喷鼻：成人及 12 岁以上儿童的常用量为每个鼻孔喷 2 下，每日 2 次。必要时可增至每次喷 2 下，每日 3~4 次。连续用药直至症状消除。②滴眼：每次 1 滴，一日 2~4 次。

【相互作用与使用注意】见药物相互作用与使用注意表。

药物相互作用与使用注意表

合用药物	相互作用	合用注意
中枢神经抑制药（如巴比妥酸盐类、催眠药、阿片类镇痛药、抗焦虑镇静药、抗癫痫药）	增强左卡巴斯汀的中枢神经抑制作用	不宜同用
抗胆碱药物（如阿托品、三环类抗抑郁药、单胺氧化酶抑制剂）	增强合用药物的抗胆碱作用	
过敏原性物质	抑制合用药物的皮试反应	皮试前一天应停止使用一切抗组胺药物
氨基糖苷类抗生素	掩盖氨基糖苷类的耳毒性	避免合用

注：服用本品时不宜饮酒

咪唑斯汀 ［医保（乙）］

【主要作用】本品属于哌啶类抗组胺药，为强效、高选择性组胺 H_1 受体拮抗剂，还可抑制活化的肥大细胞释放组胺及抑制炎性细胞的趋化作用，亦可抑制变态反应时细胞间黏附性分子 –1 的释放，具有抗组胺和抗过敏反应炎症介质的双重活性。在抗组胺剂量下没有抗胆碱能作用和镇静作用。

【适应证】本品为长效 H_1 受体拮抗剂，适用于季节性过敏性鼻炎、花粉症、常年性过敏性鼻炎及荨麻疹等皮肤过敏症状。

【用法用量】口服。成人（包括老年人）和 12 岁以上儿童，推荐剂量为 1 次 10 mg，每日 1 次。

【相互作用与使用注意】见药物相互作用与使用注意表。

药物相互作用与使用注意表

合用药物	相互作用	合用注意
延长 Q-T 间期药物，如 I 类和 III 类抗心律失常药	诱发严重的心律失常	慎重合用
大环内酯类抗生素（如红霉素、克拉霉素或交沙霉素）或全身用咪唑类抗真菌药氟康唑、伊曲康唑、酮康唑、咪康唑等	咪唑斯汀的血药浓度升高，引发心律失常	不宜同用
肝 CYP3A4 药物氧化代谢酶抑制药或底物（如西咪替丁、环孢素、硝苯地平）	增加咪唑斯汀的不良反应	慎重合用

氯雷他定 ［医保（乙）］

【主要作用】哌啶类抗组胺药，为阿扎他定（azatadine）的衍生物，具有选择性地拮抗外周组胺 H_1 受体的作用。其抗组胺作用起效快、效强、持久。

【适应证】用于过敏性鼻炎、急性或慢性荨麻疹、过敏性结膜炎、花粉症及其他过敏性皮肤病。

【用法用量】口服，成人及 12 岁以上儿童，1 次 10mg，每日 1 次，空腹服用。日夜均有发作者，可一次 5 mg，每日晨、晚各服一次。儿童，口服，2~12 岁，体重大于 30kg 者，一次 10mg，一日 1 次；体重小于 30 kg 者，一次 5mg，一日 1 次。

【相互作用与使用注意】见药物相互作用与使用注意表。

药物相互作用与使用注意表

合用药物	相互作用	合用注意
肝药酶抑制剂（如抗真菌药氟康唑、伊曲康唑、酮康唑、咪康唑；大环内酯类抗生素克拉霉素、红霉素等）	氯雷他定的代谢减缓、血药浓度增加，不良反应增加	慎重合用
中枢抑制药、三环类抗抑郁药	引起严重嗜睡	
单胺氧化酶抑制剂	增加氯雷他定的不良反应	
奈法唑酮	奈法唑酮抑制 CYP3A4，减慢氯雷他定的代谢，导致 Q-Tc 间期延长而产生心脏毒性	

注：服用本品时不宜饮酒，易引起严重嗜睡

西替利嗪[医保（乙）]

【主要作用】为哌嗪类抗组胺药，是羟嗪的代谢产物，作用强而持久，具有选择性地抗 H_1 受体的特性，并具有稳定肥大细胞的作用，无明显的中枢抑制作用及抗胆碱作用。

【适应证】用于季节性和常年性过敏性鼻炎、结膜炎及过敏反应所致的瘙痒和荨麻疹。

【用法用量】口服，成人及 12 岁以上儿童，一次 10~20mg，一日 1 次，或早晚各服 5mg。肾功能损害者需减量。儿童，2~6 岁者，每日 5mg；7~11 岁者，每日 10mg。

【相互作用与使用注意】见药物相互作用与使用注意表。

药物相互作用与使用注意表

合用药物	相互作用	合用注意
中枢抑制药	引起严重嗜睡	慎重合用
茶碱	增加西替利嗪不良反应	
尼美舒利	尼美舒利能加强西替利嗪的抗组胺作用	可以合用

注：服用本品时不宜饮酒，易引起严重嗜睡

特非那定[药典（二）]

【主要作用】为哌啶类抗组胺药，可选择性地拮抗组胺 H_1 受体，具有良好的抗组胺作用。无镇静及抗毒蕈碱样胆碱作用。其作用起效较阿司咪唑快，持续时间比阿司咪唑短。

【适应证】用于过敏性鼻炎和荨麻疹，也可用于过敏性皮肤病和花粉症。

【用法用量】成人及 12 岁以上儿童：1 次 30~60mg，一日 2 次。儿童，6~12 岁者，1 次 30mg，一日 2 次；3~5 岁者，1 次 15mg，一日 2 次。均于饭后服用。

【相互作用与使用注意】见药物相互作用与使用注意表。

药物相互作用与使用注意表

合用药物	相互作用	合用注意
肝药酶抑制剂（如抗真菌药氟康唑、伊曲康唑、酮康唑、咪康唑；大环内酯类抗生素克拉霉素、红霉素；5-羟色胺再摄取抑制药舍曲林、HIV 蛋白酶抑制药茚地那韦、利托那韦等）	导致严重室性心律失常	避免合用
利尿药	导致低血钾	注意电解质失衡
抗心律失常药、三环类抗抑郁药、抗疟药、奎宁、抗精神病药、西沙必利、索他洛尔等	导致心律失常	避免合用

合用药物	相互作用	合用注意
奈法唑酮	奈法唑酮通过抑制 CYP3A4 而减慢特非那定的代谢，导致 Q–Tc 间期延长而产生心脏毒性	避免合用

美吡拉敏

【**主要作用**】为乙二胺类抗组胺药。是第一代 H_1 受体拮抗剂，与 H_1 受体可逆性结合，拮抗组胺的作用。有轻度抗胆碱作用，但较其他第一代 H_1 受体拮抗剂弱，并有局部麻醉作用。

【**适应证**】本品常作为抗感冒药的复方成分之一，与其他药物联合应用于治疗感冒、咳嗽，或过敏性鼻炎和荨麻疹，单独用药较少见。

【**用法用量**】口服：每日 75~200mg，分 3~4 次服用。肌内注射或静脉注射：1 次 25~50mg。

【**相互作用与使用注意**】见药物相互作用与使用注意表。

药物相互作用与使用注意表

合用药物	相互作用	合用注意
其他抗组胺药和丙卡巴肼（甲基苄肼）	增强中枢神经抑制作用	避免合用

非索非那定

【**主要作用**】为哌啶类抗组胺药，属第二代 H_1 受体拮抗剂，是特非那定的活性代谢产物，可选择性地拮抗 H_1 受体，具有良好的抗组胺作用，但无镇静作用及口干和尿潴留不良反应。不能透过血－脑屏障，故与其他非镇静性抗组胺药相比，镇静作用较弱。

【**适应证**】用于季节性过敏性鼻炎和慢性特发性荨麻疹。

【**用法用量**】（1）慢性特发性荨麻疹：①成人：口服，一次 60mg，一日 2 次。②儿童：6~11 岁，一次 30mg，一日 2 次；12 岁以上，一次 60mg，一日 2 次。（2）季节性过敏性鼻炎：①成人：口服，一次 60mg，一日 2 次；或一次 180mg，一日 1 次。②儿童：6~11 岁，一次 30mg，一日 2 次；12 岁以上，一次 60mg，一日 2 次；或一次 180mg，一日 1 次。

【**相互作用与使用注意**】见药物相互作用与使用注意表。

药物相互作用与使用注意表

合用药物	相互作用	合用注意
含铝或镁的抗酸药（用盐酸非索非那定之前 15 分钟服用）	降低非索非那定的生物利用度和血药浓度	不能同时服用，如服用含铝或镁的抗酸剂，应与非索非那定间隔 2 小时
红霉素或酮康唑	增加非索非那定血药浓度	注意减量
Q–T 间期延长的药物（如其他抗组胺药、氟哌利多等）	发生药效学相互作用，引起心失律常	避免合用
丙磺舒	丙磺舒通过降低非索非那定在肾脏经 OATP 的清除而增加其 AUC	慎重合用
卡马西平	卡马西平通过诱导 P–gp 而显著降低非索非那定的生物利用度	

注：食物和果汁会使本品生物利用度降低，应错开时间服用

依巴斯汀[医保（乙）]

【**主要作用**】为哌啶类长效非镇静性第二代组胺 H_1 受体拮抗剂。在体内代谢为卡巴斯汀，对组胺 H_1 受体具有选择性抑制作用，能抑制组胺释放，对中枢神经系统的 H_1 受体拮抗作用和抗胆碱作用很弱。

【**适应证**】用于季节性、常年性过敏性鼻炎和慢性荨麻疹、湿疹、皮炎、痒疹、皮肤瘙痒症等。

【**用法用量**】①常年性过敏性鼻炎：成人，每日 1 次，每次 10mg；儿童（12~17 岁），每日 1 次，每次 5mg。②季节性过敏性鼻炎：成人，每日 1 次，每次 10mg，早上服用效果更好。如严重过敏患者可日服 20mg，但应从小剂量开始。儿童（2~15 岁），每日 1 次，每次 2.5~5mg。

【**相互作用与使用注意**】见药物相互作用与使用注意表。

药物相互作用与使用注意表

合用药物	相互作用	合用注意
肝 P450 药酶抑制剂（如抗真菌药酮康唑、伊曲康唑、氟康唑、咪康唑）	导致严重室性心律失常	慎重合用
大环内酯类抗生素如红霉素等	依巴斯汀的代谢物卡巴斯汀的血药浓度升高 1~2 倍	
丙卡巴肼、氟哌利多	有可能导致中枢抑制和心脏毒性的发生	

地氯雷他定[医保（乙）]

【**主要作用**】属哌啶类抗组胺药，是氯雷他定的主要活性代谢物，本品不易通过血 – 脑屏障，可选择性地拮抗外周 H_1 受体，与受体结合能力强，具有长效抗组胺作用。无镇静作用。

【**适应证**】用于治疗慢性特发性荨麻疹、常年过敏性鼻炎及季节性过敏性鼻炎。

【**用法用量**】①慢性特发性荨麻疹、常年过敏性鼻炎及季节性过敏性鼻炎：成人，口服，每次 5mg，每日 1 次。②慢性特发性荨麻疹和常年过敏性鼻炎：儿童，口服，12 岁以上者，每次 5mg，每日 1 次；6~11 岁者，每次 2.5mg，每日 1 次；12 个月 ~5 岁者，每次 1.25mg，每日 1 次；6 个月 ~11 个月者，每次 1mg，每日 1 次。③季节性过敏性鼻炎：儿童口服，12 岁以上者，每次 5mg，每日 1 次；6~11 岁者，每次 2.5mg，每日 1 次；2~5 岁者，每次 1.25mg，每日 1 次。

【**相互作用与使用注意**】见药物相互作用与使用注意表。

药物相互作用与使用注意表

合用药物	相互作用	合用注意
CYP3A4 抑制药	导致严重室性心律失常	慎重合用

氮䓬司汀

【**主要作用**】为强效 H_1 受体拮抗剂，抗胆碱能作用微弱。同时还具有抗变态反应作用，因其抗炎特性，还可用于哮喘的辅助治疗。

【适应证】口服或喷鼻可控制季节性或非季节性鼻炎以及非过敏性血管收缩性鼻炎症状。滴眼剂可用于治疗过敏性结膜炎。

【用法用量】①过敏性鼻炎（季节性和非季节性）：成人及 12 岁以上儿童，经鼻给药：每次每鼻孔 1 喷（每喷 0.137mg），每天 2 次，作用持续时间 12 小时。在花粉季节连续用药对控制鼻部症状优于临时用药。对于非季节性过敏性鼻炎，可长期用药 6 个月，安全性和疗效良好。口服：每次 1~2 mg，每天 2 次。或遵医嘱。5~11 岁儿童，经鼻给药：每次每鼻孔 1 喷，每天 2 次。口服：6 岁以上儿童，每次 1~2mg，每天 2 次。或遵医嘱。②血管收缩性鼻炎：成人及 12 岁以上者，每次每鼻孔 1 喷（每喷 0.137 mg），每天 2 次，或遵医嘱。③过敏性结膜炎：成人滴患眼，每次 1 滴（0.05%），每天 2 次。有报道 1 个疗程可用至 8 个月。儿童滴眼剂只能用于 3 岁以上儿童。每次 1 滴（0.05%），每天 2 次。有报道 1 个疗程可用至 8 个月。或遵医嘱。④治疗和预防哮喘：成人或 6 岁以上儿童，口服，每次 1~4mg，每天 2 次；或每次 8 mg，每天 1 次，睡前服。或遵医嘱。

【相互作用与使用注意】见药物相互作用与使用注意表。

药物相互作用与使用注意表

合用药物	相互作用	合用注意
西咪替丁	增加氮䓬司汀的生物利用度和潜在不良反应	慎重合用
红霉素和酮康唑	未见使 Q–T 间期延长	不宜合用

司他斯汀

【主要作用】本品为 H_1 受体拮抗剂，对抗组胺引起的支气管痉挛和血管通透性增强。

【适应证】本品为抗组胺药，主要用于治疗急、慢性荨麻疹，常年性变应性鼻炎，也可用于其他急、慢性过敏反应症状。

【用法用量】口服，成人每次 1mg，每日 2 次。必要时可增量，每日最高量不超过 6 mg。

【相互作用与使用注意】见药物相互作用与使用注意表。

药物相互作用与使用注意表

合用药物	相互作用	合用注意
其他镇催眠药	加强并延长合用药的作用	不宜合用
单胺氧化酶抑制剂	加强抗胆碱作用	

注：服用本品期间不宜饮酒

二、过敏反应介质阻释药

酮替芬 [药典（二）；医保（乙）]

【主要作用】为抗变态反应药物。其特点是兼具有很强的组胺 H_1 受体拮抗作用和抑制过敏反应介质释放的作用。其抗组胺作用约为氯苯那敏的 10 倍，且具长效。

【适应证】①用于多种类型的支气管哮喘，均有明显疗效，对过敏性哮喘疗效尤为显著，混合型次之，感染型约半数以上有效。对过敏性哮喘的预防效果优于色甘酸钠。②也可用于过敏性鼻炎、过敏性结膜炎、花粉症、急慢性荨麻疹、药物、食物或昆虫所致变态反应的预防和治疗。

【用法用量】口服：成人，一次 1mg，早、晚各服 1 次；若困意明显，可只在睡前服 1 次。

【相互作用与使用注意】见药物相互作用与使用注意表。

药物相互作用与使用注意表

合用药物	相互作用	合用注意
镇静催眠药	可增加酮替芬的中枢抑制作用	应避免合用
口服降糖药	少数患者可见血小板减少	二者不宜合用
齐多夫定	可抑制齐多夫定在肝内的代谢	应避免合用
特布他林	特布他林长期应用能引起 β_2 受体的脱敏现象，酮替芬能显著改善特布他林引起的 β_2 受体脱敏现象	可以合用，以减轻长期应用特布他林诱发的 β_2 受体脱敏

注：服用本品期间不宜饮酒

第 2 节　免疫抑制药

环孢素 [医保（甲）]

【主要作用】本品主要抑制 T 细胞功能。可选择性及可逆性地改变淋巴细胞功能，抑制淋巴细胞在抗原或分裂原刺激下的分化、增殖，抑制其分泌细胞因子如白介素 –2（IL– 2）及干扰素（IFN）等，抑制 NK 细胞的杀伤活力。

【适应证】主要用于肾、肝、心、肺、骨髓移植的抗排异反应，可与肾上腺皮质激素或其他免疫抑制剂合用，也可用于治疗类风湿关节炎、系统性红斑狼疮、肾病型慢性肾炎、自身免疫性溶血性贫血、银屑病、葡萄膜炎等自身免疫性疾病。

【用法用量】（1）器官移植：①口服：于移植前 12 小时起每日服 8~10mg/kg，维持至术后 1~2 周，根据血药浓度减至每日 2~6mg/kg 的维持量。如与其他免疫抑制剂合用，则起始剂量应为每日 3~6 mg/kg，分 2 次服。②静脉滴注：仅用于不能口服的患者，于移植前 4~12 小时每日给予 3~5mg/kg，以 5% 葡萄糖或 0.9% 氯化钠注射液稀释成 1：20 至 1：100 的浓度于 2~6 小时内缓慢滴注。（2）自身免疫性疾病：口服，初始剂量为每日 2.5~5mg/kg，分 2 次服；症状缓解后改为最小有效量维持，但成人不应超过每日 5mg/kg，儿童不应超过 6mg/kg。

【相互作用与使用注意】见药物相互作用与使用注意表。

药物相互作用与使用注意表

合用药物	相互作用	合用注意
肾上腺皮质激素、环磷酰胺、硫唑嘌呤等其他免疫抑制药	可降低机体免疫力，增加感染的几率	禁止合用

续表

合用药物	相互作用	合用注意
与抑制 CYP3A 活性的雌激素、雄激素、西咪替丁、雷尼替丁、地尔硫䓬、维拉帕米、尼卡地平、柳氮唑酮、大环内酯类抗生素（红霉素、克拉霉素、交沙霉素、麦迪霉素、醋酸麦迪霉素）、酮康唑、氟康唑、伊康唑、喹诺酮类抗生素、依托泊苷、美法仑、考来烯胺、甲氧氯普胺合用	可导致本品的血药浓度增高，肝肾毒性增加	禁止合用
阿托伐他汀	环孢素通过抑制 CYP3A4 和 P-gp 以及 OATP1B1 而提高阿托伐他汀的生物利用度和血药浓度	可以合用

注：葡萄柚汁可使本品血药浓度升高，肝肾毒性增加，禁止合用

他克莫司 [医保（乙）]

【**主要作用**】系从放线菌 *Streptomyces tsukubaensis* 中提取的大环内酯类抗生素，其免疫抑制作用机制与环孢素相似，在体内和体外抑制淋巴细胞活性的能力分别比环孢素强 10~100 倍。本品肝毒性较环孢素小，且有刺激肝细胞再生的作用。

【**适应证**】主要器官移植的抗排异反应，尤其适于肝移植，还可用于肾、心、肺、胰、骨髓及角膜移植等。

【**用法用量**】通常开始采用每日 0.05~0.1mg/kg（肾移植），或 0.01~0.05mg/kg（肝移植）持续静脉滴注。能进行口服时，改为口服胶囊，开始剂量为每日 0.15~0.3mg/kg，分 2 次服；再逐渐减至维持量，每日 0.1mg/kg，分 2 次服，亦可根据实际情况调整，通常低于首次免疫抑制剂量。本品外用皮肤涂布可用于其他免疫抑制药疗效不佳或无法耐受的中重度特应性皮炎。

【**相互作用与使用注意**】见药物相互作用与使用注意表。

药物相互作用与使用注意表

合用药物	相互作用	合用注意
环孢素、可的松、溴隐亭、麦角胺、孕二烯酮、炔雌醇、红霉素、交沙霉素、氟康唑、酮康唑、咪康唑、咪达唑仑、尼伐地平、奥美拉唑、维拉帕米、他莫昔芬、两性霉素 B、氨基糖苷类抗生素、万古霉素、阿昔洛韦、环丙沙星、布洛芬、奎尼丁等	经肝药酶 CYP3A4 同工酶代谢并可抑制 CYP3A4 及 P-糖蛋白（P-gp）转运活性的药物，可抑制本品代谢及排泄，增加本品的血药浓度和毒性	禁止合用
苯巴比妥、苯妥英钠、利福平、卡马西平、安乃近、异烟肼	诱导肝药酶 CYP3A4 活性的药物，可降低本品的血药浓度，降低疗效	避免合用
胺碘酮	胺碘酮通过抑制 CYP3A4 而显著减慢他克莫司的代谢	慎重合用，及时调整他克莫司的剂量
口服抗凝血药、口服降血糖药	可与本品竞争血浆蛋白结合，使血药浓度升高	应考虑可能与血浆蛋白结合率高的药物发生相互作用
保钾利尿药	可致血钾升高	避免合用
甲氧氯普胺	推测甲氧氯普胺促进了他克莫司的吸收而导致中毒，此前患者的胃排空差可能是导致他克莫司吸收不良的主要因素	慎重合用

注：葡萄柚汁可使本品血药浓度和毒性增加，禁止合用

西罗莫司 [医保(乙)]

【**主要作用**】本品为链霉菌 *Streptomyces hygroscopicus* 培养液中提取的三烯大环内酯类抗生素，其化学结构与他克莫司相似。本品为 T 细胞活化和增殖抑制剂，可通过与环孢素和他克莫司不完全相同的机制抑制抗原和细胞因子（IL-2、IL-4 和 IL-15）激发的 T 淋巴细胞的活化和增殖，亦抑制 B 细胞增殖和抗体的产生，具有优于环孢素、FK-506 的免疫抑制活性。

【**适应证**】用于器官移植抗排异反应及自身免疫性疾病的治疗。涂西罗莫司的血管内洗脱支架用于减少冠状动脉支架置入术后再狭窄的发生。

【**用法用量**】口服。成人一次负荷剂量 6mg，随后的维持量为每日 2mg。肝功能不全者维持量应减少 1/3。服用口服液时需稀释。

【**相互作用与使用注意**】见药物相互作用与使用注意表。

药物相互作用与使用注意表

合用药物	相互作用	合用注意
环孢素、溴隐亭、西咪替丁、西沙必利、克拉霉素、红霉素、克霉唑、氟康唑、伊曲康唑、酮康唑、伏立康唑、甲氧氯普胺、尼卡地平、维拉帕米、地尔硫䓬、茚地那韦、利托那韦、安波那韦、醋竹桃霉素等	经肝药酶 CYP3A4 代谢并抑制 CYP3A4 活性的药物，可抑制本品代谢，使本品的血药浓度增加，加重本品所致高脂血症和骨髓抑制	禁止合用
他克莫司	可加重本品的肾毒性	
苯巴比妥、苯妥英钠、利福平、卡马西平、奈韦拉平	可诱导肝药酶 CYP3A4，降低本品的血药浓度，降低疗效	避免合用

注：葡萄柚汁可使本品血药浓度增加，加重本品所致高脂血症和骨髓抑制，禁止合用

依维莫司

【**主要作用**】本品是西罗莫司衍生物，与西罗莫司相似，通过与细胞中的 FK 结合蛋白（FKBP）结合，抑制 T 淋巴细胞增殖以及抑制细胞因子的信号转导而发挥免疫抑制作用。与环孢素以及他克莫司之间有协同作用。亦可抑制血管内皮细胞增殖。

【**适应证**】用于预防肾移植、心移植术后患者移植物排异反应发作。涂依维莫司的洗脱支架用于减少冠状动脉支架置入术后再狭窄的发生。有报道，本品可用于治疗晚期肾癌。

【**用法用量**】口服，成人每日 0.75mg，分 2 次服，移植术后尽早服用。

【**相互作用与使用注意**】见药物相互作用与使用注意表。

药物相互作用与使用注意表

合用药物	相互作用	合用注意
维拉帕米	通过抑制 P- 糖蛋白（P-gp）的转运外排，可增加本品口服生物利用度	避免合用
酮康唑、氟康唑、咪康唑、红霉素、克拉霉素、地西泮、伏立康唑、维拉帕米等	合用药物通过抑制肝药酶 CYP3A4 增加依维莫司血药浓度	慎重合用
苯巴比妥、苯妥英钠、利福平、利福喷汀、卡马西平	合用药物通过诱导肝药酶 CYP3A4 增加依维莫司清除率，使其血药浓度降低	

吗替麦考酚酯[医保（乙）]

【主要作用】本品为一前药，口服后迅速在体内水解转化为活性代谢物麦考酚酸（MPA），通过非竞争性抑制嘌呤合成途径中次黄嘌呤核苷酸脱氢酶（IMPDH）的活性，阻断淋巴细胞内鸟嘌呤核苷酸（GMP）的合成，使DNA合成受阻，从而抑制T和B淋巴细胞的增殖反应，抑制B细胞抗体形成和细胞毒T细胞的分化。

【适应证】主要用于预防和治疗肾、肝、心脏及骨髓移植的排异反应。也可用于不能耐受其他免疫抑制剂或疗效不佳的类风湿关节炎、全身性红斑狼疮、原发性肾小球肾炎、牛皮癣等自身免疫性疾病。

【用法用量】用于器官移植：空腹口服，成人每日 1.5~2.0g，小儿 30mg/kg，分 2 次服，首剂应在器官移植后 72 小时内服用；静脉注射，主要用与口服不能耐受者，每次注射时间多于 2 小时。用于自身免疫病：成人每日 1.5~2.0g，维持量 0.25~0.5g，一日 2 次，空腹服用。

【相互作用与使用注意】见药物相互作用与使用注意表。

药物相互作用与使用注意表

合用药物	相互作用	合用注意
氢氧化铝（镁）	可减少本品吸收	避免合用
考来烯胺	降低本品活性代谢物（MPA）的血药浓度	
阿昔洛韦、更昔洛韦、丙磺舒	可与吗替麦考酚酯代谢产物（MPAG）竞争肾小管排泄，与吗替麦考酚酯合用可使二者血药浓度增加	注意减量
环孢素	环孢素抑制了麦考酚酸及其葡萄糖醛酸结合物的肠肝循环而降低了麦考酚酸的血药浓度	慎重合用
利福平	利福平诱导了 UGT，加快麦考酚酸的葡萄糖醛酸结合，并影响多药耐药相关蛋白 2（MRP2）或 OATP 对 MPAG、AcMPAG 的转运，从而显著影响了吗替麦考酚酯的代谢过程	
糖皮质激素	糖皮质激素可能通过诱导 UGT 而加快麦考酚酸的葡萄糖醛酸结合过程	临床应该慎重合用吗替麦考酚酯和大剂量的糖皮质激素
替米沙坦	推测替米沙坦通过作用于 PPAR-γ 目标基因而诱导了 UGT（1A9）的活性，增加了 MPA 向 MPAG 转化	慎重合用

来氟米特[药典（二）；医保（乙）]

【主要作用】为人工合成的异唑衍生物类抗炎及免疫抑制剂。

【适应证】用于治疗风湿性关节炎、系统性红斑狼疮等自身免疫性疾病，亦用于器官移植抗排异反应。

【用法用量】口服，成人常用量：①类风湿关节炎、系统性红斑狼疮及银屑病关节炎，一次 20mg，一日 1 次；病情控制后可以一日 10~20mg 维持。②韦格纳肉芽肿病，一日 20~40mg。③器官移植，负荷剂量一日 200mg，维持剂量一日 40~60mg。

【相互作用与使用注意】见药物相互作用与使用注意表。

药物相互作用与使用注意表

合用药物	相互作用	合用注意
考来烯胺、活性炭	可抑制本品在肠道的吸收，降低其血药浓度	避免合用
华法林	不详	慎重合用
甲氨蝶呤	有药效学的协同作用，机制不详	可以合用

硫唑嘌呤 [药典（二）；基（基）；医保（甲）]

【主要作用】系巯嘌呤（6-MP）的咪唑衍生物，在体内分解为巯嘌呤而起作用。本品对 T 淋巴细胞的抑制作用较强，对 B 细胞的抑制作用较弱。

【适应证】主要用于器官移植时抗排异反应，多与皮质激素并用，或加用抗淋巴细胞球蛋白（ALG），疗效较好。也广泛用于类风湿关节炎、系统性红斑狼疮、自身免疫性溶血性贫血、特发性血小板减少性紫癜、活动性慢性肝炎、溃疡性结肠炎、重症肌无力、硬皮病等自身免疫性疾病。对慢性肾炎及肾病综合征，其疗效似不及环磷酰胺。由于其不良反应较多而严重，对上述疾病的治疗不作为首选药物，通常是在单用皮质激素不能控制时才使用。

【用法用量】口服：每日 1~3mg/kg，一般每日 100mg，一次服用，可连服数月。用于器官移植：每日 2~5mg/kg，维持量每日 0.5~3mg/kg。

【相互作用与使用注意】见药物相互作用与使用注意表。

药物相互作用与使用注意表

合用药物	相互作用	合用注意
别嘌呤醇、奥昔嘌醇或巯嘌呤	可抑制本品代谢，增加本品的疗效和毒性	二者必须同时服用时，硫唑嘌呤的剂量应该大大地减低
琥珀胆碱	硫唑嘌呤可增强琥珀胆碱的神经肌肉阻滞作用	注意减量
筒箭毒碱	硫唑嘌呤减弱筒箭毒碱的神经肌肉阻滞作用	禁止合用
利巴韦林	合用利巴韦林和硫唑嘌呤可引起严重的骨髓毒性	避免合用

青霉胺 [药典（二）；医保（甲）]

【主要作用】本品是青霉素的代谢物，为作用较强的铅、汞、铜等金属离子的络合剂，有明显的免疫抑制作用。

【适应证】用于类风湿关节炎、慢性活动性肝炎、硬皮病、口眼干燥关节炎综合征等自身免疫性疾病，有明显疗效。对类风湿关节炎，可使关节疼痛、肿胀及渗液情况、晨起关节僵硬血沉率等临床症状明显改善，一般需经数周方可显效，过早停药易于复发。用于慢性活动性肝炎，半数以上病例氨基转移酶下降或转为正常。用于治疗硬皮病，可使皮肤胶原交叉联结减少，张力增加。

【用法用量】用于自身免疫性疾病，每日 0.5~1.0g，分 3~4 次服。

【相互作用与使用注意】见药物相互作用与使用注意表。

药物相互作用与使用注意表

合用药物	相互作用	合用注意
抗疟药、金制剂、免疫抑制药、保泰松	本品可加重合用药物对造血系统和肾脏的不良反应	禁止合用
口服铁制剂	可减弱本品疗效	宜在服用铁制剂前 2 小时口服
左旋多巴	推测青霉胺促进左旋多巴的吸收，但需要进一步的研究来确定是否存在药效学的协同作用	可以合用

抗人 T 细胞 CD$_3$ 鼠单抗

【主要作用】本品为一种鼠类单克隆抗体，由纯化的免疫球蛋白 IgG2a 组成，具有一重链（分子量约 5 万道尔顿）及一轻链（分子量约 2.5 万道尔顿），能特异地与人 T 细胞的抗原（CD$_3$）结合，而阻断 T 细胞的再生及其功能，因而起到免疫抑制作用，但对骨髓无影响。

【适应证】可用于器官移植后的急性排异反应。对肾移植的排异反应效果较好，也适用于心、肝的移植。

【用法用量】静脉滴注，每日 1 次，5~10mg，连用 10~14 日。可合用皮质激素或硫唑嘌呤。

【相互作用与使用注意】见药物相互作用与使用注意表。

药物相互作用与使用注意表

合用药物	相互作用	合用注意
其他免疫抑制药	可增加感染的几率	密切观察

第 3 节　免疫增强药

草分枝杆菌制剂 F.U.36（292）　　重组人干扰素 α-2a（294）　　重组人干扰素 γ（296）
重组人白介素-2（293）　　聚乙二醇干扰素 α-2a（294）
重组人白介素-11（293）　　重组人干扰素 α-2b（295）
重组人干扰素（293）　　重组人干扰素 β（295）

草分枝杆菌制剂 F.U.36

【主要作用】本品为多功能免疫增强剂，其主要成分为灭活的草分枝杆菌，主要通过影响免疫应答反映而调节机体免疫功能，特别是细胞免疫功能。

【适应证】用于免疫功能低下性疾病，如慢性支气管炎、肿瘤、肝炎、糖尿病、肺和肺外结核病等。

【用法用量】深部肌内注射，每次 1 支，每周 1 次，10 次为一疗程。

【相互作用与使用注意】见药物相互作用与使用注意表。

药物相互作用与使用注意表

合用药物	相互作用	合用注意
其他免疫抑制药	降低草分枝杆菌制剂 F.U.36 疗效	避免合用

重组人白介素 −2[医保（乙）]

【主要作用】本品为免疫调节剂，是一种淋巴因子，可促进和维持 T 细胞的增殖与分化；诱导及增强自然杀伤（NK）细胞的活力；能诱导及增强依赖 IL–2 而获得对自身肿瘤具有细胞毒样活力的杀伤细胞（淋巴因子活化的杀伤细胞，lymphokine activated killer cells，简称 LAK 细胞）；诱导及增强杀伤性 T 细胞、单核细胞、巨噬细胞的活力；增强 B 淋巴细胞的增殖及抗体分泌；诱导干扰素生成等。

【适应证】用于肾细胞癌、黑色素瘤，控制癌性胸、腹水及其他晚期肿瘤；先天或后天免疫缺陷症，如艾滋病等；细菌、真菌及病毒感染，如慢性活动性乙型肝炎、慢性活动性 EB（Epstein Barr）病毒感染、麻风病、肺结核、白色念珠菌感染等。

【用法用量】皮下注射：每日 20 万 ~40 万 U/m^2，加入无菌注射用水 2ml，一天 1 次，每周连用 4 日，4 周为一疗程。肌内注射：慢性乙型肝炎每次 20 万 U，隔日一次。静脉滴注：20 万 ~40 万 U/m^2，加入 0.9% 氯化钠注射液 500ml，每日 1 次，每周连用 4 日，4 周为一疗程。腔内灌注：癌性胸、腹水时先抽去腔内积液，再将本品 40 万 ~50 万 U/m^2 加入 0.9% 氯化钠注射液 20ml 注入，每周 1~2 次，3~4 周为一疗程。瘤内或瘤周注射：10 万 ~30 万 U/m^2，加至 3~5ml 0.9% 氯化钠注射液中，分多点注射到瘤内或瘤周。每周 2 次，连用 2 周为一疗程。

【相互作用与使用注意】见药物相互作用与使用注意表。

药物相互作用与使用注意表

合用药物	相互作用	合用注意
肝微粒体细胞色素 P450 药酶	影响合用药物的代谢消除	避免合用

重组人白介素 −11[医保（乙）]

【主要作用】本品是一种新型促血小板生长因子，可直接刺激造血干细胞和巨核母细胞增殖，诱导巨核细胞的成熟分化，增加体内血小板的生长生成，从而提高血液血小板计数，而血小板功能无明显改变。

【适应证】用于实体瘤、非髓性白血病化疗后 Ⅲ、Ⅳ 度血小板减少症的治疗。

【用法用量】皮下注射，一次 25~50μg/kg（以 1ml 灭菌注射用水稀释），每日 1 次，7~14 日为一疗程。于化疗结束后 24~48 小时开始或发生血小板减少症后给药，血小板计数恢复后应及时停药。

【相互作用与使用注意】见药物相互作用与使用注意表。

药物相互作用与使用注意表

合用药物	相互作用	合用注意
肝微粒体细胞色素 P450 药酶	影响合用药物的代谢消除	避免合用

重组人干扰素[医保（乙）]

【主要作用】干扰素具有抗病毒、抗肿瘤活性和免疫调节作用。

【适应证】干扰素可用于肿瘤、病毒感染及慢性活动性乙型肝炎等。

【用法用量】各种不同干扰素制剂的用法不同，详细用法应参阅药品说明书。

【相互作用与使用注意】见药物相互作用与使用注意表。

药物相互作用与使用注意表

合用药物	相互作用	合用注意
肝微粒体细胞色素 P450 药酶（如茶碱、地西泮、普萘洛尔、西咪替丁、华法林）	影响合用药物的代谢消除，使二者血药浓度增加	注意减量

重组人干扰素 α-2a^[医保（乙）]

【主要作用】本品为通过人源化基因重组技术制得的含有 165 个氨基酸的蛋白质，具有天然的人干扰素 α-2a 特性。其抗病毒作用是通过在细胞内诱发抗病毒状态和调节免疫系统的效应，从而起到中和病毒或清除受病毒感染的细胞等作用。

【适应证】①某些病毒性疾病：乙型肝炎、丙型肝炎、尖锐湿疣、带状疱疹、小儿病毒性肺炎和上呼吸道感染、慢性宫颈炎等。②某些恶性肿瘤：毛细胞白血病、慢性粒细胞白血病、多发性骨髓瘤、非霍奇金淋巴瘤、卡波西肉瘤、肾癌、喉乳头状瘤、黑色素瘤、蕈样肉芽肿、膀胱癌、基底细胞癌等。

【用法用量】皮下或肌内注射给药，剂量和疗程如下：①慢性活动性乙型肝炎：每次 500 万 U，一周 3 次，共用六个月。一个月后病毒复制标志物如未见下降，剂量可增加至病人能够耐受的水平；如治疗 3~4 个月后症状未获改善，则应停止治疗。②多发性骨髓瘤：起始剂量为一次 300 万 U，一周 3 次，可根据患者的耐受性，逐周增加至最大耐受剂量（900 万 ~1800 万 U）。③慢性粒细胞白血病：采用逐渐增加剂量的给药方案，即第 1~3 天，每日 300 万 U；第 4~6 天，每日 600 万 U；第 7~84 天，每日 900 万 U。治疗 8~12 周后，视其疗效决定是否继续治疗。

【相互作用与使用注意】见药物相互作用与使用注意表。

药物相互作用与使用注意表

合用药物	相互作用	合用注意
肝微粒体细胞色素 P450 药酶	影响合用药物的代谢消除	避免合用
苯巴比妥等镇静催眠药	增加苯巴比妥的血药浓度，并增强本品对中枢神经系统的毒性	禁止合用
卡托普利、依那普利、齐多夫定	导致粒细胞或血小板减少，增加血液学毒性	
茶碱	本品可降低茶碱的清除率，导致茶碱蓄积中毒，诱发其恶心、呕吐、便秘、癫痫发作等神经毒性反应	
活疫苗	增加被活疫苗感染的风险	避免合用

聚乙二醇干扰素 α-2a^[医保（乙）]

【主要作用】本品由 1 分子基因重组干扰素 α-2a 和 2 个聚乙二醇长链（相对分子量 20000），与 1 分子赖氨酸相联结而成。干扰素与长链聚乙二醇结合，具有以下优点：①延长作用时间，一次用药可维持一周；②增加水溶性，制剂相对稳定；③免疫性不良反应相对减轻。

【适应证】用于治疗慢性丙型肝炎，适用于无肝硬化和非肝硬化代偿期的患者。

【用法用量】皮下注射，一次 180μg（1ml），每周 1 次，共 48 周。可根据发生的不良反应调整剂量，可减至 45~90μg 乃至 135μg，不良反应减轻后可增加或恢复至规定剂量。

【相互作用与使用注意】见药物相互作用与使用注意表。

药物相互作用与使用注意表

合用药物	相互作用	合用注意
CYP1a2 同工酶	抑制 CYP1a2 同工酶的活性	避免合用
茶碱	抑制茶碱的代谢清除	需监测茶碱并调整用量

重组人干扰素 α−2b [医保（乙）]

【主要作用】本品可特异性地与细胞表面特殊的膜受体结合，发挥抗 DNA 和 RNA 的作用，包括对某些酶的诱导作用；能阻止受病毒感染的细胞中病毒的复制，可抑制细胞增殖；有免疫调节作用，可增强巨噬细胞的吞噬活性和淋巴细胞的靶细胞的特殊细胞毒性；与放疗或其他抗肿瘤药有协同作用。

【适应证】①慢性活动性乙型、丙型、丁型病毒性肝炎、带状疱疹、尖锐湿疣等病毒性疾病；②毛细胞性白血病、慢性粒细胞性白血病、多发性骨髓瘤、非霍奇金淋巴瘤、艾滋病相关的喉乳头状瘤或卡波西肉瘤、肾细胞癌、卵巢癌、恶性黑色素瘤等恶性肿瘤。

【用法用量】推荐的给药途径、剂量及疗程如下：①慢性乙型、丙型肝炎：皮下注射，一次 300 万 ~500 万单位（3~5MIU），每日或隔日 1 次，3~6 个月为一疗程。②慢性粒细胞性白血病：单药治疗，皮下注射，一次 400 万 ~500 万 U，一日 1 次，至白细胞技术得到控制后，给予最大耐受量维持治疗；与阿糖胞苷合用，先用本药一次 500 万 U，每日 1 次，两周后加用阿糖胞苷。若以上方案 8~12 周未见奏效则应停止治疗。

【相互作用与使用注意】见药物相互作用与使用注意表。

药物相互作用与使用注意表

合用药物	相互作用	合用注意
细胞色素 P450，西咪替丁、华法林、茶碱、地西泮、普萘洛尔	抑制细胞色素 P450 活性，影响西咪替丁、华法林、茶碱、地西泮、普萘洛尔等药物的代谢	避免合用
中枢作用的药物	会产生相互作用	不宜合用

重组人干扰素 β

【主要作用】干扰素（IFNs）是一组内源性的糖蛋白，具有免疫调节、抗病毒及抗肿瘤作用。

【适应证】①用于病毒性疾病的防治，对 RNA、DNA 病毒均敏感，皮下或肌内注射给药用于治疗慢性活动性肝炎、新生儿巨细胞病毒性脑炎。外涂、滴鼻、病灶局部注射给药用于防治流感 A2 和 B 病毒、鼻病毒所致感冒、带状疱疹、生殖器疱疹、扁平和尖锐湿疣病毒感染等。②用于多发性硬化疾病。③用于肿瘤性胸腔积液、毛细胞性白血病、宫颈上皮肿瘤或乳腺及子宫内膜肿瘤的甾体激素受体诱导治疗。

【用法用量】①多发性硬化疾病：皮下注射，每次44μg（1200万U，12MIU），每周3次。②生殖器疱疹、带状疱疹：肌内注射，一次200万U，每日1次，连续10日。③扁平和尖锐湿疣：皮下或病灶局部注射，每日100万~300万U，连用5日为一疗程，每次1~3个疗程。或肌内注射，每日200万U，连续10日。④慢性乙型肝炎：肌内注射，一次500万U，每周3次，连续6个月。慢性丙型及戊型肝炎：前2个月每次600万U，每周3次；后改为每次300万U，每周3次，连用3~6个月。

【相互作用与使用注意】见药物相互作用与使用注意表。

药物相互作用与使用注意表

合用药物	相互作用	合用注意
肝微粒体细胞色素P450药酶	影响其代谢消除	避免合用

重组人干扰素 γ

【主要作用】干扰素γ具有较强的免疫调节功能，能增强抗原递呈细胞功能，加快免疫复合物的清除和提高吞噬异物功能。对淋巴细胞具有双向调节功能，提高抗体依赖的细胞毒反应，增强某些免疫活性细胞HLA-Ⅱ表达，对肝星状细胞的活化、增生和分泌细胞外基质具有很强的抑制作用，并能抑制胶原合成，促进胶原降解。本品对类风湿关节炎患者的滑膜成纤维细胞有抑制作用。

【适应证】用于类风湿关节炎、迁延性肝病及肝纤维化的治疗。

【用法用量】①类风湿关节炎：皮下注射，初始剂量为一次50万U，每日1次，连续3~4日，如无明显不良反应，将剂量增至每日100万U；第二个月改为一次150万~200万U，隔日1次，总疗程为3个月。②肝纤维化：皮下注射，前3个月，一次50万U，一日1次，后6个月，一次100万U，隔日1次。

【相互作用与使用注意】见药物相互作用与使用注意表。

药物相互作用与使用注意表

合用药物	相互作用	合用注意
肝微粒体细胞色素P450药酶	影响重组人干扰素γ代谢消除	避免合用
抑制骨髓造血功能的药物	增加骨髓抑制作用	不能同时使用

第 10 章 抗肿瘤药物

氮芥 [医保（甲）]

【主要作用】氮芥最重要的反应是与鸟嘌呤第 7 位氮共价结合，产生 DNA 的双链内的交叉联结或 DNA 的同链内不同碱基的交叉联结。G_1 期及 M 期细胞对氮芥的细胞毒作用最为敏感，由 G_1 期进入 S 期延迟。大剂量时对各周期的细胞和非增殖细胞均有杀伤作用。

【适应证】主要用于恶性淋巴瘤及癌性胸腔、心包及腹腔积液。目前已很少用于其他肿瘤，对急性白血病无效。

【用法用量】每次 $6mg/m^2$（一般为 5~10mg），静脉注射，由近针端输液皮管中冲入。体腔内注射时用 0.9% 氯化钠注射液 20~40ml 稀释，在抽液后即时注入。

【相互作用与使用注意】见药物相互作用与使用注意表。

药物相互作用与使用注意表

合用药物	相互作用	合用注意
氯霉素、磺胺药、保泰松等可能影响造血功能的药物	合用加重骨髓抑制作用	密切监测药物毒性反应
两性霉素 B	可能会增强两性霉素 B 的不良 / 毒性作用	

环磷酰胺 [药典（二）；医保（甲）]

【主要作用】本品在体外无活性，它主要通过肝 P450 酶水解成醛磷酰胺再运转到组织中形成磷酰胺氮芥而发挥作用。环磷酰胺可由脱氢酶转变为羧磷酰胺而失活，或以丙烯醛形式排出，导致泌尿道毒性。属于周期非特异性药，作用机制与氮芥相同。

【适应证】为目前广泛应用的烷化剂。对恶性淋巴瘤、白血病、多发性骨髓瘤均有效，对乳腺癌、睾丸肿瘤、卵巢癌、肺癌、鼻咽癌、神经母细胞瘤、横纹肌肉瘤、骨肉瘤也有一定疗效。

【用法用量】静脉注射，联合用药一次 $500mg/m^2$，每周静脉注射 1 次，3~4 周为一疗程。口服每次 50~100mg，每日 2~3 次，一疗程总量 10~15g。

【相互作用与使用注意】见药物相互作用与使用注意表。

药物相互作用与使用注意表

合用药物	相互作用	合用注意
抗痛风药，如别嘌醇等	环磷酰胺会增加血清尿酸水平，合用影响抗痛风药效果；别嘌醇可增加环磷酰胺的骨髓毒性	监测治疗效果和毒性反应，适当调整抗痛风药剂量
大剂量巴比妥或皮质激素	合用可增加急性毒性	监测毒性反应
多柔比星	合用可增加心脏毒性	监测毒性反应，多柔比星总剂量不应超过 $400mg/m^2$
来氟米特	可能增强来氟米特的毒性作用。如全血细胞减少症，粒细胞缺乏症或血小板减少症等血液学毒性	避免联用

美法仑 [医保（乙）]

【主要作用】与其他烷化剂相同，直接与 DNA 结合，导致细胞死亡。耐药机制为谷胱甘肽水平提高，药物运转缓慢，DNA 修复增强。抑制谷胱甘肽 S 转移酶可加强本品的抗肿瘤作用。

【适应证】①多发性骨髓瘤、乳腺癌、卵巢癌、慢性淋巴细胞和粒细胞白血病、恶性淋巴瘤、Waldenstrm 病（骨软骨病）等；②动脉灌注治疗肢体恶性黑色素瘤、软组织肉瘤及骨肉瘤。

【用法用量】口服 8~10mg/m²，每日 1 次，共 4~6 日，间隔 6 周重复，动脉灌注一般每次 20~40mg，视情况而定。

【相互作用与使用注意】见药物相互作用与使用注意表。

药物相互作用与使用注意表

合用药物	相互作用	合用注意
萘啶酸	儿童使用萘啶酸和高剂量美法仑静脉给药可导致致命的出血性小肠结肠炎	避免合用
他克莫司	联用增强免疫抑制剂不良反应	
两性霉素 B	可能会增强两性霉素 B 的不良 / 毒性作用	密切监测药物毒性反应

卡莫司汀 [药典（二）；医保（乙）]

【主要作用】现认为本品进入体内后，在生理条件下经过 OH⁻ 离子的作用形成异氰酸盐和重氮氢氧化物。异氰酸盐使蛋白氨甲酰化，重氮氢氧化物生成正碳离子使生物大分子烷化。异氰酸盐可抑制 DNA 聚合酶，抑制 DNA 修复和 RNA 合成。本品属周期非特异性药，与一般烷化剂无完全的交叉耐药。亚硝脲类药物的耐药与多药耐药基因（mdr）关系不大。

【适应证】临床上主要用于脑瘤、恶性淋巴瘤及小细胞肺癌，对多发性骨髓瘤、恶性黑色素瘤、头颈部癌和睾丸肿瘤也有效。

【用法用量】静脉滴注，一日 125mg（或 100mg/m²），连用 2 天。使用时与 0.9% 氯化钠注射液或 5% 葡萄糖液 200ml 混合。

【相互作用与使用注意】见药物相互作用与使用注意表。

药物相互作用与使用注意表

合用药物	相互作用	合用注意
西咪替丁	西咪替丁可加重卡莫司汀白细胞和血小板下降的程度	监测毒性反应
安乃近	安乃近可能会增加卡莫司汀粒细胞缺乏症和全血细胞减少症等骨髓抑制风险	避免合用
来氟米特	联用会增强骨髓抑制作用	
两性霉素 B	可能会增强两性霉素 B 的不良 / 毒性作用	监测毒性反应

洛莫司汀 [药典（二）；医保（乙）]

【主要作用】作用原理与卡莫司汀相近，能口服。主要用于脑肿瘤及小细胞和非小细胞肺癌。

【适应证】临床上主要用于脑瘤、恶性淋巴瘤、肺癌及恶性黑色素瘤。

【用法用量】口服，一次 120~140mg/m^2，每 6~8 周口服 1 次。

【相互作用与使用注意】见药物相互作用与使用注意表。

药物相互作用与使用注意表

合用药物	相互作用	合用注意
西咪替丁	西咪替丁可加重洛莫司汀的骨髓抑制	监测毒性反应
卡马西平	卡马西平可能会降低洛莫司汀的治疗效果	监测治疗效果
两性霉素 B	可能会增强两性霉素 B 的不良 / 毒性作用	监测毒性反应

司莫司汀 [药典（二）；医保（甲）]

【药理学】在进入体内后水解成为近似洛莫司汀的环己基而起作用，作用机制与洛莫司汀相同。在多数实验肿瘤中作用与卡莫司汀和洛莫司汀相似，但对 Lewis 肺癌、小鼠自发乳腺癌、B$_{16}$ 恶性黑色素瘤疗效优于卡莫司汀及洛莫司汀，而毒性较低。治疗指数为这两药的 2~4 倍。为周期非特异性药物，对处于 G$_1$–S 边界或 S 早期的细胞最敏感，对 G$_2$ 期亦有抑制作用。

【适应证】对恶性黑色素瘤、恶性淋巴瘤、脑瘤、肺癌等有较好的疗效。和氟尿嘧啶并用，对直肠癌、胃癌和肝癌均有效。

【用法用量】口服，一次 100~200mg/m^2，每 6~8 周给药 1 次；也可 36mg/m^2，每周 1 次，6 周为 1 疗程。合并其他药物时可给 75~150mg/m^2，6 周给药 1 次；或 30mg/m^2，每周 1 次，连给 6 周。

【相互作用与使用注意】见药物相互作用与使用注意表。

药物相互作用与使用注意表

合用药物	相互作用	合用注意
严重降低白细胞和血小板作用的抗癌药	合用加重骨髓抑制	避免合用

福莫司汀 [医保（乙）]

【主要作用】 为亚硝基脲类抗有丝分裂的细胞抑制剂，具有烷化和氨甲酰基化作用，动物实验显示其有广谱抗肿瘤活性。其化学结构中含有一个丙氨酸的生物等配物（1-氨乙基磷酸），易于穿透细胞和通过血-脑屏障。

【适应证】 原发性脑内肿瘤和播散性恶性黑色素瘤（包括脑内部位）。

【用法用量】 准确取 4ml 无菌的乙醇溶媒，溶解小瓶中的福莫司汀，剧烈振摇，直到粉剂完全溶解，将福莫司汀溶液加入 5% 的葡萄糖溶液 250ml，作静脉滴注。依此法制备药液时应避光，静脉缓慢滴注 1 小时。单一药物化疗包括诱导治疗：连续用药 3 次，各间隔 1 周；然后是治疗休息期 4~5 周；维持治疗：每 3 周用药 1 次。标准剂量均为 $100mg/m^2$。在联合化疗时，免去诱导治疗的第 3 次用药，剂量仍维持不变。

【相互作用与使用注意】 见药物相互作用与使用注意表。

药物相互作用与使用注意表

合用药物	相互作用	合用注意
达卡巴嗪	福莫司汀与大剂量的达卡巴嗪（400~800mg/m²）合用出现肺部毒性表现（成人呼吸窘迫综合征）	联用时，按照下列交替用药方案：福莫司汀 d1 和 d8 各 100mg/m²；达卡巴嗪 d15、d16、d17、d18 连续用，剂量为 250mg/（m²·d）

苯丁酸氮芥 [药典（二）；医保（乙）]

【主要作用】 作用机制与其他氮芥类药物相同，主要引起 DNA 链的交叉连接而影响 DNA 的功能。耐药主要由于谷胱甘肽 S 转移酶活性增加。苯丁酸氮芥进入体内后丙酸侧链在 β-位氧化成苯乙酸氮芥。虽然苯乙酸氮芥的抗肿瘤作用低于苯丁酸氮芥，但脱氯乙基作用缓慢，所以作用时间较长。

【适应证】 主要用于慢性淋巴细胞白血病、卵巢癌和低度恶性非霍奇金淋巴瘤。

【用法用量】 口服，每日 0.1~0.2mg/kg（或 4~8mg/m²），一日 1 次，连服 3~6 周，疗程总量 300~500mg。也可 10~15mg/（m²·d），每周 2 次。

【相互作用与使用注意】 见药物相互作用与使用注意表。

药物相互作用与使用注意表

合用药物	相互作用	合用注意
疫苗	苯丁酸氮芥的免疫抑制作用降低疫苗的反应，而且还可能导致给予活体疫苗后出现全身感染	避免和疫苗联用

六甲蜜胺 [药典（二）；医保（乙）]

【主要作用】 结构与烷化剂三乙撑蜜胺（TEM）相似，对动物肿瘤瓦克癌肉瘤 -256 有抑制作用，但药理研究表明其作用与 TEM 不同，为一种嘧啶类抗代谢药物；抑制二氢叶酸还原酶，抑制胸腺嘧啶和尿嘧啶掺入 DNA 和 RNA。为 S 期周期特异性药物。本品与顺铂和烷化剂无交叉耐药。

【**适应证**】用于卵巢癌、小细胞肺癌、恶性淋巴瘤、乳腺癌等。亦可用于治疗慢性粒细胞白血病。

【**用法用量**】口服：一般为每日 300mg/m² 分 4 次服，14~21 天为 1 疗程；与其他药物联合应用剂量为 100~225mg/m²，每周期为 7~14 天。在饭后 1~1.5 小时服药能减少胃肠道反应。

【**相互作用与使用注意**】见药物相互作用与使用注意表。

药物相互作用与使用注意表

合用药物	相互作用	合用注意
抗抑郁药	联用可产生体位性低血压	注意监测毒性反应
甲氧氯普胺	联用可产生肌张力障碍	合用需慎重
多种维生素	多种维生素（维生素 A、D、E）可能会降低六甲蜜胺的治疗效果；补充维生素 B₆ 可能会降低六甲蜜胺治疗效果	避免合用
安乃近	安乃近可能会增加粒细胞缺乏症和全血细胞减少症等骨髓抑制风险	

塞替派 [药典（二）；医保（甲）]

【**主要作用**】本品作用原理类似氮芥，活性烷化基团为在体内产生的乙烯亚胺基，为细胞周期非特异性药。实验研究证明对多种动物肿瘤均有明显的抑制作用，抑制 DNA 的合成。在组织培养中，可以抑制动物胚胎细胞、人体细胞及肿瘤细胞的有丝分裂。腹腔注射可使卵巢滤泡萎缩，并可影响睾丸功能。进一步发现本品对垂体促滤泡激素（FSH）含量有影响。

【**适应证**】主要治疗卵巢癌、乳腺癌、膀胱癌和消化道癌。

【**用法用量**】静脉或肌内注射：每次剂量 6mg/m² 或 0.2mg/kg，成人一般每次 10mg，每日一次，联用 5 日后改为每周 3 次。目前多采用每次 20~30mg，每 1~2 周注射一次。总量 200~300mg 为一疗程，最多可给 400mg。胸腹腔及心包内注射：每次 10~50mg，每周 1~2 次。注射前应尽量抽出积液。膀胱内灌注：每次 60mg，溶于 0.9% 氯化钠注射液或灭菌注射用水 30~60ml 中，将尿排出后经导尿管注入，变换体位，保留两小时，每周 1 次，4 周后改为每月 1 次，共 10 次。

【**相互作用与使用注意**】见药物相互作用与使用注意表。

药物相互作用与使用注意表

合用药物	相互作用	合用注意
琥珀胆碱	联用可使呼吸暂停延长	接受塞替派治疗的病人应用琥珀胆碱前必须先测定血中假胆碱酯酶水平
尿激酶	联用可增加塞替派治疗膀胱癌的疗效，尿激酶为纤维蛋白溶酶原的活化剂，可增加药物在肿瘤组织中的浓度	必要时可合用
活疫苗	合用将增加活疫苗感染风险	停用塞替派 3 个月后才可接种活疫苗

白消安 [药典（二）；医保（甲、乙）]

【**主要作用**】示踪物研究表明它在体内可解离出甲烷磺酸基因，而余下的丁烷基团联结到 DNA 的鸟嘌呤上，生成 7-羟丁基鸟嘌呤及 1，4-双嘌呤基丁烷。说明本品可与 DNA

双开链形成交叉联结。本品主要治疗慢性粒细胞白血病，可能粒细胞膜对药物的通透性较强。本品为周期非特异性药，主要作用于 G_1 及 G_0 期细胞，对非增殖细胞也有效。

【适应证】本品主要治疗慢性粒细胞白血病。

【用法用量】口服，一日 2~8mg，分 3 次服。维持量，一次 0.5~2mg，一日 1 次。小儿每日 0.05mg/kg。

【相互作用与使用注意】见药物相互作用与使用注意表。

药物相互作用与使用注意表

合用药物	相互作用	合用注意
苯妥英钠	苯妥英钠可使白消安的清除率增加	合用注意监测治疗效果
硫鸟嘌呤	两药联用于治疗慢性髓性白血病时出现多例肝结节再生性增生，伴肝功能检测异常、门静脉高压和食管静脉曲张	合用需谨慎
甲硝唑	使用高剂量白消安作为干细胞移植前清髓治疗的患者，使用甲硝唑显著增加白消安的血浆浓度和相关毒性反应，包括肝功能指标升高、静脉闭塞性病变和黏膜炎	
干扰素 – α	联用出现严重血细胞减少	避免合用

甲氨蝶呤 [药典（二）；医保（甲）]

【主要作用】口服、肌内或静脉注射甲氨蝶呤（MTX）后，几分钟内叶酸还原酶即受到不可逆性抑制。1~24 天后胸腺嘧啶核苷合成酶也受到抑制。MTX 可使细胞阻断在 S 期。此外，由于还原型叶酸不足，可导致嘌呤及胸腺嘧啶核苷酸合成的障碍，从而引起 DNA、RNA 及蛋白质合成的抑制。

【适应证】对急性白血病绒毛膜癌、骨肉瘤、乳腺癌、睾丸肿瘤等都有效。为联合化疗方案中常用的周期特异性药物。

【用法用量】①白血病，每日 0.1mg/kg，一次口服，一般有效疗程的安全剂量为 50~150mg，总剂量应视骨髓情况而定。对急性淋巴细胞白血病，有颅内受侵的患者或作为缓解后预防其复发，可给鞘内注射每次 10~15mg，每 5~14 天 1 次，共 5~6 次。②绒毛膜癌，剂量应较大，成人一般 1 次 10~30mg 口服或肌内注射，每日 1 次，连续 5 日。以后视患者反应可再重复疗程。③实体癌，根据情况可给 10~20mg 静脉注射，每周 2 次，连续 6 周为 1 疗程。④骨肉瘤等，采用大剂量 3~15g/m²。

【相互作用与使用注意】见药物相互作用与使用注意表。

药物相互作用与使用注意表

合用药物	相互作用	合用注意
水杨酸、非甾体抗炎药、磺胺、苯妥英钠	以上药物与甲氨蝶呤竞争蛋白质结合位点，产生毒性反应	避免合用
口服抗菌药：四环素、氯霉素和不能吸收的广谱抗菌药	以上药物可能通过抑制肠道菌群或通过细菌抑制药物代谢，从而降低甲氨蝶呤肠道吸收或干扰肝肠循环	合用需谨慎
青霉素、磺胺类	可能降低甲氨蝶呤的肾清除率	
丙磺舒	减少肾小管的转运功能，降低甲氨蝶呤清除	监测毒性反应
阿维 A 酸	可以增强甲氨蝶呤的肝毒性作用	避免合用
托伐普坦	托伐普坦可能会增加甲氨蝶呤的血药浓度	

氟尿嘧啶 [药典(二);医保(甲、乙)]

【主要作用】本品需经过酶转化为 5- 氟脱氧尿嘧啶核苷酸而具有抗肿瘤活性。5-FU 通过抑制胸腺嘧啶核苷酸合成酶而抑制 DNA 的合成。5-FU 对 RNA 的合成也有一定抑制作用。

【适应证】对多种肿瘤如消化道肿瘤、乳腺癌、卵巢癌、绒毛膜上皮癌、子宫颈癌、肝癌、膀胱癌、皮肤癌（局部涂抹）、外阴白斑（局部涂抹）等均有一定疗效。

【用法用量】①静脉注射，一次 0.25~0.5g，1 日或隔日 1 次，一疗程总量 5~10g。②静脉滴注，一次 0.25~0.75g，一日 1 次或隔日 1 次，一疗程总量 8~10g。治疗绒毛膜癌时可将剂量加大到每日 25~30mg/kg，溶于 5% 葡萄糖注射液 1000ml 中点滴 6~8 小时，每 10 天为 1 疗程。

【相互作用与使用注意】见药物相互作用与使用注意表。

药物相互作用与使用注意表

合用药物	相互作用	合用注意
甲氨蝶呤、甲硝唑、四氢叶酸	以上药物可在生物化学上影响氟尿嘧啶的抗癌作用及毒性	与甲氨蝶呤合用时应先给甲氨蝶呤，4~6 小时后再给予氟尿嘧啶，否则会减效。先给予四氢叶酸再用氟尿嘧啶可增加疗效
来氟米特	联用会增强骨髓抑制作用，如全血细胞减少症，粒细胞缺乏症和（或）血小板减少症等血液学毒性	避免合用
别嘌醇	别嘌醇可以降低氟尿嘧啶所引起的骨髓抑制	必要时可联用

替加氟 [药典(二);医保(甲、乙)]

【药理学】在体内逐渐变为氟尿嘧啶而起作用。其作用与氟尿嘧啶相同，在体内能干扰、拮抗 DNA、RNA 及蛋白质的合成。但在体外并无这些作用。慢性毒性实验中未见到严重的骨髓抑制，对免疫的影响亦较轻微。

【适应证】对胃癌、结肠癌、直肠癌、胰腺癌、乳腺癌和肝癌均有一定疗效。

【用法用量】口服，一次 0.2~0.4g，一日 0.6~1.2g。总量 20~40g 为一疗程。静脉注射，每日 1g。

【相互作用与使用注意】见药物相互作用与使用注意表。

药物相互作用与使用注意表

合用药物	相互作用	合用注意
二氢尿嘧啶脱氢酶抑制剂	使用替加氟和索利夫定有报道患者出现死亡	避免联用
苯妥英钠	可增加苯妥英钠的血药浓度，出现毒性反应	合用注意监测毒性反应

阿糖胞苷 [药典(二);医保(甲)]

【主要作用】为抗嘧啶药物，在细胞内先经脱氧胞苷酶催化磷酸化，转变为有活性的阿糖胞苷酸（Ara-C），再转为二磷酸及三磷酸阿糖胞苷（Ara-CDP 及 Ara-CTP）而起作用。现认为本品主要通过与三磷酸脱氧胞苷竞争，而抑制 DNA 多聚酶，干扰核苷酸掺入 DNA。并能抑制核苷酸还原酶，阻止核苷酸转变为脱氧核苷酸。但对 RNA 和蛋白质的合成无显著作用。属于作用于 S 期的周期特异性药物，并对 G_1/S 及 S/G_2 转换期也有作用。

【适应证】主要治疗急性白血病及消化道癌，对多数实体肿瘤无效。对眼部带状疱疹、单纯疱疹性结膜炎也有一定疗效。

【用法用量】静脉注射，1 次 1~2mg/kg，每日 1 次，连用 10~14 天为一疗程。或 4~6mg/kg，每周 2 次。也可静脉滴注，每日 5~7.5mg/kg，点滴 8~12 小时，连用 4~5 天。皮下注射，多用于维持治疗，每次 1~3mg/kg，每周 1~2 次。鞘内注射，每次 25~75mg 溶于 0.9% 氯化钠注射液 5~10ml 中，隔日 1 次，共 3 次。预防脑膜白血病，每 6 周注射 1 次。

【相互作用与使用注意】见药物相互作用与使用注意表。

药物相互作用与使用注意表

合用药物	相互作用	合用注意
四氢尿苷	四氢尿苷可抑制脱氨酶，延长阿糖胞苷的血浆半衰期，提高血中浓度，起增效作用	必要时合用，监测治疗效果和毒性
柔红霉素、阿霉素、环磷酰胺及亚硝脲类药物	阿糖胞苷可使细胞部分同步化，使用上述药物可以起到增效作用	必要时可合用
6-巯基嘌呤	可增强对粒细胞白血病的疗效	使用阿糖胞苷 6~8 小时后使用 6-巯基嘌呤
氟胞嘧啶	阿糖胞苷可能会降低氟胞嘧啶的治疗效果	监测治疗效果

吉西他滨 [医保（乙）]

【主要作用】本品和阿糖胞苷一样，进入体内后由脱氧胞嘧啶激酶活化，由胞嘧啶核苷脱氨酶代谢。本品为嘧啶类抗肿瘤药物，作用机制和阿糖胞苷相同，其主要代谢物在细胞内掺入 DNA，主要作用于 G_1/S 期。但不同的是双氟脱氧胞苷除了掺入 DNA 以外，还能抑制核苷酸还原酶，导致细胞内脱氧核苷三磷酸酯减少。在临床上，本品和阿糖胞苷的抗瘤谱不同，对多种实体肿瘤有效。

【适应证】用于晚期胰腺癌患者在氟尿嘧啶类失败后作为二线用药，能改善患者的生活质量；其次是对局部晚期（Ⅰ期）和已经有转移（Ⅳ期）的非小细胞肺癌作为一线应用。近有资料说明本品对卵巢癌、乳腺癌、膀胱癌、子宫颈癌、肝癌、胆道癌、鼻咽癌、睾丸肿瘤、淋巴瘤、间皮瘤和头颈部癌也具有姑息性疗效。

【用法用量】一般用法为 800~1250mg/m²，静脉滴注于 30~60 分钟滴完，每周一次，连续 2 周停一周（即在第 1、8 日静脉滴注，第 15 日休息），每 3 周重复一次为一周期，连续 2 周期为一疗程。美国 FDA 批准的具体用法：胰腺癌每 4 周为一疗程，每次 1000mg/m²，静脉滴注，每周一次，连续 3 周，第 4 周休息；肺癌：每 4 周为一疗程，每次 1000mg/m²，静脉滴注，第 1、8、15 日各一次，第 4 周休息。同时在第 1 日滴注后给予顺铂 100mg/m² 静脉滴注。

【相互作用与使用注意】见药物相互作用与使用注意表。

药物相互作用与使用注意表

合用药物	相互作用	合用注意
其他抗肿瘤药物	吉西他滨与其他抗肿瘤药物配伍进行联合化疗或序贯化疗时，应考虑对骨髓抑制作用的蓄积	监测毒性反应
博来霉素	吉西他滨可能增强博来霉素的毒性作用，可能会增加肺毒性的风险	避免合用
来氟米特	联用会增强骨髓抑制作用，如全血细胞减少症，粒细胞缺乏症和（或）血小板减少症等血液学毒性	

巯嘌呤 [药典（二）；医保（乙）]

【主要作用】属于抑制嘌呤合成途径的细胞周期特异性药物，化学结构与次黄嘌呤相似，因而能竞争性地抑制次黄嘌呤的转变过程。本品进人体内，在细胞内必须由磷酸核糖转移酶转为 6- 巯基嘌呤核糖核苷酸后，方具有活性。

【适应证】适用于绒毛膜上皮癌、恶性葡萄胎、急性淋巴细胞白血病及急性非淋巴细胞白血病、慢性粒细胞白血病的急变期。

【用法用量】绒毛膜上皮癌：成人常用量，每日 6.0~6.5mg/kg，分早、晚 2 次服用，以 10 日为一疗程，疗程间歇为 3~4 周。白血病：开始，每日 2.5mg/kg，一日 1 次或分次服用，一般于用药后 2~4 周显效，如用药 4 周后，仍未见临床改进及白细胞数下降，可考虑在仔细观察下，加量至每日 5mg/kg；维持，每日 1.5~2.5mg/kg 或 50~100mg/m²，一日 1 次或分次口服。儿童用药：小儿常用量，每日 1.5~2.5mg/kg 或 50mg/m²，一日 1 次或分次口服。老年患者用药：由于老年患者对化疗药物的耐受性差，服用本品时，需加强支持疗法，并严密观察症状、体征及血象等的动态改变。

【相互作用与使用注意】见药物相互作用与使用注意表。

药物相互作用与使用注意表

合用药物	相互作用	合用注意
别嘌醇	别嘌醇抑制巯嘌呤的代谢，明显增加巯嘌呤的效能和毒性	监测治疗效果和毒性反应
对肝细胞有毒性的药物	合用增加肝毒性	监测毒性反应
有骨髓抑制作用的抗肿瘤药物或放射治疗	合用会增强巯嘌呤的效应	适当调整剂量，监测治疗效果和毒性反应

硫鸟嘌呤 [药典（二）；医保（乙）]

【主要作用】为天然存在的嘌呤、鸟嘌呤的类似物，作用和用途类似巯嘌呤。在胃肠道中吸收不完全，变化大，口服平均约 30% 剂量被吸收。在体内通过细胞内转化成它的核苷酸，硫鸟嘌呤和磷酸硫鸟嘌呤核苷酸衍生物迅速活化。本品能通过胎盘。

【适应证】用于各类急性白血病，均有较好的疗效。临床与阿糖胞苷合用为目前治疗急性粒细胞白血病常用方案之一。对慢性粒细胞白血病及其急性变也有一定疗效。

【用法用量】口服：2mg/kg，每日 1 次，一般以 5~7 日为 1 疗程。间歇 7~14 日后再进行下一疗程。

【**相互作用与使用注意**】见药物相互作用与使用注意表。

药物相互作用与使用注意表

合用药物	相互作用	合用注意
白消安	硫鸟嘌呤与白消安合用有许多门静脉高压和肝结节再生性增生的报道	合用需谨慎
柔红霉素	合用增加肝毒性	监测毒性反应
有骨髓抑制作用的抗肿瘤药物或放射治疗	合用会增强硫鸟嘌呤的效应	适当调整剂量，监测治疗效果和毒性反应

去氧氟尿苷 ^[医保（乙）]

【**主要作用**】在体内转化为氟尿嘧啶发挥作用。口服吸收迅速，主要经肾脏排泄，包括原型、氟尿嘧啶及其代谢物。

【**适应证**】胃癌、结肠癌、直肠癌、乳腺癌、宫颈癌、膀胱癌。

【**用法用量**】每日 800~1200mg，分 3~4 次口服，可按年龄、症状适当增减。

【**相互作用与使用注意**】见药物相互作用与使用注意表。

药物相互作用与使用注意表

合用药物	相互作用	合用注意
索立夫定	抗病毒药索立夫定与去氧氟尿苷合用时药物代谢受阻，血药浓度上升引起严重的血液障碍等副作用	避免合用

卡莫氟 ^[医保（乙）]

【**主要作用**】为氟尿嘧啶活性衍生物，与氟尿嘧啶有相似的作用。口服后吸收迅速，t_{max} 为 2~4 小时，胃、膀胱、肾、肝、肺及小肠浓度较高。主要由肾脏排泄，48 小时后尿中排出。

【**适应证**】主要用于治疗消化道癌症（胃癌、结直肠癌），乳腺癌，卵巢癌。

【**用法用量**】口服，每日 600~800mg，分 2~4 次。

【**相互作用与使用注意**】见药物相互作用与使用注意表。

药物相互作用与使用注意表

合用药物	相互作用	合用注意
胸腺嘧啶、尿嘧啶	合用可提高肿瘤组织中的氟尿嘧啶浓度，提高疗效	必要时可联用，监测治疗效果和毒性
抗胆碱药、镇静药	合用相互拮抗	避免合用

羟基脲 ^[药典（二）；医保（甲）]

【**主要作用**】为一种核苷二磷酸还原酶抑制剂，可以阻止核苷酸还原为脱氧核苷酸，因而选择性抑制 DNA 的合成，能抑制胸腺嘧啶核苷酸掺入 DNA，并能直接损伤 DNA，但对 RNA 及蛋白质的合成并无抑制作用。本品作用于 S 期，并能使部分细胞阻滞在 G_1/S 期的边缘，故可用作使癌细胞部分同步化或放射增敏的药物。

【适应证】用于恶性黑色素瘤、胃癌、肠癌、乳癌、膀胱癌、头颈部癌、恶性淋巴瘤、原发性肝癌及急、慢性粒细胞白血病。并与放疗、化疗合并治疗脑瘤。

【用法用量】常用剂量为每日 40~60mg/kg，每周 2 次，6 周为 1 疗程。亦有人采用大剂量间歇给药法，每 8 小时给药 1 次，剂量 60mg/kg；或 6 小时给药 1 次，剂量 100mg/kg，24 小时为 1 疗程，间歇 4~7 日。

【相互作用与使用注意】见药物相互作用与使用注意表。

药物相互作用与使用注意表

合用药物	相互作用	合用注意
别嘌醇、秋水仙碱、丙磺舒等抗痛风药	羟基脲有可能提高患者血尿酸浓度，因此和降尿酸药物合用时，须调整抗尿酸药剂量	联用须调整抗尿酸药物剂量，以控制痛风病变及血尿酸的浓度

氟达拉滨 [医保（乙）]

【主要作用】本品为阿糖腺苷的氟化核苷酸衍生物，某些药理作用与阿糖胞苷相似。阿糖腺苷很快被腺苷脱氨酶作用而失活，而本品却不被这种酶灭活。口服后，加磷酸化成为活性代谢物 2- 氟 - 阿糖腺苷二、三磷酸盐，可抑制 DNA 合成。

【适应证】本品对 B 细胞慢性淋巴细胞白血病（CLL）疗效显著，特别是对常规治疗方案失效的患者有效。

【用法用量】推荐剂量为 25mg/m^2，每日静滴 30 分钟，连用 5 天，隔 28 天重复给药 1 次。

【相互作用与使用注意】见药物相互作用与使用注意表。

药物相互作用与使用注意表

合用药物	相互作用	合用注意
喷司他丁	氟达拉滨和喷司他丁治疗 CLL 时出现高发生率的致命性肺毒性	避免合用
双嘧达莫	氟达拉滨的治疗效果会被双嘧达莫及其他腺苷吸收抑制剂减弱	

替吉奥 [医保（乙）]

【主要作用】为复方的氟尿嘧啶衍生物口服抗癌剂，它含有替加氟（FT）和以下两类调节剂：吉美嘧啶（CDHP）及奥替拉西（Oxo），它们含量的摩尔比为 1：0.4：1。其三种组分的作用如下：FT 是 5-FU 的前体药物，具有优良的口服生物利用度，能在活体内转化为 5-FU。CDHP 能够抑制在二氢嘧啶脱氢酶作用下从 FT 释放出来的 5-FU 的分解代谢，有助于长时间血中和肿瘤组织中 5-FU 有效深度，从而取得与 5-FU 持续静脉输注类似的疗效。Oxo 能够拮抗 5-FU 的磷酸化，口服给药之后，Oxo 在胃肠组织中具有很高的分布浓度，从而影响 5-FU 在胃肠道的分布，进而降低 5-FU 毒性的作用。

【适应证】不能切除的局部晚期或转移性胃癌。

【用法用量】体表面积 < 1.25m^2 的患者，每次用 40mg，每日 2 次，早餐和晚餐后服用；28 天为一个周期，间隔 14 天再重复。体表面积在 1.25~1.5m^2 之间的患者，每次用 50mg，

每日 2 次，早餐和晚餐后服用；28 天为一个周期，间隔 14 天再重复。体表面积 ≥ 1.5m^2 的患者，每次用 60mg，每日 2 次，早餐和晚餐后服用；28 天为一个周期，间隔 14 天再重复。

【相互作用与使用注意】见药物相互作用与使用注意表。

药物相互作用与使用注意表

合用药物	相互作用	合用注意
双香豆素	替吉奥胶囊可增强双香豆素的作用，导致凝血功能异常	合用监测毒性反应
氟尿嘧啶类抗肿瘤药	合用可导致严重造血功能异常和腹泻、口腔炎等胃肠道反应	禁止合用
氟胞嘧啶		
苯妥英钠	可能发生苯妥英中毒（恶心、呕吐、眼球震颤和运动异常）	监测毒性反应

卡培他滨 [医保（乙）]

【主要作用】本品口服后经肠黏膜迅速吸收，然后在肝脏被羧基酯酶转化为无活性的中间体 5'- 脱氧 -5'- 氟胞苷（5'-deoxy- 5-fluorocytidine，5' -DFCR），以后经肝脏和肿瘤组织的胞苷脱氨酶的作用转化为 5'- 脱氧 -5- 氟尿苷（5'-deoxy-5-fluorouridine，5'-DFUR），最后在肿瘤组织内经胸苷磷酸化酶催化为 5-FU 而起作用。

【适应证】主要用于晚期乳腺癌、大肠癌，可作为蒽环类和紫杉类治疗失败后的乳腺癌解救治疗。

【用法用量】每日 2500mg/m^2，连用 2 周休息 1 周。每日总剂量分早晚两次于饭后半小时用水吞服。如病情恶化或产生不能耐受的毒性应停止治疗。

【相互作用与使用注意】见药物相互作用与使用注意表。

药物相互作用与使用注意表

合用药物	相互作用	合用注意
华法林或苯丙香豆素	合用有报道出现凝血参数改变和出血	合用监测毒性反应
苯妥英钠	有报道卡培他滨可增加苯妥英钠的血药浓度和毒性症状	
索立夫定或类似物	合用会导致致命的氟尿嘧啶毒性	避免合用
含氢氧化铝或氢氧化镁的抗酸药	可引起卡培他滨血药浓度小幅度增加	合用监测毒性反应
亚叶酸或干扰素 -α	合用时卡培他滨的最大耐受剂量降低	合用适当调整剂量

培美曲塞 [医保（乙）]

【主要作用】为一种多靶点抗叶酸代谢的抗肿瘤药物，它通过干扰细胞复制过程中叶酸依赖性代谢过程而发挥作用。体外试验显示，本品可以抑制胸苷酸合成酶、二氢叶酸还原酶、甘氨酸核糖核苷甲酰基转移酶等叶酸依赖性酶，这些酶参与胸腺嘧啶核苷和嘌呤核苷的生物合成。

【适应证】用于恶性胸膜间皮瘤及非小细胞肺癌二线治疗。

【用法用量】仅可静脉滴注，与顺铂联用，推荐剂量为 500mg/m^2，第 1 天，滴注超过 10 分钟，21 天为一个周期。顺铂推荐剂量为 75mg/m^2，在培美曲塞滴注结束后 30 分钟开始滴注，时间超过 2 小时。

【相互作用与使用注意】见药物相互作用与使用注意表。

药物相互作用与使用注意表

合用药物	相互作用	合用注意
高剂量非甾体抗炎药（NSAIDs）和阿司匹林	可能降低培美曲塞的消除	在轻到中度肾损伤患者中（肌酐清除率 45~79ml/min），培美曲塞使用 2 天前到使用结束 2 天后避免使用高剂量 NSAIDs 和阿司匹林，半衰期更长的 NSAIDs 比如吡罗昔康，应在使用培美曲塞 5 天前和结束 2 天后避免使用
来氟米特	联用会增强骨髓抑制作用，如全血细胞减少症，粒细胞缺乏症和（或）血小板减少症等血液学毒性	避免合用
两性霉素 B	可能会增强两性霉素 B 的毒性作用，如肾毒性，支气管痉挛和低血压等	监测毒性反应

放线菌素 D^[药典（二）；医保（甲）]

【主要作用】本品能抑制 RNA 的合成，作用于 mRNA 干扰细胞的转录过程。

【适应证】本品对肾母细胞瘤（Wilms 瘤）、横纹肌肉瘤、神经母细胞瘤、霍奇金病及绒毛膜癌有效，对睾丸肿瘤也有一定疗效。

【用法用量】一次 0.2~0.4mg，溶于 5% 葡萄糖液 500ml 中静脉滴注，或溶于 0.9% 氯化钠注射液 20~40ml 中静脉注射，1 日或隔日 1 次，一疗程总量 4~6mg。两疗程间隔 2 周。

【相互作用与使用注意】见药物相互作用与使用注意表。

药物相互作用与使用注意表

合用药物	相互作用	合用注意
放射治疗	放线菌素 D 可提高放射敏感性，与放射治疗同时应用，可能加重放射治疗降低白细胞作用和局部组织损害作用	合用监测毒性反应
维生素 K	放线菌素 D 可削弱维生素 K 的疗效	合用监测治疗效果

博来霉素^[医保（乙）]

【主要作用】本品与铁的复合物嵌入 DNA，引起 DNA 单链和双链断裂。它不引起 RNA 链断裂。作用的第一步是本品的二噻唑环嵌入 DNA 的 G–C 碱基对之间，同时末端三肽氨基酸的正电荷和 DNA 磷酸基作用，使其解链。作用的第二步是本品与铁的复合物导致超氧或羟自由基的生成，引起 DNA 链断裂。

【适应证】用于头颈部、食管、皮肤、宫颈、阴道、外阴、阴茎的鳞癌和霍奇金病及恶性淋巴瘤、睾丸癌等，亦可用于治疗银屑病。

【用法用量】肌内、静脉及动脉注射，成人每次 15mg，每日 1 次或每周 2~3 次，总量不超过 400mg；小儿每次按体表面积 10mg/m²。第一次用药时，先肌内注射 1/3 量，若无反应再将全部剂量注射完。静脉注射应缓慢，不少于 10 分钟。

【相互作用与使用注意】见药物相互作用与使用注意表。

药物相互作用与使用注意表

合用药物	相互作用	合用注意
吸氧	吸氧增加的患者，使用本品会增加肺毒性	合用推荐减少吸氧的浓度
顺铂	合用有增加肺毒性的报道	合用需谨慎

丝裂霉素 [药典(二)；医保(甲)]

【**主要作用**】从结构上看具有苯醌、乌拉坦及乙烯亚胺基三种有效基团。在细胞内通过还原酶活化后起作用，可使 DNA 解聚，同时拮抗 DNA 的复制。高浓度时对 RNA 和蛋白质的合成亦有抑制作用。本品分子上的烷化基团可与 DNA 链中鸟嘌呤 N_7 结合，形成链间交叉联结，它亦可与胞嘧啶碱基结合，与其他碱基的结合较少。主要作用于晚 G_1 期和早 S 期。在酸性和乏氧条件下也有作用。耐药主要由细胞膜通透性降低，以致细胞内浓度下降；降解加快和所谓的突变—选择机制。

【**适应证**】对多种实体肿瘤有效，特别是对消化道癌为目前常用的抗肿瘤药物之一。

【**用法用量**】静脉注射，1 日 2mg；或每周 2 次，每次 4~6mg，40~60mg 为一疗程。或 8~10mg/m² 静脉冲入，每 3 周 1 次。

【**相互作用与使用注意**】见药物相互作用与使用注意表。

药物相互作用与使用注意表

合用药物	相互作用	合用注意
阿霉素	丝裂霉素与阿霉素同时应用可增加心脏毒性	建议阿霉素的总量限制在按体表面积 450mg/m²

柔红霉素 [药典(二)；医保(甲)]

【**主要作用**】作用与多柔比星相同，嵌入 DNA，可抑制 RNA 和 DNA 合成。对 RNA 的影响尤为明显，选择性作用与嘌呤核苷。

【**适应证**】主要治疗急性粒细胞及急性淋巴细胞白血病。

【**用法用量**】静脉滴注，30~60mg/m²，用 0.9% 氯化钠注射液 250ml 溶解后滴注，1 小时内滴完，每周 1 次，也可每日 1 次，连用 3 天。

【**相互作用与使用注意**】见药物相互作用与使用注意表。

药物相互作用与使用注意表

合用药物	相互作用	合用注意
有心脏或肝脏毒性的药物	与柔红霉素同用会增加心脏毒性或肝毒性	避免合用
多柔比星	柔红霉素和多柔比星有交叉耐药	监测治疗效果

多柔比星 [药典(二)]

【**主要作用**】蒽环类化合物的主要作用机制是直接嵌入 DNA 核酸碱基对之间，干扰转录过程，阻止 mRNA 的形成起到抗肿瘤作用。它既抑制 DNA 的合成又抑制 RNA 的合成，所以对细胞周期各阶段均有作用，为细胞周期非特异性药物。此外，本品还可导致自由基的生成，能与金属离子和细胞膜结合。自由基的形成与心脏毒性有关。本品对乏氧细胞也有作用。

【适应证】广谱抗肿瘤抗生素，对急性白血病、淋巴瘤、乳腺癌、肺癌及多种其他实体肿瘤均有效。

【用法用量】静脉滴注，一般主张间断给药，40~50mg/m² 每 3 周 1 次；或 20~30mg/m²，每周 1 次，连用 2 次静脉注射。总量不宜超过 450mg/m²，以免发生心脏毒性。

【相互作用与使用注意】见药物相互作用与使用注意表。

药物相互作用与使用注意表

合用药物	相互作用	合用注意
亚硝脲类、大剂量环磷酰胺或甲氨蝶呤、丝裂霉素	此类药物与多柔比星同用会增加骨髓抑制作用	适当降低合用药物的剂量
链佐星	多柔比星可使链佐星半衰期延长	适当降低多柔比星剂量
可能导致肝功能损害的药物	多柔比星与可能导致肝功能损害的药物合用可增加肝毒性	避免联用
阿糖胞苷	多柔比星和阿糖胞苷合用可能导致坏死性结肠炎	
柔红霉素	柔红霉素和多柔比星有交叉耐药	监测治疗效果

吡柔比星 [医保（乙）]

【主要作用】对白血病 P388 和 L1210、Lewis 肺癌、吉田肉瘤、黑色素瘤 B_{16}、结肠癌 26 和 38 等多种动物肿瘤有抑制作用。对 Lewis 肺癌的肺转移抑制明显。通过直接嵌入 DNA 双螺旋链，抑制 DNA 聚合酶，阻止核酸合成，在 G_2 期使细胞不能进行分裂，而导致肿瘤细胞死亡。对耐 ADM 肿瘤细胞也有效。在体内分布较快，主要经胆道从粪便排出。

【适应证】对头颈部肿瘤、乳腺癌、膀胱癌、输尿管癌、肾盂癌、卵巢癌、宫颈癌、恶性淋巴瘤和急性白血病有效，单药有效率为 20%~30%，恶性淋巴瘤为 50%。动脉给药和膀胱内给药的疗效则明显提高。

【用法用量】以 5% 葡萄糖注射液或蒸馏水 10ml 溶液溶解，静脉冲入。本药难溶于氯化钠注射液。①一次 25~40mg/m²，静脉冲入，3~4 周重复；②7~20mg/m²，静脉冲入，一日 1 次，连用 5 日，3~4 周重复；③每次 15~30mg/m²，膀胱内注入，保留 1~2 小时，每周 3 次，2~3 周为 1 疗程。

【相互作用与使用注意】见药物相互作用与使用注意表。

药物相互作用与使用注意表

合用药物	相互作用	合用注意
有心脏或肝脏毒性的药物	与吡柔比星同用会增加心脏毒性或肝毒性	避免合用

米托蒽醌 [药典（二）；医保（乙）]

【主要作用】作用机制与其他蒽环类相似，主要作用为嵌入 DNA 和形成交叉连接，对 RNA 的合成也有抑制，为周期非特异性药物。对 G_0 期细胞也有作用，耐药主要由于细胞膜的 P 糖蛋白。

【适应证】主要用于乳腺癌、恶性淋巴瘤、急性白血病，对肺癌、黑色素瘤、软组织肉瘤、多发性骨髓瘤、肝癌、大肠癌、肾癌、前列腺癌、子宫内膜癌、睾丸肿瘤、卵巢瘤和头颈部癌也有效。

【用法用量】实体瘤：$10\sim14mg/m^2$，静脉冲入，每 $3\sim4$ 周 1 次。在骨髓移植的患者可一次给 $75mg/m^2$。白血病：$2\sim20mg/m^2$，静脉注射，连续 $5\sim7$ 天；也可 $10\sim14mg/m^2$，静脉注射，每 $3\sim4$ 周 1 次。儿童单次剂量最高可达 $24mg/m^2$。联合化疗：剂量可酌减到 $8\sim10mg/m^2$，每 3 周 1 次。

【相互作用与使用注意】见药物相互作用与使用注意表。

药物相互作用与使用注意表

合用药物	相互作用	合用注意
多柔比星	与多柔比星同用会增加心脏毒性	避免合用
其他抗肿瘤药物	米托蒽醌有骨髓抑制作用，与其他抗肿瘤药物联用可能增加骨髓毒性	联用监测不良反应

长春新碱 [药典（二）；医保（甲）]

【主要作用】作用于微管蛋白，还可干扰蛋白质代谢及抑制 RNA 多聚酶的活力，并抑制细胞膜类脂质的合成和氨基酸在细胞膜的运转。因此除作用于 M 期外，对 G_1 期也有作用。

【适应证】主要用于急性及慢性白血病、恶性淋巴瘤、小细胞肺癌及乳腺癌，亦用于治疗睾丸肿瘤、卵巢癌、消化道癌及恶性黑色素瘤等。

【用法用量】静脉注射，成人 1 次 $1\sim2mg$（或 $1.4mg/m^2$）；儿童剂量 $75\mu g/kg$，每周 1 次静脉注射或冲入。

【相互作用与使用注意】见药物相互作用与使用注意表。

药物相互作用与使用注意表

合用药物	相互作用	合用注意
甲氨蝶呤	长春新碱可阻止甲氨蝶呤从细胞内渗出，提高甲氨蝶呤的胞内浓度	先注射长春新碱，再用甲氨蝶呤可提高疗效
门冬酰胺酶、异烟肼	长春新碱与这些药物合用可加重神经系统毒性	联用监测不良反应

高三尖杉酯碱 [药典（二）；医保（甲）]

【主要作用】高三尖杉酯碱为从三尖杉属植物提取的具有抗癌作用的生物酯碱，能抑制真核细胞蛋白质的合成，使其多聚核糖体解聚，从而干扰蛋白核糖体的功能。对细胞 DNA 的合成也有抑制作用。人类口腔表皮样癌细胞研究的结果表明，本品对 G_1、G_2 期细胞杀伤作用强，对 S 期细胞作用较小，但尚未明确是否属周期特异性药物。另外，有研究提示，本品对某些肿瘤细胞的作用可能与其促进细胞凋亡有关。

【适应证】用于治疗急性粒细胞白血病，与长春新碱、阿糖胞苷、泼尼松合用，可提高疗效。用于急性单核细胞性白血病及恶性淋巴瘤也有一定疗效。也可用于真性红细胞增多症、慢性粒细胞性白血病及早幼粒细胞性白血病等。

【用法用量】静脉滴注，一日 1~4mg，加于 10% 葡萄糖注射液 250~500ml 中，缓慢滴注，4~6 日为一疗程，间歇 1~2 周后可再用。

【相互作用与使用注意】见药物相互作用与使用注意表。

药物相互作用与使用注意表

合用药物	相互作用	合用注意
有心脏或肝脏毒性的药物	与高三尖杉酯碱同用会增加心脏毒性或肝毒性	避免合用

伊立替康[医保（乙）]

【主要作用】为半合成水溶性喜树碱类衍生物。本品及其代谢产物 SN38 为 DNA 拓扑异构酶 I（Topo I）抑制剂，其与 Topo I 及 DNA 形成的复合物能引起 DNA 单链断裂，阻止 DNA 复制及抑制 RNA 合成，为细胞周期 S 期特异性。

【适应证】用于晚期大肠癌，也可用于术后的辅助化疗。对肺癌、乳腺癌、胰腺癌有一定疗效。

【用法用量】三周给药方法：300~350mg/m^2，加 0.9% 氯化钠注射液或 5% 葡萄糖 200ml，静脉滴注 30 分钟，每 3 周一次；每周给药方法：100~150mg/m^2，加 0.9% 氯化钠注射液或 5% 葡萄糖注射液 200ml，静脉滴注 30 分钟，每周一次，连用 2 周，休息 1 周。均每 2 周期为一个疗程。

【相互作用与使用注意】见药物相互作用与使用注意表。

药物相互作用与使用注意表

合用药物	相互作用	合用注意
神经肌肉阻滞剂	伊立替康有抗胆碱酯酶活性，与神经肌肉阻滞剂合用可延长神经肌肉阻滞作用	避免合用
CYP3A4 诱导剂（强）	CYP3A4 诱导剂（强）可降低伊立替康产品的活性代谢物的血药浓度	
CYP3A4 抑制剂（强）	CYP3A4 抑制剂（强）可能会增加伊立替康产品活性代谢物的血药浓度	合用监测毒性反应

多西他赛[医保（乙）]

【主要作用】M 期周期特异性药物，促进小管聚合成稳定的微管并抑制其解聚，从而使小管的数量显著减少，并可破坏微管网状结构。

【适应证】对晚期乳腺癌、卵巢癌、非小细胞肺癌有较好的疗效。对头颈部癌、胰腺癌、小细胞肺癌、胃癌、黑色素瘤、软组织肉瘤也有一定疗效。

【用法用量】单药剂量为 100mg/m^2，静脉滴注 1 小时，3 周重复。联合用药一般为 75mg/m^2，国内用 60mg/m^2，较易耐受。每周方案，可分次给药，每周 1 次。本品应以提供的溶剂溶解，然后以 0.9% 氯化钠注射液或 5% 葡萄糖注射液稀释。为预防液体潴留综合征和过敏反应，推荐在用药前 1 天开始口服地塞米松，每次 8mg，1 日 2 次，连用 3 天或 5 天。

【相互作用与使用注意】见药物相互作用与使用注意表。

药物相互作用与使用注意表

合用药物	相互作用	合用注意
顺铂	先用顺铂再用多西他赛会降低后者的清除率	先用多西他赛，再用顺铂
蒽环类药物	合用会导致毒性增加	避免联用

他莫昔芬[药典（二）；医保（甲）]

【主要作用】为雌激素的部分激动剂，具有雌激素样作用，但强度仅为雌二醇的1/2。能促使阴道上皮角化和子宫重量增加，并能防止受精卵着床，延迟排卵。它与雌二醇竞争雌激素受体，这种药物受体复合物可转位入细胞核内，阻止染色体基因活化，从而抑制肿瘤细胞生长。

【适应证】用于治疗晚期乳腺癌和卵巢癌。

【用法用量】口服，每次10mg，一日2次，可连续使用。

【相互作用与使用注意】见药物相互作用与使用注意表。

药物相互作用与使用注意表

合用药物	相互作用	合用注意
华法林	联用显著增强抗凝效果	联用应密切监测出血反应
细胞毒药物	增加血栓风险	避免联用
噻嗪类利尿药	骨转移患者使用他莫昔芬治疗初期，若联用降低肾脏钙排泄的药物，如噻嗪类利尿药，可能增加高钙血症的风险	联用监测血钙水平

氨鲁米特[药典（二）；医保（甲）]

【主要作用】为镇静催眠药格鲁米特（导眠能）的衍生物。曾作为抗惊厥药用于临床，因具有抑制肾上腺皮质激素合成的作用，长期服用能引起肾上腺皮质功能减退，后来发现本品能特异性地抑制芳香化酶，从而能阻止雄激素转变雌激素。

【适应证】用于绝经后晚期乳腺癌，也可用于库欣综合征。

【用法用量】口服每次250mg，一日2次，两周后改为每日3~4次，但每日剂量不要超过1g。可与氢化可的松同时服用。开始每日100mg（早晚各20mg，睡前再服60mg），两周后减量，每日40mg（早晚各10mg，睡前再服20mg）。

【相互作用与使用注意】见药物相互作用与使用注意表。

药物相互作用与使用注意表

合用药物	相互作用	合用注意
香豆素类抗凝药、口服降糖药及地塞米松	合用可加速氨鲁米特的代谢	联用注意观察疗效

来曲唑[药典（二）；医保（乙）]

【主要作用】通过抑制芳香化酶，使雌激素水平下降，从而消除雌激素对肿瘤生长的刺激作用。由于其选择性较高，不危及糖皮质激素、盐皮质激素和甲状腺功能，大剂量使用对肾上腺皮质类固醇类物质分泌无抑制作用，因此具有较高的治疗指数。

【适应证】要用于绝经后雌激素受体、孕激素受体阳性的晚期乳腺癌。

【用法用量】每次 2.5mg，口服，每日 1 次。性别、年龄及肝肾功能与本品无临床相关关系，故老年患者和肝肾功能受损的患者不必调整剂量。

【相互作用与使用注意】见药物相互作用与使用注意表。

药物相互作用与使用注意表

合用药物	相互作用	合用注意
他莫昔芬	来曲唑与他莫昔芬合用，来曲唑的血药浓度下降约 38%	慎重合用，监测治疗效果
美沙酮	可能会增加美沙酮的血药浓度	监测美沙酮的毒性反应，例如中枢镇静作用增加

依西美坦 [医保（乙）]

【主要作用】本品为一种不可逆性甾体芳香酶灭活剂，结构上与芳香酶的自然底物雄烯二酮相似，为芳香酶的伪底物，通过不可逆地与该酶的活性位点结合而使其失活（也称"自毁性抑制"），从而明显降低绝经妇女血液循环中的雌激素水平，但对肾上腺中皮质类固醇和醛固醇的生物合成无明显影响。

【适应证】用于以他莫昔芬治疗后病情进展的绝经后晚期乳腺癌患者。

【用法用量】一次 1 片（25mg），一日 1 次，饭后口服。轻度肝肾功能不全者不需调整给药剂量。

【相互作用与使用注意】见药物相互作用与使用注意表。

药物相互作用与使用注意表

合用药物	相互作用	合用注意
雌激素类药物	雌激素类药物会拮抗依西美坦的药效作用	避免合用
美沙酮	可能会增加美沙酮的血药浓度	监测美沙酮的毒性反应，例如中枢镇静作用增加
CYP3A4 诱导剂（强）	可能会增加依西美坦的代谢	避免合用

阿那曲唑 [医保（乙）]

【主要作用】为一种强效、选择性非甾体类芳香化酶抑制剂。可抑制绝经期后患者肾上腺中生成的雄烯二酮转化为雌酮，从而明显地降低血浆雌激素水平，产生抑制乳腺肿瘤生长的作用。另外，对肾上腺皮质类固醇或醛固酮的生成没有明显影响。

【适应证】用于经他莫昔芬及其他抗雌激素疗法仍不能控制的绝经后妇女的晚期乳腺癌。对雌激素受体阴性的患者，若其对他莫昔芬呈现阳性的临床反应，可考虑使用。

【用法用量】片剂：每日口服 1 次，每次 1 片（1mg）。

【相互作用与使用注意】见药物相互作用与使用注意表。

药物相互作用与使用注意表

合用药物	相互作用	合用注意
雌激素类药物	雌激素类药物会拮抗阿那曲唑的药效作用	避免合用
美沙酮	可能会增加美沙酮的血药浓度	监测美沙酮的毒性反应，例如中枢镇静作用增加

氟他胺 ^[医保（乙）]

【主要作用】为非甾体类雄性激素拮抗剂。本品及其代谢产物 2- 羟基氟他胺可与雄性激素竞争雄激素受体。并与雄激素受体结合成复合物，进入细胞核，与核蛋白结合，抑制雄激素依赖性的前列腺癌细胞生长。

【适应证】用于前列腺癌，以往未经治疗或对激素治疗无效或复发的患者。对良性前列腺增生也有一定的疗效。

【用法用量】适于饭后服用。每次 250mg，口服，每日 3 次，每次间隔 8 小时。

【相互作用与使用注意】见药物相互作用与使用注意表。

药物相互作用与使用注意表

合用药物	相互作用	合用注意
促性腺激素释放激素类似物	促性腺激素释放激素类似物如醋酸亮丙瑞林等可抑制睾酮的分泌，与氟他胺合用可增加疗效	适当联用
华法林	氟他胺与华法林合用可增加出血倾向	联用需调整华法林剂量，监测不良反应

托瑞米芬 ^[医保（乙）]

【主要作用】本品与雌激素竞争性地与乳腺癌细胞质内雌激素受体相结合，阻止雌激素诱导的癌细胞 DNA 的合成及增殖。本品的抗乳腺癌作用主要是抗雌激素作用，还可能有其他抗癌机制（改变肿瘤基因表达、分泌生长因子、诱导细胞凋亡及影响细胞动力学周期）。

【适应证】用于治疗绝经后妇女雌激素受体阳性或不详的转移性乳腺癌。

【用法用量】口服，每日一次，每次 1 片（60mg）。肾功能不全患者，不需调整剂量。肝功能损害者，应谨慎服用。

【相互作用与使用注意】见药物相互作用与使用注意表。

药物相互作用与使用注意表

合用药物	相互作用	合用注意
噻嗪类利尿剂	减少肾排泄钙的药物如噻嗪类利尿剂可增加高钙血症	联用监测血钙水平
肝药酶诱导剂	肝药酶诱导剂如苯妥英钠、苯巴比妥和卡马西平可加速托瑞米芬的排泄，使稳态血药浓度下降	联用托瑞米芬的每日剂量需加倍
肝药酶抑制剂	托瑞米芬主要代谢途径为 CYP3A 酶系，该酶抑制剂如抗真菌药、红霉素和三乙酰夹竹桃霉素均可抑制托瑞米芬的代谢	联用需谨慎
华法林	托瑞米芬与华法林合用可能引起出血时间严重增长	避免联用

达卡巴嗪[医保（乙）]

【主要作用】为嘌呤生物合成的中间体，进入体内后由肝微粒体去甲基形成单甲基化合物，具有直接细胞毒作用。主要作用于 G_2 期，抑制嘌呤、RNA 和蛋白质的合成，也影响 DNA 的合成。所以也有人认为是一种烷化剂。

【适应证】主要用于霍奇金病、黑色素瘤和软组织肉瘤。

【用法用量】静脉注射：每日 200~400mg/m²，连用 5~10 天。为减少对血管的刺激，可用 5% 葡萄糖液 25ml 稀释后快速静脉注射。间隔 4~8 周后可进行第 2 疗程。联合用药时，每次 200mg/m²，静脉滴注，连用 5 天，3 周重复 1 次。对于四肢的黑色素瘤，可用同样剂量作动脉内滴注。

【相互作用与使用注意】见药物相互作用与使用注意表。

药物相互作用与使用注意表

合用药物	相互作用	合用注意
对骨髓有抑制的药物	与其他对骨髓有抑制的药物或放射治疗联用时，会增加毒性反应	联用适当减少达卡巴嗪剂量

顺铂[药典（二），医保（甲）]

【主要作用】能与 DNA 结合形成交叉键，从而破坏 DNA 的功能不能再复制；高浓度时也抑制 RNA 及蛋白质的合成，为一种周期非特异性药物。本品作用的另一点是对乏氧细胞也有作用。进入人体后可扩散通过带电的细胞膜。在 Cl^- 离子浓度高的条件下较稳定，进入细胞后由于细胞内 Cl^- 浓度低，药物水解为阳离子水化物，具有类似烷化剂的双功能基团的作用，主要与 DNA 链上的碱基作用。

【适应证】对多种实体肿瘤均有效，如睾丸肿瘤、乳腺癌、肺癌、头颈部癌、卵巢癌、骨肉瘤及黑色素瘤等。为当前联合化疗中最常用的药物之一。

【用法用量】静脉滴注，1 次 20mg，溶于 0.9% 氯化钠注射液 200ml 中滴注，并适当水化利尿，连用 5 天；或每次 30mg/m²，每日 1 次，连用 3 天。间隔 3~4 周可再重复给药。或以高剂量 80~120mg/m² 静脉滴注，每 3~4 周重复 1 次，需配合水化利尿，使每日尿量保持在 2000~3000ml。本品亦可动脉注射或胸、腹腔内注射。

【相互作用与使用注意】见药物相互作用与使用注意表。

药物相互作用与使用注意表

合用药物	相互作用	合用注意
博来霉素	顺铂会减少博来霉素的肾排泄，增加其肺毒性	联用监测不良反应
氨基糖苷类抗菌药	合用可能发生致命性肾衰，并可能加重耳毒性	避免联用
呋塞米或依他尼酸	合用可增加耳毒性	
抗组胺药、吩噻嗪类药物	合用可能掩盖顺铂的耳毒性	联用应注意补液，监测听力
安乃近	可能增强顺铂骨髓抑制毒性作用。如粒细胞缺乏症、全血细胞减少症等	避免联用

奈达铂[医保（乙）]

【主要作用】广谱抗癌药，是一种疗效好、毒副作用小的新一代铂类抗癌药。它水溶性高，对各种动物肿瘤，在范围较宽的给药量下都显示了较好的效果，动物的肾毒性、消化器官毒性也较低。作用机制同顺铂，与肿瘤细胞的 DNA 碱基结合，阻碍 DNA 复制，而发挥其抗肿瘤效果。本品使用时不需要水化过程。

【适应证】用于头颈部癌、小细胞肺癌、非小细胞肺癌、食道癌、膀胱癌、睾丸癌、卵巢癌、子宫颈癌。

【用法用量】将本品 100mg/m² 溶于 300ml 以上 0.9% 氯化钠注射液或 5% 葡萄糖注射液，60 分钟以上静脉滴注完，给药后接着进行 1000ml 以上静脉输液，每四周给药 1 次，共用 4 个疗程。

【相互作用与使用注意】见药物相互作用与使用注意表。

药物相互作用与使用注意表

合用药物	相互作用	合用注意
氨基糖苷类抗菌药及万古霉素	合用对肾功能和听觉器官的损害可能加重	联用密切监测肾功能和听力

伊马替尼[医保（乙）]

【主要作用】目前费城染色体已经是慢性粒细胞白血病诊断和治疗的重要指标。本品在体内外均可强烈抑制 abl 酪氨酸激酶的活性，特异性地抑制 v-abl 的表达和 bcr-abl 细胞的增殖。本药可抑制 bcr-abl 酪氨酸激酶，可特异性地抑制 bcr-abl 阳性细胞素细胞、Ph+CML 和 Ph+All 患者新鲜细胞增殖，并诱导其凋亡。此外，它可抑制血小板衍化生长因子（PDGF）和干细胞因子（stem cell factor，SCF）受体的酪氨酸激酶。并能抑制 PDGF 和 SCF 介导的生化反应。但是，它不影响其他刺激因子如表皮生长因子等的信号传导。

【适应证】用于慢性粒细胞白血病（CML）的治疗。

【用法用量】口服，每日 1 次，于进餐同时服用。慢性 CML，400mg/d；加速期的 CML，600mg/d；急变期，600mg/d。

【相互作用与使用注意】见药物相互作用与使用注意表。

药物相互作用与使用注意表

合用药物	相互作用	合用注意
肝药酶抑制剂	肝药酶抑制剂如吡咯类抗真菌药、大环内酯类抗菌药可能提高伊马替尼的血药浓度	联用密切监测不良反应
肝药酶诱导剂	肝药酶诱导剂如卡马西平、地塞米松、苯巴比妥和利福平可能降低伊马替尼的血药浓度	联用监测治疗效果
西洛他唑	可能会增加西洛他唑的血药浓度	适当调整西洛他唑用量
多潘立酮	可能会增加多潘立酮的血药浓度	避免联用
秋水仙碱	可以增加秋水仙碱的血药浓度	

厄洛替尼^[医保（乙）]

【主要作用】表皮生长因子受体（EGFR）/ 表皮生长因子受体酪氨酸激酶抑制剂。

【适应证】用于局部晚期或转移的非小细胞肺癌的治疗，和吉西他滨联合作为晚期胰腺癌的治疗。

【用法用量】每日剂量150mg，饭前1小时或饭后2小时服用。直至病情进展或出现无法接受的毒副反应才停药。

【相互作用与使用注意】见药物相互作用与使用注意表。

药物相互作用与使用注意表

合用药物	相互作用	合用注意
肝药酶抑制剂	肝药酶抑制剂如吡咯类抗真菌药、大环内酯类抗菌药可能提高厄洛替尼的血药浓度	联用密切监测不良反应
肝药酶诱导剂	肝药酶诱导剂如卡马西平、地塞米松、苯巴比妥和利福平可能降低厄洛替尼的血药浓度	联用监测治疗效果

吉非替尼^[医保（乙）]

【主要作用】为苯胺喹唑啉化合物（anilinoquinazoline），表皮生长因子受体（EGFR）酪氨酸激酶抑制剂，对癌细胞的增殖、生长、存活的信号传导通路起拮抗的作用。EGFR抑制剂可能是通过促凋亡、抗血管生成、抗分化增殖和抗细胞迁移等方面而实现抗癌的。

【适应证】用于晚期非小细胞肺癌铂类药品失败后的治疗。

【用法用量】每日剂量为250mg。

【相互作用与使用注意】见药物相互作用与使用注意表。

药物相互作用与使用注意表

合用药物	相互作用	合用注意
肝药酶抑制剂	肝药酶抑制剂如吡咯类抗真菌药、大环内酯类抗菌药可能提高吉非替尼的血药浓度	联用密切监测不良反应
肝药酶诱导剂	肝药酶诱导剂如卡马西平、地塞米松、苯巴比妥和利福平可能降低吉非替尼的血药浓度	联用监测治疗效果
华法林	吉非替尼与华法林合用会增加出血风险	联用注意监测不良反应

门冬酰胺酶^[药典（二）；医保（乙）]

【主要作用】本品能使门冬酰胺水解，使肿瘤细胞缺乏门冬酰胺，从而起到抑制生长的作用。正常细胞由于能够自己合成门冬酰胺，故受影响较少。因此，这是一种对肿瘤细胞具有选择性抑制作用的药物。

【适应证】对急性淋巴细胞白血病的疗效最好，缓解率在50%以上，缓解期为1~9月。对急性粒细胞白血病和急性单核细胞白血病也有一定疗效。对恶性淋巴瘤也有较好的疗效。

【用法用量】可用于静脉注射、静脉滴注、肌内注射和鞘内注射。一般剂量：10000~15000单位/m^2，每周3~7次，亦可每周用1次。一般3~4周为1疗程。

【**相互作用与使用注意**】见药物相互作用与使用注意表。

药物相互作用与使用注意表

合用药物	相互作用	合用注意
泼尼松、促皮质激素、长春新碱	与门冬酰胺酶同用会增强致高血糖作用，并可能增加神经病变和红细胞生成紊乱的危险性	联用时先用泼尼松、促皮质激素、长春新碱，再用门冬酰胺酶，可降低毒性反应
抗痛风药	门冬酰胺酶可增高血尿酸浓度，当与别嘌醇、秋水仙碱或磺吡酮等抗痛风药合用时，会降低痛风治疗效果	联用应适当调整抗痛风药剂量
甲氨蝶呤	门冬酰胺酶与甲氨蝶呤合用时，可通过抑制细胞复制的作用而阻断甲氨蝶呤的抗肿瘤作用	给甲氨蝶呤 9~10 日前给予门冬酰胺酶，或在给甲氨蝶呤后 24 小时应用门冬酰胺酶，可以避免抑制甲氨蝶呤抗肿瘤作用，并可减少甲氨蝶呤对胃肠道和血液系统的不良反应

第 11 章 维生素类、营养类药物、酶制剂

维生素 D ^[药典（二）]

【主要作用】对钙、磷代谢及小儿骨骼生长有重要影响，能促进钙、磷在小肠内吸收，其代谢活性物质能促进肾小管对钙的吸收，也可能促进对磷的吸收。用于防治佝偻病、骨软化症和婴儿手足搐搦症等。本品与牙齿的发育也有密切的关系，佝偻病患者每兼有龋齿，可用本品防治。

【适应证】维生素 D 缺乏，防治佝偻病骨软化症和婴儿手足搐搦症。

【用法用量】①治疗佝偻病：口服一日 2500~5000U，约 1~2 个月后待症状开始消失时即改用预防量。若不能口服、重症的患者，肌内注射一次 30 万 ~60 万 U，如需要，1 个月后再肌内注射 1 次，两次总量不超过 90 万 U。用大剂量维生素 D 时如缺钙，应口服 10% 氯化钙，一次 5~10ml，一日 3 次，用 2~3 日。②婴儿手足搐搦症：口服一日 2000~5000U，1 个月后改为每日 400U。③预防维生素 D 缺乏症：用母乳喂养的婴儿 1 日 400U。妊娠期必要时 1 日 400U。

【相互作用与使用注意】见药物相互作用与使用注意表。

药物相互作用与使用注意表

合用药物	相互作用	合用注意
巴比妥类、苯妥英钠	上述药物可加速维生素 D 的代谢	合用监测治疗效果
考来烯胺	合用可减少维生素 D 的吸收	

维生素 B_2 ^[药典（二）；基（基）；医保（甲、乙）]

【主要作用】为体内黄素酶类辅基的组成部分（黄素酶在生物氧化还原中发挥递氢作用），当缺乏时，影响机体的生物氧化，使代谢发生障碍。

【适应证】维生素 B_2 缺乏导致的口、眼和外生殖器部位的炎症，如口角炎、唇炎、舌炎、眼结膜炎和阴囊炎等。

【用法用量】成人每日的需要量为 2~3mg。治疗口角炎、舌炎、阴囊炎等时，一次可服 5~10mg，一日 3 次，皮下注射或肌内注射 5~10mg，每日 1 次，连用数周，至病势减退为止。

【相互作用与使用注意】见药物相互作用与使用注意表。

药物相互作用与使用注意表

合用药物	相互作用	合用注意
甲氧氯普胺	合用可降低维生素 B_2 的疗效	合用适当调整维生素 B_2 剂量

烟酸^[医保(乙)]

【主要作用】烟酸属维生素 B 类，在体内转化为烟酰胺，再与核糖腺嘌呤等组成烟酰胺腺嘌呤二核苷酸（辅酶 I）和烟酰胺腺嘌呤二核苷酸磷酸（辅酶 II），是脂质、氨基酸、蛋白质、嘌呤代谢，组织呼吸的氧化作用和糖原分解所必需的辅酶。烟酸可降低辅酶 A 的利用，通过抑制极低密度脂蛋白（VLDL）的合成而影响血中胆固醇的运载，大剂量可降低血清胆固醇和甘油三酯浓度。此外，烟酸还具有周围血管扩张作用。摄入不足可引起烟酸缺乏的糙皮病（皮肤损伤、色素沉着、角化过度等症状）。

【适应证】用于预防和治疗因烟酸缺乏引起的糙皮病等。也用作血管扩张药，及治疗高脂血症。对于严格控制或选择饮食或接受肠道外营养的病人，因营养不良体重骤减，妊娠期、哺乳期妇女，以及服用异烟肼者，严重烟瘾、酗酒、吸毒者，烟酸的需要量均需增加。

【用法用量】①推荐膳食每日摄入量：出生至 3 岁 5~9mg，4~6 岁 12mg，7~10 岁 13mg，男性青少年及成人 15~20mg，女性青少年及成人 13~15mg，孕妇 17mg，哺乳期妇女 20mg。②糙皮病：成人口服，1 次 50~100mg，一日 500mg，如有胃部不适，宜与牛奶同服或进餐时服，一般同时服用维生素 B₁、B₂、B₆ 各 5mg；肌内注射：1 次 50~100mg，一日 5 次；静脉注射：1 次 25~100mg，一日 2 次或多次。儿童口服，1 次 25~50mg，一日 2~3 次；静脉缓慢注射，一日 300mg。③抗高血脂：成人口服，缓释片或缓释胶囊，推荐 1~4 周一次 0.5g，一日 1 次；5~8 周为一次 1g，一日 1 次；8 周后，根据病人的疗效和耐受性渐增加，如有必要，最大剂量可加至 2g。应在少量低脂肪饮食后睡前服用。须整片（粒）吞服。维持剂量：每日 1~2g。女性患者的剂量低于男性患者。

【相互作用与使用注意】详见第 3 章第 5 节烟酸。

维生素 B₆^[药典(二)；基(基)；医保(甲、乙)]

【主要作用】在体内与 ATP 经酶作用生成具有生理活性的磷酸吡多醛和磷酸吡多胺。它是某些氨基酸的氨基转移酶、脱羧酶及消旋酶的辅酶，参与许多代谢过程，如脑中抑制性递质 γ‑氨基丁酸是由谷氨酸脱羧产生，色氨酸转化为烟酸亦需维生素 B₆ 参与。此外，磷酸吡多醛可参与亚油酸转变为花生四烯酸的过程。

【适应证】①防治因大量或长期服用异烟肼、肼屈嗪等引起的周围神经炎、失眠、不安；减轻抗癌药和放射治疗引起恶心、呕吐或妊娠呕吐等。②治疗婴儿惊厥或给孕妇服用以预防婴儿惊厥。③白细胞减少症。④局部涂搽治疗痤疮、酒糟鼻、脂溢性湿疹等。

【用法用量】口服：一次 10~20mg，一日 3 次（缓释片一次 50mg，一日 1~2 次）。皮下注射、肌内注射、静脉注射：一次 50~100mg，一日 1 次。治疗白细胞减少症时，以 50~100mg，加入 5% 葡萄糖注射液 20ml 中，作静脉注射，每日 1 次。

【相互作用与使用注意】见药物相互作用与使用注意表。

药物相互作用与使用注意表

合用药物	相互作用	合用注意
左旋多巴	维生素 B₆ 会降低左旋多巴药效	合用监测治疗效果

维生素 E[药典(二)]

【主要作用】①增强细胞的抗氧化作用，在体内能阻止多价不饱和脂肪酸的过氧化反应，抑制过氧化脂质的生成，减少过氧化脂质对机体生物膜的损害，被认为有一定的抗衰老作用和抗癌作用。②参与多种酶活动：本品可增强 δ-氨基-γ-酮戊酸合成酶及 δ-氨基-γ-酮戊酸脱氢酶的活性，从而促进血红素的合成；同时还抑制某些分解代谢酶。③维持和促进生殖功能：本品能使腺垂体促性腺激素分泌增加，促进精子生成和活动，促进卵泡生长发育，并促进排卵和黄体生成，使黄体分泌孕酮增加。④维持骨骼肌、心肌和平滑肌的正常结构与功能，减少组织中氧的消耗，提高氧的利用率。⑤维持毛细血管的正常通透性，增加血流量，增加对寒冷的防御能力，并能修复血管壁损伤后的瘢痕，抑制血小板聚集，防止血栓形成。

【适应证】①未进食强化奶或有严重脂肪吸收不良母亲所生的新生儿、早产儿、低出生体重儿。②未成熟儿、低出生体重儿常规应用预防维生素 E 缺乏。但也有人认为可能有引起坏死性结肠炎的潜在危险。③进行性肌营养不良的辅助治疗。④维生素 E 需要量增加的情况，如甲状腺功能亢进、吸收功能不良综合征、肝胆系统疾病等。

【用法用量】口服或肌内注射，一次 10~100mg，一日 1~3 次。

【相互作用与使用注意】见药物相互作用与使用注意表。

药物相互作用与使用注意表

合用药物	相互作用	合用注意
维生素 K_3	合用两者疗效减弱或消失	避免合用
肝素或华法林	凝血酶原时间缩短	合用需调整抗凝药剂量

第 12 章　调节水、电解质和酸碱平衡的药物

枸橼酸钾（324）

枸橼酸钾

【**主要作用**】本药除增加尿 pH 值和尿枸橼酸盐水平外，还可引起尿钾升高，约相当于服用药物中所含有的钾离子量，并可使部分患者发生短暂的尿钙减少。

【**适应证**】①用于治疗多种原因引起的低钾血症。②用于预防低钾血症。③用于洋地黄中毒引起的频发性、多源性期前收缩或快速心律失常。④用于肾小管性酸中毒伴钙结石，任何病因引起的低枸橼酸尿所致的草酸钙肾结石，伴有或不伴有钙结石的尿酸结石。

【**用法用量**】低钾血症：一次 1.46~2.92g，一日 3 次。洋地黄中毒引起的频发性、多源性期前收缩或快速心律失常：一次 1.46~2.92g，一日 3 次。

【**相互作用与使用注意**】见药物相互作用与使用注意表。

药物相互作用与使用注意表

合用药物	相互作用	合用注意
保钾利尿药	保钾利尿药阿米洛利、氨苯蝶啶等可导致高钾血症，加用枸橼酸钾会增加高血钾风险，特别是在肾功能不全时	避免合用
含铝制剂	枸橼酸会增加铝的溶解性，促进铝经肠上皮细胞转运，可增加严重铝中毒（骨软化、小红细胞性贫血、痴呆、癫痫发作甚至死亡）风险，尤其是肾功能不全患者	

第 13 章　老年病用药

第 1 节　抗骨质疏松药

阿仑膦酸钠^[医保（乙）]

【主要作用】第三代氨基二膦酸盐类骨代谢调节剂，与骨内羟基磷灰石有强亲和力，能进入骨基质羟磷灰石晶体中，当破骨细胞溶解晶体，药物被释放，能抑制破骨细胞活性，并通过成骨细胞间接起抑制骨吸收作用。其抗骨吸收作用较依替膦酸二钠强 1000 倍，并且没有骨矿化抑制作用。

【适应证】用于治疗绝经后妇女的骨质疏松症，以预防髋部和脊柱骨折（椎骨压缩性骨折），也适用于男性骨质疏松症以增加骨量。

【用法用量】口服，每日一次 10mg，或每周一次 70mg，早餐前 30 分钟用至少 200ml 白开水送服，不要咀嚼或吮吸药片。

【相互作用与使用注意】见药物相互作用与使用注意表。

药物相互作用与使用注意表

合用药物	相互作用	合用注意
非甾体抗炎药	阿仑膦酸钠与非甾体抗炎药合用会增加胃溃疡的风险	监测胃肠道不良反应
氨基糖苷类抗菌药	阿仑膦酸钠与氨基糖苷类抗菌药都能降低血钙水平，低血钙风险增加	监测血钙水平
磷酸氢钠	双膦酸盐与磷酸氢钠合用会进一步降低血钙水平，增加低血钙风险	

唑来膦酸^[医保（乙）]

【主要作用】唑来膦酸是一种特异性地作用于骨的双膦酸化合物。它能抑制因破骨活性增加而导致的骨吸收。双膦酸化合物对骨组织的选择性作用依赖于其对矿化骨的高亲和性。

【适应证】与标准抗肿瘤药物治疗合用，用于治疗实体肿瘤骨转移患者和多发性骨髓瘤患者的骨骼损害。用于治疗恶性肿瘤引起的高钙血症（HCM）。

【用法用量】推荐剂量为 4mg。用 100ml 0.9% 氯化钠或 5% 葡萄糖溶液稀释，进行不少于 15 分钟静脉输注，每年一次。

【相互作用与使用注意】见药物相互作用与使用注意表。

药物相互作用与使用注意表

合用药物	相互作用	合用注意
非甾体抗炎药	双膦酸盐与非甾体抗炎药合用会增加胃溃疡的风险	监测胃肠道不良反应
氨基糖苷类抗菌药	双膦酸盐与氨基糖苷类抗菌药都能降低血钙水平，低血钙风险增加	监测血钙水平
磷酸氢钠	双膦酸盐与磷酸氢钠合用会进一步降低血钙水平，增加低血钙风险	

降钙素 [医保(乙)]

【**主要作用**】直接抑制破骨细胞的活性，从而抑制骨盐溶解，阻止钙由骨释出，而骨骼对钙的摄取仍在进行，因而可降低血钙。可对抗甲状旁腺素促进骨吸收的作用并使血磷降低。抑制肾小管对钙和磷的重吸收，使尿中钙和磷的排泄增加，血钙也随之下降。可抑制肠道转运钙。有明显的镇痛作用，对肿瘤骨转移、骨质疏松所致骨痛有明显治疗效果。

【**适应证**】①绝经后骨质疏松症，老年骨质疏松症。②乳癌、肺或肾癌、骨髓瘤和其他恶性肿瘤骨转移所致的大量的骨溶解和高钙血症。③各种骨代谢疾病所致的骨痛。④甲状旁腺功能亢进、缺乏活动或维生素 D 中毒（包括急性或慢性中毒）导致的变应性骨炎。⑤ Paget 病。⑥高钙血症和高钙血症危象。

【**用法用量**】①绝经后或老年骨质疏松症：皮下或肌内注射，每日 50~100IU 或隔日 100IU。鼻内用药，每次 100IU，每日 1~2 次；或每次 50IU，每日 2~4 次；或隔日 200IU。12 周为一疗程。② Paget 病：皮下或肌内注射，每日 100IU。鼻内用药，每次 100IU，每日 2 次；或每次 50IU，每日 4 次。③高钙血症：高钙血症危象的紧急处理每日 5~10IU/kg，静脉滴注至少 6 小时或每日剂量分 2~4 次缓慢静脉注射。慢性高钙血症的长期处理，剂量为每日 5~10IU/kg，1 次或分 2 次皮下或肌内注射。④痛性神经营养不良症：皮下或肌内注射，每日 100IU，持续 2~4 周，然后每次 100IU，每周 3 次，维持 6 周以上。鼻内给药，每日 200IU，分 2~4 次给药，持续 2~4 周，然后每次 200IU，每周 3 次，维持 6 周以上。

【**相互作用与使用注意**】见药物相互作用与使用注意表。

药物相互作用与使用注意表

合用药物	相互作用	合用注意
抗酸药和导泻剂	抗酸药和导泻剂因常含钙或其他金属离子如镁、铁而影响本品吸收	避免合用
锂	与锂合用会增加锂的清除率，导致锂血药浓度降低	

骨化三醇 [医保(乙)]

【**主要作用**】骨化三醇是维生素 D_3 的最重要活性代谢产物之一。本品能促进肠道对钙的吸收，并且调节骨质的钙化。使用本品可恢复肠道对钙的正常吸收，纠正低血钙，缓解肌肉骨骼疼痛，并有助于恢复或降低过高的血清碱性磷酸酶和甲状旁腺激素的水平。对于手术后甲状旁腺功能低下和假性甲状旁腺功能低下，本品可缓解低血钙及其临床症状。对于绝经后及老年性骨质疏松症，本品能增加肠道钙的吸收，调节骨的矿化，刺激骨骼中成骨细胞活性，提高血清钙浓度，并减少椎体骨折的发生率。

【**适应证**】①用于绝经后及老年性骨质疏松症。②肾性骨营养不良症（如慢性肾衰竭，特别是进行血液透析或腹膜透析的患者）。③特发性、假性或手术后甲状旁腺功能低下。④维生素 D 依赖型佝偻病，低血磷性抗维生素 D 型佝偻病。

【**用法用量**】①绝经后及老年性骨质疏松症：推荐剂量为每次 0.25 μg，每日 2 次，最大剂量可至每次 0.5 μg，每日 2 次。②肾性骨营养不良症（接受血液透析治疗的患者）：最初剂量为 0.25 μg，每日口服一次，连服 2~4 周。对血清钙浓度正常或偏低的患者，口服 0.25 μg，每 2 日一次即可。注射剂的剂量为开始每次 0.5 μg（0.01 μg/kg），每周 3 次。如用药后 2~4 周患者生化指标和临床症状无明显改善，可每隔 2~4 周将 用量增高 0.25 μg/d。③甲状旁腺功能低下和佝偻病：最初剂量为 0.25 μg，每日清晨服用。

【**相互作用与使用注意**】见药物相互作用与使用注意表。

药物相互作用与使用注意表

合用药物	相互作用	合用注意
维生素 D 及其衍生物制剂	药理学剂量的维生素 D 及其衍生物制剂与骨化三醇合用，可能发生的附加作用和高钙血症	避免合用
噻唑类利尿剂	与噻唑类利尿剂合用会增加高钙血症的危险	
洋地黄类药物	对正在进行洋地黄类药物治疗的病人，应谨慎制定骨化三醇的用量，因为这类病人如发生高钙血症可能会诱发心律失常	监测洋地黄毒性反应
考来烯胺	考来烯胺能降低肠道对本品的吸收	避免合用
含镁的药物	骨化三醇和含镁的药物联用能诱发高镁血症	长期接受血液透析的患者避免合用两药
酶诱导剂	酶诱导剂可能会增加本品的代谢，从而使其血浓度降低	监测治疗效果

阿法骨化醇 [药典（二）；医保（乙）]

【**主要作用**】本品药效学同骨化三醇，具有促进血钙值的正常化和骨病变等的改善作用，对骨质疏松症产生的腰背等疼痛及骨病变，具有明显的改善作用。其作用机制为：①增加小肠和肾小管对钙的重吸收，抑制甲状旁腺增生，减少甲状旁腺激素合成与释放，抑制骨吸收。②增加转化生长因子 –P（TGF–P）和胰岛素样生长因子 –I（IGF–I）合成，促进胶原和骨基质蛋白合成。③调节肌肉钙代谢，促进肌细胞分化，增强肌力，增加神经肌肉协调性，减少跌倒倾向。

【**适应证**】①防治骨质疏松症。②佝偻病和软骨病。③肾原性骨病。④甲状旁腺功能减退症。

【**用法用量**】口服。骨质疏松症：成人初始剂量为每日 0.5 μg，维持量为每日 0.25~0.5 μg。其他指征患者：初始剂量为成人及体重在 20kg 以上的儿童为每日 1 μg，老年人每日 0.5 μg，维持量为每日 0.25~1 μg。

【**相互作用与使用注意**】见药物相互作用与使用注意表。

药物相互作用与使用注意表

合用药物	相互作用	合用注意
磷剂	与大剂量磷剂合用，可诱发高磷血症	避免合用
钙剂	与钙剂合用可能会引起血钙升高	合用监测血钙水平
噻嗪类利尿剂	与噻嗪类利尿剂合用会增加高钙血症的危险	避免合用
考来烯胺	考来烯胺能降低肠道对本品的吸收	
洋地黄类药物	应用洋地黄类药物的患者若出现高钙血症易诱发心律失常	监测血钙水平
酶诱导剂	酶诱导剂可能会增加本品的代谢，从而使其血浓度降低	监测治疗效果

碳酸钙 [药典（二）；医保（乙）]

【主要作用】 为无机碳酸钙盐，用作钙补充剂。参与骨骼的形成与骨折后骨组织的再建，并能维持神经与肌肉的正常兴奋性，降低毛细血管的通透性。

【适应证】 用于预防和治疗钙缺乏症，如骨质疏松，手足抽搐症，骨发育不全，佝偻病，以及妊娠和哺乳期妇女、绝经期妇女钙的补充。

【用法用量】 口服，一日 0.2~1.2g 片，分次服用。也可根据人体需要及膳食钙的供给情况酌情进行补充。

【相互作用与使用注意】 见药物相互作用与使用注意表。

药物相互作用与使用注意表

合用药物	相互作用	合用注意
纤维素	大量进食富含纤维素的食物，能抑制钙的吸收，因钙与纤维素结合成不易吸收的化合物	避免合用
维生素 D、避孕药、雌激素	以上药物能增加钙的吸收	必要时合用
酶诱导剂	酶诱导剂可能会增加本品的代谢，从而使其血浓度降低	监测治疗效果
含铝的抗酸药	含铝的抗酸药与本品同服时，铝的吸收增多	监测铝的毒性反应
钙通道阻滞剂	与钙通道阻滞剂（如硝苯地平）同用，血钙可明显升高，但盐酸维拉帕米等的作用则降低	监测血钙水平和血压
噻嗪类利尿剂	与噻嗪类利尿剂合用会增加高钙血症的危险	避免合用
含钾药物	与含钾药物合用时，易导致高钾血症	监测心率
氧化镁	与氧化镁等有轻泻作用的制酸药合用或交叉应用，可减少嗳气、便秘等副作用	必要时合用

注：大量饮用含酒精和咖啡因的饮料以及大量吸烟，均会抑制口服钙剂的吸收

替勃龙 [医保（乙）]

【主要作用】 系新型甾体化合物。能稳定绝经期妇女卵巢功能衰退后的下丘脑垂体系统，这一中枢作用是来自本品及其代谢产物所具有的多种激素活性（雌激素活性、孕激素活性及弱雄激素活性）的综合结果。对绝经期妇女能促进雌激素分泌，而对生育期妇女则能抑制排卵。能抑制绝经妇女的骨丢失，其作用可能与其能明显减低骨的重吸收有关。对阴道

的作用在于减少性交疼痛和阴道炎的易感性。对更年期综合征，尤其对血管舒缩功能不稳定的症状如潮热、出汗、头痛等能起缓解作用。此外，尚有增进性欲和稳定情绪作用，可能与本品提高血浆内啡肽水平有关。

【适应证】用于绝经期后所引起的多种症状（包括骨质疏松）。

【用法用量】口服，每日一次 2.5mg，最好固定在同一个时间服用，如症状消失可改为每日服半量，连续服用 3 个 或更长时间。

【相互作用与使用注意】见药物相互作用与使用注意表。

药物相互作用与使用注意表

合用药物	相互作用	合用注意
抗凝剂	与抗凝剂合用增强抗凝效果，增加出血风险	监测出血症状
降糖药	替勃龙会降低糖耐量，与胰岛素或其他降糖药合用，需增大降糖药用量	监测血糖，必要时调整降糖药剂量
酶诱导剂	酶诱导剂可能会增加本品的代谢，从而降低其活性	监测治疗效果

雷洛昔芬 [医保（乙）]

【主要作用】本品为选择性雌激素受体调节剂，对雌激素作用的组织有选择性的激动或拮抗活性。是一种对骨骼和部分对胆固醇代谢（降低总胆固醇和低密度脂蛋白）的激动剂，但对下丘脑、子宫和乳腺组织无此激动作用。本品的生物学作用，如同雌激素一样是通过与高亲和力的雌激素受体结合和基因表达的调节为介导的。这种结合引起不同组织的多种雌激素调节基因的不同表达。在绝经后骨质疏松妇女中，本品可以降低椎体骨折的发生率，保持骨量和增加骨矿盐密度。

【适应证】主要用于预防绝经后妇女的骨质疏松症。

【用法用量】口服，每日 60mg，可以在一天中的任何时候服用，且不受进餐的限制。老年人无需调整剂量。由于疾病的自然过程，本品需要长期使用。建议饮食钙摄入量不足的妇女服用钙剂和维生素 D。

【相互作用与使用注意】见药物相互作用与使用注意表。

药物相互作用与使用注意表

合用药物	相互作用	合用注意
华法林	与华法林合用可轻度减少凝血酶原时间	监测出血症状

第 2 节 前列腺增生用药

特拉唑嗪 [药典（二）；基（基）；医保（甲）]

【主要作用】本品为选择性 α− 肾上腺素受体拮抗剂，是喹唑啉的衍生物。可以降低膀胱出口部位的平滑肌张力，解除前列腺增生时由于平滑肌张力引起的排尿困难，使尿流动力学得到改善。本品还可降低外周血管的张力，使血压下降，同时维持正常的心输出量。对血脂、血糖、血尿酸等物质代谢障碍及男性性功能障碍有改善作用。

【适应证】①用于改善良性前列腺增生症患者的排尿症状，如尿频、尿急、尿线变细、排尿困难、夜尿增多、排尿不尽感等。②还用于治疗慢性、非细菌性前列腺炎和前列腺痛，女性膀胱颈梗阻，结肠手术拔除导尿管前服用，预防急性尿潴留的发生。③用于治疗高血压，可单独使用或与其他抗高血压药同时使用。

【用法用量】①良性前列腺增生：口服，每次 2mg，一日 1 次，每晚睡前服用。②高血压：初始剂量为睡前服用 1mg，不应过多，以尽量减少首剂低血压事件的发生。一周后，每日单剂量可加倍以达预期效应。常用维持剂量为每日一次，2~10mg。

【相互作用与使用注意】见药物相互作用与使用注意表。

药物相互作用与使用注意表

合用药物	相互作用	合用注意
降压药	与其他降压药合用，降压作用增强	监测血压
拟交感胺类	拟交感胺类与特拉唑嗪同用，使前者的升压作用与后者的降压作用均减弱	避免合用
非甾体抗炎药	非甾体抗炎药与特拉唑嗪同用，使降压作用减弱	监测血压
雌激素	雌激素有液体潴留作用，会导致特拉唑嗪降压作用减弱	

坦洛新 [医保（乙）]

【主要作用】为肾上腺素 α_1 受体拮抗剂，是受体亚型 α_{1A} 的特异性拮抗剂。由于尿道、膀胱颈部及前列腺存在的 α_1 受体主要为 α_{1A} 受体，故本品对尿道、膀胱颈及前列腺平滑肌具有选择性拮抗作用，而且可减少服药后发生体位性低血压的几率。可降低尿道内压曲线中的前列腺部压力，而对节律性膀胱收缩和膀胱内压曲线无影响。

【适应证】主要用于治疗前列腺增生而致的异常排尿症状，适用于轻、中度患者及未导致严重排尿障碍者，如已发生严重尿潴留时不应单独服用此药。

【用法用量】口服，每次 0.2mg，每日 1 次，餐后服用。

【相互作用与使用注意】见药物相互作用与使用注意表。

药物相互作用与使用注意表

合用药物	相互作用	合用注意
西咪替丁	与西咪替丁合用，可抑制本品代谢，增加本品血药浓度，从而导致毒性反应	监测毒性反应
β 肾上腺素受体拮抗剂	首次与 β 肾上腺素受体拮抗剂合用，可增加发生低血压的危险	避免合用

中文药名索引
（按汉语拼音排序）